医院
人力资源管理

第2版

张 英◎著

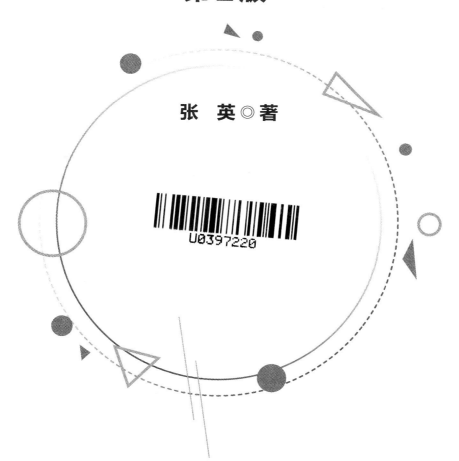

清华大学出版社
北 京

内 容 简 介

本书是医院人力资源管理专家张英结合自己近 30 年医院人力资源管理实践、咨询、教学与研究总结形成的一部集理论、工具、方法和案例相结合，具有系统性、实操性、经典性的医院人力资源管理专著。内容包括医院人力资源管理环境分析、医院人力资源管理规划、医院职能科室和业务科室设计、医院岗位分析与人员配置、医院员工的能力提升、医院绩效管理体系设计、医院薪酬制度设计、医院员工职业生涯管理和构建工作生活的平衡共九部分内容，各章节环环相扣，形成了完整的医院人力资源管理学术体系和实践体系。本书从解决当今医院人力资源管理中存在的现实问题出发，从战略性思维的角度构建医院人力资源管理学科体系，既为经典的人力资源管理理论赋予时代内涵，同时也结合了大量来自咨询一线的实践案例，体现了作者严谨的学风和注重实践的作风。本书可作为医院管理高级研修班、医院管理专业研究生以及相关培训班的教材，也可供医院管理研究人员以及相关研究者学习借鉴。

图书在版编目（CIP）数据

医院人力资源管理 / 张英著. —2 版. — 北京：清华大学出版社，2020.12（2022.2 重印）
ISBN 978-7-302-56905-3

Ⅰ.①医… Ⅱ.①张… Ⅲ.①医院–人力资源管理 Ⅳ.①R197.322

中国版本图书馆 CIP 数据核字（2020）第 226790 号

责任编辑：肖　军
封面设计：吴　晋
责任校对：刘玉霞
责任印制：沈　露

出版发行：清华大学出版社
　　　　　网　　　址：http://www.tup.com.cn http://www.wqbook.com
　　　　　地　　　址：北京清华大学学研大厦 A 座　　　邮　　　编：100084
　　　　　社 总 机：010-62770175　　　　　　　　　　邮　　　购：010-62786544
　　　　　投稿与读者服务：010-62776969, c-service@tup.tsinghua.edu.cn
　　　　　质量反馈：010-62772015, zhiliang@tup.tsinghua.edu.cn
印 装 者：北京嘉实印刷有限公司
经　　销：全国新华书店
开　　本：185mm×260mm　　　　印　　张：29　　　　字　　数：499 千字
版　　次：2017 年 10 月第 1 版　2020 年 12 月第 2 版　印　　次：2022 年 2 月第 2 次印刷
定　　价：158.00 元

产品编号：089519-01

第 2 版前言

医院人力资源管理的理论体系在不断完善，实践案例也越来越丰富，从业者的职业化管理水平也在持续提高，但医院人力资源管理所面临的问题却越来越多，解决难度也越来越大，这应该与整个社会的经济结构转型、社会组织模式转换、个体意识觉醒等诸多因素相关。医院人力资源管理思维的转变和管理体系的构建也不再是"孤岛"事件，今天的医院人力资源管理已经与社会环境、宏观政策、人们的价值取向、生活方式密切相关，要求医院人力资源管理的模式和技术必须能够将变化视为常态，通过敏捷的反应来适应各种变化，进而提升整个人力资源管理系统的有效性。

《医院人力资源管理》自 2017 年出版以来，已印刷多次，受到了医院人力资源管理者的认可，也获得了许多关于进一步修订和完善这本书的建议。3 年间，我带领团队又完成了 100 家医院的管理咨询，这 3 年与十几年前相比，已经明显地感觉到医院人力资源管理的许多问题不单单是技术层面的问题，依靠梳理制度、职责、流程，建立绩效指标体系和进行薪酬分配，已经不能解决医院人力资源管理中存在的根本性"症结"问题，必须从战略层面思考如何构建医院人力资源管理体系，比如如何同核心专家建立"伙伴关系"，如何建立以核心专家为中心的组织结构体系，如何对团队进行授权，如何通过业务体系设计"外包"非核心业务，如何在满足个人合理需求的基础上，设计内容丰富，充满人文关怀的"薪酬包"，如何在有效的激励机制、约束机制的基础上，建立更有活力的合作机制、平台机制等，基于以上的思考，本着既能着眼未来，又能操作落地的原则，在第 1 版《医院人力资源管理》的基础上，对书中部分章节的内容进行了修改、补充和完善，同时也增补了个别咨询案例，以期望本书能够适应医院人力资源管理形势的变化和人力资源管理从业者的学习及工作需要。

今年正好是我从事医院管理工作的第 30 年，期间有 25 年在从事医院人力资源管理工作，而这期间又有 18 年同时在从事着医院管理咨询与培训工作，18 年中有 13 年在专职从事医院管理咨询与培训工作。在医院管理咨询与培训生涯中，主持完成了 300 多家医院的人力资源管理咨询，有 50 多万医务人员听过我的"医院人力资源管理"课程。因此，本书中有关医院人力资源管理的理念、思维、案例等，很多都是来源于一线医务人员和医院人力资源管理工作者的启迪，是他们为我提供了实践的机会，激发了我持续学习和研究医院人力资源管理的兴趣，可以说，实践是思想的源泉。我院的管理咨询团队常年深耕医院一线，以让人敬佩的职业素养和敬业精神，完成了一个又一个的咨询案例，为医院人力资源管理体系的规范化、系统化、理论化做出了很大的贡献。对于这些在医院人力资源管理第一线的默默耕耘者，我深表感谢和敬意。

医院人力资源管理除了重视建章立制外，更需要思考如何建立有效的"驱动"机制，通过激发、"诱惑"等措施让广大员工自我赋能，发展自我驱动力和内在责任感，这样，作为知识型组织的医院才能焕发出强劲的生命力。而这些课题的研究还有待深入，也需要能有经得住推敲和推广的案例。

已经发展了 20 年的医院人力资源管理依然需要不断地规范、完善、创新和升华，我们这些跋涉者依然任重而道远。未来可期，同道们一起努力！

张 英

2020 年 8 月于广州

第 1 版前言

当今社会人们价值观念和生活方式的转变远比我们想象得要快，这势必渗透到生活和工作的各个方面。医院组织结构和管理模式也在悄然发生变化，不断变化的外部环境为医院人力资源管理工作带来了新的问题与挑战。医院投资主体的多元化，医生自由执业意识的觉醒和配套政策的完善，医务人员对个人薪酬期望的不断提高以及对个人价值实现的愿望，医保管理部门对医疗费用的持续管控，医务人员流动性的增强等多种因素的叠加都要求医院领导者必须从战略的高度来重视人力资源管理工作，并将人力资源管理工作融入医院管理的每一个环节，让人力资源这一最核心的资源发挥出最大的效用。

在 20 余年的医院人力资源管理实践、研究、教学与咨询工作中，我深感建立规范、系统的人力资源管理体系对于提升医院整体管理水平和改善医疗服务质量的重要性，而培养一支职业化的医院人力资源管理队伍则尤为重要。本书正是基于这样的考虑，从引导医院人力资源管理者建立职业化管理思维、借鉴人力资源管理的前沿理论、掌握人力资源管理的实用工具入手，比较全面、系统地介绍了人力资源管理各个模块的内容，并对各模块之间如何相互关联进行了阐释。

近十几年来，国内十余所大学主办的医院管理高级研修班都曾邀请我讲授"医院人力资源管理"课程。在国家和地方的卫生行政主管部门、专业协会和有关研究机构举办的医院管理培训班上，我也经常讲授与人力资源管理有关的专题课程，起初主要是借鉴企业人力资源管理的一些理论和工具，当时大部分医院管理者普遍缺乏基本的管理知识，在接触到一些新概念时都会倍感新鲜，但随着时间的推移，概念性的东西已很难再提起他们的兴趣。在授课中我也深深地体会到：纵然企业人力资源管理的理论性和学术性已是相当的科学和严谨，许多企业的人力资源管理案例也已经成为经典，但在医院里真正能付诸实施的却不多，医院人力资源管理和企业人力资源管理的思维与方法也相差甚远，这些问题给我带来困扰的同时也带来了想深入研究的兴趣，促使我去思考，使我从医院人力资源管理的实践者变成了研究者、教学者与咨询者。在我 40 岁之际，离开所工作的医院创办了景惠管理研究院，从此专注于医院人力资源管理的研究与探索。如果把从 33 岁开始兼职做的一些咨询案例和带领景惠管理研究院咨询团队所做的案例纳入一起计算，至今已经完成了 200 余家医院的人力资源管理咨询，而本书正是这 200 余家医院人力资源管理咨询实践的结晶与成果。在有了写作《医院人力资源管理》这本书的想法时，我就力争要写得既有一定的理论性和学术性，还要更注重实践性和可操作性。因此，书中除了对一些基本概念和理论的阐释外，更侧重于常用人力资源管理工具的具体应用和我亲自实施的一些咨询案例的介绍。为了全面展现医院人力资源管理的实践成果，书中每一章后都附有一个我带领景惠管理研究院咨询团队实施的咨询案例，虽然不尽完美，而且还有许多工作需要做得更加深入和细致，但这些医院已经成为引入规范的医院人力资源管理体系后的实际受益者，希望这些案例能够给同行带来一些启迪和思考。

随着社会的发展和医院管理水平的不断提升，本书自然也会有许多不能满足医院人力资源管理者需求的地方，希望今后能有机会进行新的补充与完善，以使本书能够持续不断地为医院人力资源管理者提供帮助。

张 英

2017 年 5 月于广州

目　录

第1章　挑战与趋势：医院人力资源
　　　　管理的环境分析 ……………… 1

1.1　医院管理者要重新审视变化了的
　　　医疗环境 …………………………… 1

　1.1.1　医院应由大而全向精而强转变 …… 2

　1.1.2　医院应由资源消耗向管理创新
　　　　　转变 …………………………… 4

　1.1.3　医院应由过度承诺向明确服务标准
　　　　　转变 …………………………… 5

1.2　医院人力资源管理所面临的
　　　主要挑战 …………………………… 7

　1.2.1　优秀人才短缺是医院发展的
　　　　　主要瓶颈 ……………………… 7

　1.2.2　人力成本的上升将给医院经营
　　　　　管理带来压力 ………………… 8

　1.2.3　医务人员的服务能力不能完全
　　　　　满足患者的需求 ……………… 9

　1.2.4　医务人员的"觉醒和自我解放"将
　　　　　逐渐颠覆现行的人事管理体制 …… 9

1.3　医院人力资源管理的应对策略 ……… 11

　1.3.1　医院要思考科室重新整合与岗位
　　　　　再设计 ………………………… 11

　1.3.2　医院要通过定岗定编合理核定
　　　　　医务人员的工作负荷 ………… 14

　1.3.3　医院要建立完善的综合绩效考核与
　　　　　分配体系 ……………………… 14

　1.3.4　从"身份管理"走向"合同管理"
　　　　　是必然的选择 ………………… 15

　1.3.5　医院人力资源管理必须由经验主导
　　　　　型步入专业规范 ……………… 17

　1.3.6　医院人力资源管理部门必须实现
　　　　　角色转变 ……………………… 17

案例　陕西省汉中市人民医院从人事管理
　　　到人力资源管理的10年变迁路
　　　（2006—2016年） ………………… 18

参考文献 ………………………………… 25

第2章　战略与目标：医院人力资源
　　　　管理规划 ………………………… 26

2.1　认识人力资源 ……………………… 26

　2.1.1　人力资源的基本概念 ………… 26

　2.1.2　医院人力资源管理的主要内容 …… 28

　2.1.3　医院人力资源工作标准 ……… 29

2.2　医院人力资源规划 ………………… 30

　2.2.1　人力资源规划的基本概念 …… 30

　2.2.2　医院人力资源规划的步骤 …… 32

　2.2.3　医院人力资源规划的主要内容 …… 33

2.3　医院定岗定编 ……………………… 34

　2.3.1　定岗定编的主要原则 ………… 35

2.3.2　定岗定编的具体方法 ·············36

2.4　医院人力资源成本规划 ·············48

2.4.1　人力资源取得成本 ·············49

2.4.2　人力资源开发成本 ·············50

2.4.3　人力资源使用成本 ·············50

2.4.4　人力资源离职成本 ·············51

2.5　医院人力资源管理评估与诊断 ·······52

2.5.1　医院人力资源管理现状评估体系···52

2.5.2　医院人力资源状况评价指标体系···58

案例　四川省资阳市第一人民医院人力资源
规划（2013—2016 年）·········· 63

参考文献 ·····························71

第 3 章　分工与协作：医院职能科室与
业务科室设计 ·············73

3.1　认识组织结构设计 ···············73

3.1.1　组织结构设计的因素 ·········74

3.1.2　医院组织结构设计的具体因素···76

3.1.3　医院组织结构设计的类型·········79

3.2　职能科室组织结构设计 ···········82

3.2.1　职能科室组织结构设计的主要制度
依据 ·····················82

3.2.2　职能科室组织结构设计的程序···84

3.2.3　医院职能科室职责说明书编制···87

3.3　业务科室组织结构设计 ···········93

3.3.1　业务科室组织结构设计的
主要依据 ···············93

3.3.2　业务科室组织结构设计创新与学科
整合 ·····················95

案例 1　中国医科大学航空总医院职能处室
组织机构优化方案 ·········· 96

案例 2　云南省曲靖市中医医院职能科室设置

调整方案 ·············· 103

案例 3　山东省临沂市妇幼保健院职能科室
设置优化方案 ·········· 109

参考文献 ·····························115

第 4 章　岗位与配置：医院岗位分析与
人员配置 ·············117

4.1　医院岗位分析与岗位说明书
编制 ·······················117

4.1.1　进行医院岗位分析的目的·········117

4.1.2　岗位分析的主要步骤 ·········118

4.1.3　岗位说明书的编制 ·········121

4.2　医院岗位设置 ·················142

4.2.1　岗位类别设置 ·············143

4.2.2　管理岗位等级设置 ·········146

4.2.3　专业技术岗位等级设置 ·········146

4.2.4　工勤技能岗位等级设置 ·········148

4.2.5　特设岗位设置 ·············148

4.2.6　专业技术岗位名称及岗位等级···149

4.3　医院员工招聘与配置 ···············152

4.3.1　招聘方式 ·················152

4.3.2　招聘渠道 ·················153

4.3.3　甄选方法 ·················154

4.3.4　招聘与选拔过程评价 ···············156

案例 1　内蒙古乌海市妇幼保健院中层干部竞
聘实施方案 ·········· 157

案例 2　山东省立第三医院专业技术职称聘任
实施方案 ·········· 164

参考文献 ·····························172

第 5 章　培训与教育：医院员工的能力
提升 ···············173

5.1　培训需求调研与诊断阶段 ·········174

5.1.1 医院组织层面培训需求分析……174

5.1.2 员工个人需求层面培训需求
分析 ………………175

5.1.3 医疗行业强制性要求层面培训需求
分析 ………………178

5.1.4 培训需求诊断报告 …………178

5.2 培训制度制定阶段…………179

5.2.1 培训制度的梳理 ……………179

5.2.2 培训制度的补充完善 ………180

5.2.3 培训制度的试运行以及培训制度的
正式发布 ………………181

5.3 培训内容规划阶段…………184

5.3.1 员工岗前培训 ………………184

5.3.2 专业技能培训 ………………191

5.3.3 管理人员管理技能培训 ……196

5.3.4 人文素养培训 ………………198

5.4 培训实施阶段 ………………199

5.5 培训效果评估阶段 …………200

案例 广意医疗养生科技集团培训规划
（2017—2018 年）………… 202

参考文献 ………………217

**第 6 章 业绩与评估：医院绩效管理
体系设计** ………………219

6.1 医院绩效管理的目的 ………220

6.2 医院绩效管理的流程 ………222

6.2.1 绩效计划 ……………………222

6.2.2 绩效辅导 ……………………223

6.2.3 绩效评估 ……………………223

6.2.4 绩效结果应用 ………………224

6.2.5 绩效沟通 ……………………224

6.3 医院绩效评估的主要工具……224

6.3.1 图尺度评价法 ………………224

6.3.2 交替排序法 …………………225

6.3.3 配对比较法 …………………226

6.3.4 强制分布法 …………………226

6.3.5 关键绩效指标法 ……………226

6.3.6 行为锚定等级评分法 ………228

6.3.7 目标管理法 …………………230

6.3.8 平衡计分卡 …………………235

6.3.9 目标与关键成果评价法 ……236

6.3.10 综合绩效评价法 ……………236

6.4 医院评估体系构建…………256

6.4.1 医院业务科室的考核评价 …256

6.4.2 医院职能科室的考核评价 …280

6.4.3 医院员工的考核评价 ………287

6.4.4 医院科室主任的考核评价 …290

6.4.5 医院领导人员的考核评价 …307

案例 广州市妇女儿童医疗中心中层管理干部
绩效考核办法，广州市妇女儿童医疗
中心职能部门主任绩效考核办法 …312

参考文献 ………………325

**第 7 章 贡献与报酬：医院薪酬制度
设计** ………………326

7.1 医院薪酬管理的地位与作用 …326

7.2 医院薪酬设计的理念 ………327

7.2.1 医院薪酬设计的基本原则 ……328

7.2.2 医院市场竞争力与薪酬 ……329

7.3 医院薪酬的结构体系 ………332

7.3.1 薪酬的基本结构 ……………332

7.3.2 薪酬的主要内容 ……………333

7.3.3 人工成本与工资总额 ………334

7.4 医院薪酬设计的程序 ………340

7.4.1 人工成本规划与预算 …………340

7.4.2 确定薪酬结构 …………………340

7.4.3 开展薪酬调查与确定薪酬
水平 ………………………342

7.4.4 确定核算和分配单元 …………342

7.4.5 定岗定编与薪酬规划 …………342

7.4.6 工作分析和岗位价值评价……343

7.4.7 综合绩效评估 …………………343

7.4.8 薪酬发放的评估与监控 ………343

7.5 医院不同岗位的薪酬设计 ………344

7.5.1 医师的薪酬设计 ………………344

7.5.2 护理人员的薪酬设计 …………353

7.5.3 医技人员的薪酬设计 …………356

7.5.4 管理人员的薪酬设计 …………360

案例 1 山东省泰安市中心医院工作量积点
标化法绩效工资体系设计模式……363

案例 2 重庆市大足区人民医院的绩效分配
体系 ……………………………370

参考文献 ………………………………375

**第 8 章 成长与发展：医院员工职业
生涯管理**………………376

8.1 职业生涯管理的基本概念 ………377

8.2 职业生涯管理的意义 ……………378

8.2.1 职业生涯规划对个人的意义……378

8.2.2 职业生涯管理对医院的意义……378

8.3 职业生涯规划的步骤 ……………379

8.3.1 个人评估与诊断 ………………381

8.3.2 确立职业生涯发展目标 ………382

8.3.3 制定职业生涯发展策略 …………384

8.3.4 进行职业生涯规划管理 …………386

8.4 员工职业生涯发展通道设计 ………387

8.4.1 职业生涯发展通道设计调研 ……387

8.4.2 职业生涯发展通道体系设计 ……389

8.4.3 职业生涯发展的政策支持………390

案例 湖南航天医院员工成长通道设计及
管理办法 ……………………391

参考文献 ………………………………407

**第 9 章 保障与关怀：构建工作生活的
平衡**……………………408

9.1 员工保障与关怀的主要内容 ………408

9.1.1 保障员工合法权益 ……………409

9.1.2 畅通民主管理渠道 ……………411

9.1.3 营造良好的医院文化氛围 ……411

9.2 医务人员职业倦怠预防与压力
管理 …………………………412

9.2.1 职业倦怠的概念与症状表现……412

9.2.2 职业倦怠的测量 ………………413

9.2.3 职业倦怠的预防 ………………415

9.2.4 医务人员压力管理 ……………417

9.3 医院员工满意度测评 ……………421

9.3.1 医院员工满意度测评的维度……421

9.3.2 医院员工满意度测评的方法 ……426

9.3.3 提升员工满意度的主要措施……427

案例 辽宁省本溪市金山医院员工满意度
测评报告（2017 年）……………428

参考文献 ………………………………452

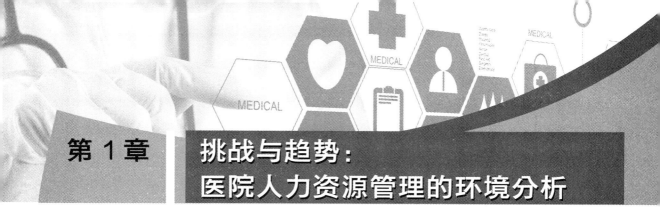

第 1 章　挑战与趋势：医院人力资源管理的环境分析

就医疗系统而言，我们正处在这样的一个时代：患者对医疗服务的不满意程度似乎并没有改变多少，而医务人员对自身的工作环境和待遇的不满意程度却与日俱增。不管是公立医院还是社会资本投资兴办的民营医院的领导者，都必须在患者、医务人员、政府和社会公众等各方面之间求得平衡，这样才能保证医院的持续发展和整个医疗行业的声誉。从中国近 20 年来的医疗改革路径我们可以看出，无论是医疗改革的顶层设计者，还是医疗行业的领导者，都在竭尽全力地推出医疗改革的政策与制度，诸如分级诊疗制度、医联体与医共体制度、医院的法人治理制度、医保付费制度、医药供应制度、监管制度等，但各种制度协同效应的显现仍然需要一定的时日。面对错综复杂的局面，我们必须用一种全新的战略性思维来思考医院的未来走向。

当一名医师向院长递上辞职信，其辞职的理由常常是公立医院效率太低，许多事情想做却无法做到；或者是自己晋升速度太慢，希望有更好的发展空间；或者是自己感觉工作压力太大，生活太累，想换一种工作与生活方式。当以这些理由提出辞职时，在 20 年前可能会让人十分惊诧，但在今天你必须接受且不得不予以认可。现在已经出现一些大医院的医师辞职加盟民营医疗机构，有些市、县级公立医院甚至出现院级领导辞职加盟或者创办民营医疗机构的现象，有的知名医师干脆合伙创立医师集团，对这些大家都已经习以为常了。这种变化尽管来得缓慢，但还是让我们看到了这种缓慢变化背后所体现出来的医务人员职业价值观念的逐渐改变。或许，正是这些先行者的"自我解放"将带来整个医疗行业的革命性变化。彼得·德鲁克就曾在《个人的管理》一书中写道："一个组织越是成为知识劳动者的组织，其成员脱离该组织并参加其他组织就越是容易。"[1] 今天的医务人员之所以不懈努力并乐意花很大的精力和费用去提升自己的实力，很大程度上就是为了更好地提升自己的职业竞争力，以便在激烈的人才市场竞争中获得"择业"的主动权。

1.1　医院管理者要重新审视变化了的医疗环境

任何一名管理者都会倾向于站在自己行业和职业的角度来看问题。在决策过程中出现问题分析原因时，人们在潜意识中会把问题出现的原因归结到个人力量无法解决或控制的外部环境因素，以此对自己的无能为力表现出一种理所当然。比如说，许多医院管理者和医务人员会把医院经营困难、医患关系紧张、待遇较低等现状归结到社会体制、医疗保险制度甚至是群众素质不高。殊不知，如果我们把问题的原因更多地归结为外部不可控因素，那么就越无助于问题的解决。因此，今天的医院管理者必须静下心来重新审视医院所处的经营管理环境，我们到底应该在这个变革的社会中如何定位？

1.1.1　医院应由大而全向精而强转变

现在国内 5000 张病床以上的医院已经不足为奇了，还有个别医院不设限地加床，导致一日的住院患者甚至能达到万人以上，加上门诊患者和陪同探视人员，一天在医院有几万的人流量，这是一个非常庞大的数字。服务营销专家林恩·肖斯塔克（Lynn Shostack）根据产品中所包含的有形商品和无形服务比重的不同，提出了著名的"从可感知到不可感知的连续谱系理论"，即按服务在产品中所占的比重从低到高依次可分为纯实物产品、附带服务的产品、伴有产品的服务、纯粹的服务[2]。医院的产出属于典型的伴有产品的服务，需要依靠良好的顾客关系吸引患者，虽然患者通过药品、耗材等能接触有形的产品，但其核心价值在于通过诊查判断、检查治疗等相对无实体服务形成的对诊疗效果的承诺，而且医疗行为是比较典型的专业服务，患者购买的是自己不熟悉领域的专业技能，对服务的效果评价存在障碍（表 1.1）。

表 1.1　肖斯塔克产品与服务关系界定

（服务分类——从实体产品与服务产品相结合的角度划分）

产品类型	纯实物产品	附带服务的产品	伴有产品的服务	纯粹的服务
产品示例	盐、衣服等	汽车、电视、空调等	航空、酒店、医院等	教学、咨询等
竞争方式	依靠生产的规模化	依靠产品和服务的差异化	依靠良好的顾客关系	依靠知识的不断增值

假设你早上走进一家大医院的门诊大厅，感觉像到了火车站和机场一样，熙熙攘攘，人潮涌动，身患疾病或者陪同患者的你，会有何感想？笔者在一个早上就曾走过某床位超过 2000 张的医院的检验科抽血窗口，看到 30 多人的队伍每个人都是挽起袖子、排着长队等候抽血，护士呼叫着患者的名字，化验单随意摆放在台子上。

在美国排名前列的约翰·霍普金斯大学医院、麻省理工总医院、杜克大学医学中心、梅奥诊所等病床总数都没有超过 1500 张（表 1.2），这些医院在发展过程中没有盲目追求床位规模的扩张，而是把资金投入医学研究，因此这些排名前列的医院无一不是拥有令世界瞩目的一流的医学研究机构。医疗服务与其他服务的区别主要是个性化、私密性以及对安全与质量的高要求。如果医院的人流量像购物中心一样，别说服务效果，就连健康人身处其中，感觉也会非常不舒服。从经济学、内部流程建设和人才匹配等角度来说，当超过规模经济的临界点，规模过大产生的信息传递速度慢且造成信息失真、管理官僚化、模式化、服务过于流程化、片面化的时候，超大型医院带来的是规模不经济，同时也不可能给患者提供良好的就医体验。对于这一点，政府有关部门显然已经意识到了，2014 年国家卫生与计划生育委员会（以下简称"卫计委"）下发控制公立医院规模过快扩张的紧急通知，对公立医院床位审批、建设标准、大型医用设备配置和举债建设提出要求，控制公立医院规模过快扩张，避免"摊大饼"式的粗放式经营。

表 1.2　中国大陆、港台地区与部分国家最大医院情况比较 [3]

国家及地区	医　院	床位数量	员工总数	每床工作人员数	说　明
中国大陆	郑州大学第一附属医院	8000	8500	1.06	中国最大单体医院
	华西医院	4900	8000	1.63	
	同济医院	4500	5000	1.11	
美国	约翰·霍普金斯医院	1085	4429	4.08	美国排名前三的医院
	梅奥诊所	1302	4805	3.69	
	马萨诸塞总医院	907	4319	4.76	
德国	纽伦堡中心医院	2180	5600	2.57	德国最大的医院
新加坡	中央医院	1500	7000	4.67	新加坡最大公立医院
中国台湾地区	林口长庚医院	3715	6410	1.73	中国台湾最大单体医院
香港特别行政区	伊丽莎白医院	1850	4800	2.59	香港最大公立医院

在这样的背景下，医院管理者就要摒弃规模越大越有优势，医院规模越大越容易树立品牌的传统观念，而是要考虑如何把医院做成精品，把技术和服务做到极致。为了适应医院的这种变化，管理者就不得不思考这样一些问题：医院该选择什么样的发展战略来形成自己的专业特色和核心竞争力？医院该选择什么样的人才来支撑学科的发展？医院该制定什么样的人力资源政策才能确保优秀人才的稳定性？医院该建立什么样的服务系统来赢得患者的信任等。根据医疗服务具有无形性、高度互

动性、在场性、专业性的特点，未来医院发展应该强化专科科研水平，将前沿科学技术用于诊断和治疗，以更好地满足患者的诊疗、预防、保健需求，同时要采用更便捷的服务流程，提高诊疗服务的私密性和安全性，保持医院规模适宜。医院管理者在实际管理过程中不可避免地要面临分工细化与流程协作的矛盾，找准自身定位、盘活内外部资源将是医院持续发展的关键。建立分级诊疗制度，是合理配置医疗资源、促进基本医疗卫生服务均等化的重要举措，也是国家引导医院向精而强转变的政策导向。按照疾病的轻、重、缓、急及治疗的难易程度进行分级，不同级别的医疗机构承担不同疾病的治疗，实现基层首诊和双向转诊，本质就是将医疗的承包式服务转化成模块化的链条式服务。

1.1.2　医院应由资源消耗向管理创新转变

根据国家卫生健康委员会网站公布数据，2018 年全国医疗卫生机构总诊疗人次达到 83 亿人次，入院人数达到 2.5 亿人次。这是个什么概念呢？相当于一年内一名中国人平均要到医疗机构看 6 次门诊，每 6 名中国人中有 1 名要到医疗机构住院治疗。如果我们按照 2018 年实际每千人配置病床 6 张计算，平均住院日按 7～8 天计算，那就要达到一年内平均每 3～4 个人中有 1 人要到医疗机构住院。如果事实真是这样的话，这就是一个很让人担忧的数字了，一方面反映了我们的国民健康素质状况，另一方面也得深思是否存在过度医疗。在医疗技术不断进步、医疗投入不断加大、医院管理者和医务人员越来越努力的情况下，患者却越来越多，这难道不值得进行一番深思吗？基于此，政府在不断增加对医疗行业投入的同时，也必须得考虑医疗资源过度浪费的问题。有的医院为了追求所谓的经济效益总量，盲目兴建大楼，扩张院区，相同服务区域出现多家相似规模和功能定位的医疗服务机构，甚至出现争抢病源的恶性竞争，也发生类似降低标准收治住院患者的情况，把原本简单的诊疗需求搞得复杂化，这个过程中伴随的是大量医疗资源的浪费。所以，我们不能说诊疗人次越高、病床数量越多，就意味着我们的医疗服务水平越高，医务人员的贡献就越大。美国医院的总病床数从 1999 年的每千人 3 张下降到了 2010 年的每千人 2.6 张，医疗保险公司赔付率也在逐年下降。此外，在过去的 10 年里，美国医师的收入增长基本陷入停滞。他们意识到，更努力和更快地工作根本无法抵消持续上涨的医疗成本。另外，大型零售商如沃尔玛、CVS（医药零售商）和 Walgreens（连锁药店）正大规模进军全科医疗市场，它们在店面里提供基本的医疗服务，费用可比专业诊所低 40%[4]。

近几年来，各地政府医保部门对医疗费用总额的管理与控制都采取了一系列的措施，在控制患者次均费用的同时，有些地方政府的医保部门采取了总额控制措施，这就"倒逼"医院不得不对患者进行筛选，只有选择到那些病情真正符合本院等级与层次的患者，也就是当医疗服务范围与医院服务能力水平相匹配时，对医院来说才是最有价值的，这也是从国家层面强调推行分级诊疗的意义所在。政府医保部门对医疗费用的管控，已经导致一些医院不敢多收患者，否则超额部分就得医院承担。在政府补偿不能完全到位，医院运营费用和医务人员薪酬福利基本上自收自支的情况下，加上医保部门对医疗费用的控制，医院可谓进退两难。医院与医保部门以及商业保险机构进行医疗费用的谈判很有可能是大势所趋，在这种趋势下，医院必须研究如何优化流程、合理使用人力资源、有效降低成本，从而提高医院的整体运营效率。医院管理者在增加投资方面必将变得格外谨慎，无收益或收益不明显的项目必然会得到适度的控制。同时，医院必然会在人力成本、耗材成本、管理费用等方面采取一些有效措施来控制各种成本的支出，通过对收入和支出的科学管理来提高医院的管理效率和效益，医院如何选聘到与岗位任职资格要求相匹配的人才，从而避免人力资源的浪费将是医院管理者面临的重要课题。

1.1.3　医院应由过度承诺向明确服务标准转变

医院提供医疗服务的核心是维护和促进健康。过去一些医院所宣传和承诺的"我们要为患者提供生理、心理、生活等全方位的服务"这一做法是不是需要重新思考和定位呢？一位完全可以自理的患者我们是不是有必要让护士陪同他做各种检查？依靠自身能力完全可以进行功能锻炼的患者是否有必要让康复师一直协助呢？无助于治疗效果的那些可有可无的服务内容是不是可以删减呢？也许你会很吃惊为什么会有这样的想法？因为人力资源的短缺和人力成本的快速上升对于患者和医院都造成了双重压力。根据联合国教科文组织制定的标准，当 60 岁以上的人口比例达到 10%，或者 65 岁以上的人口比例达到 7%，就意味着该国进入老龄化社会[5]。在我国，《中国老龄事业发展报告（2013）》显示：截至 2012 年年底，我国老年人口数量达到 1.94 亿，比上年人口增加 891 万，占总人口的 14.3%，其中 80 岁及以上高龄老年人口达 2273 万人，2013 年老年人口突破 2 亿大关，达到 2.02 亿，老龄化水平达到 14.8%。国家统计局

2013 年 2 月 22 日公布的《2012 年国民经济和社会发展统计公报》显示：2012 年中国 15～59 岁（含不满 60 周岁）劳动年龄人口 93 727 万人，比上年末减少 345 万人，占总人口的 69.2%，比上年末下降 0.60 个百分点。数据表明，从 2011 年峰值的 9.40 亿人下降至 2012 年的 9.37 亿人，劳动力供给格局发生转变。

　　随着人口老龄化造成的人力资源短缺，在服务价格中，传统的劳动密集型服务行业（如餐饮、家政等生活服务业）价格涨幅将继续高于资本密集型服务业（如电信、金融、保险），因为前者只能现场提供，且通过技术装备提高劳动生产率的空间不大；后者通过技术装备提高劳动生产率的空间较大，且可以通过后台业务外包、设立后援中心等方法异地提供服务，借助异地较低的人力和土地成本来抑制成本上涨。数年来，大城市保姆工资暴涨，北京的月嫂 8000 元月工资并不少见，而电信服务价格则持续下降，就提供了一个典型例证。在这种情况下，由于自身收入增长跟不上服务价格上涨，中等收入城市居民 DIY（自己动手操作之意）之风可望重新兴起，为 DIY 提供配套的产业将获得发展空间[6]。由此可见，医院很有必要对自身能够提供的服务和患者应该自理的服务做出清晰的界定，优质的医疗服务一定不是大包大揽，而是要把我们所承诺的服务做到位。医院管理者必须在治疗效果和合理的成本支出之间找到新的平衡。当医院不能对患者的所有需求给予满足的时候，就要求我们重新思考医院服务体系的再设计和医务人员职责的再划分（表 1.3）。

表 1.3　与人力资源管理相关的医院发展趋势及应思考的人力资源管理问题

传统的 管理思维与模式	现在及未来的 管理思维与模式	医院管理者应思考的 人力资源管理问题
大而全 特点： 追求规模、注重学科和专业的面面俱到、机构庞大、流程复杂等，依靠医院规模和患者数量制胜	精而强 特点： 注重资源整合、专业细分与团队合作并重、非核心业务全面社会化、医院的业务优势明显等，依靠核心竞争力和品牌制胜	医院该选择什么样的人才来支撑起学科的发展？ 医院应该制定什么样的人力资源政策才能确保优秀人才的稳定性等。 **核心问题：**解决核心人力资源短缺的问题
注重资源消耗 特点： 不断地扩大医院规模、增加医疗设备等，依靠固定资产投资拉动医院发展	管理创新 特点： 优化管理与服务流程，有效控制成本，创新个体服务模式，改变生产方式等，依靠提高工作效率拉动医院发展	医院应该确定什么样的薪酬战略才能既让医务人员感觉付出与回报基本对等，又能最大限度地节约人力成本？ 医院在学科带头人招聘与普通岗位社会化方面该如何进行管理模式的创新？ **核心问题：**解决提高医务人员待遇与控制人力成本相矛盾的问题

传统的 管理思维与模式	现在及未来的 管理思维与模式	医院管理者应思考的 人力资源管理问题
过度承诺迎合患者 **特点：** 对医疗服务的有效性缺乏准确的认知，一味地取悦患者，容易让患者推卸自己在疾病恢复过程中的责任，且容易造成患者的不满等	明确服务标准，兑现承诺 **特点：** 医疗服务是医务人员与患者密切配合才能获得医疗效果的一种特殊服务。因此，对医务人员与患者的责任、权利与义务必须界定清楚，医务人员只要履行了承诺的责任与义务，就是符合了服务的质量与标准，而不是无限制地满足患者的诉求，最终导致患者过度地提出不合理要求	需要对什么是职业化的医务人员进行研究与探讨。 我们该采用什么途径才能培养出职业化的医务人员和职业化的医院员工队伍？ 如何制定规范化的服务标准并被患者所接受？ **核心问题：** 解决培养医务人员职业精神和提升服务技能的问题

1.2　医院人力资源管理所面临的主要挑战

近年来很多医院管理的实践者和研究者都会热衷于思考这样一个问题：今天的医院院长和 20 年前的医院院长到底有何不同？如果说 20 年前的院长只要能做好眼前的事就是一个称职的院长，那么对于今天的院长来说却是远远不够的。现在的院长哪怕把应急危机处理得得心应手，如果他不能为医院人力资源的未来发展考虑，依然可以被认定为缺乏职业精神甚至可以说是缺乏职业操守的。人力资源作为医院的第一资源，必然是医院最核心、最重要的资源，医院所有的管理工作都是围绕"人"这一核心资源展开的。在这个快速变化的时代，医院院长和任何一名管理者都必须从长远的战略眼光来看待人力资源的整体规划、储备、培养、职业素养的整体提升、医务人员的个人发展和优秀人才的合理流动。当前医院人力资源管理者所面临的挑战主要体现在以下几个方面。

1.2.1　优秀人才短缺是医院发展的主要瓶颈

由于医院规模扩张和医务人员更替，各级医院医务人员尤其是能够独当一面的业务骨干及学科带头人严重缺乏。一些医院的医务人员长期加班加点，工作严重超负荷，部分医院的主任级知名专家甚至到了身心俱疲的状态。2011 年广州市卫生部门公布的医护人员心理健康调查报告显示：63.3% 的医护人员感觉自己比以往更容易累；61.89% 的医护人员感觉社会地位有所降低；50.38% 的医护人员觉得对其他人或事物的兴趣减少；20% 以上的医护人员觉得工作压力很大工作紧张程度高；17.4% 的医护人员曾有过自杀的念头；13.2% 的医护人员经常感觉心情抑郁、不快乐等。《广州日报》也曾报道：广州市某三甲医院急诊科一名女护士，给患者打针时第一针没扎准，第二针刚准备下去，患者对其迎面就是一拳，女护士随后立即辞职走人。广州某部队医院急诊科收治一名醉酒受伤患者，他对医护人员又打又踢，医护人员始终不敢还手，只能叫保安出手按住患者。"不瞒你说，我们自从拿起了手术刀，就开始术后喝酒、逢山便拜了。"广州某高校附属医院的一名外科教授这样告诉记者。所以在这个高风险领域里，不少医师竟都有了求神拜佛、术后畅饮的习惯[7]。而在中国台湾也有类似的情况，据台湾地区护士协会统计，截至 2012 年 2 月，台湾地区持有护士执照的人数约为 13 万人，但目前仅有 8 万人在岗，各大医院因人力不足而造成劳动条件恶劣、护士加班已是常态。据报告，平均 1 名护士白班照顾 6～13 人，夜班则增至近 20 人；有些医院的护病比高达 1∶50，甚至有的公立医院一名护士要照顾 63 名患者[8]。根据相关文献回顾，在欧美等发达国家，医务人员也被认为是非常短缺的人力资源。

　　景惠管理研究院曾研究过数十家医院的发展战略规划，基本上都会提到要大力引进人才，如果医院都想引进优秀人才，那么优秀人才从何而来？人才的总量是有限的，而优秀医学人才的成长是一个非常漫长的过程，在医院未来的发展中，优秀人才短缺仍是制约医院发展的主要瓶颈。医院管理者除了考虑引进优秀人才，更要考虑在医院内部现有人才和全社会人才总量一定的情况下，如何盘活存量，通过一个好的体制和机制把现有人才的潜能充分地释放出来。

1.2.2　人力成本的上升将给医院经营管理带来压力

　　根据景惠管理研究院对做过咨询的 300 余家医院经营管理数据的追踪分析，从 2007 年至 2019 年的 13 年间，医院人力成本占医疗收入（含药品收入）的比例逐年提升，2007 年医院人力成本占医疗收入（含药品收入）比例为 20%～25%，而在 2019 年则达到了 35%～40%，剔除药品收入，在 2019 年医院人力成本占医疗收入的比例实际已经达到了 55%～60%，医院的医疗收入与医疗支出基本持平，也就是说，医院的人力成本支出占全院总支出的比例已经在 40%～60%，这已经接近一些发达国家和地区的水平，当然，造成医院人力成本占比过快增长的因素中，不可忽视与社会物价发展脱钩的远低于居民消费价格指数涨幅的医疗服务价格体系。持续上涨的人力成本给医院的经营管理带来了巨大压力。因此，医院迫切希望政府物价部门能够对于劳务性收费项目提高收费标准。由于各地政府财力问题，落实补偿机制谈何容易，而对于收费的调整需求已经提出多年，真正落实到位需要有一个循序渐进的过程，而这基本不在医院管理者的可控、可干涉范围内。医院所能做的，只能是在目前的体制机制下，依靠开源节流、有效控制成本来提升医院的经营绩效，但这毕竟空间有限，医院也常常陷入增加投入与控制成本的矛盾之中。当前，医院必须在患者对医疗服务的需求提升、医务人员对个人成长和待遇的期望值提升、而短期内政府的补偿机制不可能完全到位的情况下，找到解决问题的平衡点。

1.2.3　医务人员的服务能力不能完全满足患者的需求

我们从不否认医患关系的紧张与冲突在患者一方也有相当大的责任，甚至可以追溯到整个医疗体制的层面上，但医疗行业本身存在的问题就不值得我们反思吗？医疗服务不仅需要应用医学知识与技术为患者解除病痛，还需要有人文关怀和人性的温暖，这就要求医务人员不但应具备较高的专业知识、高超的技能和丰富的临床实践经验，而且要具备悲天悯人、敬畏生命、理解他人、常怀感恩的医学职业情怀，同时还应具备敏锐的洞察力、较强的逻辑思维能力及随机应变能力，而这些恰恰是需要在长期的职业生涯中不断积淀的。由于受经济利益的驱动，确有极少数医务人员不注重职业精神的培育，出现一些有悖职业精神的现象。根据近年医疗纠纷原因的荟萃（Meta）分析，排在前 3 位的纠纷原因分别为专业诊疗护理技术水平差（22.95%）、服务态度差（21.24%）、医患沟通障碍（12.61%）[9]。因此，医院必须通过培育医务人员的职业精神尤其是人文精神，不断提高医务人员的技术水平和服务能力来满足患者的医疗服务需求，进而增进医患互信，提高医务人员的职业美誉度和医院的品牌号召力。

1.2.4　医务人员的"觉醒和自我解放"将逐渐颠覆现行的人事管理体制

德鲁克写道：很久以来，任何一个国家的绝大多数人是不可能选择自己的职业的。农民的儿子长大以后仍然当农民，工匠的儿子将来还是做工匠，工匠的女儿也只能嫁给工匠，工厂工人的儿女当然只能进工厂做工。这些人的社会地位只会变得越来越低。例如，在德川家族统治日本的 250 年里，只有非常少的日本人从平民晋升为享有特权的武士，然而有许许多多的武士丧失了自己的地位，并且重新沦落为平民，也就是说，他们的社会地位下降了。实际上，同样情况也发生在世界的其他国家——美国，人们跻身于上层社会的可能性也仍然小得可怜。我们手头掌握着从 19 世纪初到 1950 年或 1955 年的有关数据。这些数据表明，至少有 9/10 的管理者和专业人士都是管理者和专业人士的儿子；只有 1/10 的管理者或专业人士出生于"较低的阶层"（他们自己如是说）[1]。但这种现状在市场经济和知识经济时代的背景下正在发生着改变，在计划经济体制下，政府通过行政力量来安排劳动者的就业，确定单位的招工人数、招工对象、工资标准和就业岗位等。我国从 1987 年开始，国有企业推行以打破"铁饭碗"为主要内容的人事制度改革，劳动者可以根据自身特点和市场需求自觉自愿地寻找和转换工作，单位可根据自身经营需要和用人标准招聘与选拔员工，可以自定工资标准和奖惩制度，劳资双方完全是平等自愿地建立劳动关系。过去一个人一辈子生老病死就在一个单位里，而现在辞职、跳槽则普遍被人们所接受。据 2012 年 12 月 19 日《京华时报》文章：以重庆和南京为例，2012 年员工主动离职率高达 22.3% 和 19.4%，而同一统计口径的数据 2006 年仅为 9.6% 和 7.3%。内需拉动型行业，如零售和快速消费品都遭受高离职率的困扰：零售为 31%、高科技制造为 26.6%、快速消费品为 19.5% 和医疗保健行业为 19.2%。与高离职率成正比的是高薪资涨幅，依次为 9.1%、9.6%、9.65% 和 9.5%。而这种现象我们也会在医疗行业逐步看到。随着国家政策的到位、学者的倡导以及 1990 年后出生的医务人员逐渐成为医疗行业的主体，医师以及其他医务人员自由流动、自由选择执业地点将逐步被医务人员所接受。如果医务人员能够主动提出自由执业与流动并身体力行，这将是医务人员自身的"觉醒和自我解放"。通过医务人员的自由流动，改变优质医疗资源过于集中、优质医疗资源浪费的局面，进而打破与现代社会不相适应的、严重僵化的人事管理体制的束缚，让医师的潜能真正地迸发出来。为什么患者看名医难，而一些医师又对薪酬待遇偏低怨声载道，主要是医院现行的薪酬制度已经不能适应医师们的心理预期并真正体现医师所承担的风险与责任，其核心是该薪酬制度是在计划经济体制下形成的，医师这一资源不是通过市场配置，其薪酬自然也就不符合市场经济规律。医师薪酬要想"物有所值"，必然得通过相对比较公平的市场机制来体现。因此，医院必须提出相应的策略来应对各种挑战。表 1.4 为医院人力资源管理所面临的主要挑战与主要应对策略要点。

表 1.4　医院人力资源管理所面临的主要挑战与主要应对策略

医院人力资源管理面临的主要挑战	主要应对策略
优秀人才短缺	机构整合、岗位再设计、非核心岗位的社会化（外包）、聘任兼职专家等
人力成本的持续上升	定岗定编、绩效考核、薪酬分配等
服务能力不足，职业精神缺乏	人文精神教育、职业化培训体系的建立、职业生涯规划等
医务人员价值观念的转变与职业竞争力的提升，必然导致自由择业，从而推动医务人员在不同医院间的流动	契约化管理、管理者观念的转变、人力资源管理战略的制定等

1.3　医院人力资源管理的应对策略

如果一名管理者习惯于惯性思维，那么对于出现的新情况、新问题往往就会显得束手无策。其实，真实的情况不一定是束手无策，而是面对快速变化的环境不习惯于改变。比如，一向表现优秀的专家突然提出离职申请；一名年轻的医师居然大胆地提出提高薪酬的要求；一名二级医疗组长提出要开设新的专科自己独立担任团队的领导，这在过去会让人觉得羞于启齿，不可思议，但今天即使在很有影响力的公立医院，这也是再正常不过的事情。因为今天人们开始自觉地认同和接受由"单位人"走向"社会人"，特别是优秀人才已经开始由"单位主宰"转变为"个人主宰"。个性化的员工、更高的流动性和持续增长的人力成本需要医院在经营管理过程中对人力资源所需要承担的成本和风险有一个清晰的认识。医院管理者必须具有前瞻性的战略眼光和创新性思维，更重要的是还要有将梦想付诸行动的勇气和能力。

面对未来，医院人力资源管理至少应在以下几方面进行一些创新性的变革。

1.3.1　医院要思考科室重新整合与岗位再设计

医院现在的科室和岗位基本上是按照医、药、护、技、行政、后勤来划分的，这是一种非常传统的岗位分类办法。在一定的时期或者说在短期内仍然沿用这种方法是可行的，但随着社会的发展和环境的变化，这种岗位分类办法将会显得越来越不适应。按照传统的规定，药剂科、内镜室、放疗科这些被规定为医技科室，但随着临床药学越来越受到重视，临床药师已经有很大一部分精力在指导临床医师合理用药，事实上已经参与了临床医疗工作。现在内镜室医师不再仅仅局限于疾病的诊断，同时也在进行大量的治疗工作，一名内镜医师就可以独立完成一个完整的疾病诊疗过程。放疗科则是依托大型医疗设备、依靠临床医师和技师的密切配合完成诊疗工作。随着介入技术和微创技术的广泛应用，内外科也在不断地融合，过去属于外科系统的疾病，今天可能在内科系统就得到了治疗。现在有些医院将神经内科和神经外科整合为神经疾病治疗中心，整合内外科技术力量集中对神经系统疾病进行诊治。而癌症治疗中心则将肝胆、肺部、胃部、结直肠、鼻咽喉方面的肿瘤专家聚集起来形成团队的诊疗优势。这些新型的科室和专业设置都是为了更好地以患者为中心，通过专家的团队协作来提升医疗效率和服务价值。

由于优秀人才的短缺和控制成本方面的要求，医院要开始考虑如何对传统的岗位进行再设计，其核心是明确区分通用型的医务辅助人员与高技能核心专家的职责，区分医院专业化管理人员与普通职员的职责。现在取得护士执业证书的护士需要完成大量的生活护理和事务性的工作，如陪同患者做检查、取药、取送检查单等，而这些辅助工作对专业技术技能几乎没有要求，只需要经过短期的规范化培训（规培）后就可胜任。临床医师方面诸如一些基础通用操作、医疗文书的记录与书写，完全可以通过聘用助理医师来解决，没有必要耗费主治医师以上的人力资源。有效控制管理人员费用也是提高医院效能的重要环节，医院的管理者必须把真正负责规划、决策的高级管理人员与只是完成统计、汇总性质工作的一般职员区别开来，并在薪酬待遇上形成差距，这种对工作职责与任务的合理划分不仅会提高医院的工作效率，而且可以将医院的人力成本支出控制在合理的范围内。

北京大学人民医院在开展医疗设备清理的过程中发现，院内药品服务给药剂科人员增加了很多非核心业务。医院邀请专业团队开展院内药品物流环节的岗位职责调查，结果是：医院药品物流供应仅仅局限于配送阶段，医药配送公司仅仅是根据医院的需要把物品配送到医院，余下的清点、上架、摆货、补货等工作，全部需要药剂科人员承担，46% 的药剂人员干的是上架补货的活。这使得本应以药事服务为主的药剂师不得不放下主业，将大量的时间用于药品管理上，严重影响了药事服务质量。事实上，在药品给患者的一瞬间，应该是由药师、医师、护士等专业人士来完成的，但是在这之前的工作，只要别人干得比之前好，质量有保证，那就可以分离出去。为了解决这一问题，医院将药剂科的主业留给药剂人员，而辅助业务则完全交由社会来做，也就是说，药剂科人员仅负责药事服务，余下所有的物品管理工作交由医药物流公司完成[4]。

北京协和医院是集医疗、教学、科研于一体的大型三级甲等综合医院，是卫生部指定的全国疑难重症诊治指导中心。医院有着完善的护理管理组织和严格的管理制度，实行护理部主任—总护士长—护士长三级垂直管理，为保证护理质量、提升管理效能奠定了坚实的基础。本着"合理使用、科学考评、保障质量、促进发展"的原则，结合实际工作情况，医院设置了临床岗位、管理岗位和教学岗位三种岗位，并把临床岗位划分为 N1～N4 四个层次（表 1.5），为护士构建了清晰的职业发展阶梯，使每一名护士都可以根据自己的特点和职业发展的愿望找到适合的岗位和发展路线。护理部进一步完善了护理人员岗位说明书，明确了各层级护士晋级标准、考核细则及岗位职责。在分层时既考虑职称、学历和工作年限，更重视能力和水平。各级护士明确的职责划分有效地提高了高层级护士的职业价值感和自豪感，也为低层级护士创造了有吸引力的发展前景[10]。

表 1.5　北京协和医院 N1～N4 级护士任职资格与主要职责

护士级别	任职资格	主要职责
N1 级护士	为成长期护士，主要由工作 3 年及以下的护士和轮转护士承担	主要负责病情较轻患者的护理、一般专科护理和患者的健康指导等
N2 级护士	为熟练期护士，主要由工作 3 年以上的护士和低年资护师承担	主要负责较重患者的一般护理及专科护理，参与危重患者的抢救等
N3 级护士	为专业精通型护士，主要由高年资护师和主管护师承担	主要负责重症患者护理、危重患者的抢救、专科护理指导、临床带教等
N4 级护士	为最高层级的护士，相当于临床护理专家，主要由具有高级职称的护士和专科护士来担任	主要负责危重患者专科护理、咨询会诊及专科门诊、临床专科指导、危重疑难查房、护理科研、持续质量改进等工作

美国亚特兰大埃默里大学医院的团队制度与协和医院很不一样，这里是按照可以独立完成整个医疗诊疗流程配置的，除了医师、护士之外，其他配套人员也是重要组成，如药师、营养师、社工、心理医师等。如果临床医师认为需要，门诊也可以随时召集营养师或者药师等组成团队协商诊治。其中，药师的作用与国内完全不同，患者的用药需要随时咨询药师，用药的选择权在药师，他们与医师一样有处方权。此外，移植病房的医师系列与协和医院也存在巨大不同，除了各有一个主治医

师和住院医师，其他全是高级技术人员，理论上他们属于护士系列，是注册护士进一步学习获得硕士学位后的一个职位[11]。可见，国外的药师、护师承担了不少我们国内定义的只能由有处方权的医师才能完成的工作，包括采集患者病史资料、简单查体、病历文书书写整理、下达常规医嘱等。这样进一步深化分工的团队协作模式是符合近年来医学发展要求的：第一，通过分解医师的工作减少需要高投入的医师的配备数量，在合理范围内使用护师和药师降低人工成本；第二，护师作为医嘱的执行者累积的经验可协助医师快速作出诊断，提高专科诊疗的效率和安全性；第三，拓宽了护师的横向职业发展渠道，不局限于纵向单渠道发展，有利于形成稳定的正金字塔型人员梯队，避免出现二三线高资历人员扎堆现象。

1.3.2   医院要通过定岗定编合理核定医务人员的工作负荷

我们承认医疗服务有其特殊性，医务人员必须在第一时间以最快的速度救治患者，这是毫无争议的。要做到这一点，前提条件是医务人员必须时刻保持充沛的精力。但现在医务人员工作负荷过重，压力巨大，不仅不能很好地保证为患者提供优质的医疗服务，同时也影响了自己的身心健康。在我国，按照《中华人民共和国劳动法》规定"国家实行劳动者每日工作时间不超过 8 小时、平均每周工作时间不超过 44 小时的工时制度"。同时，对加班也有如下规定："用人单位由于生产经营的需要，经与工会和劳动者协商后可以延长工作时间，一般每日不得超过 1 小时；因特殊原因需要延长工作时间的，在保障劳动者身体健康的条件下延长工作时间每日不得超过 3 小时，但是每月不得超过 36 小时。"按照原卫生部的统计数据，全国年门诊量除以医师总量，得出的结论是每个医师每天只看 7 个门诊患者。考虑全国年出院患者数、平均住院日和医师总量，得出的结论是每个医师每天只管 2～3 个住院患者。这说明全国的医师资源在配置上存在着不合理，如何合理规划医师的工作负荷、合理分诊是非常值得研究和探讨的。因此，医院各级管理者都有责任通过定岗定编合理核定医务人员的工作负荷，让医务人员的心身保持良好的健康状态[12]。

1.3.3   医院要建立完善的综合绩效考核与分配体系

绩效评估是管理的重要工具和环节之一。对医务人员的付出给予及时的肯定与反馈是调动医务人员积极性的关键。建立完整、合理的综合绩效考核与分配体系，可以客观地体现各科室及员工的技术水平、服务态度、劳动贡献、服务对象满意度等差异，为绩效工资分配、晋升调配、培训管理、个人职业发展规划等提供客观依据，同时，可提高员工对医院内部公平的认同感。对于医务人员的付出给予公正合理的回报，既是对员工的尊重和关爱，也是以人为本的根本体现。医院管理的实践证明，在绩效考核与分配方面比较有效的原则是：为了充分调动医务人员的工作积极性，大部分医院都在结合实际不断完善医院内部分配激励机制，通过加强对医务人员的综合绩效考核，将医务人员工资收入与医疗服务技术水平、质量、数量、成本控制、医德医风、群众满意度等考核结果挂钩，做到了多劳多得、优绩优酬、同工同酬；收入分配向临床一线医务人员倾斜；通过增加有效收入、开源节流，逐步提高医院人员经费支出占业务支出的比例，医务人员整体待遇才能做到稳中有升。

1.3.4　从"身份管理"走向"合同管理"是必然的选择

过去，医院可以说对员工的生活、学习和工作基本上要做到全面负责，小到解决理发洗澡，大到相亲成家、子女上学甚至是养老送终。医院之所以这么做，是因为许多医院倡导"家"的文化，希望通过对员工全方位的关心来体现大家庭的温暖。但在市场经济和知识经济时代，当医务人员通过掌握知识能够主宰自己的命运时，他们必然想摆脱组织的束缚，渴望成为自主选择职业和选择单位的人。因此，能力越强、越有竞争力的医务人员越希望从"人身依附关系"走向"合同契约关系"，医院管理者要做好充分的心理准备和制度准备，以确保他们在医院有充分的话语权，只有得到充分的尊重和满意的回报他们才有可能保持稳定。目前，医院对于那些对工作或收入表示不满意的员工想通过说教式洗脑的方式已经很难奏效，因为员工的期望值在不断提高，医院已经不可能依靠制定一套一视同仁的制度去"迎合"所有的员工，医院的人力资源管理制度必须做到"双向选择、来去自由"才有可能是成本最低的一种管理方式。美国社会学家丹尼尔·贝尔在其著作《后工业社会的来临》(中文版，1986)中写道：公平报酬和公平差距的衡量原则问题将是后工业社会中最令人烦恼的问题之一。他进一步解释道：随着收入差距的缩小，随着民主建设的发展，对平等的期望会快速增加，而且人们会进行更加令人反感的比较。换言之，"人们可能受的苦减少了，但他们的敏感度提高了，这种现象被统称为'托克维尔效应'"。人们的物质条件越改善，攀比心理越严重。就拿薪酬来说，在过去人们认为只要工资涨了就比原来强。但是现在不行了，信息的广泛交流不仅使医务人员更轻易地拿到别的医院的薪酬数据，同时，也可以很容易了解同事的薪酬水平。

因此，随着社会的发展，过去的那种所谓"体制内"固定用人的形式已经显得越来越僵化甚至是腐化，它不仅不能激发人的动力，还会让人产生惰性。当医院的薪酬水平永远都无法满足一名员工个人欲望的时候，你只能让他走人。当然，当一家医院无法让员工发挥个人才能时，员工也只能选择离开。任何形式的忍气吞声或得过且过，对医院和员工都是一种伤害。今天，医院里许多人力资源问题的出现，就是因为在一个以市场经济为主导的契约关系社会里，医院与员工的关系还固守着传统的"人身依附关系"牢不可破。而未来，尤其是 20 世纪 90 年代出生的新员工进入医院后，由于他们所处的时代，接受的信息与观念和前几代人相比，思想更加活跃，容易接受新事物，但同时也敢于反对权威、敢于质疑现实，因此在管理上必须采用新的理念、新的方式。

随着医师的"觉醒"和医院管理体制的逐步灵活，医师自由选择医院将被越来越多的医师和医院所接受。医师作为一种为社会公众提供医疗服务的知识型劳动者，理应成为社会的公共资源，特别是优秀的医师不应被一家医院所垄断，只有让其自由地流动起来，才能让其效能最大化。对于医师自己来说，也要清醒地认识到，医师的地位和回报不是别人给的，而是通过自己的辛勤劳动和市场检验出来的，医师只有能够主宰自己，能够决定自己的命运，其个人价值才能自然而然地通过市场来体现。医院和医师之间的关系不应由行政制度来调节，最好的方式是通过契约式管理，即医院和医师之间签订服务条约，医师根据合同为医院提供服务，并确保服务的时间与质量。一些人认为医师自由执业会造成市场混乱，难以保障医疗质量，其实这是一种误区。医师本身是有自律性的，如果一个医师动完手术，术后的工作都交给别人，患者和医院对他的评价就会降低，其本人也难以在医院立足，更不要说多点执业了。而医院方面则会考虑，怎样通过提供更合理的报酬，保证本医院的医疗技术力量稳定，为医师创造更好的执业环境。在此情况下的多点执业，其实是医院、医师和患者的共赢[13]。当然，既然是"合同契约"式管理，也并不意味着医师是绝对的来去自由，而是要更加恪守承诺，严格按照与医院签订的合同约定履行职责，这样才能树立自己良好的职业形象，在竞争中赢得自己的市场和医院与患者的信任。

1.3.5　医院人力资源管理必须由经验主导型步入专业规范

如果我们让一家医院的人力资源部主任在半小时内提供以下数据，你觉得会有完整的数据吗？比如，提供全院有多少个岗位，全院员工加班的总时数，过去的五年里员工违纪率是多少，员工违反劳动合同的有多少，哪个岗位类别的员工缺勤率最高。对于这些问题，你可能不屑一顾，因为对于专业的人力资源管理人员来说可能是再简单不过的事情，但景惠管理研究院的顾问们在交流时却常常感慨就是这些简单的问题，在医院里大部分人力资源部主任却是回答不上来的。因为，他们把主要的时间用在了处理诸如会议通知、报表统计、办理人员离职等事务性工作上，这些应付式工作就用掉了他们 80% 以上的时间，考虑人力资源如何规范化管理似乎只是忙里偷闲的事。但随着员工法制意识的提高，依法管理人力资源显得越来越重要。据不完全统计，中国改革开放以来，按照人事制度改革和法制建设相结合的原则，国务院及其人事部门制定的人事管理方面的规范性文件近 1000 件，涉及公务员管理、事业单位工作人员工资福利与离退休管理、专业技术人员管理、事业单位人员管理、企业人事管理、人才市场管理、人事宏观调控等各方面。特别是自 1994 年颁布《中华人民共和国劳动法》以来，经过不断完善，劳动立法已经逐步步入成熟期，形成了以《中华人民共和国劳动法》为主体的劳动法律、法规体系，其衍生出的各种规章制度涉及了劳动合同与集体合同、员工工资、工时和劳动保护、促进就业与职业培训、社会保障等各个方面[14]。目前，不论是具有传统事业单位性质的公立医院，还是新型的民营医院，在人力资源管理方面都存在诸多不规范的地方，比如随意制定处罚措施，未按有关劳动法规支付报酬，签订劳动合同不规范，没有体现同工同酬等。

1.3.6　医院人力资源管理部门必须实现角色转变

人力资源管理部门在医院中承担的角色大致可以分为三类：事务处理型角色、专业服务型角色和战略导向型角色。根据景惠管理研究院对所提供咨询的 300 余家医院人力资源管理部门的调研，国内至少 95% 以上的医院人力资源管理部门仍然主要承担事务处理型和专业服务型角色。人力资源管理者将大部分的精力放在考勤管理、员工信息管理、编制申报、离职管理、保险福利、工资核算等事务性、服务性工作上，无法与业务部门形成有效的互动与合作，更难起到战略管理的作用，无法真正把主要精力投入医院人力资源整体规划、多渠道自主招聘、组织结构和岗位优化设计、职责分工和流程设计、员工激励和职业发展等关乎医院战略决策导向的角色中。未来医院的人力资源部门应该从事务性工作中解脱出来，更多地涉及政策的制定、流程的设计和分析规划等工作，与业务部门之间的联系应更加紧密。随着人员流动性的加快、优秀人才越来越短缺、对优秀人才争夺的加剧等挑战，医院的人力资源管理部门必须不断地思考：医院的人力资源管理问题症结何在？人力资源如何进行配置才可以达到最优化？医院内部和外部的人力资源是否得到了充分的开发与利用？对于特殊的人才如何设计个性化的绩效与薪酬及激励方案？这些在过去的人事管理中很少涉及的问题，在今天则必须成为人力资源管理部门的主要职责，从医院发展战略的高度对这些问题进行系统的规划，并制定相关的政策与制度，这样才能从人力资源管理的角度保证医院整体战略目标的实现[12]。

案例　陕西省汉中市人民医院

从人事管理到人力资源管理的 10 年变迁路（2006—2016 年）

陕西省汉中市人民医院创建于 1951 年，是一所集医疗、教学、科研、预防为一体的三级综合性医院，医疗服务范围覆盖汉中市 10 县 1 区和周边部分省市。医院实际开放床位 800 多张，在职员工 1030 人，其中专业技术人员占 90% 以上。医院设有临床、医技科室及职能科室共 58 个。医院在长期的发展过程中，始终坚持临床与科研相结合，先后承担"七五"至"十二五"期间的国家心血管疾病防治攻关项目，建立的心脑血管病防治区被原卫生部列入全国 17 个慢性非传染性疾病防治示范点之一。医院是西安交通大学第一附属医院医疗协作医院，第三军医大学新桥医院的医疗协作医院，四川大学华西医院远程教学及会诊医院，陕西中医药大学和汉中职业技术学院的附属医院，西安医学院临床教学医院，汉中市医学会糖尿病内分泌专业委员会、腔镜外科专业委员会、泌尿外科专业委员会、超声专业委员会及康复专业委员会主任委员单位，是汉中市红十字会急诊急救培训基地，景惠管理研究院示范性医院管理研究基地。近 5 年来，医院共获原卫生部科技进步奖 3 项，省科技进步奖 7 项，市科技进步奖 16 项，有 600 余篇论文在国家级、省级杂志发表。21 世纪以来，医院的领导逐步意识到了推行职业化管理的重要性，有计划地安排管理人员进行医院职业化管理培训，并邀请专家到医院进行系列管理培训，尤其是从 2006 年开始把医院人力资源管理的改革列入重要议事日程，开始了从人事管理到人力资源管理的革命性变革。

传统的人事管理主要是指医院获取所需要的人员，并对已有的员工进行合理的调配、安排和激励的活动。人事管理的任务主要是安排合适的人去胜任现有的工作，并通过调动员工的积极性去实现医院的目标。而人力资源管理除了前述人事管理的内涵和职能外，更重要的是，首先从医院的战略目标出发来整体规划人力资源管理工作，其管理思想不仅注重医院管理目标的实现，而且也注重员工个人价值的体现和人生目标的实现。医院人力资源管理包括了人力资源战略的制定、组织结构优化与设计、员工的招聘与选拔、培训与开发、绩效管理、薪酬管理、员工成长管理、员工安全与健康管理等。人力资源管理比传统的人事管理更注重员工个人的需求，更关注员工的个人成长和工作的舒适程度感受，更注重医院与个人的平等与和谐，其核心是由"服从""强制"关系转变为"契约""合伙"关系。

随着社会变革的发生和医院的发展，医院领导已经意识到员工思想观念和择业观念也在发生巨大的变化，现有的人事管理模式已经难以适应医院的发展，尤其是难以满足不同类别、不同层次员工的需求。医院过去那种准成本核算，并以收支结余为主要指标和以德能勤绩为主要内容的绩效考评来规范人事管理的传统做法显然不能适应形势的发展，而人力资源管理的理念与方法可以顺应医院的发展和员工的需求。从 2006 年开始至 2016 年，医院全面系统地引入现代的人力资源管理理念，并从人力资源管理的各个模块来建立相应的制度、流程与指标体系，从理念的萌芽到管理体系的完善，用了 10 年时间实现了从传统的人事管理到现代人力资源管理的转变，如表 1 所示。

表 1　汉中市人民医院从人事管理到人力资源管理的变迁

	人事管理	人力资源管理
职能科室名称	人事科	人力资源部
人员配置	无规划，依靠上级分配	定岗定编、公开招聘、竞聘上岗
管理方式	行政命令，强调服从，身份管理	双向选择，岗位管理
岗位设置	因人设岗色彩浓厚	以事设岗，按岗择人
管理的内容	以事为中心，分配任务为导向	了解员工需求，开发员工的潜能
管理规则	依据过去的经验	依据劳动法律、法规和现代管理规则

	人事管理	人力资源管理
对员工价值的认识	人力成本	人力资本
绩效考核模式	传统的德能勤绩考核模式	基于平衡计分卡的综合绩效考核
培训理念	不注重培训	注重培训
薪酬分配理念	以收支结余为主导	人力资源规划和总额预算导向下的效率与公平兼顾式分配
劳资关系	从属　对立	平等和谐

一、定岗定编：从经验式用人到合理规划人员配置

人力资源是医院的第一资源。现代的人力资源管理工作要求人力资源管理部门必须由传统的人事管理过渡到现代的人力资源管理。过去医院的人事部门主要局限于考勤、发工资、统计报表等事务性工作，基本上不用考虑战略性问题。但人才竞争的加剧和人员流动性的加快，要求医院的人力资源部门要从具体的政策和制度执行者，转变为战略目标设定的制定者和推动者。从 2006 年开始，医院开展了人力资源管理咨询项目，全面推进医院人力资源管理的系统化与规范化建设。

过去，医院用人基本上都是由卫生行政部门和人事部门指令性分配，医院在用人上很少有主动性。但随着医院的快速发展和年轻医务人员就业观念的转变，要求医院必须关注人员的动态性变化，做到岗位与人数、责任与能力的匹配。医院从 2006 年开始逐步引入人力资源规划的理念，每年都要对当年的用人需求进行分析与评估，并制定全院人员配置计划，重点人才和关键岗位的引进计划，以保证医院对人力资源的需求。为此，在全院全面开展定岗定编工作，通过发放调研问卷、访谈、对各个岗位的工作负荷进行测算等形式，确定了全院医疗、护理、药剂以及行政后勤人员的配置标准。定编中管理岗位占 2%，技术岗位占 88%，工勤岗位占 10%，大大削减了非专业技术岗位，既提高了工作效率，又做到了满负荷运转。定岗定编充分考虑了医院的长远发展需求、人才结构和人才培养等多种因素，科学、合理地设置了科室，按学科发展势头合理划分了专业，为医院开展其他人力资源管理工作奠定了坚实的基础。

在确定了岗位名称和编制人数后，医院统一制定了各个岗位的基本任职资格和能力要求，编制了各个岗位的《岗位说明书》，编印出版了《汉中市人民医院岗位说明书汇编》。同时，先后制定了医院人力资源规划制度、定岗定编制度、人员内部调配制度等系统的人力资源管理制度与流程，为人力资源管理的各项工作提供了制度保障。

二、选人用人：从行政安排到竞聘上岗

汉中市人民医院的领导者在管理中深深体会到，要想从根本上调动医务人员的积极性，让医务人员有危机感和竞争力，必须转换用人机制，健全用人制度，推行聘用制度和岗位管理制度，实现卫生人才管理由固定用人向合同用人转变，由身份管理向岗位管理转变。医院从 2011 年开始在全院推开了人事制度改革，实行按需设岗、公开招聘、竞聘上岗、科学考核、合同管理，建立了能进能出、能上能下的用人机制。

医院中层管理干部的聘任：医院职能科室、临床医技科室的中层干部及护士长采取在全院范围内公开竞聘产生。按照本人申请、面试演讲、民主测评、组织考查、择优聘用的程序进行。实行两年一聘，竞争上岗实行中层干部任期目标责任制，院长和中层干部签订任期目标责任书，聘任期满根据考核结果决定解聘或续聘。

普通管理人员的聘任：职能科室的一般管理人员实行竞争上岗，由科室主任聘任。

专业技术人员的聘任：专业技术人员实行专业技术职务聘任制。实行评聘分开、竞争上岗、择优聘用、定期考核。考取或评审获得的任职资格仅作为岗位聘任的条件之一，不与个人报酬待遇挂钩。医院根据业务发展和学科建设情况，确定各类专业技术职称的人员编制，并制定严格的专业技术职务聘任考核办法，通过考核和竞争确定最终聘任人选。由医院聘任的专业技术人员按所聘任的职称与薪酬待遇挂钩。

工勤人员实行岗位聘任制：医院工勤岗位根据需要按需设岗，对工勤人员，根据专业工种、岗位等级、实际能力等条件，实行竞争上岗、择优聘用、定期考核。工勤人员取得岗位技术等级，可作为岗位聘任的主要条件之一，不与个人报酬待遇挂钩。医院根据工作需要确定工勤人员编制，由医院聘任的工勤人员按所聘任的技术等级与薪酬待遇挂钩。

新进人员实行公开招聘制度：根据《陕西省事业单位公开招聘工作人员办法》，在编制空缺和岗位空缺的基础上，内部人员无法增补的，拟定公开招聘计划，上报人力资源管理部门，按照规定程序向社会公开招聘。

聘后考核与管理：中层干部原则上半年考核一次，对考核成绩排名最后三名予以诫勉谈话，连续三次考核都排名最后三名的予以解聘中层干部职务。专业技术人员一年考核一次（述职考核、年度考核），一年考核不合格者不晋升薪级工资，不予晋升晋级。连续两年考核不合格者分流至工勤岗位工作，任原职称满五年的、符合订立聘用到退休

合同条件的，可以保留原国家规定的工资待遇，不满五年的享受现岗位工资待遇。

落聘管理：中层管理干部落聘不再享受原岗位待遇。专业技术人员：中级职称以上人员落聘享受低一级职称的工资待遇（高职低聘），初级人员落聘待岗培训学习三个月，其间只发给基本工资，三个月后只发给基本工资的70%，均不享受绩效工资；待岗学习期满（包括临床实践）由科主任提名可继续按程序聘用，期满仍不能聘用者，医院按照实际情况重新调整工作岗位。

分流安置：对待落聘人员的安置是关系到医院发展和稳定的一项重要工作，根据医院工作需要和各类待聘人员的不同情况，医院采取培训再聘、院内转岗、院外流动等多种途径。培训再聘：经学习培训考试考核成绩优秀者，原科室同意聘用可以再聘。本人可自费外出学习进修，在此期间发放基本工资，学习期满，成绩优秀者择优聘用。院内转岗：根据待聘人员的专业特长、能力和表现，安排到医院缺编岗位。院外流动：院外流动的办法，待岗期间不服从组织安排和待岗调整仍未聘的人员，责令其在6个月内调离或辞职，逾期未办理调离或辞职手续的，用人单位予以辞退。未聘人员中男年满55周岁；女干部年满50周岁，女工人年满47周岁，本人要求提前离岗的，医院行文上报，经主管部门同意，并报人事部门批准（高级职称的需经组织部同意），可以办理提前离岗手续。其离岗待遇按上级有关文件规定执行。在此期间，符合病退条件的，可按现行政策办理病退。因身体有病，不能胜任本职工作，由本人自愿申请不参与竞聘的，经医院复查核实，报医院人事改革领导小组批准后，可办理离岗手续，离岗期间只享受基本工资，不享受30%绩效工资。调资晋级按在职人员正常进行。到达退休年龄后，按医院规定办理退休手续，并享受退休人员的相应待遇。

按照逐级聘任、分步实施的岗位聘用原则，医院先后完成了27个行政后勤中层管理岗位、40个临床医技中层管理岗位和22个护士长管理岗位的公开竞聘上岗。同时，各科室按照《科室聘任工作人员的指导意见》，结合《医院定岗定编方案》及各级各类人员岗位说明书，完成了涉及专业技术人员、管理人员、工勤人员共计1030名员工的全员聘任上岗工作。从行政安排到竞争上岗在一定程度上打破了论资排辈、平衡照顾的旧观念和旧框框，为优秀人才提供了展示自我才华的平台，强化了竞争，不仅有利于优秀人才脱颖而出，而且还增进了全体员工的上进心和危机感。

优秀人才及实用人才引进：对于符合政府规定的高层次紧缺人才条件的人员，即具有博士研究生学历并取得博士学位的，或具有正高级专业技术职称的人员；具有全日制硕士研究生学历并取得硕士学位且具有副高级以上专业技术职称的人才；急需紧缺专业的具有全日制硕士研究生学历并取得硕士学位或具有副高级以上专业技术职称的人员，医院根据岗位需求制定了优秀人才及实用人才具体引进与管理办法，制定引进条件，落实优惠政策，积极引进学科带头人、高学历人才、实用性人才，以提高医院整体医疗技术水平。对于引进的优秀人才，经过评估并签订任期目标责任书，可以实行协议工资制。

　　实施"123 人才"建设工程。为了创建和形成合理的人才梯队，医院实施了"123 人才"建设工程工作。全院从三个层次培养优秀人才，并按不同层次确定选拔与培养目标。第一层次是选拔培养 10 名在本专业有一定影响力，在陕南乃至全省有一定知名度的优秀专家；第二层次是选拔培养 20 名在汉中区域内有一定知名度的优秀专家及学科带头人；第三层次是选拔培养 30 名在院内有较大发展潜力的优秀中青年业务骨干。每批"123 优秀人才"的培养、管理期为三年，根据培养期内目标完成情况实行动态管理，形成了良好的人才管理和竞争机制。

三、绩效与分配：从以收支结余为依据到应用平衡计分卡综合评估

　　医院在过去曾一度应用的是简单的收入减去支出、按结余的一定比例提取奖金的分配方法，而且收入不是完全归集所有的收入，支出当中也有很多成本项目并未列入支出。2006 年之后，医院剔除药品收入，主要通过核定有效医疗收入减去所有成本之后的结余来核定各科室的绩效工资。核定标准为内外科先分别统一分配比例，然后考虑各科室的风险因素，确定最终的绩效分配系数。这主要是基于政府补偿不足，避免以药养医趋势而提出的分配政策。从当时的运行情况来看，确实在一定程度上调动了医务人员的积极性，增收节支和收治患者的意识明显加强，医务人员的待遇也有了显著的提高。但弊端也是明显的，那就是容易让医务人员特别是科室管理者忽略医疗技术水平和医疗质量的提升，如果医院相关的处罚措施跟不上，就容易陷入大处方、大检查的过度医疗误区。基于以上考虑，从 2012 年开始，医院按照预算管理、总额控制的绩效工资分配原则，重新制定完善了《汉中市人民医院绩效工资分配实施方案》，应用平衡计分卡这一被普遍认可的绩效评价工具，从财务、客户、内部流程和员工成长四个维度对各科室的贡献价值进行综合评价。维度确定后，医院开展了指标的筛选工作，并在设定指标权重时，通过发放指标权重调研表的形式，面向全体中层干部征求意见，最后统计汇总分析、分层次分析各相关因素，依据下层指标服从上层指标及综

合最优原则，建立了平衡计分卡的综合指标评价体系，将业务科室分为临床系列和医技系列及药剂和其他（如健康体检中心、供应室）进行价值贡献的综合排名。平衡计分卡的应用综合考虑了医疗服务的数量、质量、成本控制、技术难度和患者满意度等因素，并细化为具体指标、将不同科室的业务内容、技术水平、风险程度、劳动强度等考核内容与经济核算和岗位绩效工资分配有机地融为一体，通过服务效率、服务质量和经济效率等指标，科学合理地确定了各科室的绩效工资。

平衡计分卡实施后，医院各类人员绩效工资的比例为临床人均：医技人均：行政后勤人均＝1∶0.9∶0.7，且最低科室的人均绩效工资∶最高科室的人均绩效工资＝1∶3，既体现了向临床一线倾斜，做到多劳多得，优绩优酬，同时也兼顾到了效率和公平。现已形成了医院对科室、对科室主任（含副主任、护士长）、科室对员工的绩效考评机制。

在此基础上，医院始终没有放松对成本的管理与控制。通过成本核算，突出科主任的责、权、利，强化科室管理，使医院逐步形成了科室核算、成本分摊、成本分析、经营分析评价等医院成本核算体系，从而使医院的高层成本控制变为科室的全员控制，使科室的成本从事后控制变为事前控制和事中控制，改变了科室单纯追求收入、不注重成本控制的局面。

为调动全院员工的工作积极性，各科室成立了经济核算与内部分配小组，制定科室二级分配办法，合理拉开了分配档次，最终在员工层面体现出重管理、重技术、重实效、重贡献的奖励分配机制。

在以平衡计分卡为工具进行综合评估的基础上，医院针对重点工作还制定了相应的单项工作考核评价办法，如药品控制比例、技术项目创新、医疗费用控制、成本控制等，以体现考核的全面性和重点性。

职能科室作为全院的决策参谋科室、信息反馈科室、落实执行科室，大部分工作难以完全量化，汉中市人民医院在考核时以定性考核、定量考核和印象评估（测评）相结合的方式进行。职能科室按半年分四个方面进行考核：科室职责履行情况考核、半年重点工作目标完成情况考核、医院领导测评、临床医技科室主任与护士长测评。职能科室考核全年共进行两次。考核结果确定为 A、B、C 三个等级，A 级考核结果按核定绩效工资的 100% 发放，B 级考核结果按核定绩效工资的 95% 发放，C 级考核结果按核定绩效工资的 90% 发放。

从 2015 年开始，医院在总结过去院长和科室主任签订目标任务责任书经验的基础上，又引入目标管理的理念，从医院和科室所拥有的资源情况入手，全面评估科室的学科建设、技术水平、服务能力以及经营管理情况，确定科室的年度目标任务及相应的衡量指标，形成了更加完善的目标任务管理体系。

　　从人事管理到人力资源管理绝不是简单的名词替换，而是对人的管理理念和管理方法的根本转变，是一个质的飞跃。汉中市人民医院 10 年来也只是结合医院发展实际，进行了一些有益的探索与尝试。如果说人事管理主要是基于现在，那么人力资源管理则更多的是基于未来。人力资源管理的重点是开发人的潜能和让人的价值增值，从投资的角度来看待培养人才、激励人才和开发人才，人力资源管理比人事管理更具系统性和长期性，是一项系统工程，且其管理方式也更具战略性和灵活性。人力资源管理模式与医院的管理体制、运行机制和战略定位等密不可分，随着医院改革步伐的加快，人力资源管理体系也必然会有更进一步的完善与升华。

（案例来源：景惠管理研究院咨询案例）

参 考 文 献

［1］彼得·德鲁克. 个人的管理［M］. 沈国华，译. 上海：上海财经大学出版社，2003.

［2］LYNN S G. Breaking Free from Product Marketing[J]. Journal of Marketting, 1977，41（2）：73-80.

［3］王珊，饶克勤. 国际视角下的国内医院床位规模［J］. 中国医院，2012（9）：13-16.

［4］迈克尔·波特，托马斯·李. 医改大战略［J］. 哈佛商业评论，2013，10：135-138.

［5］郭敏. 浅析我国人口老龄化问题的对策［J］. 人口与经济，2007（S1）：114-115.

［6］梅新育. 服务价格飙升下的中国 DIY 市场复兴潜力［N］. 南方都市报，2013-11-25.

［7］涂端玉. 急诊儿科妇产科日常安保是重点［N］. 广州日报，2012-05-06.

［8］陈其禄. 护士之死引爆台湾医界大诉苦［J］. 看天下，2012：4.

［9］高晓飞，周维燕，孙忠河. 中国医药导报，2012，9（6）：160-161.

［10］王杉. 精细化管理 一分钱进出都留痕［N］. 健康报，2013-12-16.

［11］刘金峰，朱光明. 中国卫生人力资源管理案例集［M］. 北京：中国传媒大学出版社，2013.

［12］张英. 变革时代的医院人才战略［J］. 清华管理评论，2014，1-2：25-28.

［13］廖新波. 多点执业的打破与重建［J］. 中国卫生人才，2013，12：27-28.

［14］加里·德斯勒，曾湘泉. 人力资源管理（中国版）［M］. 10 版. 北京：中国人民大学出版社，2012.

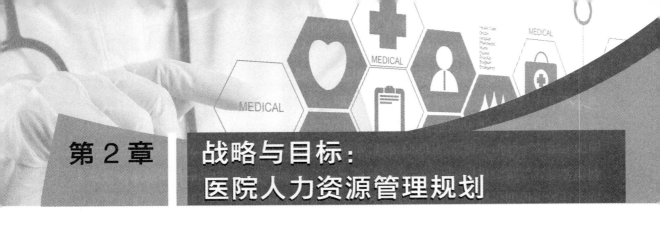

第2章 战略与目标：医院人力资源管理规划

德鲁克认为，"所谓管理，最终就是人力管理，人力管理就是管理的代名词。"信息和知识经济时代，人力资源是组织的核心资源，人力资源的取得、开发、培养等成为各类组织管理的重要问题。对医院人力资源管理来讲，不论是卫生专业技术人才，还是医院管理人才，其显著的特点就是培养周期都比较长，而且人才犹如"种子"，也犹如"大树"，必须有适宜的土壤与气候。因此，培养与引进人才已经成为各级各类医院人力资源管理的核心主题。事实也证明，医院只有重视人才的持续配给保障，才能做到未雨绸缪，确保医院的持续发展与核心竞争力的提升。医院人才梯队的合理构建和有效供给需要医院领导者具有战略性思维，从战略层面重视医院的人力资源规划，并在实际工作中能够真正付诸行动。

2.1 认识人力资源

2.1.1 人力资源的基本概念

有些学者认为管理的核心是"资源整合"。何谓资源呢？经济学把可以投入到生产中创造财富的生产条件统称为资源。医院有医疗设备、有资金、有人才，这些都可以称作资源。当然，诸如患者、政府的公共关系，甚至如医院声誉这些无形的东西也都可以称作资源。在创造财富（应该从更广泛的意义上去理解这里所说的财富）的所有资源中，人力资源是第一资源，也是最核心的资源。

约翰·R. 康芒斯曾经先后于 1919 年和 1921 年在《产业荣誉》和《产业政府》两本著作里使用"人力资源"一词，但与我们今天所理解的人力资源在含义上有很大的不同。现在人们普遍认可的人力资源概念是由彼得·德鲁克（Peter Drucker）于 1954 年在其所出版的《管理的实践》一书中所提出来的。他指出：人力资源和所有的其他资源相比较，唯一的区别就在于它是人，并且是经理们必须考虑的具有"特殊资产"的范畴。

美国学者伊万·伯格（Ivan Berg）认为，人力资源是人类可用于生产产品或提供各种服务的活力、技能和知识。

国内比较普遍的定义是：人力资源是指能够推动整个经济和社会发展的具有智力劳动和体力劳动能力的人口总和[1]。

本书给出的医院人力资源定义是：**医院人力资源是指投入到医疗服务中过程中所体现出来的医务人员的素质、知识、技能、服务意识、职业品德与人文修养等要素的综合，是医务人员数量与质量的整体体现。**

20 世纪 60 年代，美国经济学家舒尔茨和贝克尔创立了比较完整的人力资本理论。人力资本不单单是组织中的人，也指为组织带来成功或为之做出贡献的人。人力资本是指员工所具备的、有一定经济价值的能力、知识、技能、生活经验及组织中员工的积极性的集合。有时，人力资本也称智力资本，它反映组织中员工贡献的思想、知识、创造力和决策制定[2]。

人力资源具有其特有的属性，具体表现在以下几方面。

（1）生物性：人力资源存在于活动的人体当中，具有生物属性。因此，人力资源的价值必然与人的生命相伴随，且在不同的人生阶段，其人力资源的价值也会体现在不同的方面。比如，40 多岁的医师其丰富的医疗实践经验是其优势，但可塑性就不是其优势；20 多岁的年轻医师没有丰富的实践经验，但却有很大的可塑性。

（2）社会性：与自然资源相比，人力资源具有社会性。人所具有的体力和脑力明显受到时代和社会因素的影响，从而具有社会属性。比如，医师的技术水平必然受所处时代科技水平的影响，医务人员的服务能力也必然受当时经济发展水平以及人们就医观念的影响。

（3）能动性：人与动物最大的区别就是人有无限的能动性。人力资源是具有生物属性和社会属性的人所承载的能力的综合，人可以有目的、有计划地使用自己的能力。在创造社会价值的过程中，人力资源是各种资源当中最积极、最活跃的因素，人既是价值创造的客体，也是价值创造的主体。医院人力资源是医院的第一资源，是提供医疗服务的第一主体。医护人员能动性的发挥程度影响医院的整体发展和医疗服务的质量。

（4）时效性：人力资源表现为人的脑力和体力，因此它与人的生命周期是紧密相连的。人的生命周期分为发育成长期、成年期、老年期三个大的阶段。人在发育成长期，由于劳动生产所需要的知识与技能还没有完全掌握，所以还没有办法作为真正意义上的人力资源去创造价值；进入老年期后，劳动能力逐渐丧失，也不再是我们所说的可以创造价值的人力资源了。生命周期和人力资源呈倒 U 形关系，这种关系决定了人力资源的时效性。对于医院人力资源管理来说，时效性一方面体现在医护人员对新技术、新项目的掌握，另一方面也体现在医护人员队伍结构、人才培养的重要性方面。

（5）资本性：人要掌握知识和技能，要提高其素质和修养，必然要接受一定的教育与培训，这都需要一定的经济投入。或者反过来说，只要我们给予一定的教育投入，其素质和能力必然会有一定的提升，当把人这种资源投入到劳动生产过程中的时候，必然也会创造更多的价值。医院人力资源管理中的外出进修、培训、住院医师规范化培训、继续医学教育、管理干部培训等各类培训和教育，更加凸显了医院要投入更多的资本提升医护人员的技术水平和综合的服务能力。

2.1.2 医院人力资源管理的主要内容

人力资源管理是指所有与组织工作和人员管理相关的活动。如果不雇用人员，任何组织都没有办法运行和发展。人力资源是一个伴随着组织扩张的过程，它影响着组织的发展、成长以及创新精神的实现。比尔德韦尔（Beardwell）和霍顿（Holden）认为任何人力资源评估手段的出现，都至少考虑到了变化的就业环境，一方面，人力资源管理为这变化着的就业环境提供解释；另一方面，这种变化对人力资源理论和实践本身也有影响。区别于人事管理，人力资源管理的先进性主要体现在两个方面：首先，人力资源管理更具备战略性特点，这表现在其制度和程序的设计目的在于帮助和支持组织发展整体战略并使其得以实现；其次，基于战略性所设计和整合的人力资源管理政策使整个组织结构更为一体化，能够充分调动员工的积极性，提高员工的满意度，增强员工的职业认同感和组织归属感，并增强与管理层的沟通与合作，最终使得组织的终极目标得以实现。基于以上的原因，史多雷（Storey）（2007）认为，人力资源管理是一种独特的雇佣关系管理方法，旨在通过运用一系列文化的、结构性的和人事管理的手段，让有才干并忠诚于组织的员工实现战略性的发展，从而提升组织的综合竞争力。

加里·德斯勒在《人力资源管理》一书中提出："人力资源管理是获取、培训、评估员工和为员工提供薪酬的过程，并且关心员工的劳资关系、健康与安全以及家庭。"

雷蒙德·A. 诺伊等在《人力资源管理：赢得竞争优势》一书中提出："人力资源管理是指影响雇员的行为、态度及绩效的各种政策、管理实践及制度。"

舒勒等在《管理人力资源》一书中提出："人力资源管理是采用一系列管理活动

来保证对人力资源进行有效的管理，其目的是为了实现个人、社会和企业的利益。"

本书给出的医院人力资源管理定义是：**医院人力资源管理是指通过人力资源规划、组织结构设计、招聘与配置、教育培训、绩效评估、薪酬与激励、职业发展等管理形式对医院内部与外部的相关人力资源进行有效运用，以保证医院目标的实现与员工发展的最大化。**

在《医疗机构人力资源管理》一书中，作者认为医疗机构人力资源管理工作是指那些用来促使员工完成组织任务的战略、战术、计划以及项目等。人力资源管理部门的主要计划和任务涉及以下内容[3]。

（1）人力计划。制订必要的计划和项目以满足组织对人力的需求。

（2）选拔并提供人力。为组织聘用和选拔合格的工作人员。

（3）补偿和福利政策。为组织规划、设计和管理制定补偿和福利制度。

（4）劳资关系。为组织提供一系列制度、政策以及支持，使劳资双方建立高效并富有建设性的关系。

（5）政府协调。调整组织制度、政策以及人力资源活动文件，使之符合各类政府条例和相关部门的规定。

（6）培训与发展。评估组织内部的培训与发展需求，提供有针对性的高效培训、设计，以满足这些需求。

（7）健康、安全及保安。确保医疗机构场所无损健康、安全、可靠，使管理人员和普通员工都意识到自己在防范职业危害和风险方面所负有的责任[3]。

美国卫生机构资格认证联合委员会（Joint Commission and Accreditation of Healthcare Organizations，JCAHO）认为人力资源部门的功能应该是，确定并提供能满足医院要服务的患者、客户或居民需求的合适的工作人员的准确数目。如图 2.1 所描述的，卫生组织的领导有责任按照以下大的步骤来履行这一职责[3]。

2.1.3　医院人力资源工作标准

人力资源标准并不是只靠人力资源专业人员来完成的。美国卫生机构资格认证联合委员会（JCAHO）要评估这些标准通过多学科方法完成的情况。表 2.1 给出了一些重要标准。这些标准对于那些 JCAHO 需要检查的卫生组织来说，是非常有价值的人力资源工作原则标准。从这些标准我们可以看出，如果人力资源部门能就这些

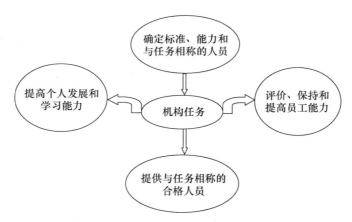

图 2.1　美国卫生机构资格认证联合委员会认定的人力资源部门的功能

标准制订计划并监督实施这些标准，将对该组织是否能产出安全有效的卫生服务有重大影响[3]。

表 2.1　人力资源工作标准

人力资源工作标准描述
· 认定员工应具备的素质和工作业绩期望值
· 能提供具备适宜能力的足够的员工
· 临床和服务监测指标与人力资源指标结合起来评价员工效率
· 评价患者治疗效果与人力资源监测指标（如职工加班率、旷工率）之间的关系，以推定员工工作效率
· 员工能力应该持续被评价、巩固和促进
· 评价员工的发展需求以决定和规划员工的继续教育
· 创造一个工作环境，帮助员工能决定自己的发展需求，并帮助他们得到新的知识和技能
· 对员工应用岗位培训、岗位报告并对其工作能力进行评估的定位过程
· 非临床员工接受工作指导，以确定他们工作中与患者服务相关联的部分
· 施行继续教育和培训，以加强和提高员工素质
· 评价反映能力需求的数据以确定员工的学习需求
· 分析工作绩效评价、绩效促进报告、员工调查和需求评价数据，以评估员工能力和培训需求
· 每年将数据报告给管理委员会，以决定是否进行培训
· 工作绩效期望值建立在每个员工的工作职位的描述和评价上
· 有一个系统定期评价员工能力，主要包括对员工处理不同年龄的患者的能力的评估
· 当员工由于文化价值观或种族信仰的不同而不愿提供服务时，应该能够妥善处理

2.2　医院人力资源规划

2.2.1　人力资源规划的基本概念

人力资源规划，也称人力资源计划（human resource planning，HRP），是指根据组织发展战略与目标的要求，科学地预测、分析组织在变化环境中的人力资源供给和需求状况，制定必要的政策和措施，以确保组织在需要的时间和需要的岗位上获得各种需要的人力资源，并使组织和个人得到长期的利益[1]。

人力资源规划是分析与识别有效人力资源需求和可用性，以满足组织目标的过程。战略人力资源规划的焦点是在合适的时间、合适的地点，保持合适数量的具有适当能力的人才。在人力资源规划过程中，组织必须考虑到人力资源的有效性及长期人力资源配置问题，而不仅仅考虑几个月之后或一年之后的问题。除此之外，人力资源规划还包括组织内部员工的转岗、临时解雇员工、削减员工的数量、继续培训规划现有员工，以及特殊部门员工数量的增加。需要考虑的因素包括目前组织中员工的知识、技术和能力，以及由于退休、晋升、跳槽、解雇引起的岗位空缺。总之，人力资源规划需要人力资源专业人员和部门经理一起付出足够的时间与努力[2]。

美国医院协会（American Hospital Association，AHA）战略规划政策委员会为医院和其他卫生保健机构，指明了人力资源方面七个重要的战略问题。

（1）卫生保健是人类互相照顾的一项基础服务。它需要依靠一定数量的、自愿的、接受过良好培训的服务人员和辅助人员才能实现。虽然电子和自动化系统可以改变某些工作，但是它们不可能替代某些人类亲自从事的工作。

（2）女性有更大的选择权。由于就业环境发生了变化，女性的职业选择权也更大了，所以像 20 世纪六七十年代对医院那么有利的雇佣环境不可能再次出现了。

（3）卫生保健机构的领导必须认识到，人力资源是具有战略意义的资产。这个资产，虽然不同于收入、现金存量或者市场份额，但是却与它们同等重要。

（4）对卫生保健机构而言，一个理想的工作环境应该着眼于处理好与员工之间的关系，培养员工的忠诚，并保持员工的稳定。有些机构在扩充之后，雇用了很多临时工，使得员工数量具有弹性。但是这类员工如果与雇主的关系一般，那么他们就只是忠诚于他们的职业而不是他们所在的组织。在这种情况下，即使是正式员工，包括从事全职工作的人员和兼职人员，也会认为工作环境变得越来越浮躁和不稳定。所以，有些员工就开始依靠工会和集体谈判的方式来增强他们的安全感。

（5）卫生服务人员的教育需求是个重要问题。卫生保健机构应该帮助教育系统发现劳动力市场上最需要的技术和能力是什么。

（6）随着新技术的发展，应该允许员工关注他们所提供服务与他们的职位是否相符。能吸引、发展并保留人才对一个机构而言是非常重要的。

（7）当医院在经济状况一般的情况下能招聘到员工的时候，它的员工数量就可以扩大。只有将卫生行业的工作岗位变得比其他行业的岗位更吸引人，才能解决劳动力短缺的问题[3]。

中国医院虽然有中国医院所处的国情以及医院的具体实际情况，但从整体框架来说，医院的人力资源规划内容也与上述内容大同小异，其核心就是保证医院所需要人力资源在数量和质量上的供给。因此，我们可以这样定义医院人力资源规划：

医院人力资源规划是医院为了实现发展战略，完成经营管理任务，根据医疗政策、社会公众医疗服务需求、竞争对手情况和内部资源条件，运用有关人力资源管理的工具和方法，制定适宜的政策与制度，对医院人力资源的获取、保留、素质提升等进行规划，确保人力资源的有效配置和员工效能最大化。

2.2.2   医院人力资源规划的步骤

具体的医院人力资源规划步骤如图2.2所示。

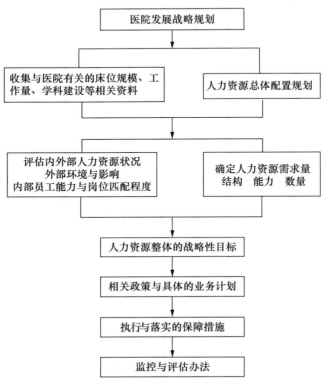

图2.2   医院人力资源规划的步骤

2.2.3　医院人力资源规划的主要内容

1. 医院组织结构规划

医院组织结构规划是对医院的科室设置、职责与权限范围、分工与协作关系进行总体性的规划。其具体内容包括：对医院现行的组织结构形式进行充分的调研；对职能科室的职能交叉或不清的职责进行详细的梳理；对临床医技科室的专业设置情况进行调研；根据有关的政策和医院实际情况以及医院领导者的变革意向确定组织结构的设计形式。

2. 医院员工配置规划

医院员工配置规划主要是根据医院的规模与功能（具体主要看医院等级、病床规模、是否医学院附属医院或教学医院等），结合医院发展战略要求，对医院未来人员需求和供给进行预测，确保员工的数量和质量能与医院发展要求相适应，最终实现人员总量与医院规模相适应，个人能力与岗位任职资格及有关条件要求相适应。员工配置规划要做好三方面的工作：人力资源需求预测、人力资源供给预测、需求与供给平衡工作，同时，要关注人力资源内部流动引起的人员变动，如晋升、辞职、调动、退休、解聘、休假、培训等。

人力资源需求预测的主要方法有以下几种。

（1）比率法：根据工作量或某一类别人员的数量来推测另一类别人员的需求量。如根据门诊量来推测门诊医师数；根据出院患者数和平均住院日推测病区医师数；根据业务人员推测行政管理和后勤服务人员数。

（2）时间序列法：根据人力资源历史的和现有的资料，随时间变化的趋势具有连续性的原理，运用数学工具对该序列加以引申，即从过去延伸将来，从而达到对人力资源的未来发展状况进行预测。其通用的回归模型是：Y（人员需求量）$=a+b \times t$（时间变量），通过 SPSS、SAS 等软件完成预测，最后需要以预测结果的信度和效度进行检验。根据资料分析方法的不同，其又可分为：简单和加权平均系数法、趋势预测法、移动和加权移动平均法、指数平滑法、季节性趋势预测法等。

（3）定员定额分析法：主要包括工作负荷分析法、设备定员法、劳动效率定员法、比例定员法、工作时间制度定员法等。

（4）马尔可夫分析法：马尔可夫分析法可用于医院内部人力资源供给预测，这种方法用于具有相等时间间隔的时刻点上各类人员的分布状况。在具体运用中，假设给定时期内从低一级向上一级或从某一职位转移到另一职位的人数是起始时刻总人数的一个固定比例，即转移率一定，在给定各类人员起始人数、转移率和未来补充人数的条件下，就可以确定出各类人员的未来分布状况，作出人员供给的预测。

3．医院员工培训发展规划

医院员工培训发展规划主要是根据医院的业务发展要求，有计划按步骤地培养能够胜任现有和未来各岗位能力要求的员工，其目的是更关注员工的素质与能力，而不仅仅是数量（专门章节论述）。

4．医院人力资源成本规划

医院人力资源成本规划主要是根据医院的医疗收入情况，合理确定支付给员工的各种劳动报酬，既有效控制成本支出，又确保员工能够得到合理回报。人力资源成本规划的另一价值在于合理匹配医院的各种成本，有效提升医院的用人效率和整体运营效能。

5．医院人力资源制度规划

医院人力资源制度规划是人力资源总规划目标实现的重要保证。其目的是完善医院人力资源管理制度、工作流程与工作标准，确保人力资源管理的系统性和规范化。

6．医院人力资源管理变革规划

医院所处的环境总是处在一定的变化中，要想适应环境的变化和医院的发展，医院总是要改变一些人力资源管理的理念、模式与制度。如招聘方式的变革、考核与分配方案的改革、用人机制的创新以及管理风格的改变等，这些都属于人力资源管理变革的范畴。

2.3   医院定岗定编

医院定岗定编是指根据医院功能需要定出每个科室的工作岗位，然后再结合岗位性质、工作量、工作效率、工作种类等因素定出这个岗位的编制，即确定医院各级各类工作人员的数量、层次及其相互间的比例关系。

定岗定编是医院人力资源管理的主要手段之一，也是医院管理的重要组成部分。人员编制管理的根本目的是实现医院的医疗、保健、预防、教学、科研等功能，最大限度地满足服务对象的要求，保证医院在适宜人力成本上的正常持续运行。

2.3.1 定岗定编的主要原则

1．尊重现实原则

医院的定岗定编首先应该遵循尊重现实的原则。目前医院所形成的人员与岗位匹配情况，与医院的社会文化背景、管理体制、员工的执业理念、长期的工作习惯有很大的关系。医院必须尊重现有岗位和人员的实际（同样的工作量会因为员工胜任能力的不同或医院出勤时间的不同而需要不同数量的人员），通过定岗定编合理调整人员结构，对工作负荷与压力进行合理评估与分析，对各岗位员工的工作数量、质量、效率进行合理评价，以增强各级管理人员和全院员工的人力成本控制意识和效率意识。

2．工作需要原则

医院的定岗定编必须以满足工作需要为根本原则，按照医院各科室职责范围和临床医技科室业务范围确定岗位名称和编制数。如同样是 1000 张病床，一所医院的出院患者数达到 5 万多名，门诊量 30 多万人次，另一所医院出院患者数接近 4 万名，门诊量突破了 300 万人次，这样的医院定编时显然不能简单地用床人比来确定人员编制总量。还以 1000 张病床的医院为例，如果一家医院开设了 20 个病区，另一家医院开设了 30 个病区，这样值守的医护人员数就有很大的差别，如果单纯以床人比来配置人员显然是不合理的。同样是医学院附属医院，由于承担的教学和科研任务量不一样，其定编人数也不可能完全相同。

3．精简高效原则

精简高效原则即坚持因事设岗，因岗设人，精简冗员，使岗位与人员编制在配备上达到最优化，在保证医院工作质量的前提下，用较少的人员完成一定的工作任务，从而提高医院工作效率，达到效益和效率的最大化。

4．结构合理原则

要保证各类人员合理的比例关系和合理的层次结构，使医院人员达到群体组合的最优化，以发挥医院人才群体的最大效能。如一所医院高层次医学人才过多或过少，医护人员比例配置不合理等都是不利于医院长远发展的。

5．定性与定量相结合原则

医院的大部分工作都是可以用数量指标来监测的，但有些工作是无法用数量来衡量的，因此，在定岗定编时，必须要做到定性与定量相结合。

6．动态调整原则

医院人力资源编制应该根据医院发展、学科建设、工作效率、经营管理水平等因时因地制宜，实施动态管理，以满足医院发展的客观要求。

2.3.2　定岗定编的具体方法

1．工作效率法

医院在定岗定编时通过测定工作效率来确定人员编制。景惠管理研究院在结合卫健委相关评审标准及文件的基础上，通过与医院医护人员访谈、现场观察等方法统计获得医院各类人员常规工作效率，具体如表 2.2 所示。

表 2.2　医院各类人员常规工作效率

每名门诊医师每小时常规工作效率							
科室	外科	内科	肿瘤科	皮肤科	儿科	妇产科	眼耳鼻喉科	口腔科
门诊人次	5～7 分钟					8～10 分钟		20～30 分钟
每名医师每日可查床位数（患者量）							
科室	外科		内科	眼耳鼻喉科	中医科	产科／儿科	NICU	ICU
病床数（张）	10～15					10～12	6	3～4
护理人员常规工作效率							
普通病房	A 班承担 8～12 张病床；P 班承担 15～25 张病床；N 班承担 30～45 张病床							
NICU	责任班 3～4 张病床；夜班承担 6～8 张病床							
ICU	责任班 1～2 张病床；夜班承担 4～6 张病床							
产房	每名助产士全年助产 260 人次							
血透室	每名护士承担 5 个血透机的工作量							

需要明确的是，要按照上述工作效率进行人员配置，要确保一个基本前提：工作量相对饱和的状态。若工作量不饱和，一般需结合排班方法进行合理配置人员。同时，医师、护理及各类人员工作效率的高低，要结合医院实际的诊疗服务流程、医护人员能力等因素进行合理确定。

1）门诊医师定编

如消化内科门诊诊疗人次核定标准为 7 人次 / 小时，月有效工作天数为 21 天，每名医师每天出勤时间为 8 小时，则每名医师每月可承担的门诊量为 1176 人次。现消化内科每月的实际门诊量为 3500 人次，则消化内科门诊需要编制 3 名医师。然后再根据患者就诊分布情况排班，每天上午安排 3 名医师出诊，每天下午安排 1 名医师出诊，则再计算需要医师人数的方法如下。

$$每天上午的门诊工作总工时：3×4×365＝4380（小时）$$
$$每天下午的门诊工作总工时：1×4×365＝1460（小时）$$
$$4380＋1460＝5840（小时）$$

每名员工全年应出勤 2000 小时（一年减去 104 天法定休息日和 11 天法定节假日），减去平均每人带薪年假及其他休假 80 小时（二周），每名员工全年实际应出勤 1920 小时，则门诊应编制医师数为：

$$5840÷1920＝3（人）$$

2）病房医师定编

计算方法 1：

$$医师人数①（处理病房常规工作）＝\frac{患者实际占用床日 × 内（外）科的人均日工时}{每月法定工作时数}$$

处理病房常规工作每床日所需要日工时，内科系列 50 分钟，外科系列 40 分钟。

$$医师人数②（处理患者出入院）＝\frac{实际收治患者数 × 每个患者所需时间}{月法定工作时数}$$

处理每名患者出入院所需时间：120 分钟

$$医师人数③＝\frac{实际手术台数 × 每台手术时间 × 手术医师人数}{月法定工作时数}$$

$$病房编制医师人数＝医师人数①＋医师人数②＋医师人数③$$
$$科室编制医师总人数＝病房医师人数＋门诊医师人数＋科室主任$$

按此方法计算，某医院骨科某月实际占用床位数为 50 张，则医师的配置为

医师人数①（处理病房常规工作）＝患者实际占用床日 ×

内（外）科的人均日工时 ÷

每月法定工作时数

＝50×30×40÷（21×480）

＝6（人）

医师人数②（处理患者出入院）＝实际收治患者数 × 每个患者所需时间 ÷

月法定工作时数

＝150×120÷（21×480）

＝1.8（人）

医师人数③＝实际手术台数 × 每台手术时间 × 手术医师人数 ÷

月法定工作时数

＝60×150×3÷（21×480）

＝2.7（人）

（当月实际有进手术室手术 60 台，每台手术平均时间 2.5 小时，每台手术平均需要 3 名医师上台手术）

应编制医师数为 6＋1.8＋2.7＝10.5（人），考虑到主任的管理因素应编制 12 人，则该医院骨科病房应编制医师为 12 人。

该方法假设值班医师一直在处理相关医疗事务。

计算方法 2：

骨科全年实际占用病床为 50 张，按每名医师查房 10 名患者计算，上午查房下医嘱需要 5 人，每人平均工作 4 小时，则全年实际耗时为 4×5×365＝7300（小时），其余时间保证有一名医师在病房值班，则全年实际耗时为 20×365＝7300（小时）。

全年有 800 例手术，法定休息日和法定节假日不开展手术，全年法定休息日和法定节假日时间为 115 天，全年实际开展手术时间为 365－115＝250 天，即平均每天手术 800÷250＝3.2 台，每台手术平均 2.5 小时，需要 3 名医师操作，即全年手术时间为 3×2.5×800＝6000（小时）。

骨科完成全年工作实际耗时＝7300＋7300＋6000＝20 600（小时）

每名员工全年应出勤 2000 小时（一年减去 104 天法定休息日和 11 天法定节假日），减去平均每人休假 80 小时（2 周），每名员工全年实际应出勤 1920 小时，则病房应编制医师为

20 600÷1920＝11（人），考虑到科室管理，可增加主任 1 人，则骨科病房应编制医师为 12 人。

根据医院和科室实际情况不同，如配置总住院医师、有外出进修人员等，则另行考虑。

在定岗定编时，因为要和医务人员进行沟通，如果没有进行精确的测算，往往会在工作耗时和效率方面有争议，在这种情况下，建议可以通过查阅参考文献和参照第三方医院管理咨询机构的数据进行对比，因为同级别同类型医院的数据还是有比较大的参考价值的。

南方医科大学南方医院经管部门从信息科调取手术室 2012 年 8 月 1 日至 2013 年 7 月 31 日期间共计 19489 人次手术记录，主要信息有：患者信息（姓名、所在科室、手术名称）、手术时间（麻醉开始时刻、手术开始时刻、手术结束时刻、麻醉结束时刻等）、参与人员（主刀医师、医助人员等）。运用 SRSS2.0 软件，对各手术间、各手术科室的手术量、手术时间进行描述性分析，得出手术室运行效率情况。

手术室在工作日的总体效率。按统计区间工作日所有手术计算，术前麻醉平均时间为 34.17 分钟，术中平均时间为 118.52 分钟，术后苏醒平均时间为 42.39 分钟。以上 3 个指标在节假日分别为 31.56 分钟、105.44 分钟和 25.98 分钟。独立样本 t 检验结果显示，3 个指标在工作日与节假日时有显著性差异，节假日时间较短，可能原因是节假日开展的手术较简单。

各手术科室在工作日的工作效率。各手术科室在工作日平均每台手术从麻醉开始到麻醉结束总时间最大值为 323.90 分钟，最小值为 104.49 分钟。具体情况是：术前麻醉时间最大值为 52.17 分钟，为神经外科；最小值为 25.55 分钟，为产科。术中平均时间最大值为 238.09 分钟，为神经外科；最小值为 57.45 分钟，为产科。术后苏醒平均时间最大值为 60.28 分钟，为肝胆外科；最小值为 20.18 分钟，为妇产科。

文献研究发现，早在 2008 年国内主要三甲医院每个手术间的日均手术量均在 3 台以上。北京大学第三医院通过流程再造，使每手术间的日均手术量从 2000 年的日均 1.70 例稳步增长到了 2008 年的 4.06 例，通过改进流程等措施提高手术室工作效率。

本研究显示，手术麻醉系统通常只记录了麻醉开始、手术开始、手术结束、麻醉结束 4 个时间节点，管理者仅从这些数据中难以进一步分析手术效率问题和改进策略。文献研究发现，有些医院个别手术时间长的原因是主刀医师只负责关键步骤，将其他工作交给助手乃至实习生来做，后者因为技术不熟练，通常会耗费大量时间。因此，有必要改进手麻信息系统，增加体现手术质量的时间节点，如主刀上台、主刀离台、一助离台等体现手术质量的时间节点，为持续改进手术效率和质量提供数据基础[4]。

3）医院心血管内科定编

某医院心血管内科目前实有医师 7 名、护士 16 名、护理员 1 名。全年出院患者 1500 人，平均住院日 8.5 天，则全年实际出院患者占用病床为 1500×8.5÷365＝12 750÷365＝35（张）。根据三甲医院评审规定，病床使用率按 93% 计算，35÷93%＝38。根据科室规划在新一年拟引进新设备和开展一些新的医疗技术项目，住院病床可设置为 45 张病床，其中 5 张为重症监护病床。

（1）医师定编方法

① 管床医师与值班医师

每天上午查房下医嘱按每名医师负责 15 张床计算，需医师 45÷15＝3 名，重症室医师配置 1 名共 4 名。按每天早上 4 小时工作时间计算，可得出工作时间为 4×4×365＝5840（小时）。

除去上午 4 小时，需要设值班医师 1 名，则值班医师每年的时间为：1×20×365＝7300（小时）。

除去法定节假日和法定休息日，共有 365－115＝250（天），医院日常工作时间为 7 小时，则每名医师每年应出勤时间为 1750 小时，现科室住院医师平均每人每年应休假为 35 小时，考虑参加会议或个人事务原因预估非工作时间人均 15 小时，每人每年实际可出勤时间为 1700 小时，则需要查房和值班医师

$$（5840＋7300）÷1700＝13\ 140÷1700＝7.7（名）$$

总住院医师配置 1 名，共需要 8.7 名，考虑科秘书工作，需要配置 9 名医师。

② 介入手术医师

全年预计介入手术约 600 台，每台需 3 名医师配合完成，平均耗时 2 小时，总共耗时 600×2×3＝3600（小时），需要配置 2 名医师。

③ 平板运动试验与动态血压、动态心电图医师

在院患者约有 60% 需要做平板运动试验，全年预计为 1000 人。每名患者术前准备、术后检验、运动后报告分析，每人次约需 45 分钟，总耗时为 45×1000÷60＝750（小时）。

动态血压、动态心电图每人次约需 45 分钟，安排监测和阅读记录，平均一天完成 8 人次，总耗时为 45×8×365÷60＝2190（小时）。

考虑到上述工作需要高年资医师承担，则合并主治医师、正副主任医师查房时

间计算：主治医师每周进行两次查房，耗费时间为 $2\times4\times52=416$（小时）；正副主任医师查房，同样是每周两次，需耗费共 416 小时，需要配置医师数为

$$（750+2190+416+416）\div1700=3772\div1700=2.2（名）$$

④ 门诊医师

门诊开设时间为每周 5.5 天，平均每天有 52 人次，按正常上班时间 7 小时计可以完成，总耗时为 $5.5\times7\times52=2002$（小时），需要配置医师 $2002\div1700=1.2$（名）。

⑤ 主任配置

全院各科室主任统一按 0.5 人编制。则①～⑤项共需要医师为：$9+2+2.2+1.2+0.5=15$（名）（含总住院医师 1 名）。

（2）护士定编方法

① A 班 8:00—16:00 共 8 小时，普通病房以 1 名护士负责 8 张病床计算（充分考虑了心血管内科特、一级护理患者占比高的因素），需要 $40\div8=5$，全年耗时为 $5\times8\times365=14\,600$（小时）。

② P 班 16:00—22:00 共 6 小时，普通病房以 1 名护士负责 12～15 张病床计算，需要 3 名护士，全年耗时为 $3\times6\times365=6570$（小时）。

③ N 班 22:00—8:00 共 10 小时，安排 2 名护士值班，$2\times10\times365=7300$（小时）。

④ 每天与 A 班同步的药疗班、办公班需再安排 2 人，按 8 小时工作，$2\times8\times365=5840$（小时）。

护士总工作时间为

$$14\,600+6570+7300+5840=34\,310（小时）$$

现科室护士平均每人每年应休假为 35 小时，考虑参加会议或个人事务原因预估非工作时间人均 15 小时，则每人每年实际可出勤时间为 1700 小时，需配置护士

$$34\,310\div1700=20（名）$$

重症病房有 5 张病床，每天 24 小时保证有 1 名护士，则 $24\times365\div1700=8760\div1700=5$ 名护士。

编制护士长 1 名，则共需要编制护士 26 名。

经定岗定编测算需要编制医师 15 名，护士 26 名，医护比为 1∶1.73。

护理人员的定编主要依据各项护理操作时间和护理巡视时间的总时间来确定。即一个班次完成一名患者所需要耗费的所有时间是编制护理人员的主要依据。护理巡视时间主要是与护理级别相关，原则上护理级别越高，巡视所耗费的时间越长。

在护理学专业教材如《护理学基础》（殷磊主编）、《中国人民解放军护理技术操作常规（第四版）》中分级护理制度要求特级护理对患者 24 小时连续监护，一级护理 15～30 分钟巡视患者 1 次，二级护理 30～60 分钟巡视患者 1 次，三级护理每天至少巡视患者 3 次。在各级护理患者增多、患者需求增高及护理人员不足的情况下，专家认为这样的巡视要求特别是一、二、三级护理巡视时间严松不当，可操作性差，与患者的实际需求亦有一定的差距。以广州市某三级甲等医院内外科各 4 个普通成人病区为调查对象，内科包括：呼吸内科、心内科、放疗科和康复科；外科包括胸心外科、肝胆外科、脊柱外科和神经外科。通过直接观察法，记录每个病区白天 10 小时（08:00—18:00）内对各级护理患者的巡视情况，并记录每个病区每天各级护理患者的数量。每个病区调查时间为一周。对 8 个病区 3 个月内各级护理患者人数进行统计，共 436 例，其中一级护理 155 例，二级护理 278 例，三级护理 3 例。各病区患者数、各护理级别患者所占比例如表 2.3 所示。

表 2.3　各病区各级护理患者数量及所占比例

护理级别	内科								外科							
	呼吸内科		心内科		放疗科		康复科		胸心外科		肝胆外科		创伤骨科		神经外科	
	数量（人）	比例（%）	数量（人）	比例（%）	数量（人）	比例（%）	数量（人）	比例（%）	数量（人）	比例（%）	数量（人）	比例（%）	数量（人）	比例（%）	数量（人）	比例（%）
一级	16	31.4	18	28.1	5	11.1	23	57.5	10	17.9	20	32.3	21	27.6	42	100.0
二级	35	68.6	46	71.9	37	82.2	17	42.5	46	82.1	42	67.7	55	72.4	0	0.0
三级	0	0.0	0	0.0	3	6.7	0	0.0	0	0.0	0	0.0	0	0.0	0	0.0

从表 2.3 可见，各病区各级护理患者所占比例有明显差异，一、二级护理患者所占比例最高者分别为 100%、82.8%，总数分别占调查总人数的 35.6%、63.8%；三级护理患者所占比例甚少，仅占调查总人数的 0.60%。各病区护士白天 10 小时对患者（不分护理级别）的平均巡视时间各不相同，巡视间隔时间最短的为创伤骨科 35.7 分钟，最长为神经外科 57.7 分钟，两者相差 20 分钟，但各病区的巡视时间都在 1 小时之内。各科巡视时间见表 2.4。

表 2.4　各病区白班护士对患者的巡视时间　　　　　　　　　　　分钟

病区	呼吸内科	心内科	放疗科	康复科	胸心外科	肝胆外科	创伤骨科	神经外科
巡视时间	48.8	53.8	37.9	40.7	36.3	42.1	35.7	57.7

本研究在调查中发现，因为护理人员配备不足等原因，被调查的所有病区几乎都没有安排专门护理人员对各护理级别患者进行定时巡视，定时巡视基本上是通过护理人员输液巡视的方式完成的。在调查过程中发现输液巡视存在的弊端，如有些护士对患者输液状况评估仅仅用时 10 秒，最多不过 20 秒，这样短的时间一般只是机械地签写输液卡，缺少对患者病情及输液情况的充分评估[5]。

《实用护理技术操作流程》一书中对临床护理技术操作的基本耗时也做了一般性的规定[6]。各项护理操作具体耗时如表 2.5 所示。

表 2.5　临床护理技术操作基本耗时

操作项目	耗时（分钟）	操作项目	耗时（分钟）
铺备用床	6	铺麻醉床	6
卧床患者更换床单	10	扫空床	6
无菌技术操作	7	鼻饲法	10
男性导尿	10	女性导尿	10
灌肠操作	6	口服给药（10 人份 4 种药）	15
皮内注射（备物至完成）	10	皮下注射	5
肌内注射	6	静脉注射	6
股静脉穿刺	3	动脉采血	2
静脉输液	10	静脉留置套管针输液	10
静脉输血	8	氧气吸入	4
中心管道吸氧	4	电动吸痰	5
中心吸痰	5	插管洗胃	9
电动洗胃	8	气管插管	4
心肺复苏	1.5	穿脱隔离衣	6
体温脉搏呼吸血压测量	10	特殊口腔护理	8
描记心电图操作	5	测量中心静脉压	10
气管切开换药	45	心电监护操作	5
P 型容积输液泵操作	15	注射泵操作	10

景惠管理研究院在护理人员定编时主要是通过对样本的研究，确定完成各项护理操作实际所耗费的时间以及巡视时间的总和。确定一名护士护理一名患者所需要的耗时后，再计算一个班次一名护士可以护理多少名患者，由此推算实际所需的护理人员数。

4）医院超声科定编

根据对超声科主任和业务骨干访谈和实际观察，各检查项目的次均检查时间为腹部组：每人次 10 分钟；

心血管组：心脏检查每人次 20 分钟，血管检查每人次 30 分钟；

妇产科组：普通妇科早孕检查 10 分钟，三维、四维彩超检查 30 分钟。

腹部超声检查：目前每天腹部超声检查量按平均为 400 人次左右计算，每天工作时间为 7 小时，则每台机可承担 42 人次的检查，按实际情况来看个别患者速度还可加快，所以正常工作时间内每台机每天可完成 50 人次（景惠管理研究院 300 多家医院的实际数据总结）的检查，则每天需要开启 8 台超声机（按 365 天推算）。工作时间为周一至周五全天，周六、周日上午。

心血管超声检查：按目前工作量，每天需要 1 台超声机专门从事心脏检查和血管检查，待其他超声机负荷不紧时也承担一部分工作量。工作时间为周一至周五全天，周六、周日上午。

妇产科组：按目前工作量，每天需要 2 台超声机专门从事普通妇科早孕检查和三维、四维彩超检查，待其他机负荷不紧时也承担一部分工作量。工作时间为周一至周五全天，周六、周日上午。

每周六、日下午有一台机值班，超声机的工作时间：相当于周一至周六正常工作时间（7 小时）开启 11 台机，每天非正常工作时间（17 小时）开启 1 台机，则超声科运转的总耗时为

$11 \times 7 \times 313 = 24\ 101$（小时）， $52 \times 7 \times 1 = 364$（小时）， $1 \times 17 \times 365 = 6205$（小时）

$24\ 101 + 364 + 6205 = 30\ 670$（小时）

现科室平均每人每年应休假为 35 小时，考虑参加会议或个人事务原因预估非工作时间人均 15 小时，每人每年实际可出勤时间为 1700 小时（全院统一），则需要配置的医师为 $30\ 670 \div 1700 = 18$ 人。配置 1 名主任，则全科定编人为 19 人。

2．工作耗时测定法

医院人力资源部主任定编情况见表 2.6。

表 2.6　医院人力资源部主任定编

时间分布	任务描述	周期	耗时（小时）
会议时间	1．参加院长办公会	每周	2
	2．参加职能科室例会，每两周一次（平均每周 1.5 小时）	每周	1.5
	3．参加医院党委会，每两周一次（平均每周 1 小时）	每周	1

续表

时间分布	任务描述	周期	耗时（小时）
会议时间	4. 参加医院行政查房，每两周一次（平均每周 1.5 小时）	每周	1.5
	5. 本部门例会	每周	1
	6. 科间协调会，平均每月 2 天	每月	7
	7. 年度性会议，全年按 3 天左右预算	每年	20
	8. 参加上级部门会议、外出学习或出差	每年	40
平均每周用于开会时间为 7 小时（1 天），全年 52 周共 364 小时，加月度、年度会议时间为 508 小时，相当于 72.6 个工作日，约合 3.5 个月的工作日			
人力资源规划时间	1. 撰写全院人力资源工作计划、总结，本部门计划、总结以及阶段性工作安排	每年	30
	2. 审核编制全院年度人力资源编制计划	每年	30
	3. 组织相关部门修订和完善人力资源相关的制度、规定	每年	60
	4. 修订医院人力资源管理制度与人力资源管理流程	每年	50
用于人力资源规划的总时间为 170 小时，约合 1.2 个月的工作日			
招聘时间	1. 赴全国各大知名院校参加招聘活动	每年	100
用于招聘的时间为 120 小时	2. 每月的院内招聘（3 天）	每月	20
考核时间	1. 参加医院职称评价小组会议全年 2 次	每年	6
	2. 每年组织参加年度考核，约 4 天时间	每年	24
用于考核的时间为 30 小时			
审核性工作时间	审核性工作（工资福利报表、社会保险的缴纳、劳动合同、职称考试与晋升申报、考勤、人员情况等各类报表、报告和材料），每月按 2 天计算	每月	14
用于审核性工作的时间为全年 168 小时，约合 1.2 个月的工作日			
用于人员考察与选拔的时间	考察、审核调入、提拔、出国等人员的情况，撰写考察报告（全年 2 周）	每年	70
沟通与协调	1. 与院领导沟通有关人力资源事宜（每月 1 天）	每月	7
	2. 与有关部门和科室沟通有关人力资源事宜	每月	7
	3. 与核心员工及有关人员的沟通（每月 2 天）	每月	14
用于沟通与协调有关人力资源工作的时间全年为 336 小时，约合 2.4 个月的工作日			
常规事务工作时间	每月需要 7 天左右时间	每月	50
主任工龄 30 年，法定休假时间为 15 天，合计 105 小时 全年为满负荷工作，则人力资源部主任定编为 1 人			

3. 比例定编法

比例定编法一般用于行政管理岗和工勤岗人员的定编，主要基于管理岗位和工勤岗位与临床医师、护理、医技等岗位不同，工作量和工作效率比较难测定。比如，同样一份文案或者会议纪要，不同的人完成可能耗费的时间有很大差异。管理岗和工勤岗采用比例定编法，同时需要结合医疗机构内部审计与会计控制等相关要求，做到专业分工，岗位独立设置。职能科室定岗定编示例（以 1000 张病床为例）如表 2.7 所示。

表 2.7　职能科室定岗定编示例

科室名称	定编方法	人数	岗位设置
办公室	每 100 张床位配置 0.5 人；或每 300 名员工配置 1 名；但最低配置数原则上不少于 3 人	4	主任 1 人、文秘干事 1 人、会务与接待干事 1 人、综合档案管理员 1 人
人力资源部	每 100 张病床配置 0.5 人；或每 250～300 名员工配置 1 人编制；但最低配置数原则上不少于 3 人	4	主任 1 人、招聘与培训干事 1 人、薪酬福利干事 1 人、绩效考核干事 1 人
医务部	每 200～250 张病床配置 1 人；或有一个一级临床医技科室配置 0.1 人，或每 100 名临床医师和医技人员配置 0.8 人；但最低配置数原则上不少于 4 人	4	主任 1 人、医务干事 1 人、质控干事 2 人
医患关系部	每 100 张病床配置 0.3 人；但最低配置数原则上不少于 2 人	3	主任 1 人、医患沟通干事 2 人
科教部	每 100 张病床 0.3 人；或每 100 名进修实习人员配置 1 人；但最低配置数原则上不少于 2 人	3	主任 1 人、教学干事 1 人、科研干事 1 人
护理部	每 100 张病床配置 0.4 人；或每 200 名护士配置 1 人；但最低配置数原则上不少于 3 人	4	主任 1 人、护理人力资源干事 1 人、质控干事 1 人、教学干事 1 人
门诊部	每 300 张病床配置 1 人；或每 1000 门诊量配置 1 人；但最低配置数原则上不少于 2 人	3	主任 1 人、护士长 1 人、干事 1 人
财务部	每 100 张病床配置 0.8 人；但最低配置数原则上不少于 6 人（不含收费人员）	10	主任 1 人、稽核会计 1 人、凭证会计 1 人、支出会计 1 人、工资福利会计 1 人、药品会计 1 人、物流会计 1 人、核算会计 1 人、物价干事 1 人、出纳 1 人
审计部	每 300 张病床配置 1 人；但最低配置数原则上不少于 2 人	3	主任 1 人 内审员 2 人
医院感染管理部	每 100 张病床配置 0.3 人；但最低配置数原则上不少于 2 人	3	主任 1 人、干事 2 人
病案科	每出院 6000 人配置 1 人	7	主任 1 人、病案管理员 5 人、复印员 1 人
医学装备部	每 100 张病床配置 0.6 人；但最低配置数原则上不少于 4 人	8	主任 1 人、设备计量和档案与信息资料管理员 1 人、设备论证员 1 人、气动传输维修管理工程师 1 人、洁净空气净化设备管理工程师 1 人、机械类设备管理维修工程师 1 人、电子设备工程师 1 人、电梯管理维修工程师 1 人

续表

科室名称	定编方法	人数	岗位设置
安全保卫部	按每 100 名医务人员配置保安 3 人	40	主任 1 人、安保干事 1 人、监控室监控员 6 人、执勤保安 32 人
其他科室	其他职能科室如信息、后勤保障等部门需要按照工作负荷和实际工作时间测算配置。后勤保障部门的物业与维修等人员配置可参照物业公司的配置办法。如医院已经将此部分工作社会化，则不必再进行定编		

此比例定编结合景惠管理研究院 300 多家医院工作分析法总结得出，按 1000 张床位定编示例

（案例来源：景惠管理研究院咨询案例）

在结合工作岗位的性质和特点、工作负荷、出勤情况等因素确定医院各个岗位所需人员数量后，还要按照国家人事和卫生行政管理部门的相关规定，对各等级的人数进行核定。由于涉及个人价值的认可和待遇等问题，特别是严格实行评聘分开后，医院员工普遍对各级别人员的定编数较为敏感，因为一旦取得资格但未能获聘，就会有一种事业上的挫败感，轻则影响个人积极性的发挥，重则破坏整个医院的文化氛围。科学合理、实事求是地确定各等级人员的编制数和配置数，不仅有利于医院的稳定发展，同时也是调动员工积极性、营造良好文化氛围的有效举措。

医院的管理实践和许多研究文献证明，按照人事部门核定的编制人数特别是高级职称的编制比例很难执行，因为大部分医院实际的高级职称人数超过了核定的编制人数。

为了了解上海市各级医院对医院人力资源结构合理配置的意见与建议，摸清医院当前学科发展和人力资源状况，职称与编制、职称与岗位之间的矛盾，了解各级各类职称现状和核定比例预期，在问卷调查的基础上选择具有代表性的各级医院及主管部门的人力资源部门负责人进行重点访谈，探讨现行人力资源结构配置政策下存在的主要矛盾与问题以及实现合理配置的意见与建议。被调查医院共 116 家，其中按医院等级分类，三级、二级和一级医院分别占 28.45%、37.93% 和 33.62%；按医院功能属性区分，综合性医院占 60.3%，专科医院占 24.14%，中医及中西医结合医院占 10.34%，其他占 5.17%；三级医院中按医院隶属系统区分，复旦大学占 24.24%，上海交通大学占 36.36%，上海中医药大学占 18.18%，同济大学占 9.09%，第二军医大学占 3.03%，申康系统占 9.09%。调查结果显示，在专业技术人员岗位结构方面有如下预期，见表 2.8。

表 2.8 不同等级医院卫生专业技术岗位结构比例设置预期　　　　　%

医院等级	医 师	护 理	药 学	医 技	科 教
三级医院	32.28	46.69	5.99	11.48	3.56
二级医院	34.00	45.45	6.75	10.60	3.21
一级医院	41.19	36.74	8.14	11.38	2.54

在卫生专业技术人员岗位设置中，最为敏感、矛盾最突出、对专业技术队伍影响最大的就是职称结构比例问题。根据上海市卫生局（沪职改办［1999］第 14 号）文件的规定，三级医院高级比例最高不能突破 18%，中级最高不能突破 35%，二级医院的限额分别为 10% 和 28%，一级医院的限额为 5% 和 20%。

14 年前制定的文件是否符合当前各级医院的实际需要呢？调查表明，现聘人员结构比例三级医院中有 39.39% 和 27.27% 分别突破高、中级限额，二级医院中有 40.91% 和 61.36% 分别突破高、中级限额，一级医院中有 15.00% 和 62.50% 分别突破高、中级限额。对于医院现状与质量标准，有 66.38% 的医院认为高级比例设置不合理，78.44% 的医院认为中级比例设置不合理。各级医院对高级职称结构比例调整的预期在原有基础上上浮了 3.70%～8.91%，中级职称结构比例上浮了 8.70%～14.89%，见表 2.9。

表 2.9 卫生专业技术人员职称结构设置调整建议　　　　　%

医院等级	医院类别	高级职称人员占比		中级职称人员占比	
		文件标准	建议标准	文件标准	建议标准
三级医院	综合医院	13～15	<21.38	<30	<38.70
	专科医院	11～13	<19.13	<28	<38.57
二级医院	中心医院	8～10	<18.91	<28	<38.69
	综合医院	6～8	<12.90	<25	<35.10
	专科医院	5～7	<12.00	<23	<34.00
一级医院	社区、疗养、康复医院	3～5	<8.70	<20	<34.89

对于高级职称中正高级和副高级的结构比，三级医院首选 2∶3，二级医院和一级医院都倾向于 1∶3，与三级医院有显著性差异（$p<0.01$）[7]。

2.4 医院人力资源成本规划

人力资源是一种资产，并且是一种特殊的资产。一方面，人力资源具有提供未来服务和获取经济效益的潜力，并能用货币计量；另一方面，人力资源又具有能动性、

持续性、社会性等特征。美国会计学会在《成本概念和标准》报告中将成本定义为
"是为了实现一定目的而付出的（或可能付出的）、可以用货币来计量的价值牺牲"。医
院人力资源成本是指为了保证医院正常医疗工作开展所需人力资源所产生的所有费用
支出，应该包括取得人力资源使用权，提高人力资源使用价值，维持人力资源使用价
值，结束人力资源使用价值，保障人力资源暂时或长期丧失使用价值时的生存权及
其他为取得、开发和保障人力资源使用价值所付出的总代价。概括来讲，医院人力
资源成本具体可分为取得成本、开发成本、使用成本与离职成本四个方面[8]。

2.4.1　人力资源取得成本

人力资源取得成本是指医院在招聘和录用员工的过程中发生的成本，主要包括
招聘、选择、录用和安置等各个环节所发生的费用，具体见表 2.10 所示。

表 2.10　医院人力资源取得成本测算科目示例[9]

一级科目	代码	二级科目	代码	一级科目	代码	二级科目	代码
招募成本	01	广告费	0101	选拔成本	02	通信费	0201
		宣传资料费	0102			文印费	0202
		交通费	0103			接待费	0203
		代理费	0104			体检费	0204
录用成本	03	邮寄费	0301			人员薪酬*	0205
		手续费	0302	公共成本	04	水电能耗	0404
公共成本	04	饮水费	0401			网络费	0405
		招聘人员薪酬	0402			折旧费	0406
		协助人员薪酬	0403				

* 面试官的薪酬。

（1）招聘成本：指为吸引和确定医院所需内外人力资源而发生的费用，主要包
括招聘人员的直接劳务费用和相关业务费用（如参加招聘会的入场费、差旅费、代
理费、广告费、宣传材料费等）。

（2）选择成本：指医院为选择合格的员工而发生的费用，包括在各个选拔环节
（如初试、面试、心理测试、实践技能操作考核、体检等过程）中发生的一切与决定
录取或不录取有关的费用。

（3）录用成本：指医院为取得已确定聘任员工的合法使用权而发生的费用，包

括录取手续费、调动补偿费、搬迁费等由录用引起的有关费用。

（4）安置成本：指医院将被录取的员工安排在某一岗位上的各种行政管理费用，包括录用科室为安置人员所损失的时间成本和录用科室安排人员的劳务费、咨询费等。

2.4.2　人力资源开发成本

人力资源开发成本是指为提高员工的能力、工作效率及综合素质而发生的费用或付出的代价，主要包括岗前培训成本、岗位培训成本和脱产培训成本，具体如下。

（1）岗前培训成本：指医院对上岗前的新员工在医院文化、医院发展历史、规章制度、基本理论、基本知识和基本技能等方面进行培训所发生的费用，具体包括培训者与受培训者的工资、培训者与受培训者离岗的人工损失费用、培训管理费、资料费用和培训设备折旧费用等。

（2）岗位培训成本：指医院为使员工达到岗位要求而对其进行培训所发生的费用，包括上岗培训成本和岗位再培训成本。

（3）脱产培训成本：指医院根据工作需要，允许员工脱离工作岗位接受短期（一年内）或长期（一年以上）培训而发生的成本，其目的是为医院培养高层次的管理人员或医疗业务技术人员以及工勤技能人员等。

2.4.3　人力资源使用成本

人力资源使用成本是指医院在使用员工的过程中发生的费用，主要包括基本工资、绩效工资、津贴、补贴、社会保险费用、住房公积金、福利费用、劳动保护费用、工会经费等，具体如下。

（1）维持成本：指医院保持人力资源的劳动力生产和再生产所需要的费用，主要指付给员工的劳动报酬，包括工资、津贴、绩效工资等。

（2）奖励成本：指医院为了激励员工发挥更大的作用，而对其超额劳动或其他特别贡献所支付的奖金，包括各种超额奖励、创新奖励、建议奖励或其他表彰支出等。

（3）调剂成本：指医院为了调剂员工的工作和生活节奏，使其消除疲劳、稳定员工队伍所支出的费用，包括员工疗养费用、文体活动费用、员工定期休假费用、节假日开支费用、改善医院工作环境的费用等。

（4）劳动事故保障成本：指医院员工因工受伤和因工患职业病的时候，医院应该给予员工的经济补偿费用，包括工伤和患职业病的工资、医药费、残废补贴、丧葬费、遗属补贴等。

（5）健康保障成本：指医院承担的因工作以外的原因（如疾病、伤害、生育等）引起员工健康问题而不能坚持工作需要给予的经济补偿费用，包括医药费、缺勤工资、产假工资和补贴等。

2.4.4　人力资源离职成本

人力资源离职成本是指医院在员工离职时需要支付给员工的离职津贴、一定时期的生活费、离职交通费等费用，主要包括解聘、辞退费用及因工作暂停而造成的损失等，具体如下。

（1）离职补偿成本：指医院辞退员工或员工自动辞职时，医院所应补偿给员工的费用，包括至离职时间止应付给员工的工资、一次性付给员工的离职补偿等支出。

（2）离职前低效成本：指员工即将离开医院时造成的工作或生产低效率损失的费用。

（3）空职成本：指员工离职后职位空缺的损失费用。某职位出现空缺后可能会使某项工作或任务的完成受到不良影响，从而造成医院的损失。

随着人们择业观念的转变，医院的人员离职将来可能会成为一种常态，人员的流失必然带来离职成本的增加，其实这是一笔相当大的隐形费用，还没有引起医院管理人员的足够重视，表 2.11 是一个员工离职成本模型，通过具体计算可以直观地了解到具体的离职成本数额。

表 2.11　员工离职成本模型 [2]

岗位名称
A. 该职位的年工资
B. 福利所占工资比例 × 年工资
C. 员工年度成本总数（A＋B）
D. 在过去的 12 个月里自愿辞职的员工数（D）
E. 一名员工变得具有生产力所需要的月数（E）
F. 人均离职成本 $F=(E/12 \times C \times 50\%^{*})$
G. 该岗位年度离职成本（F×D）

* 假定学习期间的生产率为 50%。

景惠管理研究院选择 2010—2019 年有代表性的管理咨询案例共 200 余家医院进

行了人力资源成本费用的分析，总结出人力资源成本普遍占医疗收入（含药品）的35%～45%，其中直接使用成本费用在 30%～35%，其他成本如取得成本、开发成本、离职成本在 5%～7%，且绝大部分医院都没有对取得成本、开发成本、离职成本进行详细的计算，均为景惠管理研究院咨询顾问根据历史数据进行粗略的计算或估算，这也说明医院人力资源成本规划并没有引起医院管理者尤其是高层管理者的足够重视。

2.5　医院人力资源管理评估与诊断

医院人力资源管理评估与诊断主要是按照医院人力资源管理的构成模块和基本的规范化要求，通过数据调研、发放问卷、开展领导层和员工访谈，了解医院人力资源管理现状并对现状进行分析诊断，从而对医院人力资源的管理水平做出客观评价，针对存在的问题提出解决和改进思路及对策。

本书重点介绍景惠管理研究院在咨询中经常使用的人力资源管理现状调研表格及相关的评价指标体系。

2.5.1　医院人力资源管理现状评估体系

医院人力资源管理现状评估一般通过表格和问卷调研、资料查看、数据分析以及访谈等形式进行。

1. 医院人力资源管理的基本情况调研（表 2.12）

表 2.12　医院人力资源管理基本情况调研问卷

医院名称			医院等级	
开放床位	员工总数		医疗收入	
门诊量	出院患者数		医疗服务性收入（占比）	
医院地址			邮编	
医院网址			电子邮箱	
医院院长	人力资源（人事）主任		联系电话	

请与下列问题符合的选项后括号内打"√"。

1. 您所在的医院类别为：

    A. 综合性医院（　　　）　　　B. 中医医院（　　　）　　　C. 专科医院（　　　）

    D. 其他医疗机构（　　　）

2. 您所在的医院等级为：

    A. 三级医院（　　　）　　　B. 二级医院（　　　）

    C. 一级医院（　　　）　　　D. 未评定等级（　　　）

3. 您所在医院的隶属（属地）为：

    A. 部属医院（　　　）　　　B. 省属医院（　　　）　　　C. 市属医院（　　　）

    D. 县属医院（　　　）　　　E. 其他（　　　）

4. 您所在医院的所有制性质为：

    A. 公立医院（　　　）　　　B. 企业医院（　　　）　　　C. 民营医院（　　　）

    D. 其他医院（　　　）

5. 目前医院病床与员工人数（包括聘用以及合同制等所有在岗人员，不含社会化人员）之比为：

    A. 1∶1.1 以下（　　　）　　B. 1∶1.1～1.2（　　　）

    C. 1∶1.2～1.3（　　　）　　D. 1∶1.3～1.4（　　　）

    E. 1∶1.4～1.5（　　　）　　F. 1∶1.5～1.6（　　　）

    G. 1∶1.6～1.7（　　　）　　H. 1∶1.7 以上（　　　）

6. 医院是否成立有人力资源管理委员会（或绩效薪酬委员会）：

    A. 有（　　　）　　　　　　B. 无（　　　）

7. 医院是否做过人力资源规划：

    A. 有（　　　）　　　　　　B. 没有（　　　）

8. 医院是否正式公布（如发文、办公网公布、员工手册）过系统的人力资源管理制度：

    A. 有公布过（　　　）　　　B. 没有公布过（　　　）

9. 医院是否对员工进行劳动法律、法规教育（每年至少一次或一次以上）：

    A. 是（　　　）　　　　　　B. 否（　　　）

10. 医院的各个岗位是否有规范的岗位说明书：

    A. 有（　　　）　　　　　　B. 没有（　　　）

11. 医院是否有系统的继续教育和培训制度：

　　A. 有（　　　　）　　　　B. 没有（　　　　）

12. 医院是否有完善的绩效考核与薪酬分配制度并严格按制度实施：

　　A. 有（　　　　）　　　　B. 没有（　　　　）

13. 医院是否重视员工的职业成长，并有针对性地开展了员工职业生涯管理工作：

　　A. 有（　　　　）　　　　B. 没有（　　　　）

14. 医院是否定期开展员工满意度测评（原则上每年至少一次）：

　　A. 有（　　　　）　　　　B. 没有（　　　　）

15. 医院有没有独立设置人力资源管理部门：

　　A. 有（　　　　）　　　　B. 没有（　　　　）

2．医院人力资源管理工作开展情况评估

　　对于医院人力资源管理工作的具体开展情况，可按照医院人力资源管理工作的规范化要求，制定相应的考核办法或评分标准进行评估（表 2.13）。

表 2.13　医院人力资源管理工作开展情况评估表

评估内容	评分办法
1. 医院是否有人员配置的基本原则与标准，并能够进行动态调整（动态定岗定编，一般一年调整一次，特殊岗位有人员应急配置措施）（5分）	有得5分，部分科室或岗位有得3分，完全没有不得分
2. 医院是否开展了公开招聘和竞聘上岗工作（5分）	所有岗位均开展得5分，部分岗位开展得3分，完全没有开展不得分
3. 医院在招聘人员时有明确的任职资格要求和评估办法，招聘人员时有关的学历、资格证书、培训教育经历有书面记录且评价材料齐全（5分）	有明确的任职资格要求和评估办法得2分，查看一年内所应聘和招聘人员的材料，根据完整性酌情得1～3分
4. 医院有人才建设规划或人才梯队配置与培养计划并组织落实（5分）	有规划且人才梯队合理并组织落实得5分，无规划不得分，人才梯队不合理或规划落实不佳酌情计分（计2～3分）
5. 医院各级各类人员均符合任职资格要求（5分）	对照医院所有岗位逐一评估，按照符合率评分，即得分＝符合任职资格人数÷全院员工总人数×5。如果医院本身就没有建立任职资格体系文件，则不得分
6. 医院有院科两级人员紧急替代程序与替代方案，有紧急替代人员的有效联络方式（5分）	无方案不得分，有方案由评估者根据落实情况酌情计分（1～5分）
7. 医院为每位卫生专业技术人员建立个人技术考评档案，并存有个人的资质文件（经审核的执业注册证、文凭、学位、教育和培训等资料复印件）（5分）	未开展此项工作不得分，有开展由评估者根据落实情况酌情计分（1～5分）
8. 医院有高危操作项目（含手术与介入）授权制度与程序，有清晰的授权一览表（5分）	没有制度不得分，有制度由评估者根据落实情况酌情计分（1～5分）

续表

评估内容	评分办法
9. 医院有学科带头人以及业务骨干或其他重点人才的选拔与激励机制（5分）	无相关方案不得分。有方案根据落实情况如选拔过程记录、选拔人员名单、奖励政策和奖励金额等酌情计分（1～5分）
10. 医院有新员工岗前培训（轮岗培训）制度和继续医学教育制度。有针对不同培训要求制定的培训大纲、教学计划。有培训考核记录并将考核结果列入个人技术档案（5分）	无制度不得分。根据培训的落实情况如教材编写、培训过程记录、培训考核结果统计等情况酌情计分（1～5分）
11. 医院建立了规范的绩效管理体系，医院每年均有清晰的工作目标与指标，并落到科室和个人，且相应的评价标准和程序清晰（5分）	没有从制度上建立医院绩效管理体系不得分。有制度根据落实情况酌情计分（1～5分）
12. 医院建立了规范的工资分配体系。绩效工资分配到科室或核算单元后有明确的二级分配方案，且严格按二级分配方案执行（查看员工签字表核对分配结果）（5分）	没有从制度上建立医院绩效管理体系不得分。有制度根据落实情况酌情计分（1～5分）
13. 医院每年至少对员工作出一次书面的评价，并将评价报告发送至本人（有本人签字）（5分）	没有开展此项工作不得分。有开展按照评价报告发放率评分，即得分=发放评价报告人数÷全院员工总人数×5
14. 医院有职业安全防护与伤害的措施、应急预案、处理与改进的制度，上岗前有职业安全防护教育，有员工的个人健康档案，有高危岗位的个人安全监测（如放射剂量监测）记录档案，有职业安全的分析、评价与改进措施并落实（5分）	没有开展此项工作不得分。有开展由评估者根据落实情况酌情计分（1～5分）
15. 人员每年离职率≤5%	离职率每超过1%，从上述所得分数中扣1分

　　此表为景惠管理研究院在实施医院管理咨询时采用的医院人力资源管理工作情况评估表，具体应用时可根据实际情况进行修改调整。

3. 医院人力资源工作满意度调研

　　医院人力资源工作满意度主要是通过向全院员工发放调研问卷，调查了解员工对整个人力资源管理工作的满意程度，经过统计分析研究员工对人力资源管理不满意或有需要改进的地方，进而制定提升员工对人力资源工作满意度的策略与办法。

医院人力资源管理工作满意度调研问卷

【调研说明】请直接在您选择题目前面的字母上打"√"。

1. 您的年龄：

A. 35 岁以下　　　　B. 35～50 岁　　　　C. 50 岁以上

2. 您的职称：

A. 高级　　　　B. 中级　　　　C. 初级　　　　D. 无职称

3. 您的岗位类别：

A. 医师 B. 护理人员 C. 技师

D. 药师 E. 管理人员 F. 工勤人员 G. 其他人员

4. 如果您属于医院中层干部，那么您的职务是：

A. 职能科室正副主任 B. 临床科室正副主任

C. 医技科室正副主任 D. 正副护士长

E. 其他管理人员

一、对工作环境的满意度

1. 您对工作硬件环境（如医院建筑、医疗设备配置等）的满意程度：

A. 非常满意□ B. 比较满意□ C. 一般□

D. 不满意□ E. 非常不满意□

2. 您对医院工作环境的舒适度（如办公设备配置、诊疗环境布局、采光与通风等）的满意程度：

A. 非常满意□ B. 比较满意□ C. 一般□

D. 不满意□ E. 非常不满意□

3. 您对工作保障（如执业安全、辐射防护、劳动权益保障）的满意程度：

A. 非常满意□ B. 比较满意□ C. 一般□

D. 不满意□ E. 非常不满意□

4. 您对工作时间安排合理性的满意程度：

A. 非常满意□ B. 比较满意□ C. 一般□

D. 不满意□ E. 非常不满意□

5. 您对工作负荷合理性的满意程度：

A. 非常满意□ B. 比较满意□ C. 一般□

D. 不满意□ E. 非常不满意□

二、对工作群体的满意度

6. 您对同事之间的行为与礼仪的满意程度：

A. 非常满意□ B. 比较满意□ C. 一般□

D. 不满意□ E. 非常不满意□

7. 您对同事之间的相互支持、配合与协作（团队精神）的满意程度：
    A. 非常满意□　　　　　B. 比较满意□　　　　　C. 一般□
    D. 不满意□　　　　　　E. 非常不满意□

8. 您对同事之间相互交流与沟通的满意程度：
    A. 非常满意□　　　　　B. 比较满意□　　　　　C. 一般□
    D. 不满意□　　　　　　E. 非常不满意□

9. 您对周围同事工作效率与效果的满意程度：
    A. 非常满意□　　　　　B. 比较满意□　　　　　C. 一般□
    D. 不满意□　　　　　　E. 非常不满意□

10. 您对同事职业品德和能力水平的满意程度：
    A. 非常满意□　　　　　B. 比较满意□　　　　　C. 一般□
    D. 不满意□　　　　　　E. 非常不满意□

三、对工作回报的满意度

11. 您对个人收入水平的满意程度：
    A. 非常满意□　　　　　B. 比较满意□　　　　　C. 一般□
    D. 不满意□　　　　　　E. 非常不满意□

12. 您对个人福利待遇的满意程度：
    A. 非常满意□　　　　　B. 比较满意□　　　　　C. 一般□
    D. 不满意□　　　　　　E. 非常不满意□

13. 您对个人收入水平与业绩贡献是否成正比的满意程度：
    A. 非常满意□　　　　　B. 比较满意□　　　　　C. 一般□
    D. 不满意□　　　　　　E. 非常不满意□

14. 您对个人贡献与晋升是否匹配的满意程度：
    A. 非常满意□　　　　　B. 比较满意□　　　　　C. 一般□
    D. 不满意□　　　　　　E. 非常不满意□

15. 您对目前的工作提升自己社会地位的满意程度：
    A. 非常满意□　　　　　B. 比较满意□　　　　　C. 一般□
    D. 不满意□　　　　　　E. 非常不满意□

四、对个人职业发展的满意度

16. 您对医院提供学习进修与培训机会的满意程度：

   A. 非常满意□　　　B. 比较满意□　　　　C. 一般□

   D. 不满意□　　　　E. 非常不满意□

17. 您对医院对自己重视程度的满意程度：

   A. 非常满意□　　　B. 比较满意□　　　　C. 一般□

   D. 不满意□　　　　E. 非常不满意□

18. 您对自己在工作中技能提升的满意程度：

   A. 非常满意□　　　B. 比较满意□　　　　C. 一般□

   D. 不满意□　　　　E. 非常不满意□

19. 您对目前个人工作能力与水平（自我评价）的满意程度：

   A. 非常满意□　　　B. 比较满意□　　　　C. 一般□

   D. 不满意□　　　　E. 非常不满意□

20. 您对个人未来发展的满意程度：

   A. 非常满意□　　　B. 比较满意□　　　　C. 一般□

   D. 不满意□　　　　E. 非常不满意□

（满意度调研共 20 题，选 A 得 5 分；选 B 得 4 分；选 C 得 3 分；选 D 得 2 分；选 E 得 1 分。满意度＝总得分 ÷100×100%）

2.5.2　医院人力资源状况评价指标体系

医院人力资源状况评价指标体系主要是通过对医院人力资源管理的各种状态和各项工作建立可量化的衡量指标，通过指标值对人力资源状况进行评价的一种方法（表 2.14）。

表 2.14　医院人力资源状况评价指标体系表

指标体系	评价指标及其计算公式	功能与判定标准
员工变动状况指标	新进员工率＝本期医院新进员工人数 / 期末员工总人数 ×100%	用以反映和测定医院人员的新陈代谢程度
	员工增加率＝（本年度平均员工人数－上年度平均员工人数）/ 上年度平均员工总人数 ×100%	用以反映和测定不同时期医院员工的增加程度。该指标一定程度上可以反映医院规模和工作负荷的变化

续表

指标体系	评价指标及其计算公式	功能与判定标准
员工变动状况指标	离职率＝本期离职人数／期初员工总人数×100%	用以反映医院员工的稳定性程度。一般会对各级各类人员的离职率进行分析
	离职增加率＝（本期离职人数－前期离职人数）／前期离职人数×100%	用以反映和测定医院在不同时期离职人员的增加程度
	满员率＝已录用人员数／医院定编人数×100%（必要时需要细化到各类别人员）	用以反映和测定医院人力资源供给状况和员工的工作负荷状况
员工构成状况评价指标	专业技术人员比率＝全院专业技术人员数／医院员工总数×100%	用以反映和测定医院中从事专业技术工作人员的比重。专业技术人员除医、护、技、药外，还包括医学工程技术、病案、财务、经济、档案等专业技术人员
	医师比率＝全院医师人数／全院员工总数×100%	用以反映和测定医师占全院员工总数的比重
	护理人员比率＝全院护理人员人数／全院员工总数×100%	用以反映和测定护理人员占全院员工总数的比重
	药剂人员比率＝全院药剂人员数／全院员工总数×100%	用以反映和测定药剂人员占全院员工总数的比重
	医技人员比率＝全院医技人员人数／全院员工总数×100%	用以反映和测定医技人员占全院员工总数的比重
	管理人员比率＝全院管理人员人数／全院员工总数×100%	用以反映和测定管理人员占全院员工总数的比重
	后勤保障人员比率＝全院后勤保障人员人数／全院员工总数×100%	用以反映和测定后勤保障人员占全院员工总数的比重。一般不包括后勤服务社会化人员，但要注明哪些后勤服务工作已经社会化
员工工作状态评价指标	出勤率＝出勤工日（工时）数／制度工日（工时）数×100%	用以反映和测定员工在制度规定的劳动时间内实际出勤的劳动时间利用情况
	加班加点率＝加班加点工时数／全部实际工时数×100%（必要时需要细化到各类别人员）	用以反映和测定员工加班加点的程度，说明医院工作安排的合理性、管理水平高低以及员工工作负荷情况
	病假率＝制度工作时间内请病假工日（工时）／制度工日（工时）数×100%（必要时需要细化到各类别人员）	用以反映和测定员工健康状况程度
	事假率＝制度工作时间内请事假工日（工时）／制度工日（工时）数×100%（必要时需要细化到各类别人员）	用以反映和测定员工制度工作时间内因个人原因耽误正常工作的程度
	员工敬业度指数＝满意员工人数／接受调查的员工人数×100%（必要时需要细化到各类别人员）	用以反映和测定员工对职业、对医院以及岗位的忠诚与热爱程度。员工敬业度指数有助于管理者关注影响医院效率的重要问题，从而在管理中有效利用员工技能

续表

指标体系	评价指标及其计算公式	功能与判定标准
员工薪酬福利状况评价指标	人工成本占医疗收入（含药品）的比率＝全院人工成本总额 / 全院医疗收入总额 ×100%	用以反映和测定医疗收入（含药品）中用于支付人工成本的比重
	绩效工资占医疗收入（含药品）的比率＝全院绩效工资总额 / 全院医疗收入总额 ×100%	用以反映和测定医疗收入（含药品）中用于支付绩效工资的比重
	人工成本占医疗收入（不含药品）的比率＝全院人工成本总额 / 全院医疗收入（不含药品）总额 ×100%	用以反映和测定医疗收入（不含药品）中用于支付人工成本的比重
员工薪酬福利状况评价指标	绩效工资占医疗收入（不含药品）的比率＝全院绩效工资总额 / 全院医疗收入（不含药品）总额 ×100%	以反映和测定医疗收入（不含药品）中用于支付绩效工资的比重
	平均工资＝工资总额 / 员工总数	用以反映和测定员工的工资水平
	人工成本比率＝全院人工成本总额 /（医疗支出＋管理费用＋其他支出）×100%	用以反映和测定人工成本支出占全院总支出的比率，可反映医院人员配备的合理性和薪酬水平高低
	福利对工资的替代系数＝员工福利费人均支出 / 医院员工平均工资 ×100%	用以反映和测定员工福利对工资的替代水平。该指标要适度，如果过高，说明医院报酬体系中工资的激励作用下降，表明医院平均分配的倾向较强
	福利与人工成本比率＝医院员工福利费支出总额 / 医院人工成本总额 ×100%	用以反映和测定人工成本中福利成本所占的比重
员工工作效率评价指标	人均门急诊量＝全院门急诊总人次 / 平均员工人数	用以反映和测定每名员工实际担负的门急诊量，是对工作负荷的一种测定
	人均出院患者数＝全院出院患者总人数 / 平均员工人数	用以反映和测定每名员工实际担负的出院患者量，是对工作负荷的一种测定
	人均医疗收入＝全院医疗总收入 / 平均员工人数	用以反映和测定每名员工实际创造的医疗收入数，是对工作效益的一种测定
	人均医疗收支结余＝全院收支结余总额 / 平均员工人数	用以反映和测定每名员工实际创造的医疗收支结余数，是对工作效益的一种测定
	医师人均每年担负诊疗人次＝诊疗人次数 / 医师人数	用以反映医师的年度门诊工作负荷
	医师人均每日担负诊疗人次＝（诊疗人次数 / 医师人数）/250	用以反映医师每日的门诊工作负荷
	医师人均每年担负住院床日＝实际占用总床日数 / 医师人数	用以反映医师的年度病区工作负荷
	医师人均每日担负住院床日＝（实际占用总床日数 / 医师人数）/365	用以反映医师每日的病区工作负荷
员工技能培训评价指标	培训率＝实际参加各种培训人数 / 平均员工人数 ×100%	用以反映和测定医院对员工培训的重视程度以及培训的广度
	培训强度＝员工教育培训总时数 / 平均员工人数 ×100%	用以反映和测定员工接受培训教育的总强度

续表

指标体系	评价指标及其计算公式	功能与判定标准
员工技能培训评价指标	继续医学教育学分完成率＝完成继续医学教育学分人数／全院应完成继续医学教育学分总人数×100%（必要时需要细化到各级各类人员）	用以反映和测定继续医学教育学分获得情况
	岗前培训率＝新上岗员工培训人数／新上岗员工总人数×100%	用以反映和测定员工在上岗前按规定完成岗前培训的情况
	管理人员年度培训率＝年度内管理人员参加管理培训人数／管理人员总人数×100%	用以反映和测定管理人员参加培训的情况
员工技能培训评价指标	员工平均培训时数＝参加培训人员培训的总时数／全院员工总数（必要时需要细化到各级各类人员）	用以反映和测定员工在培训上投入的时间和精力程度
	管理人员平均培训时数＝参加管理培训人员培训的总时数／全院管理人员总人数	用以反映和测定管理人员在管理培训上投入的时间和精力程度
	人均培训费用＝全年投入的培训费用总额／全院员工总人数（必要时需要细化到各级各类人员）	用以反映和测定医院在员工培训费用方面的投入程度
	外出进修学习人员比率＝外出进修人员总人数／全院员工总人数×100%（必要时需要细化到各级各类人员）	用以反映和测定外出进修人员占全院员工总数的比例
员工劳动状况评价指标	工伤事故率＝工伤事故总次数／平均员工人数×100%	用以反映和测定医院工伤事故发生的频繁程度
	工伤事故损失率＝工伤事故损失的劳动时间／总的劳动时间×100%	用以反映和测定工伤事故对医院工作的危害程度
	员工患职业病比率＝患职业病员工人数／平均员工人数×100%	用以反映和测定员工患职业病的情况
	员工意外伤害率＝员工受到意外伤害的人数／平均员工人数×100%	用以反映和测定员工受到意外伤害的情况
劳动关系状况评价指标	员工建议或提案率＝提案件数／平均员工人数×100%	用以反映和测定员工对医院、对岗位、对工作的热诚程度
	劳动纠纷发生率＝发生劳动纠纷的次数／平均员工人数×100%	用以反映和测定员工与医院劳动纠纷的程度
	员工违纪率＝发生员工违纪人数／平均员工人数×100%	用以反映和测定员工的违纪程度

　　在完成上述相关调研和评价的基础上，就应该根据医院的发展战略和经营目标制定医院人力资源规划，医院人力资源规划期一般为 3～5 年，一个完整的人力资源规划报告应包含以下内容。

1. 导言部分

导言部分主要介绍医院基本情况，包括医院创立时间、沿革、占地面积、建筑面积、编制床位、目前实际开放病床数、员工总数、年门诊量、出院患者数、手术例数等。医院设置的科室以及业务开展情况，设备设施配置以及医院主要的经营管理特点，相关资质以及荣誉称号等。医院实施人力资源规划的背景、实施的主要策略与方法，拟取得的效果等。

2．正文部分

1）医院的组织结构情况分析与规划建议

对医院职能科室和临床、医技等科室设置情况进行介绍，对存在的问题进行简要的分析。涉及后勤社会化或相关业务进行外包的也要介绍清楚。

根据医院发展战略和对存在问题的分析，结合医院评审的相关要求以及医院的整体发展规划对医院组织结构设计做出规划。

2）医院人力资源基本情况与配置规划（定岗定编）

对医院目前的人员总量、结构、能岗匹配情况进行分析，规划出医院各级各类人员的需求总量、质量（职称、学历、专业方面的要求），对人员的供给情况进行预测。

根据上述分析提出医院的定岗定编原则，制定各级各类人员的编制总量和结构。

3）医院培训情况分析与培训规划

根据前面两部分内容的分析与要求，制定提升现有人员素质与能力的策略、方法与路径，其中对诸如学科带头人、科室主任、护士长以及管理人员等重点群体的培训内容与方法以及相应的经费投入要阐述清楚。

4）医院绩效考核情况分析与改进规划

对医院目前的绩效评价情况给予客观、公正的评价，对不足方面进行原因分析，对未来医院的绩效管理政策、考核体系构建、指标设置、考核周期、考核流程以及考核结果应用等作出规划。

5）医院人力资源预算与激励机制建立

对医院目前的人力资源成本投入情况进行分析，对未来的投入进行规划，对如何建立有效的激励机制调动员工的工作积极性制定相应的措施。

6）对改善劳动关系，构建和谐工作环境的相关策略

可对医院各级各类人员的流失率进行分析并提出相应的建议，对劳资纠纷情况进行盘点与分析，提出营造良好工作环境和医院文化的对策与措施。

7）采取的主要措施

重点是如何加强领导、保证投入以及明确职责分工和强化工作落实情况的考核等。

（本提纲为参考式建议，针对某医院具体撰写时可按照医院战略目标、领导意图和近期要解决的人力资源重点工作进行调整。）

 ## 案例　四川省资阳市第一人民医院人力资源规划（2013—2016 年）

四川省资阳市第一人民医院是一所集医疗、科研、教学、预防、保健、康复为一体的地市级三级综合性医院。医院是川北医学院、西南医科大学的教学医院，是资阳市全科医学临床培训基地，执业医师临床实践技能考核基地，四川省住院医师规范化培训内科、外科、急诊科、检验科基地，资阳市紧急救援指挥中心，资阳市临床检验分中心。医院曾先后获部、省、市卫生行政主管部门授予的"全国卫生工作先进集体""国际爱婴医院""爱国卫生先进单位""省级最佳文明单位""社会治安综合治理先进单位""卫生目标管理先进单位"等光荣称号。医院现开放床位1220张，全院员工977名，有高级职称102人。省级重点专科1个、市级重点专科2个和特色专科1个。设临床一级科室17个、二级专科（室）14个、专业组12个；设医技一级科室8个、二级医技科室1个、专业组15个；设一级行政、后勤科室18个，二级行政、后勤科室7个、班组14个。为适应医院发展，实现医院整体的战略目标，资阳市第一人民医院从领导层高度重视医院人力资源管理工作，将人力资源提升到了战略性资源的高度来认识。为此，医院与在医院人力资源管理研究与咨询方面卓有成效的景惠管理研究院达成了战略合作协议，双方合作开展资阳市第一人民医院人力资源管理的规范化建设工作，以全面提升医院的人力资源管理水平，增强人力资源这一基础和核心资源的价值，实现人力资源价值的持续增值，进而推动医院的持续发展和竞争能力的提升。

一、医院在人力资源管理方面存在的主要问题

经过景惠管理研究院的问卷调研、访谈、数据分析以及与国内同类医院人力资源管理状况的对比分析，资阳市第一人民医院在人力资源管理方面存在的问题可概括为以下几个方面。

（一）缺乏系统的、战略性的医院人力资源管理思维，人力资源管理体系不完善

医院人力资源管理一直处于"事务性"管理的阶段，过去的人事部门工作仅仅局

限于人员的进出手续办理和日常事务的管理，人力资源管理规划、定岗定编、员工胜任力分析、绩效考核的综合分析以及薪酬分配的合理性评价、现有员工队伍的竞争能力等涉及战略性、远期性和全局性的人力资源管理工作均未开展。尽管医院十分重视学科带头人和业务骨干的招聘与引进，在人员的外出进修学习与培训等方面也给予了比较大的投入，但内部竞争与激励机制缺乏活力，一部分员工甚至是科室主任和学科带头人安于现状，自我满足，自我激励和竞争意识不强，需要医院从整体上构建人力资源管理的系统思维，从管理层面上讲要建立规范化的人力资源管理体系，从战略层面上讲要形成有竞争、有激励、有约束的内部竞争性人力资源管理机制。

（二）人力资源部作为医院的战略支持部门，其作用有待充分发挥

医院人力资源部很少参与医院的战略性决策，没能把人力资源的发展与医院的战略目标紧密地结合起来，基本上陷于日常的事务工作中，由于人手有限，平时基本上忙于应付日常工作，且非人力资源工作也占用了一部分工作时间，人力资源部的职能作用有待充分发挥。这一方面要依赖于医院领导层的高度重视，另一方面要依赖于人力资源管理人员专业化水平的提高。

（三）医院缺乏完整的人力资源管理体系，人力资源管理工作停留在经验管理阶段

医院人力资源管理基础工作薄弱，诸如人力资源管理规划、岗位分析、岗位价值评价、定岗定编、人力资源管理制度与流程梳理等人力资源管理的基础工作都未完全开展，没有规范、实用的工作岗位说明书。人力资源的管理和开发缺乏有效依据，很多工作主要凭感觉和经验来决策和处理。

（四）长期以来一直没有对员工的工作负荷情况进行测算，员工绩效考核与绩效工资的发放没有考虑工作负荷，员工对薪酬分配的认可度不高

调研发现，医院近60%的员工反映目前任务较多或太多，完成需要花很大力气。40%的员工认为绩效考核完全是走形式或者考核评价结果与能力业绩无明显关系。64%的员工认为目前的薪酬分配内部存在不太公平或很不公平的地方，其主要原因是没有考虑工作负荷的问题。因此，在未来的人力资源管理工作中，定岗定编必须作为一项重要工作来做。这一方面是合理确定员工的工作负荷，以平衡员工的工作、生活与家庭，让他们尽可能身心愉悦地完成工作，在工作中体会到职业的成就感；另一方面是为了更合理地预算薪酬和检验薪酬分配的合理性。

（五）没有形成系统完善的培训体系和职业生涯管理体系

近几年来医院非常重视培训工作，不仅重视专业技术人员的培训，同时也重视

管理人员的培训。不仅重视送出去培训，也重视请进来培训。但培训缺少调研与规划，对不同类别、不同层次的人员实施哪些方面的培训，对绩效考核不佳的员工如何有针对性地培训等，基本上是凭感觉或经验在做，同时，培训没有与员工个人职业发展有机结合起来，这些都需要进一步地改进和提升。

二、与景惠管理研究院合作，开展人力资源管理规划工作，建立系统规范的人力资源管理体系

基于医院人力资源管理的现状和存在的问题，医院与景惠管理研究院签署战略合作协议，引进专业的第三方协助开展人力资源管理工作，力争用 3 年左右的时间，建立起系统规范的医院人力资源管理体系，让医院的人力资源管理工作走在全国医院的前列。

从 2013 年开始，逐步开展医院组织结构调研与梳理，合理设置职能科室和各个业务科室，梳理科室职责说明书；在全院全面开展定岗定编工作，建立符合医院实际和操作性强的人员配置标准；对全院各个岗位开展岗位分析工作，编制岗位说明书；建立完善的培训体系；建立符合公立医院特点的综合绩效考核体系；建立符合医疗行业特点和体现竞争性的薪酬分配体系；建立符合个人成长和医院目标实现的员工职业生涯管理体系；建立系统的医院人力资源管理制度和人力资源管理流程；持续强化对医院人力资源管理人员的教育与训练等，全面提升医院人力资源管理的职业化、专业化管理水平。

（一）按照医院实际工作负荷和相关配置要求实施定岗定编，建立医院人力资源配置标准，逐步形成符合医院发展实际的人员编配与动态调整机制

为科学设置医院各科室岗位，推动医院各学科发展，最大限度地满足服务对象的要求，保证医院在适宜人力成本上的正常持续运行，持续提升医院的人力资源素质和综合服务能力，要结合岗位性质、工作量、工作效率、工作种类等因素制定岗位编制，明确医院内各类工作人员的数量、层次及其相互间的比例关系。医院定岗定编工作坚持以人为本，充分考虑现实情况，既要工作负荷适宜，又要考虑员工的身心承受能力；既要提高工作效率节约人力成本，又要确保医疗和服务质量；既要考虑目前工作量情况，又要满足未来规划的人才需求。动态管理定岗定编，科学配置人力资源，以利于优化医院整体运营效率。

1. 定岗定编的原则

尊重现实原则：根据医院现有岗位和人员的实际，通过定岗定编合理调整人员结

构，对工作负荷与压力进行合理评估与分解，对各岗位员工的工作数量、质量、效率进行合理评价，以增强各级管理人员和全院员工的人力成本控制意识和效率意识。

工作需要原则： 定岗定编必须以满足工作需要为根本原则，做到"以事定岗、以岗定人"。按照医院各部门职责范围和临床医技科室业务范围确定岗位名称和编制数。

精简高效原则： 坚持因事设岗，因岗设人，精简冗员，使岗位与人员编制在配备上达到优化，在保证医院工作质量的前提下，用合理质量与数量的人员完成适宜的工作任务，从而提高医院工作效率，达到优质高效低耗的目的。

结构合理原则： 保证各类人员合理的比例关系和合理的层次结构，使医院人员达到群体组合的最优化，以发挥医院人才群体的最大效能。

定性与定量相结合原则： 医院的大部分工作都是可以用数量指标来监测的，但有些工作是无法用数量来衡量的，因此，在定岗定编时，必须要做到定性与定量相结合。

动态调整原则： 医院人力资源编制根据医院发展、学科建设、工作效率、经营管理水平等因时因地制宜，实施动态管理，原则上每年调整一次。

2. 编制标准（表 1）

表 1　医院人力资源编制标准

病区床位核定标准
1. 根据住院工作量报表，统计科室实际占用床日数
2. 根据住院工作量报表中的出院患者平均住院日，核定床位数的调节系数（病床周转快的科室相应在编制时予以倾斜）
3. 核定科室编制床位＝实际占用床日数 / 统计时间（平均在院患者数）× 调节系数

平均住院日	调节系数
15 天及以上	0.95
10～15 天（含 10 天）	1
5～10 天（含 5 天）	1.05
5 天以下	1.10

病区医师编制办法	
1. 普通病房医师	（1）上午 8:00—12:00 共 4 小时，按每名医师管 15 张床计算（新生儿科按 8 张）； （2）下午 14:30—18:00 共 3.5 小时，按 40 床编制 1 名医师在岗（新生儿科 25 张）； （3）中午 12:00—14:30，18:00—次日 8:00，共工作 16.5 小时，按 60 张床编制 1 名医师值班（新生儿科按 35 张）
2. 重症监护病房医师	根据卫生部《三级综合医院评审标准（2011 年版）》重症医学医师人数与床位设置标准编制医师数
3. 手术医师	根据病案统计室提供的报表显示的各级手术例数，通过访谈了解及参考同类医院数据，核定各级手术平均每例耗时数及上台医师数，计算手术工作时间，以编制手术医师人数

续表

病区医生编制办法	
4. 管理人员	参照医院实际聘任情况，独立管理的科室单独编制 1 名科主任，其他管理职务不额外单独编制人数
5. 其他	如果科室存在特殊工作量的单独核算，如参与转运患者、急会诊、科内检查项目、体检抽调等

门、急诊医师编制办法
1. 门诊医师主要参考出诊排班及实际门诊量情况，编制门诊医师人数
2. 急诊医师按 120 医师 24 小时 3 名医师、门诊及留观 24 小时 2 名医师配置，转住院、转上级医院、社会公益等另外根据工作量核算时间

病区护士编制办法	
1. 普通病房护士	（1）责任护理班工作 7.5 小时，按每 10 张床编制 1 名护士（新生儿科按 3 张）； （2）办公班工作 7.5 小时，按 45 张床及以下的编制 1 名，45 张床以上的编制 2 名，25 张床以下的不独立编制办公班； （3）中午和晚夜班 16.5 小时，按每 30 床编制 1 名护士
2. 重症监护病房护士	根据卫生部《三级综合医院评审标准（2011 年版）》重症医学护士人数与床位设置标准编制护士数
3. 门诊护士及其他护士	按工作量和排班需求编制人数
4. 管理人员	参照医院实际聘任情况，独立排班的护理组编制 1 名护士长

医技及其他人员编制办法
1. 按机器开机运行需要配备的技术人员数量编制人数
2. 根据工作量及工作效率情况编制人数
3. 根据工作排班需求编制人数
4. 参照医院实际聘任情况，设置主任的科室单独编制主任 1 人

3. 全院定岗定编结果

经过对全院各个科室的逐一访谈，并结合工作量数据，得出全院共定编 1286 名（按床人比仍然未达到卫生行政部门规定的比例，但按现有人员 977 名计算，已经增加 309 名，预计增长 31.6%，人员的到位需要一个过程）。其中，临床科室 857 名（医师 324 名，技师 20 名，护理人员 501 名，工勤人员 12 名）；医技科室 214 名（医师 58 名，技师 99 名，护理人员 27 名，工勤人员 30 名）；职能（行政后勤）科室人员 215 名。

全院实有人员 977 名，占定编总数的 76%，全院整体缺编 24%。在临床人员中，实有医师 224 名，占定编人数的 69%，缺编 31%；实有技师 12 名，占编制人数的 60%，缺编 40%；实有护士 386 名，占编制人数的 77%，缺编 23%；实有工勤人员 10 名，占定编人数的 83%，缺编 17%。在医技人员中，实有医师 33 名，占编制人数的 57%，缺编 43%；技师 75 名，占编制人数的 76%，缺编 24%；实有护理人员 19 名，占编制人数的 70%，缺编 30%。实有工勤人员 18 名，占定编人数的 60%，缺编 40%。全院实有行政后勤人员 200 名，占定编人数的 93%，缺编 7%。

（二）改进医院绩效工资体系与综合绩效考核体系设计，建立符合公立医院运行特点和医疗行业特点的薪酬分配制度

在景惠管理研究院提供的人力资源管理调研报告中，医院接近 70% 的员工认为绩效考核非常重要，愿意积极参与并投身到绩效考核当中来，同时，有 64% 的员工认为目前的薪酬分配不公平或很不公平。调研发现医院员工对目前的绩效工资分配不满意程度较高，同时也对进一步深化改革充满期待。为此，医院全面推进绩效工资体系和综合绩效考核体系的设计，建立符合公立医院运行特点和医疗行业特点的薪酬分配制度。

（1）医院的绩效工资分配须建立在各个科室、各个岗位工作负荷测算和定岗定编的基础上，对全院可发放的绩效工资总额进行预算，按照医疗收入的一定比例和在上一年度实际发放绩效工资总额的基础上适度上浮的原则核定全院的绩效工资总额，全院绩效工资总额确定后，再按照相关原则确定临床科室、医技科室和职能科室绩效工资的占比。根据调研结果、兄弟医院经验和专家建议，医院各类人员人均绩效工资分配的高低排序确定为临床—医技—行政后勤，其人均比例为临床：医技：行政后勤＝1：0.85：0.75。护士人均：医师人均比例为 1：1.6。2013 年完成调研访谈，2014 年上半年在通过定岗定编方案的基础上，确定各类人员可发放的绩效工资总额。

（2）在确定医疗、医技、护理、行政管理和后勤人员人均绩效工资比例的基础上，分别制定各类别人员的绩效考核体系。与工作的数量、质量、风险、技术难度、成本控制、群众满意度、药品比例控制、次均医疗费用增长速度控制等因素结合起来，建立综合考虑各种因素，使各类人员的收入得到合理平衡的绩效考核分配体系，体现公立医院的公益性和各级各类人员收入的均衡性。

（3）在推进临床医疗医技科室绩效考核和完善绩效工资体系设计的基础上，进一步强化对职能科室的考核，尤其是对行政后勤科室的岗位价值进行评价，把行政后勤科室各个人员的岗位价值、从事管理工作的年限、职称、绩效考核结果、领导评价与群众评价等因素综合起来评估管理人员和后勤服务人员的贡献，让全院员工看到医院的考核是动真格的，是下真功夫，从而在全院创造良好的工作氛围。

（4）逐步探索重点岗位、核心岗位以及关键岗位和优秀人才、特殊岗位的评价与推荐制度，对于为医院做出突出贡献的人才，建立一套独特的评价与奖励体系，以鼓励优秀人才脱颖而出。对于选出的优秀人才在确定工作目标，明确应开展医疗技术新项目并取得成果的前提下，试行协议工资制，以充分调动优秀人才的积极性

和创造性。重视技术创新，增加对创新的激励机制，按照"效率优先，兼顾公平"的原则，将劳动、技术、成果等要素参与到分配中。医院应制定相应的人才引进、培养、激励等相关政策，让有抱负有作为的优秀人才既能够有展示才华的舞台，又能够让他们感受到付出必有回报，在物质和精神两方面都得到满足。

（5）建立医院重点指标监控考核制度，突出绩效考核的重点和要点。医院在不同时期有不同的工作重点，自然也有不同的考核要点和指标。在绩效考核中要避免眉毛胡子一把抓，为避免过分强调全面反而忽视重点的问题出现，医院应建立科学的医疗质量评价指标，确定出院患者平均住院日、床位周转次数、每门诊人次费用、每住院人次费用等基本监测指标，明确合理用药基本监测指标、单病种质量指标等，并加大对重点指标的监督考核力度，确保医院的良性运转和社会公益性。

（6）各行政后勤科室切实承担起绩效考核的职责，按照职责分工，明确对临床、医技科室考核的重点，进一步明确考核周期、考核内容和考核办法，确保考核工作收到实效。

（三）开展竞争上岗和评聘分开工作，形成有效的内部竞争机制，激发员工活力

（1）为了建立有效的内部竞争机制，医院逐步开展全员竞争上岗工作。首先从中层管理干部开始推行，然后在全院各个岗位逐步开展。

（2）目前凡是晋升高一级职称的，基本上都得到了聘任，而且聘任后的考核也比较欠缺，几乎是一聘定终身，这种一劳永逸的做法必然会导致员工产生惰性，影响积极性的发挥，久了就会变得不思进取，不求上进。为此，医院要推行评聘分开制度，制定各级各类人员申报条件，按照岗位设置数量进行考核聘任，同时要加强聘任考核和聘期管理，对不能胜任岗位工作的要有淘汰机制，聘期已满再续聘的仍然要进行严格的考核，真正形成有竞争、有激励、有约束，优胜劣汰的用人机制。

（四）建立完善的医院培训体系，强化员工的继续教育

（1）制定出台医院培训规划方案，建立多形式、多层次的人才培养机制，设立人才培养专项经费，加大对人才培养的投入。每年都要制定各级各类人员和中层干部培训与进修计划；对医务人员要强化"三基三严"训练，每月组织业务学习；积极申报省级及以上继续教育课题，强化对医务人员进行继续医学教育培训。根据学科发展需要，每年至少选送30名以上的学科骨干外出进修深造，重视低年资、低职称有培养前途的青年医师的发展与培养，每年选送300人次以上的专业技术人员和管理人员参加各种短训班。

（2）加快医院职业化管理队伍建设。医院管理人员职业化是医院管理科学发展

的必然要求，管理专业化、职业化是当前的趋势。医院管理人才是医院人力资源中的重要组成部分，其素质和能力直接关系到医院的经营与发展。从 2013 年开始，有计划、有步骤地组织管理干部参加各类培训或挂职考察交流等，并逐年增加参训人数，保证中层干部每年累计参加职业化的管理培训不少于 20 学时（3 天）。

（3）通过理论学习、临床综合能力培养和参与科研课题等方式，加强对学科带头人的重点培养，促进学科带头人专业创新能力和科研管理能力的提高。发现、培养一批有潜力的中青年医师、护师、技师，为医院事业的进一步发展做好人才储备。健全人才管理体制，建立以品德、知识、技能、工作绩效为主要指标的科学人才选拔标准和人才评价标准，形成尊重知识、尊重人才的学术氛围。

（4）规范新员工岗前培训。新员工入职须经过入职培训考核合格后，方可上岗。人力资源部会同医教部、护理部等部门编制各级各类新员工的岗前培训大纲和教材，选拔培训教师，把岗前培训工作做得更加规范和系统。

（五）开展员工职业生涯管理，培育员工的职业自豪感和成就感

在规范岗位管理体系，探索建立岗位胜任力模型的基础上，先从个别岗位试点开展员工职业生涯管理工作，让员工看到自己在医院的发展前景。医院积极创造条件为员工的成长创造条件和营造良好的氛围。

（六）做好人工成本预算与规划，根据医院发展情况稳步提高员工的待遇

在做好医院整体预算工作的基础上，做好医院人工成本预算，把医院人员编制、人工成本增长与医院的整体发展状况结合起来，稳步提高员工特别是优秀人才和业绩贡献大的员工的薪酬水平。员工个人实际收入的持续增长，主要依靠调整收入结构，合理增加收入，采取有效措施控制管理费用、医疗耗材等成本，降低人工成本占总成本的比例。

（七）加强员工关系管理与医院文化建设，建立健康和谐、积极向上的人力资源管理环境

（1）加强员工的职业道德和个人修养的教育与培训，定期举办人文知识和传统文化教育，培育具有高尚职业道德和良好个人修养、追求事业、奋进向上的优秀员工队伍。

（2）丰富员工业余活动。通过举行运动会、文艺活动、素质拓展训练等活动，丰富员工业余活动，陶冶员工情操，促进、鼓励医护人员之间进行真诚沟通交流，形成良好的社会风气。

（3）要继续推行院务公开制度，增加医院管理的透明度，使全院员工对医院的建设和发展享有知情权、参与权和监督权。加强与员工的交流和沟通，建立员工对

医院管理的建议制度、参与制度、定期交流制度，及时收集员工的意见和建议，正确理解和满足员工的正当"需求"，积极创造条件改善员工的工作条件和福利待遇，切实让员工能够分享到医院发展的成果，增强大家的归属感、使命感和事业心，提高全院员工凝聚力和向心力，促进医院的和谐发展。

（八）相关保障措施

1. 成立医院人力资源管理委员会

为了提升医院人力资源管理的战略地位和确保各项人力资源管理工作的落实，医院成立人力资源管理委员会，由院长直接担任主任委员，院级领导和相关职能科室主任担任副主任委员或委员，负责全院人力资源管理工作的统筹规划和督促落实。人力资源部作为人力资源工作的具体承办和落实部门，负责细化工作目标与任务，对各项工作的完成负有直接责任。

2. 形成规范的医院人力资源管理方案、制度与流程体系

人力资源管理工作的规范需要一个过程，医院利用三年左右的时间制定完成各项人力资源管理方案、制度、流程以及应用表格，并不断地调整与完善，直到完全符合医院的管理实际。

3. 经费保障

各项人力资源管理工作的落实需要必要的人力、物力与财力的投入，医院每年都要通过严谨的预算核定相应的人力资源管理保障费用，以确保预定目标与任务的完成。

备注：经景惠管理研究院 2018 年追踪研究，医院已经按照本规划所制定的各项工作内容进行了逐项落实，圆满完成了各项工作任务。医院成为四川省资阳市集医疗、科研、教学、预防、保健为一体的三级甲等综合医院，在资阳市规模最大，综合实力最强。

（案例来源：景惠管理研究院咨询案例）

参 考 文 献

［1］暴丽艳，徐光华. 人力资源管理实务［M］. 北京：清华大学出版社，2010：8.

［2］赵曙明，周路路，罗伯特·马希斯，约翰·杰克逊. 人力资源管理（中国版）［M］. 13 版. 北京：电子工业出版社，2012.

［3］沃尔特·J. 弗林，罗伯特·L. 马西斯，等. 医疗机构人力资源管理［M］. 李林贵，杨金侠，

译. 北京：北京大学出版社，2006.

[4] 谢金亮，付敬，等. 医院手术室运行效率分析及改进策略探讨 [J]. 中国医院管理，2014，4：30-40.

[5] 杜艳丽，李亚洁. 三级甲等医院分级护理巡视时间调查分析 [J]. 中国医院管理，2009，7：51-52.

[6] 李冰，李争艳. 实用护理技术操作流程 [M]. 哈尔滨：黑龙江人民出版社，2003.

[7] 蒋丽娟，顾伟敏. 上海市医院人力资源结构现状与预期调查 [J]. 中国医院管理，2013，10：38-39.

[8] 刘仲文. 人力资源会计学 [M]. 北京：中国劳动社会保障出版社，2007.

[9] 朱俊利. 某三甲医院人力资源招聘成本测算与分析 [J]. 中国医院，2012，12：63-64.

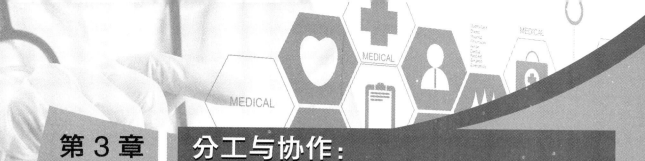

第3章　分工与协作：医院职能科室与业务科室设计

整个社会系统是由各种各样、大大小小的组织所组成的。所有有组织的人类活动，从制作陶器到登月行动，都有两个基本且互相对立的要求：一方面要把这个人类活动拆分成不同的任务，另一方面又要将各项任务协调整合起来，以便实现最终的目标。从这个角度来说，我们可以将一个组织的结构简单地定义为：将工作拆分成若干不同的任务，再协调整合起来以实现工作目标的各种方法的总和[1]。

亚当·斯密在《国富论》中写道：制针业是一个很微小的企业，但它的分工常常引人注意，所以，我把它作为一个例子。对这种职业如果一个工人没有（分工使制针业成为一种专门职业）受过相应的训练，又不知怎样使用这种职业的机械（这种机械的发明，大概也是分工的结果），那么，即使竭尽全力地工作，也许一天连一枚针也生产不出来，当然更生产不出来20枚针了。但是，按照这个行业现在的制作方式，不仅整个工作已属于专门的职业，而且这种职业又分成许多部门，其中大部分部门再细分为更加专门的工序。第一个人抽铁丝，第二个人将其拉直，第三个人将其截断，第四个人将其一端削尖，第五个人磨光另一端以便装上针头。仅做针头就要求有两三道不同的操作：装针头是一个专门的工序；把针涂白是另一项专门的职业；甚至把针装进纸盒也是一项专门的职业。这样，每人每天能制造出48 000枚针的1/10，即4800枚。但是如果他们都各自独立地工作，谁也不学做一种专门的业务，那么他们之中无论谁都绝对不能制造20枚针，甚至连一枚针也制造不出来[2]。

这说明只有进行分工，才能提高组织的工作效率。而分工的存在必然导致需要进行组织结构的设计和职责的界定。

3.1　认识组织结构设计

组织结构设计的目的是实现组织范围内人员的科学分工，并且协调他们的活动，使他们直接服务于组织的目标和任务。组织结构使管理过程的应用成为可能，同时创建一个有秩序的可控制的框架，通过这个框架，实现计划、指导和控制组织的运营。另外，组织结构定义了组织的任务和职责、工作角色和关系以及组织与外界的沟通渠道。因此认识组织结构和设计，在医院职能科室与业务科室的设计上显得尤为重要。

3.1.1 组织结构设计的因素

斯蒂芬·P. 罗宾斯认为：组织结构是指对于工作任务如何进行分工、分组和协调合作。管理者在进行组织结构设计时，必须考虑 6 个关键因素：工作专门化、部门化、命令链、控制跨度、集权与分权、正规化[3]，见表 3.1。

表 3.1 在设计适当的组织结构时管理者需要回答的 6 个关键问题

关键问题	答案提供
1. 把任务分解成各自独立的工作应细化到什么程度？	工作专门化
2. 对工作进行分组的基础是什么？	部门化
3. 员工个人和工作群体向谁汇报工作？	命令链
4. 一位管理者可以有效地指导多少个员工？	控制跨度
5. 决策权应该放在哪一级？	集权与分权
6. 应该在多大程度上利用规章制度来指导员工和管理者的行为？	正规化

亨利·明茨伯格在《卓有成效的组织》一书中认为卓有成效的组织可概括为五大组成部分、五大协调机制、四大情景因素以及九大设计参数[1]。

五大组成部分是战略高层、中间线、运营核心、技术结构和支持人员。

五大协调机制是直接监督、工作流程标准化、员工技能标准化、工作输出标准化和相互调节。

四大情景因素是年限与规模、技术体系、环境和权力。

九大设计参数是工作专业化、行为规范化、培训和思想灌输、单位分组、单位规模、规划和控制系统、联络机制、纵向分权以及横向分权。

其中，9 个组织设计参数共分成 4 组，如表 3.2 所示。

表 3.2 组织设计参数

组	设计参数	相关概念
职位设计	工作专业化	基本分工
	行为规范化	工作内容的标准化
		受控流的系统

续表

组	设计参数	相关概念
职位设计	培训和思想灌输	员工技能的标准化
上层结构设计	单位分组	直接监督
		管理分工
		正式权力、受控流、非正式沟通和工作群集的系统
		组织图
	单位规模	非正式沟通的系统
		直接监督
		控制范围
横向联系设计	规划和控制系统	工作输出的标准化
		受控流的系统
	联络机制	相互调节
		非正式沟通、工作群集和临时决策流的系统
决策机制的设计	纵向分权	正式权力、受控流、工作群集和临时决策流程的系统
	横向分权	管理分工
		非正式沟通、工作群集和临时决策流程的系统

亨利·明茨伯格认为组织有五大配置方式，即简单结构、机械式官僚结构、专业式官僚结构、事业部制和变形虫结构。医院以专业式官僚结构（主要协调机制为员工技能的标准化）为主，但也包含或渗透着机械式官僚结构（主要协调机制为工作流程的标准化）或变形虫结构（主要协调机制为相互调节）。比如说，一般医院的总体结构似乎可以说成是专业式官僚结构，但我们还会注意到，支持人员很像是以机械式官僚结构的方式组织起来的。再比如，医院的研究部门可以描述为变形虫结构，可在实际中，更为重要的临床任务采用的还是专业式官僚结构。不妨再深入看看这些临床任务，我们能发现一定程度的相依性，因此在使用哪些设计参数上又出现了变化。医院所采用的结构复杂得令人难以置信，要全面地了解一家医院，我们不得不逐一深入研究各个部门：住院部、研究部、临床部、产科、放射科、外科、整形外科、心脏外科和胸外科，等等[1]。

我们进行组织结构设计的目的，是通过合理的分工与协作，能够以最小的组织规模、最少的人员以及最小的经济投入获得尽可能大的产出。正如彼得·德鲁克所言：一个组织为取得成果而做出的努力越小，就说明它的工作越有效。要是雇佣 10 万名员工生产市场所需要的汽车或钢材，那么基本上可以断定，这里存在重大的工程缺陷。按照组织存在的唯一理由——对环境的贡献来衡量，成员越少，规模越小，内部活动越少，组织就越接近于完美。彼得·德鲁克在《个人的管理》一书专门谈到了医院这一组织的特殊性。

在医院这个也许是最复杂的现代知识组织里，护士、营养师、理疗专家、医师、放射师、药剂师、病理分析师以及其他医疗部门的专业人士，几乎在没人有意识地指挥的管理下同时在为一个患者服务。可是，他们必须为共同的目的，并按照总体的行动计划——医师决定的治疗方案协调一致地工作。按照组织结构，每个医疗部门的专业人士向自己的上司汇报工作。人人按照自己高度专业化的知识领域从事业务工作，也就是作为专业人士开展工作。但是，人人都得把有关每个患者的特殊情况、条件和需要的信息向所有其他有关人员通报。否则，他们做出的努力有可能弊大于利。

在讲贡献蔚然成风的医院里，实施团队工作方式几乎不会遇到困难。其他医院虽然也采取各种委员会、员工会议、新闻简报、宣传和其他类似的形式，尽了极大的努力去实现沟通和协调，但这种横向沟通、这种自发组织成以任务为中心的团队的做法还是没有获得成功[4]。

亨利·明茨伯格在《卓有成效的组织》一书中认为组织的分组要从 6 个方面来考虑，即按知识和技能分组；按工作方法和职能分组；按工作时间分组；按产出分组；按客户分组以及按地点分组。在书中，亨利·明茨伯格也谈道：和其他整齐有序的分类方法一样，上述方法同样存在着某些模棱两可的灰色区域。如外科医师和妇产科医师的例子，按《蓝登书屋大词典》的定义如下。

外科学：通过手工施术或借助器械，治疗疾病、损伤或缺陷的行为、实践或工作。

产科学：有关分娩、对分娩（或相关事宜）之妇女进行治疗或护理的医学分支。

在我们看来，这些定义和标准不够统一。产科学是从客户的角度来进行定义的，而外科学是从工作方法的角度来定义的。

在类似医院、会计师事务所、学校之类由专业人士直接为客户服务的专业组织中，按知识、技能、工作方法和客户对其工作人员进行分组，所得结果是一样的[1]。

3.1.2　医院组织结构设计的具体因素

医院作为一种复杂的知识型组织，由于专业分工的高度精细化，其密切协作的程度也要求非常高。如果要开办一所新的医院或者我们要为一所传统的医院进行组织结构方面的变革，那么就需要重点考虑以下因素。

1. 医院的规模

按照亨利·明茨伯格的说法，医院具有比较典型的专业式官僚结构和机械式官僚结构特征，"与直接监督相比，使用标准化协调机制的程度越高，工作单位的规模就越大，这是因为，一个单位利用标准化体系（该体系由技术结构设计）所实现的协调越多，管理者对每位员工进行直接监督的时间就越少，向他直接汇报工作的员工也就越多，主要的原因包括工作方法的标准化、员工技能和工作输出的标准化，员工接受的培训程度越高，就越不需要严密的监督"，尽管医院的专业分工高度精细化，但追根溯源，从事医疗服务的主体（卫生技术人员）的专业（临床医学、护理学、药学等）是相近的，从业技术准入标准也是一致的，也就是说知识技能标准化。此外，各级医院均基本按照相应的评审标准进行设置，即工作输出的标准化要求也是基本一致的，因此，我们在国内所看到的医院组织结构具有很强的相似性。在研究中也发现，医院组织结构不同的原因在很大程度上是由医院的规模所决定的。比如，在一所乡镇医院，医院的公文处理、会议组织、行政协调工作和人力资源管理工作基本上是由一个部门承担的，甚至有个别乡镇医院将人力资源管理工作统筹到了财务部门。在一家县医院，我们也很少看到将医务管理、质量安全管理、科研教学管理设置为独立部门的，往往会统称为医教部。而在一家省市级医院，上述的这些部门大都会独立设置，如设置有办公室、人力资源部、医务部、质量管理部、科教部、运营管理部等，其职能管理的职业化和专业化程度都比较高。在临床医技科室等业务科室的设置方面也是如此，一家县级医院在学科分科方面大都分到二级学科，能够细化到病种的很少。而一家大型的肿瘤医院，专业科室设置则会细化到器官、病种等，如国内一些病床在 1000 张以上的大型肿瘤医院，科室设置有头颈科、鼻咽科、乳腺科、胸科、肝胆科、胃胰科、结直肠科等。

2. 管理人员的专业化程度

过去曾经有一段时间，一些医院热衷于大部制改革。比如把医院的办公室、人力资源部、财务部、总务部整合为行政事务部，部主任由一名副院长兼任，部下面再设相应的科。有的医院甚至把医技部门如检验科、影像科、功能检查科等整合为医技部。北大医疗鲁中医院的大部制改革主要采取了积极培养医院管理人员、实行竞聘上岗、建立健全相关医院管理制度、以医院管理委员会为主体建立治理结构等诸多方式，将医院所有职能部门整合为四大部门，即院务部、医务部、护理部与后勤保障部。对于这种整合的尝试有些医院是成功的，有些医院则在整合几年后又重新回归到了原来的结构设置。分析这种整合成败的原因我们会发现，作为一个组织来说，有时候精简并不能达到高效。对于一所规模较大的医院来说，如果把多个部门整合在一起，对其管理者的知识和技能要求就会非常高，如果整合了还是各干一块，那么整合的意义又何在？现实中更多的情况是，如果职能科室只整合为几个部，那么对于人才济济的医院来说，管理者就会感觉职业发展受限。如某医院将医务部和护理部整合为医疗业务管理部，且在任职资格里规定，部主任为医疗专业人员、副主任为护理专业人员，也就是说，任凭护理管理人员如何努力，她的职务始终为"副"，这显然会影响护理人员的积极性。实践证明，凡是规模比较大且管理人员专业化程度比较高的医院，科室设置也应该相应细化，以进一步提高其专业化和职业化管理水平。凡是规模比较小，缺少专业化和职业化管理人才的医院，科室的设置应该小而精。亨利·明茨伯格提出组织用来给职位和单位进行分组的标准有四个——工作流程相依性、工作方法相依性、工作规模相依性和围绕工作展开的社会关系相依性。按职能（知识、技能、工作方法或工作职能）进行分组，反映出对方法和规模相依性的绝对重视，而这经常会牺牲工作流程的相依性。以职能为基础进行分组，组织可以在不同的工作流程中统一调配人力和物力，职能化的结构还可以促进专业化。但是这些特点，恰恰也暴露出职能结构的最大缺点——过分细致的专业化让人们忽略了项目的总体产出，而且很难衡量绩效，主要的原因是职能结构缺乏内在的工作流程协调机制。当出现协调问题时，人们的第一反应就是把问题层层上报，直到出现一个能统辖所有相关职能的级别。倘若相关工作是非技术性的，则可依靠规范化来实现协调。一般来说，职能结构，尤其是操作工作是非技术性的职能结构，而倾向于更为官僚化，这往往需要规范化的制度和更多的高层管理者在各职能单位之间进行协调。

3. 患者来源情况

医院的服务对象是患者，医院组织结构设计尤其是临床科室的设置与患者的来源密切相关。如生产煤炭的矿区医院，一般来说外伤性患者比较多，相对来说创伤骨科设置的床位要比其他科室的多一些。十几年前，深圳某医院手外科病床曾经一度超过 100 张，但随着技术的进步和职业安全管理水平的提高，手外伤患者不断下降，后来该院手外科病床则保持在了 20～30 张之间，一些医院烧伤科的萎缩也与此相类似。而随着新出生孩子的增加，一些医院的产科和儿科规模也在逐步扩展。慢性患者的增多为康复科的发展提供了空间，老年化进程的加快为老年病科及相关专业的发展提供了机会。这些都需要医院在进行组织结构设计时予以考虑。

4．政府政策规定

当前中国仍然以公立医院居多，公立医院需承担相应的社会功能服务，在进行组织结构设计时需要把政府有关的政策作为一个主要的考虑因素。如规定职能科室应该设置医患沟通办公室、审计部门、物价管理部门等；规定综合性医院的业务科室需要设置急诊科、感染性疾病科等。

3.1.3　医院组织结构设计的类型

从传统的医院组织结构来看，医院内部的正式组织结构主要分为直线制、职能制、直线职能制等形式。基于医疗行业的知识密集度高、协作要求程度高等特点，还存在着项目小组、委员会等附加组织结构形式。

1．直线制

在组织结构中，直线制是最简单、最基础的组织形式，如图 3.1 所示，其显著的特点是组织当中从上到下实行垂直领导，一个下属只接受一个上级的指令，每个负责人需要对所属单位的所有业务活动行使决策权、指挥权和监督权。其优点是结构比较简单，责任分明，命令统一，管理费用低。

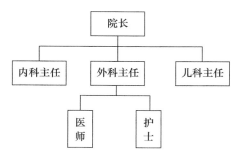

图 3.1　直线制组织结构简图

直线制组织结构适用于门诊及小型医院，医疗机构规模较小，院长（或主要负责人）有能力对本机构进行全盘掌控。

2．职能制

职能制结构是由法约尔提出并实践，故又称"法约尔模型"。职能制组织结构的特点是：管理职能不集中于组织主要领导，而是由各职能部门去承担；组织的管理主要依靠各专门机构进行专业化管理，这样可以避免管理不善而造成过多的损失，但实际管理中也存在政出多门、多头领导、协调不够的情况。

职能制组织结构适用于规模较大且领导愿意充分授权给职能部门的医院，其特点是对管理的专业化程度要求高，对管理人员的职业化程度要求也高（图 3.2）。

3．直线职能制

直线职能制组织结构是按经营管理职能划分部门，并由组织主要领导直接指挥各职能部门的一种体制。直线职能制组织结构的特点是：以直线为基础，在各级行政主管之下设置相应的职能部门（如医疗、护理、人力资源、财务等部门）从事专业管理，以此作为医院领导的参谋和助手，并发挥其专业管理的作用；命令、指挥集中在医院最高层领导；职能部门对业务科室有指导权、监督权，一般没有指挥权，指挥权由医院领导行使，见图 3.3。

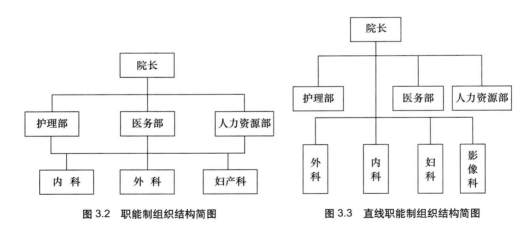

图 3.2　职能制组织结构简图　　　　图 3.3　直线职能制组织结构简图

目前国内的大中型医院基本上采用的是直线职能制组织结构。

4．附加组织结构

组织在保持整体结构稳定性的同时，需要增加其灵活性，这时候就可以将一个具有柔性的结构附加在整体结构之中。组织中的附加结构主要有两种形式：工作小组和委员会。

（1）工作小组：是一种临时性结构，其目的是完成某种特定的、明确规定的工作任务。由一群背景不同、技能不同、分属不同部门的组织成员构成，因而是一种矩阵式结构。如等级医院创建工作领导小组、优质服务活动领导小组等。

（2）委员会：医院的委员会是执行某方面管理职能并实施群体决策的一群人的集合，可以是临时的，也可以是常设的，针对具体问题定期或不定期开会，往往起着建议、决策、协调、监控等作用，如医疗质量管理委员会、护理质量管理委员会、医院感染管理委员会、医院药事管理委员会、医院医学装备管理委员会等。

在当今高度信息化和追求平等自由的社会，医院的组织结构也在悄然发生着革命性的变化。比如随着享用信息的平等化、员工对自由的向往和实现个人价值的强烈愿望、医师自由执业的兴起，医院的管理模式必然也要发生相应的变化，这种变化就是医院将逐步具备自组织的特征甚至就是自组织。

组织可以分成两类：一类是他组织，另一类是自组织。如果一个系统靠外部的指令形成组织，通常将其定义为他组织；如果不存在外部指令，系统按照相互默契的某种规律各司其职并自动形成有序结构，就是自组织[5]。自组织与他组织的特征见表 3.3。

表 3.3　自组织与他组织的特征

分析方向	他组织	自组织
结构	多层级	扁平化 无边界
流程	集权命令链	去中心化
奖惩	绩效主义 利益分配不透明	去 KPI 利益分配透明
人员	灌输	甄选

彼得·德鲁克在《管理未来》一书中也曾写道：125 年前，大公司刚形成时，可以供其模仿的组织结构只有军队：层级制、命令和控制、专业化与参谋人员。明天的组织模式将会类似于交响乐团、足球队或医院。演奏马勒（Mahler）的交响乐团需要 385 名音乐家上台表演，这还不包括演唱者。假如乐团以现在大公司的形式来组织的话，那么一个现代的管弦乐团需要一名首席执行官，加上一名董事长指挥家，还要配有两名非执行董事指挥家，六名副董事长指挥家，还有数不清的副总裁指挥家。而乐队只有一名指挥，所有专业演奏家都直接听命于他，因为所有人的乐谱都是一样的。换句话说，在专业人才和最高领导之间没有中间层，其组织结构就像一

个巨型任务小组。这种组织完全是扁平化的[6]。

3.2　职能科室组织结构设计

医院职能科室作为全院的决策参谋部门、执行督导部门、信息反馈部门，其执行效果与工作效率直接关系到医院的整体工作效能，做好职能科室设计是医院人力资源管理的基础性和关键性工作。

3.2.1　职能科室组织结构设计的主要制度依据

医院在设置职能科室时，一是可以参考相同类型与规模的医院，二是需要按照相应级别医院的评审标准要求，三是要看相应的政策或制度规定。比如在制度规定方面，可以参照的有如下几类。

《医院财务制度》中规定：医院应设立专门的财务机构，按国家有关规定配备专职人员，会计人员须持证上岗。医院财务管理的主要任务是：科学合理编制预算，真实反映财务状况；依法组织收入，努力节约支出；健全财务管理制度，完善内部控制机制；加强经济管理，实行成本核算，强化成本控制，实施绩效考评，提高资金使用效益；加强国有资产管理，合理配置和有效利用国有资产，维护国有资产权益；加强经济活动的财务控制和监督，防范财务风险。

卫生部《医院投诉管理办法》中规定：医院应当设立医患关系办公室或指定部门统一承担医院投诉管理工作。投诉管理部门履行以下职责：统一受理投诉；调查、核实投诉事项，提出处理意见，及时答复投诉人；组织、协调、指导全院的投诉处理工作；定期汇总、分析投诉信息，提出加强与改进工作的意见或建议。

卫生部《全国卫生统计工作管理办法》中规定：二级（含相当）及以上医院应当设立统计信息机构，三级医院配备 3 名以上专职统计人员，二级医院配备 2 名以上专职统计人员。一级医院、社区卫生服务中心、乡镇卫生院等基层医疗机构配备至少 1 名统计人员。卫生统计人员应当具备相应的统计专业知识，专职统计人员应当取得统计从业资格，实行统计专业技术职务评聘制度。增补的专职统计人员原则上应具备本科以上学历，且至少 3 年内不得调离统计工作岗位。

　　卫生部《医疗机构内部价格管理暂行规定》中规定：原则上医疗机构财务处（科）下设立价格管理部门，明确一名财务处（科）负责人主管此项工作。有条件的医疗机构可以设立独立的价格管理部门。各级医疗机构按照实际开放床位数配备专职价格管理人员。设有床位且 500 张床位以下设立 1～2 名，501～1500 张床位设立 2～3 名，1500 张床位以上设立 3～5 名。各业务科室（部门）设置兼职价格管理人员，每个业务科室（部门）至少设 1 名。

　　卫生部《卫生系统内部审计工作规定》中规定：年收入 3000 万元以上或拥有 300 张病床以上的医疗机构、年收入 2000 万元以上或所属单位多的企业、事业单位，应当设置独立的内部审计机构，配备专职审计人员。其他卫生企业、事业单位可以根据需要，设置独立的内部审计机构，配备专职审计人员，也可以授权本单位其他机构履行审计职责，配备专职或者兼职审计人员。

　　除此之外，对于一些特殊部门还有相应的制度规定。例如，对于资产管理的组织配置在《卫生系统内部审计操作指南》中规定：单位应当建立固定资产的岗位责任制，明确相关部门和岗位的职责、权限，确保办理固定资产业务的不相容岗位相互分离、制约和监督；不得由同一部门或个人办理固定资产的全过程业务（表 3.4）。固定资产不相容岗位至少包括：固定资产投资预算与审批；固定资产的采购、验收与应付款项支付；固定资产投保的申请与审批；固定资产的保管与监盘；固定资产处置的申请与审批、执行；固定资产业务的审批、执行与相关会计记录[7]。

表 3.4　资产管理各部门岗位职责

业务环节 ＼ 职能部署	申请部门	采购部门	固定资产管理部门	实物管理部门	废弃处理部门	财务部门
预算	■					
请购	■					
采购		■				
验收	■	■				
入账						■
付款						■
保管				■		
盘点监盘			■			
处置申请	■					
处置执行					■	
审批			■			

同样是在《卫生系统内部审计操作指南》中，对采购组织设置也提出了相关的要求（表 3.5）。为规避采购业务中的风险，对其实施有效的控制，首先要求各单位应建立、健全采购业务组织架构，同时还要设置与之相匹配的授权审批程序，授权的业务对象与金额要与其自身的权限和职责保持一致。采购与付款业务全过程不得由同一部门或个人办理，应当将采购付款过程中的申请、批准、执行、审核、记录等不相容职务相分离，明确相关部门和岗位的职责权限。须相互分离的职务主要包括：采购预算的编制与审批；采购预算的审批与执行；请购与审批；询价与确定供应商；付款审批、付款执行与会计记录[7]。

表 3.5　采购业务中各部门岗位职责

职能部署／业务环节	申请部门	供应商选择部门	采购部门	品质检查部门	仓库管理部门	数据接收部门	财务部门
预算	■		■				
请购	■						
询价		■					
供应商选择		■					
采购			■				
验收				■	■	■	
付款申请			■				
付款							■

以上为进行医院职能部门设计时所需要遵循或参考的主要依据，如果要具体地为一家医院设计职能部门，所要遵循的依据可能远比这些要多。除了遵循卫生行政部门的相关规定外，还要遵循当地政府有关部门的一些规定。如果是民营医院，则要考虑投资机构的经营理念与管理模式。如为自然人投资，则投资人的性格与理念对医院职能科室如何设置影响也很大。

3.2.2　职能科室组织结构设计的程序

医院职能科室设计程序一般分为以下五个步骤，如图 3.4 所示。

1. 分析医院环境

本步骤主要任务是通过分析医院的内、外部环境，确定医院是否有必要进行职

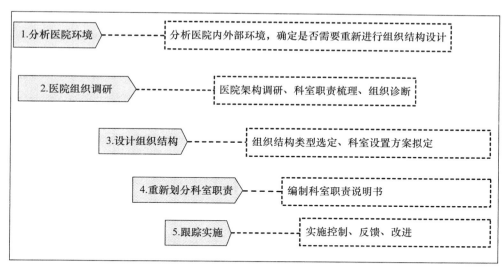

图 3.4　医院职能科室设计程序图

能科室的调整或重新设计。

（1）医院外部环境分析。通过查阅相关资料文件及进行调研访谈，了解医院所在地法规政策、经济、地理、人口、同行竞争情况等因素，分析医院现有组织结构与外部环境的适应性。

（2）医院内部环境分析。通过与院领导和相关部门、科室的访谈，分析医院是否存在下列情况：各职能科室之间职能不清、职责交叉、经常出现职责无人履行甚至相互推诿的情况，直接影响医院目标的实现；部门设置重叠，工作效率低下，人浮于事；医院各职能科室之间协调性差，经常需要院领导开会安排或布置工作；医院规模扩展，或功能变化，需要增加新的职能等。

2．医院组织调研

本步骤的主要任务是明晰医院现行组织结构存在的问题，为组织结构调整提供可靠依据。采取的调研方式有以下几种。

（1）访谈或座谈：包括院领导、科室主任、科室员工代表；访谈主要内容包括：现行组织架构概况，组织架构存在的不足之处，造成科室间沟通不畅通的原因，各职能科室设置及职责，科室间职责交叉情况等。

（2）调研表调研：通过《医院职能科室职责范围调研表》详细调研现行职能科室的职责履行情况（表 3.6）。

表 3.6 医院职能科室职责调研表

基本情况				
科室名称			负责人	
内设班组			科室人数	
职责概述				
关键职责	任务描述			工作标准
岗位与人员配置				
二级班组	岗位	人数	主 要 职 责	
本科室工作权限				
本科室绩效考核要点				
应该增加的职责与依据或理由				
应该分离的职责与依据或理由				
对医院职能科室设置的其他相关建议				

填表人签名： 审核人签名： 填表日期： 年 月 日

3. 设计医院组织结构

本步骤主要任务是选择合适的组织结构类型，调整科室设置，梳理科室职责要点，画出医院组织结构图，最终整理形成《医院职能科室组织结构调整方案》。

4．重新编制科室职责

本步骤主要任务是细化各职能科室职责说明，整理形成《医院职能科室职责说明书》。

5．跟踪实施

本步骤主要任务是如果各职能科室在履行职责过程中出现问题要及时商讨解决，不断完善医院职能科室的组织结构设计。

3.2.3　医院职能科室职责说明书编制

医院明确各职能科室的分工后，一般而言，由各科室撰写职责说明书，交由分管领导和人力资源部审核修订。在编制职责说明书时一般需注意以下事项。

职责的边界：所有职能科室职责相加等于医院各项职能分工，各科室之间的职责相对独立，也就是说，各职能科室各自独立的职责相加等于医院所有的职责分工，不能出现职责无人负责，也不能出现职责交叉重叠。

职责说明书一般由以下方面构成：

（1）职责概述：简明扼要地描述职责内容和边界及科室在医院发挥的价值。

（2）关键职责：将科室所有任务按照分工（模块）、工作流程或时间先后、工作职责重要程度提炼出来。

（3）任务描述：对某项任务进行"what（对象）、when（时间）、where（地点）、who（由谁执行）、how（怎样执行）"的描述。

（4）工作标准：完成某项任务所需要达到的层次，工作标准一般按照"多（数量）""快（效率）""好（质量）""省（成本控制）"来进行描述。

（5）工作权限：科室在履行职责过程中，需要相关科室和部门提供帮助和支持，或者在职能发挥时，医院赋予的监督、检查、控制等方面的权利。

（6）绩效考核要点：医院根据运营情况，对职能科室进行绩效考核，考核要点一般从各项职责和任务的履行情况进行提炼。

职能科室职责说明书事例如表 3.7、表 3.8 所示。

表 3.7   医院人力资源部职责说明书

职责概述		
负责医院人力资源规划、员工招聘、员工培训、专业技术人员聘任、绩效管理、薪酬福利管理、员工职业发展指导、劳动关系管理以及日常事务性工作等，充分发挥选人、用人、育人、留人的职能。		
关键职责	任务描述	工作标准
人力资源规划	1. 拟定医院人力资源工作规划和计划，提交医院人力资源管理委员会讨论确认后报院务会批准后执行	每三年制定一次人力资源规划，每年制订年度工作计划
	2. 修订、完善和更新医院人力资源管理制度与流程，并通过医院内网发布	3 月 1 日前完成 完整性、规范性
	3. 编制定岗定编方案并负责落实	每两年做一次定岗定编，每年做一次微调
	4. 编制医院人工成本预算	12 月 30 日前完成
	5. 制订医院人才梯队建设计划，确保符合医院持续发展的需要	12 月 30 日前完成 实际达标情况
	6. 制定院科两级人员紧急替代程序与替代方案，并负责组织落实	方案的可行性 紧急替代的落实情况
员工招聘	7. 组织内部招聘，通过内部人员的合理调配增补岗位空缺	招聘完成率 招聘过程的公正性
	8. 参加高等医学院校招聘会，根据需求选拔优秀应届毕业生	按时参加招聘会 招聘完成率
	9. 引进学科带头人和业务技术骨干，按程序办理录用和调入手续	引进完成率 上岗后考核情况
	10. 考核新进人员，按试用期考核结果确定是否转正	考核过程的规范性、公正性 新员工考核合格率
员工培训	11. 组织新员工岗前培训，协调相关职能科室准备培训讲义，实施培训并进行培训效果考核与评估	参加率 100% 考核合格率 95% 以上
	12. 规划各级各类人员的培训教育，对培训费用进行详细的预算，经医院人力资源管理委员会审查并报院务会批准后组织实施	培训任务完成情况 费用使用的合规性
	13. 督导检查专业技术人员继续医学教育情况	学分达标率达到 100%
	14. 组织全院中层管理干部培训，做好师资选聘及培训的实施工作	培训计划落实率 100%
专业技术人员聘任	15. 拟定全院专业技术人员岗位聘任实施方案，经医院人力资源管理委员会审查并报院务会批准后组织实施	方案的先进性、适用性 落实完成情况
	16. 办理初、中级专业技术职务资格考试、执业医师资格考试的报名和资格条件的审核工作	审核的及时性、公正性 差错发生情况
	17. 办理高级专业技术职务资格晋升的报名、资格条件审核、相关考试的组织和材料送审工作	审核的及时性 资料的完整性

续表

关键职责	任务描述	工作标准
绩效管理	18. 调整医院绩效管理实施方案，不断完善考核指标体系与考核流程	每年 12 月调整一次 先进性、适用性
	19. 起草《医院科室主任目标管理责任书》，组织各科室主任与院长签订目标管理责任书	1 月签订目标责任书 每季检查落实情况
	20. 汇总全院季度考核结果，分析全院各科室绩效情况	汇总结果需要在全体中层干部会上进行反馈
	21. 组织全院员工的年度考核工作，按规定填写年度考核表，评定等级，在规定时间内将年度考核表归档	每年 12 月完成 年度考核率 100%
	22. 辅导各科室绩效管理，每季至少组织职能科室召开一次绩效管理协调会	有会议纪要 对问题有整改措施
	23. 指导各科室二级分配与绩效考核	每个科室每年两次
薪酬福利管理	24. 调整各类人员基本工资，按规定做好报批和兑现工作	准确率 100%
	25. 调整和完善医院绩效工资分配方案	每年 12 月调整一次
	26. 调整和完善福利方案	按政策和要求落实
	27. 编制各种福利发放表格并按时下发	及时性、准确性
	28. 申报员工的社会保险基数，缴纳各项社会保险费用	及时性、准确性
员工职业发展指导	29. 协助员工制定个人职业生涯发展规划，给予必要的条件支持，为员工个人职业发展提供制度空间和平台	对关键岗位和重点人才有职业发展辅导
	30. 开展安全与健康教育，引导员工做好健康管理	相关讲座每年至少举办两次，安全与健康教育年度覆盖率达到 95% 以上
	31. 检查职业防护制度落实情况，并监督保障措施到位	每半年检查一次
	32. 管理员工的个人健康档案	每年整理分析一次
劳动关系管理	33. 签署员工劳动合同，编制员工的劳动合同汇总表	劳动合同签订率 100%
	34. 办理员工内部调配手续	规范性
	25. 办理员工外部调入与调出手续	规范性
事务工作	36. 审核全院各科室上报的考勤，严格劳动纪律管理	公正性、纠错情况
	37. 审批各种假期（权限范围内），及时纠正科室出现的不合规定的准假	公正性、纠错情况
	38. 管理全院人事档案，收集归档资料并分类归档，按规定执行查阅、转递手续	符合档案管理的规范化要求
	39. 更新人事信息，及时变更员工花名册，保证员工个人信息的真实、准确	每季度更新一次
	40. 报送相关的人力资源报表	按规定上报
	41. 办理和仲裁劳动争议	根据需要办理
	42. 完成领导交办的临时性人力资源管理工作	及时性、完成率

续表

本科室工作权限
1. 全院人力资源工作调研及制定规划方案权
2. 编制全院岗位设置和人员配置方案权
3. 院长授权范围内的员工招聘与内部调配权
4. 全院绩效管理工作的统筹与协调权
5. 医院绩效工资管理方案的起草权、解释权与实施权
6. 全院培训统筹安排权
7. 医院中层管理干部的考察与聘任建议权
8. 院长授权范围内的员工考勤审核、假期审批权
9. 人事档案调阅与管理权
10. 行使人力资源管理过程中需要赋予的其他权限

本科室绩效考核要点
1. 全院员工招聘完成率、员工流失率等反映员工稳定性的指标
2. 人工成本控制指标完成情况
3. 员工进修培训、参加各种学习班以及院内培训的完成情况
4. 员工病事假率、员工加班时数、员工违纪率等
5. 意外事故造成的损失与赔偿额
6. 劳资冲突次数与损失评估，员工申诉次数
7. 常规性工作完成的质量与效率（如招聘、培训、晋升、考核等）
8. 医院人力资源部年度工作目标的完成率
9. 各项工作完成的及时性及效果评价
10. 医院院级领导以及临床医技科室主任、护士长对人力资源部工作的评价和认可程度。

表 3.8　医院医学装备部职责说明书

职责概述
负责医院医学装备配置的论证、购置、验收、报废、保养、维修、使用监管、应用分析评价等全过程管理，确保医学装备的使用符合国家法律、法规及卫生行政部门规章、管理办法、标准的要求，保障各项医疗业务的开展

关键职责	任务描述	工作标准
医学装备规划	1. 拟定全院医学装备规划和计划，提交医院医学装备委员会讨论确认后并报院务会批准后执行	每三年制定一次全院医学装备规划，每年制定年度工作计划
	2. 修订、完善和更新涉及医院领导、医学装备管理部门和使用部门三级管理的各项管理制度，并通过医院内网发布	每年 12 月 30 日前修订完善一次完整性、规范性
	3. 制定常规与大型医学装备配置方案	优先配置功能适用、技术适宜、节能环保的装备。注重资源共享，杜绝盲目配置
	4. 论证医学装备配置的可行性，对可承担的工作量、成本消耗、人员配置、功能开发、社会效益、成本效益等进行分析评价	单价在 10 万元及以上的医学装备必须有可行性论证
	5. 配合审计部门对实施医学装备购置过程的全程监管和审计以及提供完整的相关资料	按监管和审计部门要求执行
	6. 培训使用大型医用设备的相关医师、操作人员、工程技术人员，业务能力考评合格方可上岗操作	按卫生行政主管部门具体要求执行。需要上级部门或外部机构培训的，负责联系协调培训

续表

关键职责	任务描述	工作标准
医学装备规划	7. 审核医院拟报废设备，按规定制度与流程处置报废设备	需要技术鉴定的要提出技术鉴定意见或组织专家鉴定
医学装备购置	8. 参与医疗设备购置招标谈判，组织准备招标材料，按要求提供相关参数	按要求履行招标过程中的职责
	9. 审查各科室提出的设备、器械申购计划、组织汇编全院医学装备购置计划和清单	对科室的申购计划要进行合理性、可行性的审核。每季度制定（调整）一次全院医学装备购置计划与清单
	10. 组织有关人员完成对购入的医学装备进行安装、验收、向科室移交使用等工作	严格执行安装、验收的有关制度与流程
医学装备保养维修	11. 保养维修全院病床以及轮椅、治疗车、担架车等机械类设备	每个科室每两周至少巡查一次，发现问题及时维修
	12. 保养维修全院电子、大型设备及急救设备等	50 万元以上设备每周至少巡查一次，其他设备每两周至少巡查一次，发现问题及时维修
	13. 保养维修手术室、静脉用药调配中心、供应室的空气净化设备	每两周对 5 个机房的 9 个总进风口网清洗一次；每月对室外两台空调机组散热片清洗一次；每天两次对 5 个机房 30 台机组运行情况进行巡视检查并做好运行情况记录，发现机组净化报警，必须停机更换空气过滤网，并做好换网记录
	14. 保养维护全院电梯，出现故障或困人等按医院制度与流程及时处理	全院电梯每天巡检一次；每台电梯每月保养维护 2 次
	15. 维修科室出现故障的医疗设备	接到科室维修信息后一般在 30 分钟内到达现场查看
	16. 开展医疗器械临床使用安全控制与风险管理工作	有医学装备质量保障，医学装备须计（剂）量准确、安全防护、性能指标合格方可使用
医学装备使用监管	17. 建立生命支持类、急救类、植入类、辐射类、灭菌类和大型医用设备等医学装备临床使用安全监测与报告制度	有安全监测和安全事件报告分析、评估、反馈机制，根据风险程度，发布风险预警，暂停或终止高风险器械的使用
	18. 考核和评估医疗器械使用安全情况	有对科室医疗器械临床使用安全管理的考核机制。有医疗器械临床使用安全事件监测与报告的追踪分析资料
	19. 监测放射与放疗机房环境，改进机房安全的措施并得到落实	每季至少监测一次，有完整的自查资料
医学装备应用评价	20. 分析评价大型医用设备的使用情况	评价内容包括设备使用、功能开发、社会效益、成本效益等分析评价
	21. 指导科室按照大型设备使用评价报告提高设备使用效率	每半年至少对科室的大型设备使用进行评价与指导一次
医学装备档案管理	22. 管理各类医学装备的筹购档案资料	档案内容包括：申请报告（表）、论证表、订货卡片、合同、验收记录等
	23. 管理各类仪器设备资料	档案内容包括：产品样本、使用和维修手册、线路图及其他有关资料等

续表

关键职责	任务描述	工作标准
医学装备档案管理	24. 管理各类医学装备使用过程中形成的档案资料	档案内容包括：操作规程、维护保养制度、应用质量检测、计量、使用维修记录及调剂、报废情况记载等
计量设备监测管理	25. 检测各种计量设备，有检测记录和维修记录等相关资料	为临床提供准确的计量设备，无因"计量错误"的原因所致的医疗安全事件。医院使用的计量器具100%有计量检测合格标志，100%在有效期内
	26. 制作计量器具台账，按期更新台账内容	每年6月和12月进行更新
医用高值耗材管理	27. 采购医用耗材（包括植入类耗材）和一次性使用无菌器械	采购记录内容应当包括企业名称、产品名称、原产地、规格型号、产品数量、生产批号、灭菌批号、产品有效期、采购日期等，确保能够追溯至每批产品的进货来源
	28. 记录和统计各科室医用耗材（包括植入类耗材）和一次性使用无菌器械的使用情况	登记台账清晰、准确，每月和各科室核对确认一次
	29. 监测耗材使用过程中的不良事件	有鼓励相关不良事件监测与报告措施和报告记录；有监管情况与不良事件的分析报告，有改进措施并得到落实

本科室工作权限

1. 全院医学装备配置情况调研及制定配置方案权
2. 授权范围内的医学装备采购权
3. 授权范围内的医学装备报废及处置权
4. 使用大型医用设备相关人员的培训权
5. 对全院医学装备的检查、保养、维修权
6. 全院医学装备档案管理权
7. 全院医学装备使用监管权
8. 全院计量设备监测管理权
9. 全院医学装备应用评价权
10. 全院医用高值耗材管理权
11. 行使医学装备管理过程中需要赋予的其他权限

本科室绩效考核要点

1. 全院医学装备购置完成率、购置设备质量及使用科室评价等
2. 医学装备完好率
3. 各种医学装备保养、维修的及时性
4. 使用大型医用设备相关人员培训任务完成情况
5. 医疗器械临床使用安全事件发生情况、管控情况
6. 医用耗材供应保障及使用安全情况
7. 常规性工作完成的质量与效率（如一般医疗器械的购置、设备使用分析、对科室使用设备的指导等）
8. 医学装备部年度工作目标的完成率
9. 各项工作完成的及时性及效果评价
10. 科室人员的廉洁自律情况及违规违纪情况
11. 医院院级领导以及临床医技科室主任、护士长对医学装备部工作的评价和认可程度

3.3　业务科室组织结构设计

3.3.1　业务科室组织结构设计的主要依据

医院业务科室主要是指临床科室、医技科室以及其他医疗辅助科室，由于医院是一种比较传统且稳定的组织机构，因此，在业务科室的设置上只要是同等级规模的医院，差异都不会很大。在具体设置时一般参照卫生行政主管部门的相关规定，具体的规定如下。

卫生部《〈医疗机构诊疗科目名录〉的通知》（卫医发〔1994〕27 号）对医院的学科设置做出了规定：本《名录》依据临床一二级学科及专业名称编制，是卫生行政部门核定医疗机构诊疗科目，填写《医疗机构执业许可证》和《医疗机构申请执业登记注册书》相应栏目的标准；医疗机构实际设置的临床专业科室名称不受本《名录》限制，可使用习惯名称和跨学科科室名称，如"围产医学科""五官科"等；诊疗科目分为"一级科目"和"二级科目"，一级科目一般相当临床一级学科，如"内科""外科"等，二级科目一般相当临床二级学科，如"呼吸内科""消化内科"等；为便于专科医疗机构使用，部分临床二级学科列入一级科目；科目代码由"××·××"构成，其中小数点前两位为一级科目识别码，小数点后两位为二级科目识别码。

《医疗机构诊疗科目名录》中关于"一级科目"和"二级科目"的设定如表 3.9 所示。

表 3.9　《医疗机构诊疗科目名录》的部分科目设定

代　码	诊疗科目
01	预防保健科
02	全科医疗科
03	内科
03.01	呼吸内科专业
03.02	消化内科专业
03.03	神经内科专业
03.04	心血管内科专业
⋮	⋮

续表

代　码	诊疗科目	
04	外科	
04.01	普通外科专业	
04.02	神经外科专业	
04.03	骨科专业	
⋮	⋮	

其他的一级科目有妇产科、妇女保健科、儿科、小儿外科、儿童保健科、眼科、耳鼻咽喉科、口腔科、皮肤科、医疗美容科、精神科、传染科、结核病科、地方病科、肿瘤科、急诊医学科、康复医学科、运动医学科、职业病科、临终关怀科、麻醉科、医学检验科、病理科、医学影像科、中医科、民族医学科、中西医结合科等。

卫生部《关于印发急诊科建设与管理指南（试行）的通知》中规定：急诊科是医院急症诊疗的首诊场所，也是社会医疗服务体系的重要组成部分。急诊科实行 24 小时开放，承担来院急诊患者的紧急诊疗服务，为患者及时获得后续的专科诊疗服务提供支持和保障。急诊科应当设医疗区和支持区。医疗区包括分诊处、就诊室、治疗室、处置室、抢救室和观察室，三级综合医院和有条件的二级综合医院应当设急诊手术室和急诊重症监护室；支持区包括挂号、各类辅助检查部门、药房、收费等部门。

卫生部《关于印发二、三级综合医院药学部门基本标准（试行）的通知》中规定：医院药学部门是医院专业技术科室，负责有关的药事管理和药学专业服务工作，并承担监督与推进相关药事法规落实的职责。药事管理和药学专业服务工作主要包括本医院药品保障供应与管理；处方适宜性审核、药品调配以及安全用药指导；实施临床药师制，直接参与临床药物治疗；药学教育、与医院药学相关的药学研究等。医院药学部门的设置：二级综合医院设置药剂科，三级综合医院设置药学部。

卫生部关于印发《综合医院康复医学科基本标准（试行）的通知》中规定：独立设置门诊和病区。至少设置具备临床康复评定功能的物理治疗室、作业治疗室、言语治疗室、传统康复治疗室、康复工程室等；康复医学科门诊和治疗室总使用面积不少于 1000m²；根据需求和当地康复医疗服务网络设定床位，应为医院总床位数的 2%～5%，每床使用面积不少于 6m²，床间距不少于 1.2m；以收治神经科、骨科疾病患者为主或向康复医院转型的三级综合医院，其康复医学科床位数不受上述规定限制。

卫生部《血液透析室建设与管理指南》中规定：设置肾病内科的二级以上医院

可以设置血液透析室。血液透析室是利用血液透析的方式，对因相关疾病导致慢性肾衰竭或急性肾衰竭的患者进行肾脏替代治疗的场所。通过血液透析治疗达到清除体内代谢废物，排出体内多余的水分，纠正电解质和酸碱失衡，部分或完全恢复肾功能。血液透析室应当包括透析治疗区、水处理区、治疗区、候诊区、接诊区、库房和患者更衣室等基本功能区域。各功能区域应当合理布局，区分清洁区与污染区，清洁区包括透析治疗区、治疗区、水处理区和库房等。

卫生部《病理科建设与管理指南（试行）》中规定：医疗机构病理科是疾病诊断的重要科室，负责对取自人体的各种器官、组织、细胞、体液及分泌物等标本，通过大体和显微镜观察，运用免疫组织化学、分子生物学、特殊染色以及电子显微镜等技术进行分析，结合患者的临床资料，做出疾病的病理诊断。具备条件的病理科还应开展尸体病理检查。二级综合医院病理科至少应当设置标本检查室、常规技术室、病理诊断室、细胞学制片室和病理档案室；三级综合医院病理科还应当设置接诊工作室、标本存放室、快速冰冻切片病理检查与诊断室、免疫组织化学室和分子病理检测室等。其他医疗机构病理科应当具有与其病理诊断项目相适应的场所、设施等条件。

以上为医院设置业务科室依据示例，其他科室也均有相关规定，在具体设置时需要查阅相关规定与要求，做到能够按照相应的建设规范与指南合理地设置各个业务科室，同时也要结合人员的专业能力、服务质量、业务运营等具体情况设置符合本医院发展的业务科室体系。

3.3.2　业务科室组织结构设计创新与学科整合

随着医学研究的深入与医疗技术的进步，专业人士们越来越感觉到专业细分所带来的弊端，在医院业务科室的设置上也逐步突破了传统的模式，寻求组织结构设计的创新和学科整合。

有的医院将肾内科、肾移植科、血液净化中心和肾脏病专科实验室进行整合设立了肾脏中心。就肾病的治疗而言，过去是以专业来划分科室，而整合为肾脏中心后，则真正体现了以患者为中心。例如，尿毒症患者患病初始，需要在肾内科接受治疗，后期需要血透治疗，在肾衰竭以后需要做肾移植手术，移植后的肾脏可正常运作十年，之后又回到肾内科接受治疗，内外科的治疗在此过程中不断交替相织，只有以患者为中心整合为一套完整的规范化和系统化的治疗路径，患者才能得到更好的治疗与康复。

北京大学肿瘤医院推广的多学科协作治疗模式（multiple disciplinary team, MDT），其实质就是一种学科整合模式。MDT起源于20世纪40年代，90年代初期发展成熟，近年来传入我国并逐渐兴起。因肿瘤疾病往往涉及手术、放疗、化疗、康复、影像等多个学科，所以MDT尤其适用于肿瘤患者。与传统的专家会诊，MDT的特点体现在四个方面：① MDT是一种制度，时间、人员、地点相对固定，这是传统会诊模式不具备的；② MDT是根据患者病情由医院来安排专家诊断，并和患者达成治疗共识，而非传统会诊模式由患者的要求来选择专家；③ MDT是多学科一起协作治疗，而传统专家会诊只给出诊断意见，并不参与或干预治疗过程；④ MDT模式在治疗和康复过程中，由专家组定期评估治疗效果，调整治疗方案，更切合患者实际[8]。

案例1　中国医科大学航空总医院职能处室组织机构优化方案

中国医科大学航空总医院成立于1972年，隶属于世界五百强企业——中国航空工业集团公司，历经四十余年发展，医院已成为集医疗、教学、科研、预防为一体的大型公立三级综合医院、中航工业医疗行业龙头医院、北京市北苑地区医疗中心。医院承担着中国航空工业集团公司50万员工的职业病防治、医疗保健工作，肩负着大型飞行试验的医疗保障和周边100余万居民的医疗保健任务。医院现编制床位1000张，有医疗技术人员1230人，副主任医师以上职称239人，博士后5人，博士43人，硕士246人。医院拥有3.0T超导磁共振、320排高端CT、全视野数字化乳腺X线摄影系统、数字减影式血管造影仪（DSA）、数字化X光机（DR）、进口高端彩色超声诊断仪等现代化的诊疗设备及楼宇智能自控系统。

医院加强与国际、国内各大医学院校和医疗机构的合作。与中科院生物物理研究所共同成立"中国科学院北京转化医学研究院"；与中国医科大学合作，建立中国医科大学北京临床学院、中国医科大学航空总医院博士后联合培养基地；与华西口腔医学院合作，成立"华西口腔医院361分院"；与慕尼黑大学启明湖培训中心合作，成立"航空总医院德国启明湖口腔种植培训中心"；与阜外医院合作成立了心血管技术培训中心；与蒙古国合作，成为北京唯一一家"蒙古国医师来华交流定点医院"；成立了北京市第五家神经病学会诊中心及北京地区"中华医学会麻醉学分会疼痛诊疗培训基地"。医院秉持"尚德精术"的院训，以"身心护佑、健康同行"为使命，坚持以患者为中心，坚持人性化服务，不断优化服务流程，为患者提供高效、便捷的优质服务，努力打造北京最值得信赖的医院。通过强强联合，医院不断引进国际先进医疗技术，向着一流的现代化医院目标不断迈进。

为响应国务院国资委实施中央企业"瘦身健体、提质增效"的工作，贯彻落实中国航空工业集团公司关于进行组织结构优化工作的具体要求，重点解决机构多、层级多、冗员多的问题，航空总医院根据医疗行业的特点，结合国家城市公立医院改革中关于人事分配制度改革的要求，坚持精干高效、管理清晰、因事设岗的原则，合理界定各职能处室的职责，优化人员配置，形成职责清晰明确、管控有力、服务有效的职能处室组织结构和管控体系。本次职能处室组织结构优化方案通过与医院领导人员、职能处室负责人一对一深度访谈，运用科室职责和岗位职责调研表调研，充分掌握、分析医院现有职能处室的设置与职责情况，按照中国航空工业集团公司的专项工作要求，结合医院自身的发展规划和实际管理需要，重新调整、优化、梳理各职能处室的职责，并通过定性与定量相结合的方法对各职能处室定岗定编，编制各职能处室职责说明书和各个岗位的岗位说明书。

一、开展职能处室组织结构优化的相关参考依据

医院作为知识密集、专业性强、管理难度大的组织机构，其职能处室的设置有其自身的规律性和相应的行业规范。本次职能处室组织结构优化调整的主要依据有《三级综合医院评审标准实施细则（2012 版）》《综合医院分级管理标准——三级》《医院财务制度》《医院会计制度》《关于加强医疗机构财务部门管理职能、规范经济核算与分配管理的规定》《卫生系统内部审计工作规定》《医疗投诉管理办法（试行）》《医疗机构内部价格管理暂行规定》《医疗机构财务会计内部控制规定（试行）》《医院感染管理规范》《医疗卫生机构医学装备管理办法》《北京市二级及以上医疗机构医疗器械管理部门职能设置与人员配备指导意见》，集团有关组织机构设置和岗位设置的文件以及景惠管理研究院提供的国内同等规模综合性医院职能处室设置的案例等。

二、医院现有职能处室设置与关键职责概述

见表 1。

表 1　中国医科大学航空总医院现有职能处室设置与关键职责概述

处室名称	二级科室	关键职责
党政办公室	党务办公室	党建工作、党员管理、党风廉政建设、精神文明建设、医院文化建设、医德医风管理
	政务办公室	综合协调、文秘事务、会务管理、服务接待、应急管理、行政车辆管理、文印室管理、综合档案管理
	工会办公室（合署办公）	工会活动、职代会日常工作、员工福利管理、员工活动管理、工会经费管理、帮扶救助管理
	团委办公室（合署办公）	共青团组织建设、制度建设、作风建设；团员青年活动管理
	离退休办公室	离退休人员日常管理、离退休人员福利发放、离退休人员活动组织、离退休人员慰问抚恤、离退休人员信息统计
	资产管理办公室	全院固定资产管理
	期刊编辑部	期刊编辑管理
		计划生育工作
发展规划处	市场营销办公室（公关办公室）	医院品牌推广、对外宣传、重大活动摄影摄像、宣传平台建设、通讯员管理、VI 标识系统管理、院报编印、宣传资料管理
	社区服务办公室	社区监督管理、社区医务室合作业务拓展、医联体协调、对口支援协助
	运营管理办公室	医院经营管理状况分析、科室运营分析与指导
	绩效管理办公室	绩效工资分配、绩效考核实施
	品质服务办公室	品质服务方案制定、满意度调查、临床科室门牌制作
	志愿服务办公室	志愿管理体系建设、志愿者管理、志愿活动组织
	管理创新办公室	6S 管理、品管圈管理、大型医院巡查督导
	控烟管理办公室	控烟管理、中航工业医院协会会务管理
		医院组织结构设计、医改政策研究、医联体管理、对口支援管理
人力资源处	干部管理办公室	专门负责干部管理工作
		招聘管理、岗位管理、职称管理、薪酬福利管理、培训管理、社会保险管理、劳动关系管理、员工信息管理、人事档案管理
计划财务处		经营计划管理、预算管理、成本核算管理、绩效工资核算管理、资金管理、票据管理、收费管理、财务档案管理、下属公司财务管理
风险管理处	风险管理办公室	风险管理制度建设、业务模块制度梳理、业务流程风险管控、内部审计
	法律事务办公室	法务工作、合同管理
纪检监察处		纪律检查、行政效能监察、信访工作
医务处		医政事务管理、医疗技术管理、医师执业资格管理、临床路径管理、特需医疗管理、三甲创建工作、放射防护管理、对口支援管理、重点专科管理
	质量管理办公室	医疗质量监督控制、医疗安全管理
	医患关系办公室	医疗纠纷处置、医疗责任险管理、医患沟通培训、医疗不良事件管理、诉求中心管理
	病案统计办公室	病案管理、医疗统计
护理部		护理质量管理、护理安全管理、护理教学管理、护理科研管理
	辅医管理办公室	辅医监督管理、洗衣房管理

续表

处室名称	二级科室	关键职责
教育处		教学管理、继续教育管理、住院医师规范化培训管理、进修生管理
科研处		重点学科建设与管理、课题管理、学术论文管理、图书管理、伦理管理、转化医学管理、GCP 认证管理
医院感染管理处		感染监测、感染培训、消毒隔离、感染突发事件管理
疾病预防控制处		传染病管理、健康教育
	预防保健科	儿童保健、妇女保健、疫苗接种、精神病管理、慢病管理
医保物价处		医保管理、物价管理
信息服务中心		医院信息化建设、网络运维、硬件运维、软件运维、服务器运维、信息资产管理
客户服务中心		门诊服务、床位调配
后勤服务中心	总务办公室	动力运行保障（水电气暖）、外包单位监督管理（物业、食堂、电梯、空调）、后勤维修保障、房屋管理（学生宿舍、职工浴室）、绿化环保、安全生产、节能减排管理
	基建办公室	基建工程项目管理、基建档案管理
	医学装备办公室	医学装备固定资产管理、医学装备流程管理（申购论证、验收、安装、调试、养护、质控）、医学装备维修第三方监督、医学装备培训、医学装备档案管理、计量器具管理
	消防保卫办公室	消防安全、治安保卫管理、停车场监督管理
采购服务中心		装备采购、医用耗材采购、办公物资采购
		装备库房管理、高值耗材管理、试剂库房管理、办公耗材库房管理、配送管理

三、医院职能处室设置与优化建议

从医院现行职能处室设置的情况来看，全院 17 个一级职能处室下设了 27 个二级科室，存在着职能部门名称冗多、层级多且复杂的问题，导致中层管理职数配置增多，上下级之间责权匹配度不高，一些职责存在重复交叉、归属不明等问题。为此，对职能处室的设置与优化提出以下建议。

1. 职能科室层级设置

明确不再单独设置独立的二级职能科室，原二级职能科室归属纳入一级职能处室的职能范畴，通过岗位明确相应的职责界定。

2. 门诊管理职能界定

目前门诊管理归属客户服务中心，但客户服务中心主要承担分诊、导诊、床位调配、电话咨询预约、号源管理、健康教育等工作，门诊的行政和业务管理职能比较弱化。从医院的特点和实际情况考虑，目前日均门诊量 4000 人次左右，门诊行政和业务管理要求高，应按三级医院的规范化要求设立门诊部，明确门诊部承担分诊、导诊管理、门诊号源管理、排班管理、门诊质量管理、电话咨询预约管理等职责。

3. 党政办公室资产管理和编辑管理

根据《医院财务制度》，医院财务管理的主要职责是：加强国有资产管理，合理配置和有效利用国有资产，维护国有资产权益，包括固定资产、流动资产、无形资产、对外投资、净资产的管理等。《关于加强医疗机构财务部门管理职能、规范经济核算与分配管理的规定》中明确医院财务管理部门承担固定资产及对外投资的财务管理工作。结合访谈，目前党政办的资产管理岗主要承担固定资产总账，考虑工作流程的顺畅程度与业务归口，建议资产管理纳入计划财务处。

编辑管理主要承担肿瘤期刊编辑，需要掌握学科的专业知识和期刊编辑技能，应调整至临床专业科室管理或科研处管理较为合适。

4. 医院宣传职能归属

医院宣传从性质和内容上可分为党务文化宣传和市场营销宣传。根据集团的要求和医疗行业通常的分工，一种是整合党务文化宣传与市场营销宣传职能，隶属党政办公室，但职责分离。另一种是党务文化宣传归属党政办公室；市场营销宣传仍归属发展规划处。考虑医院管理的实际情况，建议采取第二种方式。

5. 物价管理定位与归口

根据《关于加强医疗机构财务部门管理职能、规范经济核算与分配管理的规定》和《医疗机构内部价格管理规定》，原则上财务科下设价格管理部门，明确 1 名财务科负责人主管此项工作。每 500 床配置 1 名专职价格管理人员，其应掌握与医疗收费相关的医药价格政策，具备一定的基本医学知识和财务知识，具有初级以上职称。因此，从规范性讲，应归属计划财务处。

6. 发展规划处的职能界定

发展规划处职能原则上关注的是医院层面的战略、规划及发展目标，目前包括市场营销、社区服务、品质服务、志愿服务、运营管理、绩效管理、创新管理等几个部分，管理幅度较大，中层副职岗位较多。通过访谈及实际职能履行情况，建议社区服务岗不再单独配置，由其他岗位兼职承担。

7. 三甲评审职能定位

三甲评审的对象是医院，评审内容和指标的落实涉及医院的各个职能处室和业务科室，各类指标由相应责任部门直接负责。一般三甲评审创建由医务处统筹，三甲评审不作为常设的独立管理部门，一般采取项目管理方式。

8. 洗衣房管理归属定位

洗衣房一般隶属后勤保障职能序列, 洗衣工等隶属工勤岗位序列, 调整洗衣房管理至后勤服务中心, 不再由护理部管理。

9. 控烟职能的归属定位

控烟工作隶属公共卫生预防监督管理范畴, 一般医院统筹由疾控或预防保健科负责, 其他科室进行协助管理。建议控烟职能调整至疾病预防控制处。

10. 医学装备流程管理中的医学装备处与采购服务中心的职责界定

医学装备管理流程的完成离不开医学装备处与采购服务中心, 采购是医学装备管理流程中的一个环节, 其中主要涉及招标与资质认证等, 建议都由采购中心完成; 医学装备处注重装备的运行管理与应用效果评价 (验收、安装、调试、维护以及设备使用效益分析等)。

11. 基建维修与总务维修的职责界定

一般而言, 基建是以大型建筑工程为主, 适合项目管理; 基建注重新建、大型建筑的改造。基建项目结束后的基础修葺、维修, 一般由后勤保障部门负责。总务维修与基建维修职能整合, 隶属同一个上级, 一般会避免职责不清的情况。

12. 健康教育职责界定

《国家基本公共卫生服务规范》《国家基本公共卫生服务绩效考核指导意见》中明确指出健康教育服务是隶属公共卫生, 与儿童保健、孕产妇保健、高血压、糖尿病、传染病、重性精神病、老年人健康等 11 项内容都归属公共卫生。按一般医院常规的做法, 健康教育职能一般归属公共卫生管理部门, 本院建议归属疾病预防控制处。健康教育涉及提供教育资料、设置教育宣传栏、健康咨询活动、健康讲座、个体化社区健康服务等, 需要多部门配合, 现有客服人员、宣传人员等承担配合协助职能, 不是统筹管理职能。

医院内部员工健康体检等工作不是常规性工作, 建议统筹纳入疾病预防控制处负责统筹, 工会等协助配合。

13. 床位调配职责界定

床位调配涉及临床业务资源配置, 单纯护理人员无法承担此项职责。不建议再单独配置人员, 出现床位调配问题, 可由医务处协调沟通。

14. 弱电管理职责界定

一般医院弱电系统涉及网络、电话、监控、门禁、报警等各个模块, 都需要接入医院主网络和数据中心，所有弱电终端的时间必须指向时间服务器，建议弱电的后台技术支持由信息服务中心统筹管理。

15. 维修物资采购职责

维修物资的采购效率直接影响维修服务效率，普遍反映维修效率不高的影响因素之一是维修物资、配件的采购效率慢。建议区分采购部门的物资采购清单和各相关职能处室的采购清单，明确不同采购清单的采购流程。确定采购清单的采购渠道中，要根据采购物资的特点来选择网络采购渠道或者市场采购渠道。

四、优化后医院职能处室设置与关键职责概述

医院职能处室分为四大类设置，即行政管理部门、运营管理部门、业务管理部门和服务保障部门（表 2）。

表 2   中国医科大学航空总医院职能处室优化设置后的关键职责概述

处室名称	关键职责
党政办公室	党务管理（党员管理、党费管理、党建事务）、政务管理（督导协调、文秘工作、会务管理、服务接待、行政用车管理）、群团组织事务管理（工会事务、团委事务、离退休事务、计划生育，属于合署办公）、医德医风管理与行风建设
人力资源处	招聘管理、培训管理、岗位管理、职称管理、薪酬福利管理、干部管理、社会保险管理、劳动关系管理、员工信息管理、人事档案管理
纪检审计处	纪检工作、效能监察、风险管控、法务监督、合同管理、内部审计
发展规划处	医改政策研究、运营分析、绩效管理、营销宣传、6S 管理、品管圈管理、满意度监测、志愿者服务管理
计划财务处	经营计划管理、预算管理、资产管理、资金管理、成本核算管理、物价管理、票据管理、收费管理、财务档案管理、下属公司财务管理
医务处	医政管理、医疗质量与安全管理、医疗技术管理、医患沟通管理、病案管理、医疗统计
护理部	护理质量管理、护理安全管理、护理教学管理、护理科研管理、辅医管理
教育科研处	教学管理、继续医学教育、住院医师规范化培训、科研学术管理、期刊编辑管理、图书管理
疾病预防控制处（医院感染管理处）	医院感染管理、传染病管理、健康教育、慢病管理、儿童保健、妇女保健、预防接种、控烟管理
医保管理处	医保政策培训、医保病历质控、医保数据管理、医保窗口管理
门诊部	门诊行政管理和业务管理、分诊管理、导诊管理、预约咨询管理
信息管理中心	医院信息化建设、网络运维、硬件运维、软件运维、服务器运维、信息资产管理
后勤保障处	动力运行保障（水电气暖）、外包单位监督管理（物业、食堂、电梯、空调）、后勤维修保障、房屋管理（学生宿舍、职工浴室）、绿化环保、安全生产、节能减排管理、基建管理

续表

处室名称	关键职责
安全保卫处	消防安全管理、治安保卫管理、停车场监督管理
医学装备处	医学装备固定资产管理、医学装备流程管理（申购论证、验收、安装、调试、养护、质控）、医学装备维修第三方监督、医学装备培训、医学装备档案管理、计量器具管理
采购服务中心	装备采购、医用耗材采购、办公物资采购
库管中心	物资耗材库存管理（各库房管理）、物资配送

（1）设置行政管理部门3个，包括党政办公室、人力资源处、纪检审计处；

（2）设置运营管理部门2个，包括发展规划处、计划财务处；

（3）设置业务管理部门6个，包括医务处、护理部、科研教育处、疾病预防控制处（医院感染管理处，合署办公）、医保管理处、门诊部；

（4）设置服务保障部门6个，包括信息管理中心、后勤保障处、安全保卫处、医学装备处、采购服务中心、库管中心。

（案例来源：景惠管理研究院咨询案例）

 案例2　云南省曲靖市中医医院职能科室设置调整方案

云南省曲靖市中医医院是一所以中医中药和中西医结合为特色，集中医、中西医结合、预防保健和康复治疗为一体的"三级甲等"中医医院，是云南中医学院非直属附属医院和曲靖医学高等专科学校教学医院，是国家执业医师资格实践技能考试基地。2014年医院与景惠管理研究院合作，全面开展了医院人力资源管理规范化建设咨询工作，内容包括人力资源管理诊断、人力资源规划、组织结构梳理、综合绩效考核体系设计和绩效工资体系设计以及医院职业化管理培训等。通过对医院组织结构体系特别是职能科室设置情况的调研，发现医院职能科室存在着部分职责界定不清、流程不明、管理人员兼职过多等情况，为了更好地提升管理效能，医院和景惠管理研究院共同配合，详细梳理了现有各职能科室的职责，按照医院职能科室设置的有关要求，结合医院的实际情况，制定本方案。

一、现行职能科室设置与主要职责概况

通过与医院领导、各职能科室主任访谈，结合发放各职能科室的职责调研表，

医院职能科室设置情况和各科室关键职责梳理如表 1 所示。

表 1   医院职能科室设置情况和各科室关键职责

科室名称	关键职责概述
办公室	综合协调、文秘工作、会务管理、对外接待、市外用车调度、标识管理等
项目办	基建项目管理，基建公司、项目管理公司的联络沟通等
医务科	医疗质量与安全管理、医疗技术管理、医师执业管理、中医治疗艾滋病项目管理、慢性病管理、病案管理、对口支援（下乡义诊）、应急管理、重点专科建设管理等
科教科	科研管理、继续医学教育管理、实习生教学管理、住院医师规范化培训等
组织人事科	人力资源规划、岗位管理、绩效管理、工资福利管理、综合档案管理、证照管理、党务工作等
护理部	护理人力资源管理、护理质量与安全管理、护理技术管理、护理教学管理、护理科研管理、护理培训管理等
财务科	预算管理、收入管理、支出管理、成本管理、流动资产管理、固定资产管理、对外投资管理、财务分析与报告、现金票据管理、绩效工资核算与分配、物价管理、医保管理、收费管理等
药械科	药房管理、医用库房管理、医用物资管理、医学装备管理、临床药学工作、制剂室管理等
感控办	医院感染管理、防保工作、消毒供应室管理等
宣传信息科	信息化建设规划、计算机硬件系统管理、信息软件系统管理、信息应用平台管理、信息系统数据管理、信息安全管理、医院宣传、名医馆管理等
总务科	水电维护管理、后勤办公物资管理、后勤库房管理、外包物业服务（清洁、绿化、导医、污水处理、洗浆房、食堂）监督管理、控烟管理等
保卫科	安全保卫管理、消防安全管理、停车场管理、突发事件应急协助工作等
汽车班	车辆日常维护维修管理、市内用车调度等

医院目前共设置职能科室 12 个（不含汽车班），各科室设置基本符合医院组织结构设置的要求，基本能够体现专业分工、协调配合、层级管理的原则。但在访谈中，院领导和职能科室主任普遍反映个别科室存在职责交叉、职责模糊、一项工作出现缺少主管统筹科室和人员兼职较多等情况。调研中也发现有些职能科室缺乏规范的管理制度，没有形成明确顺畅的管理流程，造成个别科室服务效率低、执行力弱等情况，需要进一步对职能科室的职责进行梳理与调整。

二、现行职能科室设置与履行职责过程中的主要问题

1. 现有职能科室名称不够规范，容易造成科室层级混淆

现有职能科室名称中存在"办公室""办""科""部"等词汇，容易产生层级混淆。根据层级管理的原则，组织机构设置中，同一层级机构的名称应相对统一，如政府职能部门的厅下设处、处下设科等。建议医院设置职能科室时同一层级的职

能科室名称使用"部"命名（办公室等个别习惯性称谓除外）。业务科室统一使用"科"命名（消毒供应室、治未病中心等个别习惯性称谓除外）。

2. 医院现有职能科室设置不完整，需要增加设置或调整职责

（1）按管理职能要求所缺失的科室

① 根据《全国中医医院组织机构及人员编制标准》中要求，300 张病床以上的中医医院应设置门诊部，主管门诊科室行政事务管理、预约诊疗、导诊导医等工作。目前，医院未独立设置门诊部，只有一名护士长负责门诊预检分诊，并管理儿科门诊、不孕不育门诊、风湿门诊的行政事务，其余门诊、急诊和有病区科室开设的门诊由医务科统筹管理，名医馆又由宣传信息科管理，仅门诊行政事务管理一项工作就出现多个科室负责的问题，造成门诊管理工作混乱，甚至有些工作无人负责。

②《卫生系统内部审计工作规定》明确规定："年收入 3000 万元以上或拥有 300 张病床以上的医疗机构，应当设置独立的内部审计部门，配备专职审计人员。"目前医院未设置单独的审计部门和审计人员。

（2）现有管理职能应分离单独设置科室

① 根据《三级中医医院评审细则（2012）》和《医疗卫生机构仪器设备管理办法》中要求，应成立医学装备管理部门。目前，医学装备管理职责由药械科承担，根据医院规模和实际工作量应该单独设置。

② 根据《医疗机构药事管理规定》要求，三级医院应设置药学部，并根据实际情况下设二级科室，重点管理调剂（中西药房）、临床药学、煎药、制剂等工作。目前药械科统筹管理药学、医学装备工作，在一定程度上分散了管理人员的精力，影响了管理效果。应设置独立的药学部作为药学部门管理，不再列为职能科室。

③ 根据《基本医疗保险制度》《云南省新型农村合作医疗管理办法（2003）》和《曲靖市新型农村合作医疗管理办法（2009）》中要求，医疗保险、新型农村合作医疗管理应配置专职管理人员。目前，医保、新农合管理工作隶属财务科，建议分离独立设置医保管理科室。

④ 根据目前工作职能履行情况和工作负荷，医院应设立党委办公室，相关职能从组织人事科中分离出来。根据上级组织对纪检监察工作的要求，建议设置纪检监察办公室，主要承担党风廉政建设、纪检监察、医德医风等工作。

3. 需要明确界定职责划分的科室

（1）汽车班没有主管科室。目前，曲靖市内用车由各用车科室直接与汽车班联系使

用车辆；曲靖市外用车由各用车科室向办公室提出申请，由办公室通知汽车班统一协调安排。建议汽车班的车辆维护、维修、清洗、保养、调配等明确由办公室统筹管理。

（2）综合档案管理职责在组织人事科，主要是由于现任组织人事科科长是由原办公室调入，之前负责综合档案管理工作，造成"岗随人走"。

（3）宣传信息科由信息管理人员和前办公室宣传人员组成，在宣传标识、横幅、宣传工具等制作工作中，宣传信息科需向办公室提出申请，决定权在办公室，宣传信息科在此项工作中担任"传话筒"角色，影响工作效率。

（4）医务科和科教科在对口支援、应急管理、重点专科建设工作中两个科室之间存在职责交叉和界定不清的问题，容易造成个别工作无人负责，无法追责。

（5）绩效工资核算分配与发放统一归属财务科，违背了卫生系统内部审计关于一项工作/活动的制定、决策、审核、执行程序应明确，并相互监督、相互制约的要求。

（6）慢性病、传染病、艾滋病、性病等疾病预防控制工作由医务科、感控办分别承担，没有体现归口统一管理的要求。

（7）消毒供应室管理隶属感控办，主要是由于感控办主任之前担任消毒供应室护士长，调任后没有将消毒供应管理分离，同样造成"岗随人走"的现象。

（8）名医馆的日常管理现由宣传信息科承担，在名医门诊的专家安排工作中，宣传信息科又没有决定权，仅能完成名医馆的宣传工作，应明确名医馆的管理科室。

三、职能科室设置与职责调整思路与建议

1. 职能科室设置与命名中，应根据专业化分工、归口管理、统筹管理的原则，进行分设或合并

（1）职能科室同层级科室命名建议统一运用"部"；原办公室、新设党委办公室、纪检监察室等运用"室"命名。

（2）医保、新农合管理根据归口管理原则，建议将此项职责从财务科分离，独立设置医保管理部。

（3）药学管理与医学装备管理根据专业分工原则，考虑管理能力与管理幅度要求，药械科分设为药学部、医学装备部。

（4）慢性病、传染病等疾病预防控制、健康管理工作根据统一归口管理的原则，考虑目前人员配置问题及此项工作的工作量及工作负荷，建议单独配置专人统筹负责管理，归属医院感染管理部。

（5）根据卫生审计要求，单独设置审计部。审计人员应当具有审计、会计、经济管理、工程技术等相关专业知识和业务能力。

（6）组织人事科将党务工作分离后，名称变更为人力资源部。

（7）信息宣传科将信息管理和宣传职能分离，设置独立的信息部，宣传工作由新成立的党委办公室负责。

（8）根据医院经营管理要求，需要有相应主管部门负责分析、监督医院整体及各科室的运营管理情况，为院领导规划决策提供基本运营数据支撑。建议设置运营管理部，主要负责医院及各科室经营数据分析、绩效工资核算、统筹综合绩效考核等工作。

2. 职责界定应根据专业分工与规范流程要求，避免"岗随人走"甚至无人负责的问题

（1）综合档案管理、证照管理职责建议由办公室负责，其他各职能科室分别管理自己的档案资料，之后按档案管理的规范化要求提交至办公室统一归档管理。

（2）名医馆工作根据专业要求，归属门诊部管理。

四、职能科室设置调整与关键职责概述

通过职能科室设置调整，全院职能科室（含党务部门）共包含 3 室 15 部，其名称和关键职责汇总如表 2 所示。

表 2 职能科室设置调整与关键职责概述

科室名称	关键职责	调整说明
党委办公室	党委事务综合协调、文秘工作、会务工作、医院文化建设规划、精神文明建设、宣传工作、爱卫会日常工作、老干部日常事务工作等	新设置科室；文化、宣传工作从宣传信息科归入；党务工作由组织人事科归入
纪检监察室	纪律检查工作、党风廉政建设、医德医风建设、满意度调研与综合分析等	新设置科室
办公室	综合协调、文秘工作、会务工作、检查督办、接待工作、车辆管理、档案管理等	统筹管理接待工作、汽车班工作；档案管理由组织人事科归入
运营管理部	绩效工资核算、综合绩效考核组织与实施、医院与科室经营管理效果评价等	新设置科室；绩效工资核算由财务科转入
医务部	医疗人员执业管理、医疗质量与安全管理、医疗技术准入管理、中医治疗艾滋病项目管理、病案管理、医患沟通管理、医疗纠纷与投诉处置、医疗应急管理等	"医务科"更名；重点专科、对口支援、学科建设分离到科教部

续表

科室名称	关键职责	调整说明
科教部	科研管理、继续医学教育管理、实习生教学管理、住院医师规范化培训、对口支援、学科建设、进修学习规范化管理、重点专科管理、学术交流管理、"三名"建设工作、科研教学绩效考核等	"科教科"更名明确对口支援、学科建设、重点专科建设由科教部统筹管理
财务部	预算管理、收入管理、支出管理、成本管理、流动资产管理、固定资产管理、对外投资管理、现金票据管理、物价管理、收费管理等	"财务科"更名医保管理、绩效工资分配方案制定职能分离
人力资源部	人力资源规划、科室设置管理、岗位管理、工资福利管理、绩效工资体系设计、综合绩效考核体系设计、日常人事管理等	"组织人事科"更名；党务工作、档案管理分离，增加绩效工资与考核体系设计职能
护理部	护理质量与安全管理、护理技术管理、护理科研教学管理、护理人员培训管理、优质护理服务组织管理等	明确护理人员培训，强化护理质量综合考核职能，直接管理消毒供应室
门诊部	门诊科室行政事务管理、预约诊疗管理、导诊管理、名医馆管理、门诊医疗质量考核等	新设置科室
审计部	审计制度建设、经济管理与效益审计、财务与经济活动审计、基本建设和投资项目审计、专项经费审计、物资与固定资产审计等	新设置科室
医保管理部	医保政策执行与督导、医保政策知识培训、医保考核等	新设置科室
医学装备部	医学装备管理制度建设、医学装备全程管理等	新设置科室，从药械科分离
医院感染管理部	医院感染制度建设、医院感染监测、医院感染调查、卫生物资的监督审核、医院感染培训与考核、慢性病管理等	"感控办"更名，分离消毒供应室管理职能
信息部	信息化建设规划、计算机硬件系统管理、信息软件系统管理、信息应用平台管理、信息系统数据管理、信息安全管理、医疗统计、经营信息统计分析等	"宣传信息科"变更；分离宣传职能
基建项目部	基建项目规划、基建项目过程管理、基建项目外事管理、基建项目档案管理等	原项目办扩展职能，强化对基建工作的管理
后勤保障部	水电维护管理、后勤物资管理、库房管理、外包物业服务监督管理、医疗废物处置及监督管理、控烟管理等	"总务科"更名
安全保卫部	安全保卫管理、消防安全管理、停车场管理、突发事件应急协助管理等	"保卫科"更名

　　职能科室设置与关键职责调整之后，需重新梳理、细化各职能科室具体职责，修订职能科室职责说明书，具体见《曲靖市中医医院职能科室职责说明书汇编》。

　　职能科室调整后，应进行相应的岗位设置和人员配置，即开展定岗定编工作，并按照岗位要求开展相应的培训，让管理人员尽快适应新科室和新岗位的要求，更好地体现医院管理的专业化和职业化。

（案例来源：景惠管理研究院咨询案例）

案例 3　山东省临沂市妇幼保健院职能科室设置优化方案

山东省临沂市妇幼保健院（临沂市妇女儿童医院 / 山东医学高等专科学校第一附属医院）是一所集预防、医疗、保健、康复、科研、教学为一体的三级甲等妇幼保健机构，国家级爱婴医院。现开放两个院区，共占地 220 余亩，建筑面积 18 万平方米。其中滨河院区建筑面积 12 万平方米，大学院区建筑面积 6 万平方米。为适应保健院（医院）三个牌子、两个院区一体化运营的总布局，按照《三级妇幼保健院评审标准实施细则（2016 年版）》《各级妇幼健康服务机构业务部门设置指南》《三级综合医院评审标准（2011 版）》《三级综合医院医疗服务能力指南（2016）》和国家卫健委有关医疗机构职能科室设置的具体文件要求，以提高医院经营管理能力为导向，以推进各项管理职能优化协同高效为着力点，改革机构设置，优化职能配置，深化转职能、转方式、转作风，提高效率效能，围绕妇女儿童，开展全生命周期的医疗保健服务，为实现"国内一流，省内领先，临床保健融合，信誉度、美誉度、忠诚度俱佳的现代化特色医疗机构"的建院目标提供有力的制度保障。

本次职能部门设置优化的具体方案如下。

一、关于职能部门调整与设置

1. 组建党务工作办公室　在现党群办公室的基础上，组建党务工作办公室。党务工作办公室定位为党群系统的综合协调及日常党务工作的办事部门，同时承担组织、统战、精神文明建设等党建的日常事务工作。本着精简效能的原则，将文明办职能纳入党务工作办公室，不再单独设置文明办。

2. 纪检监察室主要围绕纪律检查、行政督查等职能开展工作，分离满意度调研职能到医患关系办公室。《卫生部关于加强卫生行业作风建设的意见的通知》（2004 年）提出"建立健全党组（党委）统一领导，行政领导主抓，医政、监督、规财等相关职能部门各负其责，纪检监察纠风机构组织协调和督促检查的纠风工作领导体制和工作机制，实行严格的纠风工作责任制。"《关于加强公立医院党的建设工作的意见》（2018 年）规定："建立党委主导、院长负责、党务行政工作机构齐抓共管的医德医风工作机制。"因此，医德医风和行业作风建设的管理职能纳入纪检监察室。

3. 宣传科保持不变　需要强化宣传阵地建设、意识形态宣教等工作。

以上党务工作办公室、纪检监察室、宣传科为党委系统职能部门。工会办公室为群众组织办事部门。团委为群团组织。必要时可合署办公以统筹调度工作人员。

4.　办公室要强化对应急管理工作的重视，明确医院应急管理办公室工作由医院办公室承担。（原国家卫生计生委《三级妇幼保健院评审标准（2016 年版）》规定："有职能部门负责应急管理工作，相关人员熟悉应急预案以及本院的执行流程。"）明确全院法务工作由办公室承担。现医改工作由医务科分离至办公室承担。

明确办公室的二级科室为应急管理办公室、医改办公室、督查室。三级科室为法律事务室、档案室、车队。明确区分二、三级科室的目的一是明确管理层级，二是在确定各岗位绩效工资时以此为主要依据确定岗位价值系数。

5.　组建人力资源部　原国家卫生计生委员会《三级妇幼保健院评审标准（2016 年版）》规定："设置专职人力资源管理部门，组织健全，职责明确。"将原人事科更名为人力资源部，全面履行人力资源规划、组织设置、岗位管理、培训管理、绩效管理、薪酬福利管理、员工劳动关系管理等职能。

人力资源部二级科室为绩效管理科和离退休管理办公室。

6.　财务科更名为财务部　要强化财务管理中的预算管理、计划管理、固定资产管理、运营管理、财务分析等职能。关于价格管理职能，国家卫健委《关于印发医疗机构内部价格行为管理规定的通知》（国卫财务发〔2019〕64 号）中规定："医疗机构要加强内部价格管理部门建设。三级医疗机构应当明确负责内部价格管理工作的部门，并由院领导主管；二级及以下医疗机构应当在相关职能部门中明确价格管理职责。"该通知中关于医疗机构价格管理部门（或专职医疗服务价格工作人员）的主要职能（或职责）中规定价格管理部门的职责有：参与药品、医疗设备、医用耗材的招标采购和价格谈判以及新技术、新疗法在进入医疗机构前的收费论证审核；参与医保基金支付项目和病种的价格谈判工作；对医疗机构新增医疗服务价格项目、新增病种（含疾病诊断相关分组，以下简称 DRG）等进行成本测算和价格审核，提出价格建议，并按照规定程序报批，对既有项目价格调整进行报批等，据此规定并结合保健院实际，价格管理职能由财务部承担。

财务部二级科室为物价科、资产管理办公室和运营管理办公室。

7.　审计科保持不变　根据国家卫计委 2017 年颁布的《卫生系统内部审计工作规定》第十四条规定："各单位符合下列条件之一的，应当根据国家编制管理相关规定，设置独立的内部审计机构，专职审计人员不少于 2 人：二级以上医院；年收入及资产总额均达到 3000 万元以上；所属及分支机构较多；经济活动复杂；管理工作需要。"据此，需要设置独立的审计科开展审计工作。

8. 医疗保险科保持不变　《三级妇幼保健院评审标准（2016 年版）》要求"有指定相关部门或专人负责基本医疗保障管理工作。"

9. 医务科更名为医务部　医务科目前承担的公共卫生管理职能分离至新成立的公共卫生科，承担的法务与应急管理职能分离至办公室，医改工作分离至办公室承担，医患关系管理工作设置独立的医患关系办公室承担。

医务科设置二级科室病案管理科和医疗统计科。

10. 设置医患关系办公室　根据国家卫健委《医疗机构投诉管理办法》（2019）规定："二级以上医疗机构应当设置医患关系办公室或者指定部门（以下统称投诉管理部门）统一承担投诉管理工作。"医院设置医患关系办公室负责全院的医疗纠纷预防、患者投诉接待、患者回访、满意度调研等工作。因为按照《医疗机构投诉管理办法》第七条的规定："医疗机构应当提高管理水平，加强医疗风险管理，优化服务流程，改善就诊环境，提高医疗服务质量，防范安全隐患，减少医疗纠纷及投诉。"《三级妇幼保健院评审标准（2016 年版）》要求"有专门部门统一管理投诉。"医患关系办公室对医疗服务应该是一个全面、全程的全方位管理过程。

医患关系办公室设置三级层面的科室投诉管理办公室和满意度测评办公室。

11. 科教科承担护理部所负责的护理人员实习管理　设置依据《三级妇幼保健院评审标准（2016 年版）》规定："指定专职部门专人管理医学教育工作。"

科教科设置二级科室教学管理办公室、继续教育办公室和重点实验室。三级科室为技能培训中心和图书室。

12. 护理部承担的护理人员实习工作由科教科统一管理，护理部为协作角色。

13. 感染管理科保持不变　根据原国家卫生部 2006 年颁布的《医院感染管理办法》规定："住院床位总数在 100 张以上的医院应当设立医院感染管理委员会和独立的医院感染管理部门。"

14. 质量管理科进一步明确为"大质量"管理，全面负责保健院各项质量管理工作的制度建设、方案与标准制定、考核督导、总结分析评价与质量管理工具的应用推广等工作。设置质量管理科的依据是 2016 年原国家卫计委颁布的《医疗质量管理办法》第十条规定："医疗机构应当成立医疗质量管理专门部门，负责本机构的医疗质量管理工作。"

15. 设置公共卫生科　要按照原山东省卫生厅《关于印发山东省医疗机构疾病预防控制工作规范（试行）的通知》（鲁卫疾控发〔2013〕6号）的要求，设置公共卫生科，负责全院疾病预防控制工作的综合协调与管理。

16. 设置健康教育科　负责全院健康教育统筹规划、健康教育资料编印发放、健康教育活动开展、健康教育工作督导检查、健康教育效果评价、孕妇学校管理、控烟管理等。

17. 明确保健部列入职能部门系列　按规范的职能要求履行职责，设置二级科室妇幼信息管理科，三级科室出生证明管理办公室、协会办公室。

18. 门诊部保持不变　将门诊部人员兼职其他部门工作的，根据职能归属的原则分别归属到相应的职能部门，让门诊部管理人员的工作集中到门诊部的行政管理上来。《三级妇幼保健院评审标准（2016年版）》要求"有职能部门负责统一预约管理和协调工作。"门诊部要强化预约服务管理工作。

19. 设置分级诊疗办公室　根据《国务院办公厅关于推进分级诊疗制度建设的指导意见》（国办发〔2015〕70号）的要求，实现布局合理、规模适当、层级优化、职责明晰、功能完善、富有效率的医疗服务体系构建，真正做到基层首诊、双向转诊、急慢分治、上下联动的分级诊疗模式，保健院需要有专职部门进行统筹规划分级诊疗工作和加强与基层医疗机构的沟通与联动，故需要设置分级诊疗办公室。

分级诊疗办公室设置二级科室医联体办公室。

20. 信息科承担的微信公众号信息发布等类似宣传信息发布工作由宣传科负责，信息科专门负责信息技术的支持。设置信息科的依据为《三级妇幼保健院评审标准（2016年版）》"依据规模，设置信息管理专职部门和人员。"

21. 医学装备科保持不变　要进一步强化医学装备应用效果的分析评价。

22. 设置招标采供部　现招标办要增加采购和统一管理库房职能。根据《卫生系统内部审计操作指南》规定："为规避采购业务中的风险，对其实施有效的控制，首先要求各单位应建立健全采购业务组织架构，同时还要设置与之相匹配的授权审批程序，授权的业务对象与金额要与其自身的权限和职责保持一致。采购与付款业务全过程不得由同一部门或个人办理，应当将采购付款过程中的申请、批准、执行、审核、记录等不相容职务相分离，明确相关部门和岗位的职责权限。须相互分离的职务主要包括：采购预算的编制与审批；采购预算的审批与执行；请购与审批；询价与确定供应商；付款审批、付款执行与会计记录。"按此规定，全院采购物资设备实行统一招标、统一采购、统一库存、统一保障供应。

招标采供部设置二级科室招标科和采供科，设置三级科室卫生材料库和综合物资库。

23．设置后勤保障部　《三级综合医院评审标准（2011 年版）》中规定："有后勤保障管理组织、规章制度与人员岗位职责。"

后勤保障部设置二级科室总务科、基建科、营养膳食科。总务科下设三级科室（考虑院区因素）附院总务科、儿童康复医院总务科和洗涤中心。

24．设置安全保卫科　现保卫科更名为安全保卫科。强化在医务人员执业安全、患者就医安全以及消防、特种设备安全等方面的管理职能。

重新调整和梳理后的医院职能部门：

职能系列	部门名称
党务管理（职能部门）	党务工作办公室　纪检监察室　宣传科（工会办公室）（团委）
行政与运营管理 （职能部门）	办公室　人力资源部　财务部　审计科　医疗保险管理科
业务管理（职能部门）	医务部　医患关系办公室　科教科　护理部　感染管理科　质量管理科　公共卫生科　健康教育科　保健部　门诊部　分级诊疗办公室
技术保障（职能部门）	信息科　医学装备科
后勤保障（职能部门）	招标采供部　后勤保障部　安全保卫科

二、梳理和调整后各职能部门的关键职责

临沂市妇幼保健院职能部门设置与关键职责

序号	部门名称	关键职责
1	党务工作办公室	党委工作综合协调、党委会务管理、党务文秘、党建工作、精神文明建设、文化建设统筹规划、统战工作、普法教育等
2	纪检监察室	党风廉政建设、纪律监督、纪律审查、执纪问责、医德医风建设、行风建设等
3	宣传科	意识形态教育、宣传阵地建设、宣传报道工作、媒体联系协调、宣传资料设计制作、全院标识系统应用管理、院报编辑出版、网站与微信平台管理、通讯员队伍建设等
4	办公室	综合协调、文秘工作、会务工作、督查督办、应急管理、公务接待、医改工作、公车管理、公务用房、法务管理、档案管理等
5	人力资源部	人力资源规划、组织设置管理、岗位设置管理、招聘管理、员工培训教育、专业技术人员管理、绩效管理、薪酬福利管理、人事信息管理、中层干部管理、人事日常事务管理、离退休工作等
6	财务部	预算管理、收入管理、支出管理、成本管理、核算管理、流动资产管理、固定资产管理、现金票据管理、出纳工作、物价管理、收费管理、财务分析、经济运营管理等

续表

序号	部门名称	关键职责
7	审计科	预算执行审计、财务收支审计、投资项目审计、资产审计、专项经费审计、工程建设审计、采购活动审计、领导干部经济责任审计、内部控制评价、风险管理审计及其他所有经济活动事项审计等
8	医疗保险科	医保政策宣传培训、医保制度落实监督、医保数据库维护、医保结算、医保数据统计分析、医保问题协调处理等
9	医务部	医疗人员执业管理、医疗技术准入管理、专项医疗技术管理、医疗质量与安全管理、临床路径管理、医学伦理审查、病案管理、医疗统计、医疗应急管理、日常医政工作等
10	医患关系办公室	医疗纠纷防范培训、医疗纠纷调查处理、全院投诉接待与处理、医疗服务质量管理、志愿者服务管理、患者回访、患者满意度测评等
11	科教科	科研管理、继续医学教育管理、实习生和进修生教学管理、住院医师规范化培训、学科建设、对外交流管理、技能培训中心管理、图书管理等
12	护理部	护理管理规划、护理质量管理、护理教学培训管理、护理科研管理、护理人力资源管理、护士执业安全管理、护士文化活动组织等
13	感染管理科	医院感染监测、卫生物资的监督审核、医疗废物监督、医院感染培训与考核、抗菌药物临床应用管理等
14	质量管理科	全院医疗质量与安全体系构建、医疗质量检查督导、质量考核结果汇总分析、质量与安全教育培训、不良事件管理等
15	公共卫生科	传染病疫情报告、传染病防治管理、传染病诊疗管理、突发公共卫生事件管理、公共卫生项目管理、预防接种服务管理、精神疾病防治管理、疾病监测与报告、实验室生物安全与放射防护等
16	健康教育科	全院健康教育统筹规划、健康教育资料编印发放、健康教育活动开展、健康教育工作督导检查、健康教育效果评价、孕妇学校管理、控烟管理等
17	保健部	全市妇幼保健规划、妇幼健康服务体系建设、全市妇幼保健工作督导与技术指导、妇幼保健网络管理、妇幼信息管理以及出生证明办理等
18	门诊部	分诊导诊管理、预约服务管理、专家出诊管理、门诊质量与安全管理、门诊日常事务管理等
19	分组诊疗办公室	各级医疗机构协作规划、学科联盟搭建、远程医疗管理、上下转诊管理、医联体建设、相关活动策划与组织、对口支援工作等
20	信息科	信息化建设规划、信息网络安全管理、硬件系统管理、软件系统管理、机房管理、数据统计及上报等
21	医学装备科	医疗设备与卫生材料购置规划、医疗设备保养维修、医疗设备应用评价、医疗设备档案管理、计量设备与压力容器监测管理等
22	招标采供部	招标工作、采购工作、出入库管理、招标采购信息管理、招标采购档案管理等
23	后勤保障部	水电管理、保洁管理、绿化管理、污水处理管理、被服洗涤管理、膳食管理、基建管理、防汛防灾工作、爱国卫生工作、环境安全与设施安全管理等
24	安全保卫科	治安管理、就医安全管理、医务人员执业安全管理、消防安全管理、停车场管理、危险品管理、视频监控管理、报警系统管理等

三、山东省临沂市妇幼保健院职能部门组织架构图

附本章最后。

（案例来源：景惠管理研究院咨询案例）

参 考 文 献

［1］　亨利·明茨伯格. 卓有成效的组织［M］. 魏青江，译. 北京：中国人民大学出版社，2012.

［2］　亚当·斯密. 国富论［M］. 唐日松，译. 北京：华夏出版社，2005.

［3］　斯蒂芬·P. 罗宾斯. 组织行为学［M］. 孙健敏，等译. 北京：中国人民大学出版社，1997.

［4］　彼得·德鲁克. 个人的管理［M］. 沈国华，译. 上海：上海财经大学出版社，2003.

［5］　马春荃. 自组织能力：传统企业的组织进化愿景［J］. 清华管理评论，2014：7-8.

［6］　彼得·德鲁克. 管理未来［M］. 李亚，译. 北京：机械工业出版社，2006.

［7］　卫生部规划财务司. 卫生系统内部审计操作指南［M］. 北京：人民卫生出版社，2012.

［8］　郭潇雅. MDT 打造肿瘤治疗最佳方案［J］. 中国医院院长，2015：16.

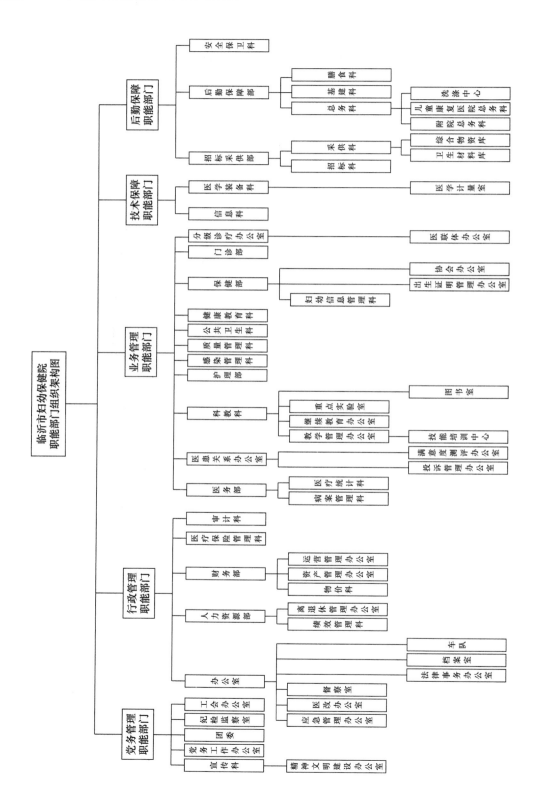

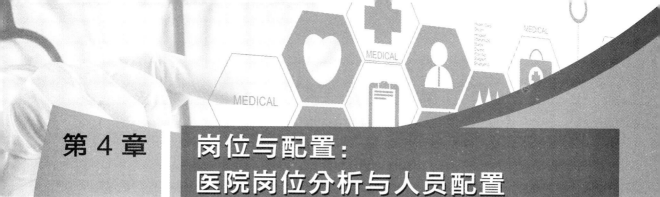

第 4 章　岗位与配置：医院岗位分析与人员配置

医院作为一个独立的组织，其宗旨和愿景必须体现为目标，而目标需要转化为具体的工作任务。因此，医院工作的本质是通过一系列的环节，输出可视化或可体验的医疗服务产品。管理者在管理过程中最深的体会是：整个目标的实现始终伴随着对如何合理和有效分工的研究与探讨。医院组织结构设计的核心是解决分工的问题，岗位设计的核心同样是解决分工的问题，也就是如何合理设计和组合工作任务的问题。

医院岗位是指承担一系列职责的任职者在医院中所对应的工作位置。岗位的每项职责又是由一系列的工作任务所组成，而每项任务又是由若干个工作要素所组成。要做好医院的工作，必须把岗位管理做好。岗位管理的基础工作是岗位分析，只有通过岗位分析，才能清晰地告诉员工：应该做什么？怎么做？做到什么程度才算符合要求？做这些事需要具备什么资格的人才能去做？而这些内容则要通过岗位分析并最终形成岗位说明书才能完整地反映出来。

4.1　医院岗位分析与岗位说明书编制

岗位分析，又称为工作分析、职位分析或职务分析，它实质上是全面了解岗位并获取与工作相关的详细信息的基础性管理活动[1]。

医院岗位分析是对医院各工作岗位的岗位基本情况、任职资格、关键职责、工作任务、工作权限、绩效考核要点等进行调查后进行客观描述的过程，岗位分析的最终结果是形成岗位说明书。

4.1.1　进行医院岗位分析的目的

医院岗位分析是医院人力资源管理所有职能即人力资源获取、整合、保持与激励、开发与管理等职能的基础和前提。主要目的是：

（1）明确员工的任职资格和职责任务，便于工作布置和提高执行力。

（2）按照岗位说明书规定的任职资格条件进行招聘选拔，提高招聘的有效性。

（3）按照岗位说明书的内容制定岗位的绩效考核标准及进行考核，对员工的贡献价值进行评估。

（4）为医院定岗定编和进行岗位价值评价提供依据。

（5）有助于设计公平公正的绩效工资体系和激励体系。

（6）为员工的职业生涯规划提供基本路径。

（7）对人力资源成本的测算和管控提供依据。

（8）为人力资源规划和相关决策提供依据。

4.1.2　岗位分析的主要步骤

1．成立岗位说明书编制工作组

医院岗位说明书的编写涉及大量医院内部的沟通交流工作，要求医院必须配备专门的专业人员负责岗位说明书的编制和管理工作，一般由医院的人力资源部主任负责。编制组成员最合适的组成方式是医务部、科教部、护理部、办公室等分别派人参与，院领导担任工作组组长进行领导、监督和指导。

岗位说明书编制工作组成立后，对编制组成员进行培训和分工，培训的内容包括岗位说明书的概念和作用、岗位说明书的内容、如何进行岗位信息的收集、如何修正岗位说明书等。在培训之后进行分工，比如办公室负责协助管理类岗位说明书的编制工作，医务部负责医师、技师类岗位说明书的编制，护理部负责护理人员的岗位说明书编制等。

2．岗位信息收集和调研

在医院人力资源部的统筹下，根据岗位设置情况确定需要编制岗位说明书的岗位一览表，然后将不同的岗位分类给说明书编制工作组相关成员。由相关成员分别布置各个岗位，进行岗位说明书的填写，首先由本岗位人员填写岗位分析表，本科室主任（护士由护士长）签字确认后提交人力资源部统一审定。

在此阶段，由于专业人员缺少岗位分析的相关知识，或重视程度不够，导致岗位分析达不到规定的要求，医院人力资源部可选派专业人员进行指导或协助，并借助以下调研方法以提高岗位分析的质量。除填写岗位分析表外，可协助使用的岗位分析方法主要有以下几种。

（1）**员工访谈法**：工作分析人员就某一岗位与任职者、岗位主管面对面沟通，了解岗位情况，听取意见。应用：一般选择重点岗位任职者、岗位主管访谈，或者在实地观察的基础上进行有针对性的访谈。

（2）**工作日志法**：岗位任职者在一定周期内，按照时间顺序记录自己的工作内容，在此基础上分析、归纳和整理岗位相关信息。应用：主要适应于事务性较强的岗位，比如行政后勤岗位。

（3）**专家观察法**：由对岗位非常熟悉的人担任工作分析人员，对岗位任职者的作业情况进行观察、记录，在此基础上归纳整理。应用：如保安、后勤类岗位。

（4）**关键事件法**：要求岗位工作人员或其他有关人员描述能反映其绩效好坏的"关键事件"，即对岗位工作任务造成显著影响的事件，将其归纳分类，最后就会对岗位工作有一个全面的了解。

（5）**参与法**：是指岗位分析人员直接参与某一岗位的工作，从而细致、全面地体验、了解和分析岗位特征及岗位要求的方法。

（6）**职责分解法**：是指按照科室职责说明书所描述的内容进行逐项分解到相应的岗位。在分解职责时，也有相应的要求。如财务管理的各个岗位，包括出纳、总账会计、应收应付会计、报表会计、监督审核人员等，应符合不相容职责分离的岗位设置，根据医疗卫生机构的特点、规模，这些会计岗位可能一人多岗或一岗多人，但相互职责分离的岗位有：

① 出纳不得兼任应收应付会计、现金银行会计、总账会计等。

② 负责调整银行存款账的岗位（总账会计）应与负责银行存款账、现金支出账、现金收入账、应收账款账、应付账款账的岗位分离。

③ 负责应收账款账的会计不得兼任现金收入账，负责应付账款账的会计不得兼任现金支出账。

④ 会计凭证、各类账簿、会计报表的编制岗位与审核岗位相互分离（表4.1）。

表 4.1　财务管理各岗位职责配置表 [2]

职能部署 业务环节	出　纳	总账会计	应收应付会计	报表会计	监督审核人员
货币资金支付	■				
现金盘点	■				

续表

业务环节 \ 职能部署	出　纳	总账会计	应收应付会计	报表会计	监督审核人员
现金监盘					■
货币资金记账		■			
应付应收资金记账			■	■	
财务报表形成		■			
财务报表审核					■

本阶段要梳理出全院的岗位明细，制定出医院岗位说明书编制一览表。

3．岗位说明书编制的步骤

岗位说明书编制的步骤如图4.1所示。

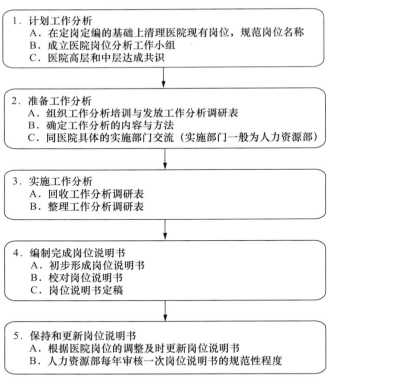

图4.1　岗位说明书编制的步骤

4．岗位说明书的修正

将岗位说明书初稿发放到每一个填写人的手中，征询填写人的意见并要求再修改，然后交由岗位说明书的审核人进行审核。一般情况下，某一岗位的直接上级即为某一岗位的审核人。

在岗位说明书的修正过程中，要严格把握相关的概念和要求，确保岗位说明书的准确和规范。

5. 岗位说明书定稿

在所有的岗位说明书经审核人签字确认，人力资源部主任汇总并确认后，岗位说明书的编制工作即为完成。

4.1.3　岗位说明书的编制

医院岗位说明书将被应用于医院员工的招聘、选拔、培训、绩效考核、薪酬分配、人事调配、职业生涯规划等领域。

1. 岗位说明书的制定与修订

每当有新岗位出现时，都需要在工作分析的基础上制定医院岗位说明书，医院岗位说明书的初稿由医院人力资源部制定后，再与该岗位所在科室的主任或护士长充分沟通协商予以确认。

每年各科室主任或护士长要根据岗位调整重新修订医院岗位说明书，并报医院人力资源部备案。同时，人力资源部也有权对不适当的地方予以修正。

每年度医院岗位说明书修订后，都要给该岗位的员工打印一份，作为工作行为的规范和绩效考核的依据。

2. 常用的工作分析表（岗位说明书调研表）示例

工作分析信息表[3]

工作名称：＿＿＿＿＿＿＿＿＿＿＿＿　日期：＿＿＿＿＿＿＿＿＿＿＿＿

工作代码：＿＿＿＿＿＿＿＿＿＿＿＿　部门：＿＿＿＿＿＿＿＿＿＿＿＿

上级职位的名称：＿＿＿＿＿＿＿＿＿

工作时间：上午　　点至下午　　点

工作分析者姓名：

1. 工作的总体目标是什么？

＿＿＿＿＿＿＿＿＿＿＿＿＿＿＿＿＿＿＿＿＿＿＿＿＿＿＿＿＿＿＿＿＿＿＿

2. 如果工作职责包括监督他人，请列出被监督的工作岗位；如果同一岗位由多人承担，请注明人数。

3. 以下这些活动是否是工作承担者的监督职责
☐ 培训
☐ 绩效评估
☐ 检查工作
☐ 编制预算
☐ 训练指导 / 提供建议
☐ 其他（请注明）

4. 描述工作承担者所受到的监督程度。

5. 工作职责：简要描述任职者做些什么，如果可能，请描述他们如何完成工作。
（1）日常职责（每天规律性要完成的）

（2）周期性职责（每周、每月、每季度要完成的）

（3）不定期职责

6. 工作承担者是否认为他所承担的职责是不必要的？如果是，请注明。

7. 工作承担者所承担的职责是否没有写入当前的工作说明书？如果是，请注明。

8. 教育程度：该项工作对教育程度的要求。

☐ 不需要正规教育	☐ 八年级水平	☐ 高中毕业
☐ 两年制大学毕业（或相同学历）	☐ 四年制大学毕业	☐ 研究生或更高学历
☐ 职业资格证书（请注明）		

9. 工作经验：完成工作所需的工作经验。

☐ 无	☐ 1 个月以下	☐ 1～6 个月
☐ 6 个月至 1 年	☐ 1～3 年	☐ 3～5 年
☐ 5～10 年	☐ 10 年以上	

10. 工作场所：检查工作的场所，如果有必要的话，请简要描述。

☐ 户外	☐ 室内	☐ 地下
☐ 坑道	☐ 脚手架	☐ 其他（请注明）

11. 环境条件：指工作的客观条件及其发生的频率（很少、偶尔、持续不断，等等）

☐ 脏	☐ 粉尘	☐ 高温
☐ 低温	☐ 噪声	☐ 烟雾
☐ 气味浓烈	☐ 潮湿	☐ 震颤
☐ 剧烈的温度变化	☐ 昏暗	☐ 其他（请注明）

12. 健康与安全：指出威胁健康和安全的条件及其发生的频率。

☐ 高空作业	☐ 机械危害	☐ 爆炸物
☐ 触电危害	☐ 火灾危险	☐ 放射物
☐ 其他（请注明）		

13. 机器、工具、设备以及工作辅助工具：简要描述任职者通常使用的机器、工具、设备以及辅助工具。

14. 是否建立了具体的工作标准（允许的错误率、某项特定工作的时间等）？如果有，是什么标准？

15. 是否有个人特质方面的要求（特殊的态度、身份特征、性格特征等）？

_____

16. 在正常的工作条件下，任职者是否会遇到异常的问题？如果有，请描述。

_____

17. 描述成功完成工作的情况。

_____

18. 最严重的错误是什么？谁会受到该错误的影响？受到什么影响？

_____

19. 一名成功的员工期望被提升到何种工作岗位？

_____

　　注：本表格显然更适用于制造业中的职位，但是也可以很容易地将其调整，以适用于其他多种不同类型的职位。

　　原资料来源：www.HR.BLR.com.Reprinted with permission of the publisher.2004 Business and Legal Reports Inc.，Old Saybrook CT.

国外医院的工作描述范例 [4]

职务：医学档案职员	工资等级：非免税，按小时付酬
部门：医学档案	聘用日期：
监督者：医学档案监督人	
工作总结：保持患者病历，提供完整的档案服务	

（1）工作职责

E/M/NA %Time

E　30%　保证病历保密性，严格控制档案室出入，保证记录病历拿走的时间及返还；

E　30%　完成患者记录，为诊所和医师提供病历服务；

E　20%　收集有关进展记录、实验室报告、X 线结果及相关信息人档案；

E　5%　采用适当的标签和分类创建新的患者档案；

E　5%　按照已建立的机密程序为相关部门提供信息，回答患者对实验结果的提问；

M　5%　复印提交指定报告；

M　3%　将患者输入计算机，重新获取其人口学资料；

M　1%　接听患者电话，并问候他们，制定患者预约时间表；

M　1%　按照实验室要求的格式检查实验报告；

当收到指派或要求时，完成其他有关的任务。组织有保留在任何时候更改或添加任务内容的权利。

（2）工作规范

技能：管理

理解和应用政策和程序	处理不同特点项目
安排组织数据资料	阅读手工记录文本材料
答复电话	

（3）教育和经历

最低学历：高中以下	专业教育：高中或与其相当
专业经历：6~12 个月	专业工作：医学档案

（4）身体要求

身体要求	几乎不 0%～12%	偶尔 12%～33%	较常用 34%～60%	经常 67%～100%
看——阅读报告档案				×
听——与同事交流				×
走 / 站			×	
爬 / 弯 / 跪			×	
举 / 拖 / 推			×	
手指灵活 / 抓取 / 感觉—— 写、打印、能用电话			×	
（5）技能：计算机软件 ×_____ 传真 ×_____		复印设备 ×_____		

以上陈述了对员工总体特点和水平的要求，并不是对其所有相关责任、职责和技能的要求，而且并不是建立雇佣合同。

签名：

员工：_____ 日期：_____

负责人：_____ 日期：_____

绩效标准

绩效标准[4]可以直接在工作描述中得到，描述了工作达到的目的以及绩效如何在工作描述关键领域方面进行测量。工作描述里包括绩效标准的原因很明确。如果一个雇员知道雇主期望什么工作结果及绩效是怎样测量的，他们满意地完成工作的机会将会更大。表 4.2 显示了工作描述的职责描述以及在医院消毒中心经理使用的一些绩效标准。

表 4.2　职责描述以及在医院消毒中心经理使用的一些绩效标准

工作岗位：中心消毒管理者

监督人：外科主任

职责	绩效标准
开发、审查、评价、保证外科消毒工作开展	监控并预测部门工作量，向部门主管推荐能满足岗位要求的人力资源水平
	准备部门年度预算
	确保对医疗程序和消毒设备的适当审查和升级，使它们适合感染控制
确定消毒问题、结果、档案等并推荐改进的行动方案	在执行部门技术职能时，遵守相关政策、程序、要求和标准等
	对每项部门方针进行常规和非常规适宜性检查
	保证新的设备符合消毒和感染控制要求

　　景惠管理研究院在长期的医院管理咨询实践中提炼形成的比较规范的医院职能科室岗位分析表、医院业务科室岗位分析表和岗位说明书范例见表 4.3 和表 4.4 所示。

表 4.3　医院职能科室岗位分析表

岗位基本信息				
岗位名称		所属科室		
直接上级		直接下级		
任 职 资 格				
学历（学位）		专业		
执业资格		职称		
工作能力 （关键技能）				
工作经验				
工作职责概述				
关键职责	任务描述	工作标准	周期	年耗时
工作权限				
绩效考核要点				
您认为该岗位在职责分工或工作标准以及绩效衡量等方面是否有不合理的地方？如有，请写出。任何有关该岗位工作的建议都可以填写。				

任务描述的句式结构为：表述权限或参与方式的动词＋工作所指向的对象

周期是指该项工作要求是每日、每周、每月还是每年要完成的，即该项工作发生的频次，填写时先填写每日必做的工作，依次是每周、每月、每年要做的工作。

耗时是完成该工作在平均工作效率的情况下所需要耗费的工作时间。

填表人签名：　　　审核人签名：　　　填表时间：　　年　　月　　日

表 4.4   医院业务科室岗位分析表

岗位基本信息			
岗位名称		所属科室	
直接上级		直接下级	
任职资格			
学历（学位）		专业	
执业资格		职称	
工作能力 （关键技能）			
工作经验			
工作职责概述			

关键职责	任务描述	工作标准

工作权限		

绩效考核要点		

您认为该岗位在职责分工或工作标准以及绩效衡量等方面是否有不合理的地方？如有，请写出。任何有关该岗位工作的建议都可以填写。

任务描述的句式结构为：表述权限或参与方式的动词＋工作所指向的对象

填表人签名：　　　审核人签名：　　　填表时间：　　年　　月　　日

医院岗位说明书示例见表 4.5～表 4.13。

表 4.5　医院院长岗位说明书

岗位基本信息			
岗位名称	医院院长	所属科室	医院领导系列
直接上级	医院理事会（理事长）	直接下级	业务（医疗）副院长、业务（护理）副院长、行政后勤副院长
任职资格			
学历（学位）	硕士	专　业	医学或管理类相关专业
执业资格	执业医师（有最佳）	职　称	副高职称
工作能力（关键技能）	具有担任医院院长所要求的领导能力和业务水平，各项条件达到理事会规定的任职资格规定		
工作经验	担任副院长职务满三年		
工作职责概述			
院长是医院的法定代表人，在现行法律、法规的框架内，履行法定代表人的责任。全面领导医院的医疗、教学、科研、预防和行政管理等工作。按上级要求，准确、及时有效地完成各项任务，使医院的各项工作高效有序地运行。			

关键职责	任务描述	工作标准
领导决策	1. 主持召开领导班子会议，对"三重一大"（重大决策、重要干部任免、重大项目投资、大额资金使用）等事项进行研究讨论并按管理权限和规定程序报批、执行	有调研和可行性分析及论证报告，实施过程有监督检查记录，符合相关法律和政策规定
	2. 主持审议医院发展战略规划，并定期考核落实情况	每三年制定一次医院发展战略规划，每年组织一次发展战略规划落实情况考核
	3. 主持审议医院科室设置与调整、绩效工资分配、人才引进与聘任等涉及人力资源改革和激励机制变革的各项方案	按规定需要职代会讨论通过或报上级部门批准执行的，必须按规定执行
	4. 主持审议医院学科建设规划方案，推动医院学科建设	各学科有学科发展目标和建设规划方案
	5. 主持审议医院年度工作计划与目标	年度工作计划有量化指标并对指标进行分解且落实到相关科室
	6. 主持讨论和审议医院中层管理干部聘任	聘任程序符合规定要求
	7. 主持讨论医院重要规章制度及奖惩办法	每年根据情况对制度进行一次修订
	8. 主持审议医院财务预算、决算，并重视执行过程的监督	每年进行一次预决算安排，每半年至少组织召开一次预算执行情况检查
	9. 主持审议超过 5 万元以上支出	按规定程序进行招标或执行相关规定
	10. 批准 5 万元（含 5 万元）以下的支出	批准项目符合相关规定
请示报告	11. 请示人员编制、床位编制的调整	医院领导班子研究决定后及时请示，待批复后执行
	12. 请示人事和工资分配制度改革方案的调整	医院领导班子研究决定后及时请示，待批复后执行
	13. 请示年度预算、决算以及国有资产处置	医院领导班子研究决定后及时请示，待批复后执行
	14. 请示政府投资项目和集中招标采购计划；甲、乙类大型医用设备的购置事项	医院领导班子研究决定后及时请示，待批复后执行

续表

关键职责	任务描述	工作标准
请示报告	15. 报告医院发展规划、年度计划、年度总结，以及重要工作的进展或完成情况	做出决策后一周内书面上报备案
	16. 报告医院运行管理中的重大问题	做出决策后一周内书面上报备案
	17. 报告领导班子成员的分工安排	做出决策后一周内书面上报备案
	18. 报告突发公共事件、安全生产事故、重大医疗事故和医疗纠纷，以及其他敏感性强、社会影响面大的事件	在上级规定的时限内报告
	19. 报告医院管理人员和员工涉嫌违纪违法受到纪检监察或司法机关查处的情况	在上级规定的时限内报告
	20. 报告重要的涉外活动和事件	在上级规定的时限内报告
监督检查	21. 听取各位副院长的工作汇报，全面了解医院的医疗业务、经济运行、行政管理、后勤保障、医德医风建设等各项工作，并对存在的问题提出相应的意见与建议	每月至少召开一次领导班子会听取，必要时随时听取
	22. 监督检查各位副院长的工作目标完成情况，并进行工作指导	每季至少召开一次领导班子会听取，必要时随时听取
	23. 主持全院行政大查房，通过现场办公解决医院和科室管理中的难题	每月组织一次
	24. 主持医院中层管理干部考核	每半年进行一次，并将绩效工资待遇与考核结果挂钩
	25. 监督检查医院重大科研项目及其他创新性项目的完成情况	每半年至少组织一次
常规工作	26. 主持院务委员会会议、院长办公会议等，检查各项工作部署的实施情况	按规定召开会议
	27. 代表医院签署有关文件	按规定执行
	28. 审核上报的各种重要报表、文件、资料等	按规定执行
	29. 签署对外重要经济合同及协议等	按规定执行
	30. 发布或授权发布医院的相关信息	按规定执行
廉洁自律（职业道德）	31. 履行职责过程中恪守职业道德，严格执行领导干部廉洁自律的相关规定	达到相关规定要求
	32. 监督全院医务人员和管理人员对廉洁自律相关规定的执行情况，对违反制度者要及时按相关规定进行处罚	达到相关规定要求

工作权限

1. 医院理事会授权范围内的经营管理决策权
2. 重大问题的请示报告权
3. 医院中层管理干部的聘任、解聘权
4. 对医疗、科研、教学等业务工作和行政管理工作的指挥权及监督检查权
5. 医院内部机构设置权
6. 医院副院长的提名权
7. 医院理事会授予的其他权利

绩效考核要点
1. 医疗安全指标（医疗事故数为 0；输血安全事故为 0；医院感染暴发事件为 0）
2. 人员配置指标（全院人员配置合理，临床医护人员配置占全院员工总数的 70%，医药技人员占 15%，行政后勤人员占 15%，以此为基准人员变动把握在 ±2%。卫生技术人员与开放床位之比应不低于 1.15∶1；病房护士与开放床位之比应不低于 0.4∶1；医护队伍结构合理，医护比达到 1∶1.5）
3. 药品收入占全院医疗收入比例控制指标（≤25%）
4. 诊疗服务指标（甲级病历率≥90%，处方合格率≥95%，麻醉处方合格率 100%，手术、麻醉、输血、特殊检查、特殊治疗等履行患者告知率 100%；择期手术患者术前平均住院日≤3 天；平均住院日≤10 天；病床周转次数≥30 次 / 年）
5. 履行公共卫生职责指标（传染病报告率 100%；完成突发事件医疗救治等政府指令性任务 100%）
6. 患者医疗费用控制指标（门诊和住院次均费用不高于全国同级别医院平均水平）
7. 临床科研及科技创新指标（每年开展新业务新技术不少于 10 项；发表省级以上论文每 100 张床位不少于 5 篇；科研成果每年不少于 5 项）
8. 医德医风建设指标（出院患者对医疗服务回访满意度≥90%，门诊满意度≥90%）
9. 领导班子建设指标（职工对医院管理组织机构和领导工作满意度≥85%；不出现领导违纪行为）

表 4.6　人力资源部主任岗位说明书

岗位基本信息			
岗位名称	人力资源部主任	所属科室	人力资源部
直接上级	院长	直接下级	人力资源部副主任、薪酬管理干事、绩效管理干事、社保管理干事
任职资格			
学历（学位）	本科	专业	人力资源管理、工商管理及相关专业
执业资格		职　称	经济师（人力资源）
工作能力（关键技能）	掌握医院人力资源管理基本知识及主要管理工具；掌握定岗定编、岗位说明书编制、绩效体系设计、激励制度设计、福利制度设计等技能；具有较强的人际沟通和语言表达能力；具有一定的计算机应用能力，熟练使用日常办公软件等。		
工作经验	具备担任 1 年以上医院人力资源部副主任工作经验；或从事医院人力资源管理工作 5 年以上。		

工作职责概述				
负责制定医院人力资源规划、年度和月度工作计划并组织实施；根据工作需要调整岗位设置和人员编制；组织实施绩效考核和绩效工资分配；审核劳动合同及各项保险的缴纳；组织专业技术人员职称考试、晋升和聘任；中层干部聘前考察与考核；规划并组织员工培训；抓好日常人事管理工作等。				
关键职责	任务描述	工作标准	周期	年耗时
内部管理	1. 参加院长及其他院领导主持召开的有关会议；参加卫生行政部门和人力资源社会保障部门等召开的有关会议	按时参加 按要求落实	每周	400
	2. 主持每周一下午的部务会议，传达医院相关会议精神，听取部门员工周工作汇报和周工作计划，对员工工作中存在的问题进行相关的专业辅导	按时召开 布置工作明确 检查工作有记录	每周	100

续表

关键职责	任务描述	工作标准	周期	年耗时	
内部管理	3. 评估部门员工月度业绩情况	每月5日前完成	每月	30	
	4. 制订年度工作计划，明确工作目标，并有相应的落实措施	2月1日前完成	每年	16	
	5. 撰写年度工作总结，对照年初目标进行部门工作自评	12月30日前完成	每年	8	
	6. 调整所属部门员工的《岗位说明书》，审定部门员工工作目标	12月30日前完成	每年	8	
人力资源规划	7. 调研科室人员负荷情况，编制全院年度人力资源编制计划	10月30日前完成	每年	80	
	8. 审定全院各科室新增岗位的《岗位说明书》	新增岗位人员到岗前确认	每年	20	
	9. 审核医院人工成本预算	12月30日前完成	每年	16	
	10. 修订医院人力资源管理制度与人力资源管理流程	12月30日前完成	每年	16	
	11. 实施招聘工作。按医院需求计划引进学科业务骨干和大学毕业生，做好招聘前期的信息发布、资料审核、面试考核和手续办理等工作	及时性规范性招聘完成率	每年	40	
绩效管理	12. 实施医院对临床医技科室管理考核部分中的"人力资源管理"考核	覆盖率100%按时完成	每季	100	
	13. 汇总医院季度绩效考核结果，分析全院各科室绩效情况，并在中层干部会上反馈	真实性及时性完整性	每季	50	
	14. 起草《医院科室主任目标管理责任书》，组织各科室主任与院长签订目标责任书	2月1日前完成	每年	24	
	15. 辅导全院绩效管理情况，每季至少组织职能科室召开一次绩效管理协调会	按时召开会议效果	每季	10	
	16. 指导各科室的内部绩效管理工作，全年对每个科室的绩效管理指导平均不少于两次	覆盖率100%按时完成	每季	200	
	17. 调整《医院绩效管理实施方案》，不断完善考核指标体系与考核流程	2月1日前完成	每年	40	
	18. 检查《医院科室主任目标管理责任书》落实情况，监控工作进度	按时完成情况考核效果分析	每季	160	
	19. 组织全院员工的年度考核工作，按规定填写年度考核表，评定等级，在规定时间内将年度考核表归档	12月30日前完成	每年	40	
	20. 考察医院中层干部的履职情况，为院领导聘任中层管理干部提出意见和建议	人岗匹配性公正性	每年	40	
薪酬福利管理	21. 审核各科室月度绩效工资的发放	纠错情况	每月	100	
	22. 审核新入职员工各种社会保险和公积金的核定情况	及时性准确性	每月	20	
	23. 修订和完善《医院绩效工资管理实施方案》，解释实施方案的相关政策和细节	12月30日前完成修订	每年	80	
	24. 指导和监督各科室的二级分配情况	指导程度	每月	100	

续表

关键职责	任务描述	工作标准	周期	年耗时
薪酬福利管理	25. 审核职务晋升、职称晋升人员的工资调整，转正定级人员的工资定级，调入人员的工资核定等	及时性 准确性	每月	50
专业技术人员管理	26. 审核初、中级专业技术职务资格考试，执业医师资格考试的报名情况	准确性 纠错情况	每年	8
	27. 审核高级专业技术职务资格晋升报名、相关考试和材料送审情况	准确性 纠错情况	每年	8
	28. 审核执业医师的注册及变更情况	及时性	每年	8
	29. 组织专业技术职务聘任工作	按时完成	每年	40
培训管理	30. 审核全院进修学习与培训计划和培训预算	12 月 15 日前完成	每年	8
	31. 规划全院中层管理干部培训，做好师资聘请、课程设计、培训组织管理等工作	按时完成 培训效果	每年	10
	32. 规划敬业精神、情绪管理、沟通技巧、礼仪、管理制度等方面的全院性培训	按时完成 培训效果	每年	10
事务管理	33. 审核全院各科室上报的考勤表，严格劳动纪律管理	公正性 纠错情况	每月	50
	34. 审批各种假期（权限范围内），及时纠正科室出现的不合规定的请假	公正性 纠错情况	每月	50
	35. 审核向上报送的各种人力资源报表	准确性	每月	50
	36. 签署归档的个人人事档案，确保入档材料的真实准确	按时完成	每年	20
	37. 办理和仲裁劳动争议或接待员工投诉	按时完成	每年	20
医德医风（职业道德）	38. 履行各项工作职责过程中恪守职业道德，不以职谋私、以权谋私，能够客观公正处理各种问题	遵章守纪情况	每年	工作中体现
	39. 执行医院各项管理与服务规范，热忱为业务一线提供管理指导和相关职能范围内的服务工作	遵章守纪情况	每年	工作中体现
工作权限				

工作权限

1. 人力资源部内部员工工作指派权、绩效考核权、内部分配权
2. 院长授权范围内的员工招聘与调配权
3. 全院绩效管理的统筹与协调权
4. 科主任、护士长考察与聘任建议权
5. 医院绩效工资管理实施方案的起草与解释权
6. 全院培训统筹安排权
7. 院长授权范围内的员工考勤审核、假期审批权
8. 人事档案调阅权

绩效考核要点

1. 医院人力资源部年度工作目标的完成率
2. 全院招聘完成率、出勤率，医院重点监控岗位人员流失率等
3. 各项工作完成的及时性及效果
4. 绩效管理的实施效果以及绩效工资发放的及时性、准确性
5. 医院院级领导以及临床医技科室主任、护士长评价
6. 上级有关部门和医院规定的其他有关绩效考核指标

表 4.7 临床科室大科主任岗位说明书

岗位基本信息			
岗位名称	临床科室大科主任	所属科室	临床科室大科（通用）
直接上级	业务（医疗）副院长	直接下级	全科医务人员
任职资格			
学历（学位）	硕士	专 业	与本科室（专业）相关专业
执业资格	执业医师	职 称	主任医师
工作能力（关键技能）	1. 精通本学科的相关知识与技能，及时跟踪并掌握国内外本专业疾病诊疗的新理论、新技术和发展趋势 2. 能够根据国家和本地区临床专业发展的需要，确定专业工作和研究方向 3. 具备丰富的临床实践经验，对本专业复杂疑难疾病的诊治有独特的见解和精湛的医疗技术，并形成优势，临床工作业绩显著 4. 具备较高的学术造诣，有组织、指导本专业全面业务工作和培养专门人才的能力，是本学科的学术带头人和技术权威 5. 具备较强的统筹协调能力，能够协调安排好各病区的各项工作		
工作经验	担任一级学科主任一年以上		
工作职责概述			
全面负责整个大科的各项管理工作，指导全科（各病区及门诊）的医疗、教学、科研、人才培养等工作，参与或主持重大医疗项目的开展			
关键职责	任务描述		工作标准
人事管理	1. 提名病区主任、推荐护士长人选，经考核后由医院聘任		按医院规定的程序提名推荐
	2. 调配科内医务人员，分配相关工作		按医院规定程序调配
	3. 审批科内人员的各种请假		按医院规定准假
	4. 考核病区主任和护士长，审核病区主任和护士长绩效工资（奖金）的发放		确保按全科医务人员讨论通过的绩效分配方案发放
	5. 审批科内医务人员外出参加学术会议、短期学习和进修培训，并初审相应的费用报销		按医院规定审核
	6. 主持制定科内各病区二级分配（奖金）方案，审批每月绩效工资（奖金）发放		按要求上报院部，经审核后按方案发放
医疗管理	7. 制订科室业务发展规划、工作计划并组织实施，督促检查，定期总结汇报		三年制定一次规划，每年制订一次计划，半年汇报一次工作
	8. 检查各项医疗核心制度及技术操作常规的落实情况，每月至少检查一次各病区的医疗质量情况，确保医疗安全		每月撰写一次检查报告上报医务部
	9. 协调和处理科室医疗投诉和医疗纠纷，不断提高患者满意度		按规定权限和程序处理医疗投诉与纠纷。患者满意度≥85%
	10. 组织病区主任每周不少于一次专业性查房，研究解决危、重、疑、难病例诊断及治疗		每次查房不少于 2 小时
	11. 确定各病区的业务范围，制定收治病种规定，检查各病区收治患者情况		定期检查专科疾病收治情况，确保专科收治率 100%
	12. 安排病区间主治医师及住院医师的轮转工作		根据学科建设和医师个人职业发展情况安排
学科建设	13. 组织科室医务人员定期学习国内外新理论、新方法，并开展新技术，督促科室人员总结经验并撰写论文		每月至少组织一次

续表

关键职责	任务描述	工作标准
学科建设	14. 开展学科建设工作，所在科室保持或成功创建省级和国家级重点学科	按目标要求完成创建重点学科工作
	15. 引进和培养人才，形成持续性发展的学术人才梯队	按引进和培训计划完成人才的引进和培养
科研教学	16. 制订实习、进修计划，安排专人带教，确保教学质量	教学任务完成率 100%
	17. 完成科室承担的继续医学教育项目，科室人员继续医学教育合格率达标	任务完成和达标率 100%
	18. 开展科研项目，提升科研水平	按计划完成科研课题的申请、实施和评奖
经营管理	19. 制订科室经营管理计划，确定各病区的经营管理指标，对各病区主任实施目标管理	每年制订一次经营计划并与病区主任签订目标责任书
	20. 管理科室次均费用（门诊、住院）、药费占比（门诊、住院）、抗生素使用比率、耗材费用比率控制和科室成本管理	各项指标达到医院规定的要求
	21. 管理医保患者的费用控制和相关合规性，有关指标控制在规定范围	各项指标达到医院规定的要求
医德医风	22. 维护患者的合法权益，尊重患者的知情权、选择权和隐私权，为患者保守医疗秘密	做到零泄密、零投诉
	23. 遵守各项法律法规、规章制度和医学伦理道德，严格执行各项医疗护理工作制度，规范服务行为，坚持依法执业	无违法、违规执业和违反职业道德行为
	24. 参加上级安排的指令性医疗任务和社会公益性的扶贫、义诊、助残、支农、援外等医疗活动	任务完成率达 100%

工作权限

1. 对各病区主任、护士长具有提名权
2. 对科内人员的工作具有分配权
3. 对各病区主任具有考核权和绩效分配权
4. 对全科二级分配方案具有制定权
5. 对科室人员的各种请假、休假具有审批权
6. 对科室人员各种费用报销具有初审权
7. 对科室人员外出参加学术会议、短期学习与进修培训具有审批权
8. 对科室科研基金具有管理权
9. 对重大疑难疾病具有诊疗决策权
10. 对下级医师具有业务指导权

绩效考核要点

1. **经营管理指标：** 门诊人次、出院人次、人均门诊人次、人均出院人次、医疗收入、医疗支出、人均医疗收入、人均医疗支出、各种收入与支出的结构比例、百元医疗收入的支出消耗、百元固定资产创造的医疗收入、每床实际工作日、药品收入占医疗收入的比例、每人次门诊医疗费用、每人次出院患者医疗费用、每床每日医疗费用、员工出勤率、员工违纪率、员工流失率、医院指令性任务和公益性任务完成情况等。
2. **医疗质量指标：** 平均住院日、床位使用率、处方合格率、门诊病历书写合格率、住院患者三日确认率、出入院诊断符合率、传染病报告率、甲级病历率、危重患者抢救成功率、医院感染漏报率、医院感染率、手术患者并发症发生率等。

续表

绩效考核要点
3. **患者安全指标：**住院患者压疮发生率、输血输液反应发生率、手术过程中异物遗留发生率、医院内跌倒／坠床发生率及伤害程度、医院意外伤害发生率（自杀、走失等）、手术患者非计划重返手术室（再次手术）例数／术后住院期间死亡例数、医疗器械不良事件报告数、药物不良反应报告数等。
4. **科研教学指标：**获得科研立项的数量与级别、获得科研项目经费额、带教研究生和进修生数量、带教实习生数量、论文发表数量与被引用次数、承担继续医学教育项目数量与级别、独立举办全国和全省性学术会议次数、本科室专家担任全国或全省性学术会议主讲次数等。
5. **文化建设指标：**医院重大活动和文体活动的参与次数、媒体报道次数（区分批评与表扬）、医院院报和网站、公众号及外部新闻媒体发表稿件数量、本科室受表彰人次、本科室重大影响事件及代表性人物、完成精神文明建设与医德医风建设规定指标情况等

表 4.8　临床科室护士长岗位说明书

岗位基本信息			
岗位名称	临床科室护士长	所属科室	临床科室（通用）
直接上级	科主任　护理部主任	直接下级	本科全体护理人员
任职资格			
学历（学位）	本科	专　业	护理学
执业资格	执业护士	职　称	主管护师
工作能力（关键技能）	1. 具备本专科主管护师应具备的专业知识和护理技能。 2. 掌握护理人员执业所需的法律、法规和规章制度。 3. 熟悉医院管理的基本知识和常用的管理工具。 4. 具有良好的沟通能力和协调能力，能够协调好上下级之间、医护之间、护患之间的关系，善于营造良好的工作氛围		
工作经验	从事护理工作五年以上且取得主管护师资格后从事临床护理工作一年以上，接受过系统的护理管理培训		
工作职责概述			
负责本科室护理行政管理和临床护理工作			
关键职责	任务描述		工作标准
日常护理管理	1. 制定年度工作计划和年终总结，做到月有计划、周有重点、日有安排，并组织实施		按要求
	2. 实施本科室护理人员绩效考核，合理分配本科室护理人员奖金		每月 1 次，严格按分配方案分配
	3. 组织召开科室护理人员科务会，传达医院及护理部布置的各项工作及任务，对本科室一周护理工作完成情况进行讲评、总结		每周 1 次
	4. 组织召开晨会，传达贯彻医院和护理部的各项指令，布置科室日常各项护理工作		每日 1 次
	5. 管理病房日常事务，包括病房环境的整洁、安静、安全、患者和陪伴、探视人员的管理		每日进行 1 次
	6. 组织安排、检查病区健康宣教工作		每日进行 1 次
	7. 参加护理部安排的各种护理检查和护士长总值班		按要求
	8. 督促检查保洁员工作质量，做好病房清洁卫生、消毒隔离工作		每日进行 1 次
	9. 登记护士长各种记录、统计工作，按时上交护士长月报表		每月上报 1 次
	10. 完成卫生行政部门和医院布置的突发性应急任务和临时任务		按要求

续表

关键职责	任务描述	工作标准
护理质量管理	11. 修订本科室专科护理制度、岗位说明书、专科疾病护理常规和各项护理操作规范，并督促落实	按要求
	12. 检查各级护理人员护理核心制度落实情况	每周 1 次
	13. 检查本专科护理文书书写质量	每周 1 次
	14. 组织指导并参与危重患者的抢救护理工作	按要求
	15. 组织全科护理人员对危重、疑难、重大手术前后及死亡病例的讨论，指导并解决本专科疑难病例的护理问题	按要求
	16. 参加科主任查房，对发现的问题提出意见并给予有效解决	每周 1 次
	17. 参加科内新业务、死亡病例、疑难病例的讨论，提出个人意见	按要求
	18. 检查基础护理、专科护理及危重患者的护理质量，分析原因并提出改进措施，保证护理质量，保障护理安全	每周 1 次
	19. 上报科内不良事件并组织护理人员进行讨论分析，提出整改建议；按季度组织护理人员认真进行总结，持续改进护理质量	按需要
	20. 督促检查科内护士做好消毒隔离工作，防止院内感染	每日
	21. 召开患者工休座谈会、对患者及家属进行健康教育，听取对医疗、护理、膳食等方面的意见，提高患者满意度	每月 1 次
护理安全管理	22. 检查病房安全防范措施落实情况，杜绝患者跌倒、坠床、走失、烫伤、压疮等不良事件发生	每日
	23. 检查常备仪器、急救物品、药品的完好性	每周 1 次
	24. 落实各项护理应急预案并对科室各级护理人员进行检查	按要求
教学科研管理	25. 制订新进护理人员、实习生、进修生的培训带教计划，并组织落实、定期检查	按要求
	26. 实行科室护理人员分层级管理方案，制订各级护理人员的培训考核计划并组织落实	按要求
	27. 组织护理查房、业务学习和教学查房，提高本专业的护理理论水平和技能	每月 2 次
	28. 鼓励并带领科室护理人员参加医院及护理部组织的各种业务学习、护理查房、培训等	按要求
	29. 组织并参与本专科护理科研设计	按要求
	30. 撰写学术论文并在各级刊物发表	1 篇 / 年
人员管理	31. 安排护理人员排班与值班，实行弹性排班	每周
	32. 根据出勤情况做好考勤记录，并上报	每月 1 次
财产物资管理	33. 制订物品领用计划，清点物流中心配送物品	每月 1 次
	34. 维护和保养科室的固定资产，防止丢失	每日
科室文化管理	35. 组织全科护士参与医院、护理部、科室的文化活动	按要求
	36. 组织召开谈心沟通会、文体活动、团队训练等活动，营造积极健康向上的科室文化氛围	按要求
其他职责	37. 完成护理部统一规定的有关质量安全、消毒隔离以及医德医风建设等相关职责与任务	各项指标符合护理规范要求

续表

工作权限
1. 本科室护理人员排班权、调配权、外出进修或请假的审批权
2. 本科室护理人员的绩效工资分配权、与履行职责相应的行政指挥权
3. 本科室护理人员工作的监督、考核权
4. 科室物品申请领用权
5. 对科室管理的建议权

绩效考核要点
全科护理工作量、护理质量、护理差错发生情况、医德医风以及患者满意度、年度目标完成情况以及本人综合评价结果等

表 4.9　中医内科主任医师岗位说明书

岗位基本信息			
岗位名称	中医内科主任医师	所属科室	中医内科
直接上级	科主任	直接下级	副主任中医师
任职资格			
学历（学位）	硕士	专业	中医内科学
执业资格	执业中医师	职　称	主任中医师
工作能力 （关键技能）	1. 熟练掌握各专科的常见病、多发病的病因、发病机制、诊断、鉴别诊断及治疗思路和方法。熟悉本专业的少见病和涉及其他学科的疾病，并能对其进行正确地诊断、鉴别及治疗 2. 熟练掌握并指导本专业危重患者的救治，如心内科必须掌握各种原因引起的急性心力衰竭、急性心包压塞、心源性休克、急性冠脉功能不全综合征、阿 - 斯综合征、各种类型的严重心律失常、急性或亚急性细菌性心内膜炎等疾病的诊疗抢救技术 3. 正确处理本专业的复杂疑难问题，如消化科必须掌握腹痛、消化道出血、腹部肿块、腹泻、黄疸、急腹症、腹水、消化道肿瘤等疾病的诊断与治疗 4. 熟练掌握中医望诊、问诊、闻诊、切诊等四诊技术，各专科必须掌握本专业的诊疗技术，并熟悉所在专业新的诊疗技术 5. 重点掌握各专科的特色治疗方法，熟悉专科常用药物的药理学、作用机制、副作用、适应证、禁忌证以及常见药物配伍运用时的相互影响		
工作经验	取得副主任中医师资格后从事中医临床工作 5 年以上		
工作职责概述			
指导全科医疗、教学、科研工作。主持或参与疑难疾病的诊疗			
关键职责	任务描述		工作标准
医疗工作	1. 出诊普通门诊		每周半天
	2. 出诊专家门诊		每周 1 天
	3. 查房：指导下级医师临床诊治，解决本专业疑难问题		每周 1 次
	4. 主持疑难病例、死亡病例、术前讨论会，进行技术和质量把关		按要求
	5. 参加院内外疑难病例会诊讨论		按要求
	6. 审核运行病历和出院病历，对存在的问题给予指导和纠正		按要求
教学工作	7. 承担临床中医学本科和硕士的理论教学任务		每周不少于 6 学时
	8. 带教进修医师		按要求
	9. 带教本科室下级医师，具体负责教学查房、手术示范		每周

续表

关键职责	任务描述	工作标准
科研工作	10. 运用国内外先进经验指导临床实践，申报科研技术项目，并负责落实	1 项 /2 年
	11. 总结临床实践经验，发表医学论文	1 篇 / 年
	12. 参加国家或省级学术会议	按要求
	13. 指导下级医师开展科研工作，协助推广新技术、新项目	按要求
医德医风	14. 维护患者的合法权益，尊重患者的知情权、选择权和隐私权，为患者保守医疗秘密	做到零泄密、零投诉
	15. 遵守各项法律法规、规章制度和医学伦理道德，严格执行各项医疗护理工作制度，规范服务行为，坚持依法执业	无违法违规执业和违反职业道德行为
	16. 参加上级安排的指令性医疗任务和社会公益性的扶贫、义诊、助残、支农、援外等医疗活动	任务完成率达 100%

工作权限
重大疑难疾病的诊疗决策权、对下级医师的业务指导权、新项目新技术的开展权、对科室管理和学科建设的建议权

绩效考核要点
诊疗量、服务质量、教学科研指标、医院规定的高级职称人员创新指标、医德医风以及患者满意度等

表 4.10　骨科住院医师岗位说明书

岗位基本信息			
岗位名称	骨科住院医师	所属科室	骨科
直接上级	科主任、主治医师	直接下级	骨科见习医师

任职资格			
学历（学位）	本科	专业	临床医学
执业资格	执业医师	职称	医师
工作能力（关键技能）	**掌握：**骨科常见病、多发病的发病机制、临床特点、诊断与鉴别诊断及处理原则；骨科常用治疗技术（夹板、石膏和骨牵引固定技术等）的具体操作，并发症的预防及处理原则；注射治疗的意义、操作方法、并发症的预防及处理。 **熟悉：**骨科专业基本理论和基本知识；常见的骨折与脱位、腰椎间盘突出症、颈椎病、关节炎、骨肿瘤的骨科检查法；与骨科有关的影像学及实验室检查方法等。 **了解：**手外伤清创、皮肤缺损的修复、肌腱吻合以及骨科内固定的基本技术；腰椎间盘突出症、颈椎病、腰扭伤、狭窄性腱鞘炎、半月板损伤、网球肘等的保守治疗方法与原则		
工作经验	具有临床实习工作经历并取得执业医师资格		

工作职责概述
在科主任领导和主治医师指导下，根据工作能力、年限，负责一定数量患者的医疗工作。担任住院、门诊的值班工作

关键职责	任务描述	工作标准
诊疗工作	1. 担任病房值班工作	实行 24 小时值班制
	2. 检查、诊断、治疗住院患者，开写医嘱及各种检查单	处方合格率、各种检查单合格率达 100%

续表

关键职责	任务描述	工作标准
诊疗工作	3. 观察所管患者的病情变化，做好各项记录。疑难、危重患者应即请上级医师诊视或急会诊	值班医师早晚各查房一次以上，重病随时查房，危重患者急会诊率达到100%
	4. 操作相关的检查与治疗	操作确保安全、规范，合格率达 100%
	5. 参加科内查房	按上级医师要求开具医嘱
	6. 了解患者的思想、生活情况，征求患者对医疗工作的建议	及时改进工作，必要时向上级医师汇报
书写医疗文书	7. 书写住院病历	书写时力求详尽、整齐、准确，要求入院后 24 小时内完成，急诊应即刻检查填写
	8. 书写病程记录（病程日志）	及时记载，一般应每天记录一次，重危患者和骤然恶化患者应随时记录
	9. 书写转诊、转科或转院记录	书写的及时性、完整性
	10. 书写（下达）医嘱	一般在上班后 2 小时内开出，要求层次分明，内容清楚
	11. 书写出院患者病案小结	书写的及时性、完整性
医德医风	12. 维护患者的合法权益，尊重患者的知情权、选择权和隐私权，为患者保守医疗秘密	做到零泄密、零投诉
	13. 遵守各项法律法规、规章制度和医学伦理道德，严格执行各项医疗护理工作制度，规范服务行为，坚持依法执业	无违法违规执业和违反职业道德行为
	14. 参加上级安排的指令性医疗任务和社会公益性的扶贫、义诊、助残、支农、援外等医疗活动	任务完成率达 100%
工作权限		
患者的诊疗权、查房权、手术同意书签字权，按规定时间接受培训权、科室管理建议权等		
绩效考核要点		
年度考核达到"住院医师技术和技能要求"的标准、住院病历质量评价情况、关键质量指标与服务时限、诊疗量、值夜班数量、医德医风、患者满意度以及上级医师评价等		

表 4.11　急诊科医师岗位说明书

岗位基本信息			
岗位名称	急诊科医师	所属科室	急诊科
直接上级	科主任、主治医师	直接下级	急诊科见习医师
任职资格			
学历（学位）	本科	专业	临床医学
执业资格	执业医师	职称	医师
工作能力（关键技能）	1. 独立处理各种急症（如高热、胸痛、呼吸困难、咯血、休克、急腹症、消化道大出血、黄疸、血尿、抽搐、晕厥、头痛等）的初步诊断和处理原则 2. 掌握下列心脏病和心律失常心电图诊断：室颤、宽 QRS 心动过速、房室传导阻滞、严重的心动过缓等 3. 掌握创伤的初步诊断、处理原则和基本技能		

续表

工作能力 （关键技能）	4. 掌握急性中毒的诊断和救治原则 5. 掌握暂时未明确诊断急危重症的抢救治疗技能 6. 掌握心肺脑复苏术，气道开放技术，电除颤，溶栓术，动、静脉穿刺置管术，心、胸、腹腔穿刺术，腰椎穿刺术，胸腔闭式引流术，三腔管放置术等 7. 熟练使用呼吸机，多种生理监护仪，快速床旁检验（POCT）技术，血糖、血气快速检测和分析等 8. 熟练掌握急性创伤、急性心肌梗死、急性心力衰竭、急性脑卒中、急性颅脑损伤、急性呼吸衰竭等重点病种的急诊服务流程 9. 熟练掌握重大突发事件应急医疗救援预案及大规模抢救工作流程
工作经验	具有 3 年以上临床工作经验，并定期接受急救技能的再培训，再培训间隔时间原则上不超过 2 年。如属于轮换医师，则轮换时间不少于 6 个月

工作职责概述

在上级医师的带领和指导下完成急诊诊疗工作，按要求书写各种医疗文书，完成主任分配的事务性工作。

关键职责	任务描述	工作标准
诊疗工作	1. 分诊急诊患者，按规定进行分区救治	按照患者的主诉和生命体征在 3 分钟完成分诊，分区救治准确率 100%
	2. 检查、诊断、治疗急诊患者，开写医嘱及各种检查单	处方合格率、各种检查单合格率达 100%
	3. 观察病情变化，做好各项记录。疑难、危重患者应即请上级医师诊视或急会诊	危重患者急会诊邀请率达到 100%
	4. 操作相关的检查与治疗	操作确保安全、规范，合格率达 100%
	5. 参加（在主治医师以上职称医师带领下）对急诊患者的抢救	按要求完成相关的救治任务
书写医疗文书	6. 书写急诊病历，记录急诊救治的全过程	完成病历的及时性，记录的完整性
	8. 书写及检查转送急危重症患者的病情资料	书写资料的及时性，记录的完整性
	9. 书写和获取转诊患者信息，提高抢救效率	书写资料的及时性，记录的完整性
	10. 书写各种检查单，并向上级医师汇报结果	书写检查单的及时性、记录的完整性
事务工作	11. 统计与分析质量与安全指标，每月撰写一次分析报告报主任	主要统计指标有接受急诊诊疗总例数与死亡例数；进入急诊抢救室总人数与死亡例数；急诊分诊与急诊就诊患者例数之比；急诊高危患者在"绿色通道"停留时间；急诊高危患者收住院比例（%）；对急诊创伤患者实施"严重程度评估"等
	12. 统计每日急诊量并进行病种及危重程度统计	次日 12 时前完成前日统计汇总
	13. 管理各类抢救药品及器材，保证随时可用	抢救药品按规定 100% 配齐；抢救器材完好率达 100%
医德医风	14. 维护患者的合法权益，尊重患者的知情权、选择权和隐私权，为患者保守医疗秘密	做到零泄密、零投诉
	15. 遵守各项法律法规、规章制度和医学伦理道德，严格执行各项医疗护理工作制度，规范服务行为，坚持依法执业	无违法、违规执业和违反职业道德行为
	16. 参加上级安排的指令性医疗任务和社会公益性的扶贫、义诊、助残、支农、援外等医疗活动	任务完成率达 100%

续表

工作权限
急诊患者的分诊权、转科权、诊疗权、急诊手术同意书签字权、开通"绿色通道"权、按规定时间接受培训权、科室管理建议权等

绩效考核要点
年度考核达到"急诊医师技术和技能要求"的标准、急诊病历质量评价情况、关键质量指标与服务时限、诊疗量、值夜班数量、参与抢救次数、医德医风、患者满意度以及上级医师评价等

表 4.12　医院病理科医师岗位说明书

岗位基本信息			
岗位名称	病理科医师	所属科室	病理科
直接上级	科主任、主治医师	直接下级	病理科见习医师
任职资格			
学历（学位）	本科	专　业	临床医学
执业资格	执业医师	职　称	医师
工作能力（关键技能）	在完成医院和科室规定的基本培训后，在上级医师指导下，能够参加尸体解剖、活检取材和常规病理切片的初检等工作。经过一段时间的培养后，可适当签发较典型的常规病理诊断报告，无快速冷冻切片诊断报告。对较复杂、较疑难和少见病例，可提出初步诊断意见，交上级医师会诊		
工作经验	经过病理诊断专业知识培训或专科进修学习1～3年，并有1年以上病理阅片诊断经历。		

工作职责概述		
完成职责范围内的标本取材、病理诊断和报告工作，担任值班工作		
关键职责	任务描述	工作标准
病理标本接收制作	1. 接收、采集标本，并进行核对登记	标本采集前做好事前向患者告知，正确无误地识别患者，按照正确的标本采集途径、规范的操作方法采集合格的标本
	2. 制作涂片或切片并染色、观察和诊断工作，并保证合乎规范要求	标本应在规定的时限内及时送达检测，避免因采集不当、暂存环境与时间的延缓等因素，而影响标本检测结果的真实性
	3. 归档和保存细胞学诊断阳性涂片及相关的原始资料	按病理资料管理的规范要求执行
	4. 取材工作	活体组织标本应按要求及时用固定液固定，并注明科别和患者姓名，填好申请单中的要求项目后，一起及时送检。送检脏器和较大的标本，不要切开和翻转，对较小病灶加以标记
	5. 统计工作量	每日完成工作量统计报主任
病理诊断报告工作	6. 签署常规切片的病理报告	诊断报告应在规定的时限内书面形式出具，并均应留副页存档。活检诊断报告一般于三日内发出，需做特殊检查、会诊等的病例可适当延长发报告时间
	7. 签发部分细胞学的诊断报告	细胞学诊断一日内发出报告
	8. 参加科内疑难切片读片工作	按科室要求参加并参与讨论

续表

关键职责	任务描述	工作标准
医德医风	9. 维护患者的合法权益，尊重患者的知情权、选择权和隐私权，为患者保守医疗秘密	做到零泄密、零投诉
	10. 遵守各项法律法规、规章制度和医学伦理道德，严格执行各项医疗护理工作制度，规范服务行为，坚持依法执业	无违法违规执业和违反职业道德行为
	11. 参加上级安排的指令性医疗任务和社会公益性的扶贫、义诊、助残、支农、援外等医疗活动	任务完成率达 100%

工作权限
病理标本的取材权、授权范围内病理报告签字权、按规定时间接受培训权、科室管理建议权等

绩效考核要点
年度考核达到"病理医师技术和技能要求"的标准、病理报告书写质量评价情况、关键质量指标与服务时限、标本制作量、诊断报告签发量、值夜班数量、医德医风、临床医师评价、患者满意度以及上级医师评价等

表 4.13　骨科 A 班护士岗位说明书

岗位基本信息			
岗位名称	骨科 A 班护士	所属科室	骨科
直接上级	护士长	直接下级	实习护士

任职资格			
学历（学位）	本科	专　业	护理学
执业资格	执业护士	职　称	护士
工作能力（关键技能）	1. 掌握骨科疾病临床护理知识、熟悉本专科各种仪器的使用 2. 掌握骨科常用及急救药品的使用剂量和副作用、禁忌证，熟悉药理作用 3. 掌握骨科各种疾病护理常规、各种术前术后护理、危重症患者的抢救与护理 4. 掌握骨科各种护理文书的规范书写，对疼痛、压疮等能进行正确的评估 5. 掌握指导患者进行各种肢体功能锻炼的基本技能 6. 具有良好的沟通能力，能够准确评估和把握患者的身心状况，与患者进行恰当的交流与沟通 7. 掌握其他有关对临床护士所要求的各种技能 （其他技能参照护士核心技能要求及本医院制定的相关制度与规定）		
工作经验	具有在临床科室从事护理工作 1 年以上的经历，并至少具备 6 个月以上的骨科临床护理工作经历		

工作职责概述		
在护士长的领导和指导下全面完成本班各种临床护理工作		

班时	任务描述	工作标准
全班时	接收新入院患者并登记，合理安排床位；做好科室重点患者及所管床位的治疗及护理工作	保证护理质量，保障患者安全
07:30—07:40	交接及登记（与 N 班）物品、药品；严格进行抢救车、备用药品的查对并登记	查对与登记准确率 100%
07:40—08:00	参加科室晨交班，在护士长带领下与 N 班进行床头交接班；熟悉病区所有患者的病情、治疗及护理	做好交接班工作，登记内容无缺陷

续表

班时	任务描述	工作标准
08:00—08:30	核对本组 N 班医嘱，确认本组当日手术患者手术部位标识，与手术室人员进行患者身份识别，并做好术前、术中各种物品及药品的交接；准备麻醉床，根据病情备心电监护、吸氧装置、负压吸引，或根据医嘱备齐用物（如气切包、静切包、抢救车等）	按相应的制度、流程与表格规范执行
08:30—09:00	打印给药执行单，发放本组患者一日清单	做好解释工作，确认无误后共同签字，发放率 100%
09:00—10:40	巡视病房，做好所管床位患者的病情观察并指导进行康复锻炼，处理本组患者当日各项长期、临时医嘱、取药	核对清楚，差错率为 0
10:40—11:10	发放本组患者外用药及出院带药，办理出院患者结算手续，书写出院小结	药品要与患者或家属核对清楚并签字
11:10—12:20	交接（与本组责任班）重点患者护理情况	做好交接班工作，登记内容无缺陷
12:00—13:00	核对并发放口服药，协助本组患者中餐	严格执行亲视服药规定，无违规
13:00—15:20	巡视病房，做好本组重点患者的病情观察并按时完善各种相关护理文书，做好各项护理；与手术室人员严格交接术后回病房患者各种情况（包括神志、生命体征、各种管道、伤口及皮肤情况等），并认真记录；处理各种应急事件（包括患者突然病情变化的处理、接收急诊患者、急诊术前准备等）	严格掌握执行护理级别、与医嘱相符，操作无差错
15:20—15:50	观察所管床位患者的病情，并完善护理病历书写；书写交班报告	护理文书书写合格率≥98%
15:50—16:00	交接（与 P 班）物品、药品，做好本组重点患者的床头交接	做好交接班工作，登记内容无缺陷
其他职责	完成护理部统一规定的有关质量安全、消毒隔离以及医德医风建设等相关职责与任务	各项指标符合护理规范要求
工作权限		
执行医嘱权、不良事件报告权、对患者的管理权、科室管理建议权等		
绩效考核要点		
"三基三严"考核情况、护理技术操作项目考核情况、护理工作量、护理质量、护理差错发生情况、医德医风、患者满意度以及上级护理人员评价等		

4.2　医院岗位设置

医院岗位设置是指按照医院的规模、功能和工作需要合理设置各类别和级别岗位的过程。在中国，政府举办的公立医院基本按事业单位管理，政府对卫生事业单位的岗位设置类别、名称以及比例等做出了相应的规定。

4.2.1　岗位类别设置

卫生事业单位岗位分为管理岗位、专业技术岗位和工勤技能岗位三种类别。

（1）管理岗位指担负领导职责或管理任务的工作岗位。管理岗位的设置要适应增强单位运转效能、提高工作效率、提升管理水平的需要。

（2）专业技术岗位指从事专业技术工作，具有相应的专业技术水平和能力要求的工作岗位。根据卫生行业特点，专业技术岗位分卫生专业技术岗位和非卫生专业技术岗位。卫生事业单位专业技术岗位的设置，以医、药、护、技等卫生专业技术岗位为主体，并根据工作需要适当设置非卫生专业技术岗位。

（3）工勤技能岗位指承担技能操作和维护、后勤保障、服务等职责的工作岗位。工勤技能岗位的设置要适应提高操作维护技能，提升服务水平的要求，满足卫生事业单位业务工作的实际需要。工勤技能岗位根据卫生事业单位工作需要，按照国家确定的卫生行业特殊工种、通用工种和普通工种设置。

根据卫生事业单位的社会功能、职责任务、工作性质和人员结构特点等因素，综合确定卫生事业单位三类岗位总量的结构比例。

卫生事业单位应保证专业技术岗位占主体，原则上不低于单位岗位总量的80%。卫生专业技术岗位中医、药、护、技各职种应当根据实际工作需要科学设置，并符合有关标准和规定。如医院护理岗位分为护理管理岗位、临床护理岗位和其他护理岗位。护理管理岗位和临床护理岗位的护士应占全院护士总数的95%以上[5]。管理岗位、工勤技能岗位的设置，应保持相对合理的结构比例。鼓励卫生事业单位后勤服务社会化，已经实现社会化服务的一般性劳务工作，不再设置相应的工勤技能岗位。

浙江大学医学院邵逸夫医院自1994年开院以来参照美国罗马琳达大学医学中心的现代医院管理模式，制定实施了一整套符合中国国情的人事管理制度，如岗位工资制、全员聘用合同制、院内职称评聘分开等，并于2003年在全院范围内完成了岗位分析及552个岗位职责的制定工作，这些都为医院2010年开展人员分类管理工作搭建了良好的平台。

人员分类管理的总体框架：以医院岗位职责为基础，将公立医院传统人员分类作进一步细分，全院共分5大类，包括临床诊疗类、医疗技术类、护理类、专职科研类、行政后勤类，具体架构及分类详见图4.2。

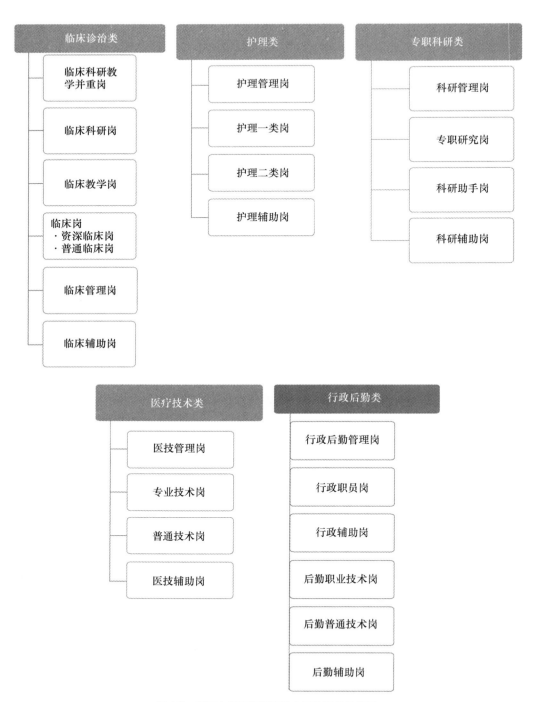

图 4.2　浙江大学医学院邵逸夫医院岗位分类图

岗位的要求与资格：图 4.2 所列 5 大类 24 类岗位中，每一类岗位的人员资格要求与具体所从事的工作都做了较为详细的规定与描述。由于临床诊治类岗位的设置是人员分类管理的重点，下面以临床诊治类岗位为例作具体介绍。

1. 临床科研教学并重岗

岗位要求：全面承担临床、教学及科研任务。临床、教学及科研方面均成绩显著并得到同行的肯定。

申请资格：取得执业医师资格和医师执业证书，临床、教学及科研水平在附属医院内名列前茅，团队合作精神好，获得博士生导师资格或者获得正高职称和硕士生导师资格的同时符合临床科研岗和临床教学岗的申请资格。

2. 临床科研岗

岗位要求：承担临床和科研任务并重的岗位，除完成日常临床工作和常规临床带教任务外，聘任期内主持国家级或省部级 50 万元以上课题 1 项，原则上医院给予每年 3 个月的科研工作时间（脱产）；开展的科研项目与研究成果对本学科其他临床医师有共享性。

申请资格：取得执业医师资格和医师执业证书，在科学研究方面具有较好业绩或较大发展潜力，具有博士学位或副高以上专业技术职务。近 2 年来已取得以下科研成果之一：作为主持人或国家级项目 1 项或省部级 50 万元以上项目 1 项或省部级项目 2 项以上。

3. 临床教学岗

岗位要求：承担临床和教学任务并重的岗位，除完成日常临床工作外，应根据浙江大学医学院师资要求，重点完成本学科医学三系授课、下级医师培训及示范性讲课等教学工作，能够提升本学科的教学水平，从事教学工作时间每年累计不少于 1 个月，必要时阶段性全脱产从事教学工作。

申请资格：取得执业医师资格和医师执业证书，授课（带教）水平获得学生的好评、同行评价教学效果优良，为人师表、学分严谨，具有主治医师（fellow）及以上资格，获得硕士生导师资格者优先考虑；人数比例原则上控制在科室总人数的 10% 左右。

4. 临床岗

岗位要求：以承担临床工作为主，同时应按照教学医院的要求完成常规的临床教学岗的人员开展相关工作。

申请资格：取得执业医师资格和医师执业证书，临床工作量要求达到或超过临床科研岗 / 临床教学岗。具体又分为资深临床岗和普通临床岗。

（1）资深临床岗：申请资格，担任主任医师职务 1 年及以上，或担任副主任医师职务 10 年及以上，同时，在专业学会承担相应的职务，在本专业范围内能起学科带头人的作用，临床工作绩效考核为优秀。

（2）普通临床岗：未进入资深临床岗的其他临床医师。

5.临床辅助岗

岗位要求：从事医疗辅助性工作为主，包括协助临床医师操作相关仪器、设备及协助医师打印诊断报告的人员，医师助手，科室助手，参加住院医师培训的本科生等。

申请资格：具有医学全日制大专及以上的学历，取得执业助理医师资格或执业医师资格，并取得医师执业证书。

6.临床管理岗

岗位要求：经医院党委或行政发文任命的医疗科室主任、副主任、主任助理。仅限临床科室专职从事管理工作的人员[6]。

4.2.2　管理岗位等级设置

（1）全国事业单位的管理岗位分为 10 个等级，卫生事业单位管理岗位最高等级为三级职员岗位，共 8 个等级。卫生事业单位管理岗位的最高等级和结构比例根据卫生事业单位的规格、规模、隶属关系，按照干部人事管理有关规定和权限确定。

（2）卫生事业单位现行的厅级正职、厅级副职、处级正职、处级副职、科级正职、科级副职、科员、办事员依次分别对应管理岗位三级至十级职员岗位。

（3）根据卫生事业单位的规格、规模和隶属关系，按照干部人事管理权限设置卫生事业单位各等级管理岗位的职员数量。

4.2.3　专业技术岗位等级设置

（1）专业技术岗位分为 13 个等级。高级岗位分为 7 个等级，即一级至七级，其中，正高级岗位包括一级至四级，副高级岗位包括五级至七级；中级岗位分为 3 个等级，即八级至十级；初级岗位分为 3 个等级，即十一级至十三级，其中十三级是士级岗位。

（2）卫生事业单位专业技术高级、中级、初级岗位之间，以及高级、中级、初级岗位内部不同等级岗位之间的结构比例，根据地区经济、卫生事业发展水平以及卫生事业单位的功能、规格、隶属关系和专业技术水平，实行不同的结构比例控制。

根据全国事业单位专业技术人员高级、中级、初级岗位之间的结构比例总体控制目标的要求，按照卫生事业单位专业技术人员高级、中级、初级结构比例现状，根据卫生事业发展需要，合理确定卫生事业单位专业技术高级、中级、初级岗位之间的结构比例。

卫生事业单位专业技术高级、中级、初级不同等级岗位之间的结构比例全国总体控制目标：二级、三级、四级岗位之间的结构比例为 1∶3∶6；五级、六级、七级岗位之间的结构比例为 2∶4∶4；八级、九级、十级岗位之间的结构比例为 3∶4∶3；十一级、十二级岗位之间的结构比例为 5∶5。

广东省为进一步加强医院护士队伍的科学管理，建立和完善护士服务临床一线制度，激励和调动护士积极性，根据《卫生部关于实施医院护士岗位管理的指导意见》（卫医政发〔2012〕30 号），组织制定了《广东省医院护士岗位管理实施方案（试行）》。方案指出，各级医院应以护士业务能力及技术水平为主要指标，结合护士相应职称体系，同时参考护龄、学历等因素将临床护理岗位分为 N0～N5 六个技术层级，具体如下。

（1）N0 级。全日制护理专业毕业，未取得或已取得护士执业证书但仍处于试用期的护理人员。经过医院相应的岗前和岗位培训并考试合格，在上级护士指导下能完成本岗位护理工作。

（2）N1 级。完成 N0 级岗位培训并考核合格的注册护士，能独立完成病情较轻患者的护理工作，能熟练执行各项基础护理工作。

（3）N2 级。完成 N1 级岗位培训并考核合格，获得护师及以上专业技术职称的注册护士，能完成病情较重患者的护理。

（4）N3 级。完成 N2 级岗位培训并考核合格，获得主管护师及以上专业技术职称的注册护士，能承担组织危重患者抢救、临床带教、临床科研、专科护理指导及病房管理等工作。专科护士原则上由 N3 及以上层级担任。

（5）N4 级。完成 N3 级岗位培训并考核合格，获得副主任护师及以上职称的注册护士，能完成疑难、危重患者专科护理，开设专科护理门诊与咨询服务，承担护理咨询、全院护理会诊、专科指导及护理研究等工作。

（6）N5 级。完成 N4 级岗位培训并考核合格，获得主任护师职称的注册护士，能完成组织专科护理查房及会诊、专科指导、护理专家门诊、咨询、护理教学、护理质量管理和持续改进、护理研究指导、评审等工作。

其中，N3 及以上层级可担任专科护士，N1 及以上层级均可担任责任护士，N0 级为助理护士[7]。

4.2.4　工勤技能岗位等级设置

（1）工勤技能岗位包括技术工岗位和普通工岗位，其中技术工岗位分 5 个等级。普通工岗位不分等级。

（2）工勤技能岗位的最高等级和结构比例按照岗位等级规范、技能水平和工作需要确定。

（3）卫生事业单位中的高级技师、技师、高级工、中级工、初级工，依次分别对应技术工一级至五级工勤技能岗位。

（4）卫生事业单位工勤技能岗位结构比例，一级、二级、三级岗位的总量占工勤技能岗位总量的比例全国控制目标为 25% 左右，一级、二级岗位的总量占工勤技能岗位总量的比例全国总体控制目标为 5% 左右。

（5）卫生事业单位工勤技能岗位的一级、二级岗位，主要应在卫生专业技术辅助岗位承担技能操作和维护职责等对技能水平要求较高的领域设置。要严格控制工勤技能一级、二级岗位的总量。

4.2.5　特设岗位设置

（1）卫生事业单位中的特设岗位是根据卫生事业单位职能，以及因业务发展急需聘用高层次人才等特殊需要，经批准设置的非常设岗位。特设岗位的等级按照规定的程序确定。

特设岗位不受卫生事业单位岗位总量、最高等级和结构比例的限制，在完成工作任务后，应按照管理权限予以核销。

（2）卫生事业单位特设岗位的设置须经主管部门审核后，按程序报设区的市级以上政府人事行政部门核准。具体管理办法由各省（自治区、直辖市）根据实际情况制定。

4.2.6　专业技术岗位名称及岗位等级

卫生事业单位中，正高级卫生专业技术岗位名称为特级主任医（药、护、技）师岗位、一级主任医（药、护、技）师岗位、二级主任医（药、护、技）师岗位、三级主任医（药、护、技）师岗位，分别对应一级至四级专业技术岗位；副高级卫生专业技术岗位名称为一级副主任医（药、护、技）师岗位、二级副主任医（药、护、技）师岗位、三级副主任医（药、护、技）师岗位，分别对应五级至七级专业技术岗位；中级卫生专业技术岗位名称为一级主治（主管）医（药、护、技）师岗位、二级主治（主管）医（药、护、技）师岗位、三级主治（主管）医（药、护、技）师岗位，分别对应八级至十级专业技术岗位；初级专业技术岗位名称为一级医（药、护、技）师岗位、二级医（药、护、技）师岗位和医（药、护、技）士岗位，分别对应十一级至十三级专业技术岗位。

其他专业技术岗位名称和对应等级参照相关行业指导意见和标准执行，原则上沿用现专业技术名称。

卫生事业单位专业技术一级岗位属国家专设的特级岗位[8]。

通过对各地医院实际情况的分析，综合相关研究，结合景惠管理研究院咨询案例和政府人事部门的相关文件，景惠管理研究院在提供咨询中建议医院的配置比例如下。

（1）**管理岗位**：管理岗位的设置按照厅级正职、厅级副职、处级正职、处级副职、科级正职、科级副职、科员、办事员依次分别对应管理岗位三级至十级职员岗位。厅级正职、厅级副职、处级正职、处级副职一般由医院的人事主管部门核定。医院核定的就是七、八、九、十共四个等级，参考的设置比例为 20%、20%、30%、30%。

（2）**专业技术岗位**：医院的专业技术岗位中，正高级职称、副高级职称、中级职称和初级职称的占比可参考的比例为 10%∶20%∶35%∶35%。按照《关于卫生事业单位岗位设置管理的指导意见》中有关卫生事业单位专业技术高级、中级、初级不同等级岗位之间的结构比例全国总体控制目标，具体到一家医院不同等级岗位设置可参照如表 4.14 所示比例。

表 4.14   卫生技术岗位不同等级之间的结构比例

岗位级别	占 比	岗位名称	岗位等级	占 比
正高级	10%	特级主任医（药、护、技）师	一级	
		一级主任医（药、护、技）师	二级	10%
		二级主任医（药、护、技）师	三级	30%
		三级主任医（药、护、技）师	四级	60%
副高级	20%	一级副主任医（药、护、技）师	五级	20%
		二级副主任医（药、护、技）师	六级	40%
		三级副主任医（药、护、技）师	七级	40%
中级	35%	一级主治（主管）医（药、护、技）师	八级	30%
		二级主治（主管）医（药、护、技）师	九级	40%
		三级主治（主管）医（药、护、技）师	十级	30%
初级	35%	一级医（药、护、技）师	十一级	50%
		二级医（药、护、技）师	十二级	50%
		医（药、护、技）士	十三级	

具体到某一个科室，参照本配置比例执行，如某临床科室根据工作负荷需要编制 18 名医师和 32 名护士，则主任医（护）师、副主任医（护）师、主治医（护）师和医（护）师的配置比例分别为 10%、20%、35%、35%，具体的配置数量为主任医师 2 名、副主任医师 4 名、主治医师 6 名、医师 6 名。护理人员具体的配置数量为主任护师 3 人、副主任护师 6 人、主管护师 11 人、护师 6 人、护士 6 人。但根据景惠管理研究院对 300 余家医院的调研中发现，大部分医院特别是二级医院实际具有高级职称的护理人员远远达不到护理人员总数的 30%，考虑到护理人员中具有高级职称的实际人数偏少，因此在核定编制时，原则上按照高级职称护理人员（包括主任护师和副主任护师）、主管护师、护师和护士的配置比例分别为 10%、20%、35%、35%，按此标准，则本例科室护士的具体配置数量为主任护师和副主任护师 3 名、主管护师 7 名、护师 11 名、护士 11 名。因为人员编制会涉及绩效工资分配的额度，在实际确定各级人员的配置时要对医院当前实有人数情况进行充分的分析，并与相关部门和关键人员进行充分的沟通，在充分达成共识的基础上，再确定人员结构比例，这样定岗、定编工作才能得到医务人员的参与和支持。

南京军区南京总医院护理岗位和等级统一按"3 等 13 级"的规定，岗位名称分高、中、初 3 等，从护士到特级主任护师 13 个档次，分别对应专业技术 13 个级别。初级分护士、二级护师、一级护师 3 个档次，分别对应 13～11 级 3 个级别；中级岗位分三级、二级、一级主管护师 3 个档次，分别对应 10～8 级 3 个级别；高级分正高、副高，副高分三级、二级、一级副主任护师 3 个档次，对应 7～5 级 3 个级别；正高分三级、二级、一级、特级 4 个档次，分别对应 4～1 级 4 个级别，其中特级和一级为国家和省级特设级别。

高、中、初专业技术岗位结构比例，参照驻地省、市三级医院规定，高级为 20%～25%，中级为 40%～50%，初级按需设置。考虑到现阶段医院医、技、护总体平衡需要，高、中、初级结构占比暂定为 10%、30%、60%，以后视发展情况再调整增加高、中级比例（表 4.15）。

表 4.15　护理岗位名称、等级及占比设置表

岗位等级	岗位设置		现阶段目标				政策目标结构占比
	等级	名称	结构占比（%）	总人数	人数		
高级	1	特级主任护师	10	131	0	0	20%～25%
	2	一级主任护师			2	26	
	3	二级主任护师			8		
	4	三级主任护师			16		
	5	一级副主任护师			21	105	
	6	二级副主任护师			42		
	7	三级副主任护师			42		
中级	8	一级主管护师	30	395	118	395	40%～50%
	9	二级主管护师			158		
	10	三级主管护师			119		
初级	11	一级护师	60	791	197	395	按需设置
	12	二级护师			198		
	13	护士			396	396	

实行护士岗位管理，要按照因事设岗的原则对具体护理岗位进行梳理，对每个岗位的工作量进行测定分解，从而确定不同等级护理岗位设置和人员配置比例。一是临床科室按照专业技术难易程度和工作强度高低分为 A 类、B 类、C 类、特殊部门 4 大类，A 类为工作量大、护理风险高、技术难度大、危重患者多，实际床护比应大于 1：0.4，如 ICU、神经外科、神经内科、儿科等。B 类为工作量、护理风险、技术难度适度，实际床护比不低于 1：0.4，如消化内科、胸外科、妇科、心内科、肾内科等。C 类为工作量少、护理风险低、技术难度较小，实际床护比可低于 1：0.4，如眼科、皮肤科、中西医结合科、内分泌科、口腔科等。在确定以上床护比的基础上，再根据科室医疗专业情况作加减调整。国家和全军研究所的护理单元，在上述基础上加 0.10，国家和全军中心、军区中心和保健系统的护理单元，在上述基础上加 0.05，A 类病房在原基

础上加 0.05，B 类病房不增不减，C 类病房在上述基础上减 0.10。在核定上述系数的基础上，确定不同等级的岗位设置，计算出不同等级的护士配置数量，并确定不同等级护士岗位设置和配置比例。根据责任制整体护理模式要求，以护理单元为基础，对不同分组护士进行优化组合，形成责任制整体护理的岗位结构和人员组合，真正把责任制整体护理模式落实到护士岗位管理的设置和组合上[9]。

（3）**工勤技能岗位**：工勤技能岗位中的高级技师、技师、高级工、中级工、初级工，依次分别对应技术工一至五级工勤技能岗位。景惠管理研究院调研 300 余家医院后，认为可参考的设置占比为 5%、10%、30%、30% 和 25%。

4.3 医院员工招聘与配置

医院员工招聘与配置是指着眼于现在和未来的岗位需求，确定哪些岗位需要补充人员以及如何补充的过程。一般来说，医院的招聘和配置过程主要是两种途径：一是面向社会网罗优秀人才，二是通过培训提高在职员工的素质。在招聘与配置人才时，特别强调要注重两个一致性，即内部的一致性和外部的一致性。内部的一致性，是指在招聘、甄选、配置、培训以及绩效评价等人员计划的设计是彼此配合的。外部的一致性，是指医院的员工招聘与配置计划应成为医院总体计划的一个组成部分，医院人力资源的配置战略应成为医院最重要和最核心的战略。

4.3.1 招聘方式

岗位出现空缺后要替补新人，其途径不外乎两种方式，即内部选拔和外部招聘。一般而言，在内部人员完全可以满足空缺岗位需要的情况下，应首先从内部选拔。在内部无法满足或根据情况从外部招聘更加适宜的情况下，则要从外部招聘。医院在确定到底是内部选拔，还是外部招聘前，一定要了解两种方式各自的优势和劣势，以提高招聘工作的针对性和有效性。

1．内部选拔的优势

医院对被选拔者的个人品德、工作能力和发展潜力比较了解，在工作中比较容易沟通与协调，同时，内部员工更容易认同医院的价值观，具有较高的忠诚度。从激励方面来说，任用本院员工容易鼓舞士气，形成追求进步、积极向上的良好氛围。从内部选拔人才的安全性也高，可以综合考虑被选拔者的业绩、发展潜力和人际关系情况，从而可降低其流动性。内部选拔人才还有一个特点是比从外部招聘所需的时间更短，所需要的培训时间也短，容易在短期内胜任岗位和创造业绩。

2．内部选拔的劣势

内部选拔可能出现论资排辈现象，或根据领导喜好而非工作业绩和个人能力任用员工，由于同一组织内员工有相同的文化背景，可能产生"近亲繁殖""团体思维"而抑制个体创新。在操作中，如果不公平会影响整个队伍的团结和员工的士气，从而削弱医院的整体效能。

3．外部招聘的优势

外部招聘的员工会带来新的价值观和思维方式，而且可以给老员工施加压力，树立危机意识，激发动态和潜能。外部招聘的员工势必带进新鲜的文化，通过与医院固有文化的融合与渗透，可以改善或重塑医院现有的弱势组织文化。

4．外部招聘的劣势

外部招聘一般要支出比较大的成本，而且甄选难度也比较大。招聘进的人才还要有一定的适应期，倘若存在"排外"现象，则直接影响到外聘人才的能力发挥。

在实际操作中，一般应通过竞争上岗的方式先从内部选聘，当内部确实不能满足需要时，再从外部招聘，这样既容易得到内部员工在心理上的认可，也能避免"排外"现象，有利于引进人才更好地发挥作用。

4.3.2　招聘渠道

目前，医院招聘人才采用的渠道主要有以下几类。

1．广告招聘

通过在报纸、电视、广播、杂志、网络等传媒媒介发布招聘信息。通过广告招聘时一般都具体地说明了招聘岗位的名称、所需条件要求以及相关的责任和待遇等内容。在采用广告招聘方式时，招聘广告的设计非常重要，一般来说，应把握以下几个原则：一是形式和广告语要新颖，能够一下子抓住求职者的心，从而引起求职者对医院和对岗位的重视；二是要简要地说明工作任务和相关待遇以及职业发展前景；三是要通过时限要求让求职者尽快采取行动，主动应聘。

2．本院网络招聘

大部分医院都建有自己的网页，医院可以通过自己的网页发布招聘信息，应聘者不仅可以很方便地浏览招聘信息，而且可以详细地了解医院各方面的情况。

3．人才市场招聘

一是通过人才交流服务中心招聘，二是通过专门的人才交流会招聘。

4．校园招聘

医院在需要大批的应届毕业生时，一般都会采取到医学院校直接招聘。

5．员工介绍

员工介绍的人才一般素质较高，在品德方面也比较可靠，而且费用低。

6．单独猎取

单独猎取是指对于一些要求较高而又比较紧缺的人才，医院可以通过信函、电话，甚至登门拜访等形式邀其来院工作。

在实际的招聘工作中，我们发现，即使按照严格的程序运作了，但聘任后经过一定时期的考核，仍然有一部分引进的人才未能如预先想象的那样优秀或称职。这主要是由于招聘人才所使用的测评方法的局限性所造成的，因此，对于高级管理人才和学科带头人，最好通过单独猎取的方式去"挖"，并尽可能对所招聘的人才进行诚信度和社会声誉调查，这样招聘的人才更具有可信度。

4.3.3 甄选方法

在医院的人才招聘工作中，采取科学、全面的甄选方法相当重要。如对下面所介绍的甄选方法能够综合应用，则效果会更好。

1．资料分析

对应聘人员的资料要进行认真、全面的分析，特别是初始学历、继续教育情况，原工作医院的等级规模，所在科室情况以及能够开展的项目，是否获得过科研成果，本人所起的作用以及发表学术论文情况等都要进行认真的研究，辨别其真实性和可靠性。通过对其工作经历的研究来判断与所应聘岗位的匹配性。

2．理论考试

通过理论考试来了解拟招聘人员的知识面和对本专业理论知识的掌握水平。

3．面试

面试主要是通过主试和被试双方面对面的观察、交谈等双向沟通方式，了解拟招聘人员的素质特征、能力状况以及求职动机等情况的一种人员甄选与测评技术。面试可以大幅度提高评价结果的客观性、准确性和适用性。面试可分为以下几种类型。

（1）结构化面试：这种面试一般是在面试前设计了规范化的表格，或者确定了固定的面试问题，在面试中，实施面试者只是按事先确定的规范进行。

（2）非结构化面试：是指面试没有固定的模式，比较随机，谈话可以向各个方向展开。

（3）小组面试：是指成立一个专门的面试小组对应聘者实施面试，成员一般由人力资源管理人员、专业技术人员、招聘科室负责人以及有关领导等共同组成，不同专业的人员只提问与本专业相关的问题并作出评判，面试成绩由小组集体决策。

（4）压力面试：是指主试者有意识地提出一系列（通常是不礼貌的或带有挑战性的）问题，通过观察求职者在面临压力时的反应能力而确定与工作岗位的适应性。

（5）心理测验：是通过观察人的少数有代表性的行为，对于贯穿在人的行为活动中的心理特征，依据确定原则进行推论和数量化的一种科学手段。心理测验有能力倾向测验、人际交往测验、个人兴趣测验以及成就测验等。医院在招聘人员时可根据岗位的具体情况选择使用。

（6）情景模拟：在临床业务人员的招聘中，采用情景模拟比较有效。比如，要招聘一名急诊科副主任医师，我们可以预先设定一名心脏病患者，让其模拟在家中发病，拨打医院急救电话，护士接到急救通知后，马上向这名拟考核的副主任医师汇报情况，此时，这名副主任医师就会进行一系列的指挥与准备工作。在这个过程中，我们就能够考查到这名副主任医师的业务水平、指挥协调能力以及快速应急能力等。

（7）病历分析：主要用于招聘临床医务人员，通过病历分析一般可判断一名医师的职业素养与业务能力。

（8）文件筐作业：主要用于管理人员的招聘，主要是针对具体的管理岗位，在一定的时限内，要求人员处理报告、信函和备忘录等文件，以考察应聘人员在实际管理岗位上的工作能力。

以上甄选方法，在实际的应用中一般都要根据所招聘职位的特点综合使用，这样才能尽可能保证对一个人的评价准确、全面。

4.3.4　招聘与选拔过程评价

招聘与选拔过程的质量与效果涉及医院人力资源的数量与质量，因此必须计算好投入与产出的账。招聘工作的投入—收益分析包括了直接成本（广告、招聘人员的薪水、出差费用、代理费用等）和间接成本（公共关系、形象投入等）。每一种招聘方式的投入—收益信息都能够被计算出来。将每种方式录用应聘者的时间耗费与这种方式的成本花费相比较，也是一种很好的评价方法[10]。

1. 产出率

评价招聘工作的一种方法是利用产出率，就是将这一步的申请者数量与下一步的数量相比，这也是估计最初申请者池大小的工作。如通过投递简历等方式确认岗位的总申请者为 50 人，通过理论考试保留申请者 25 人，则这一步的产出率为 50%；通过面试保留了 20 人，则这一步的产出率为 80%。

2. 选择率

选择率是指在特定的候选者中录用的比例，它等于录用人数除以申请者人数。例如，10% 的选择率表明 50 位申请者中有 5 人被录用了。

3. 接受率

接受率是指录用申请者除以应聘总人数所得的比例。如医院从 50 名应聘者中选择了 5 名录用者，但接受邀请的为 2 人，则接受率为 4%。

案例 1　内蒙古乌海市妇幼保健院中层干部竞聘实施方案

为加强我院中层干部队伍建设，提升中层干部队伍的岗位胜任能力，根据公立医疗机构改革的相关政策、《事业单位人事管理条例》、《三级妇幼保健院评审标准》等要求，结合我院实际，经院委会研究决定，将于 2016 年 11—12 月开展中层干部竞聘工作，对全院中层干部通过竞聘上岗的方式择优选拔聘用，现将有关事宜通知如下。

一、指导思想和基本原则

（一）指导思想

按照现代医院管理制度和人事分配制度改革的相关要求，围绕我院"十三五"发展目标，本着"符合资格条件、严格选拔程序、优化年龄结构、大胆起用新人"的原则，深化干部人事制度改革，建立"能上能下、能进能出"的干部动态化管理机制，促进干部队伍结构优化及整体素质的提高，为保健院优化健康服务、协调、持续发展提供可靠保障。

（二）基本原则

1. 按照"公开、公平、公正、竞争、择优"的原则。通过中层干部竞聘上岗，达到加强领导、提高效率、增强活力、强化管理、强化执行的目的。

2. 坚持民主集中制的原则。本次竞聘上岗按照集体领导、民主集中的原则进行，在综合个人考核成绩、广泛征求群众意见、组织考察的基础上，由院委会充分讨论决定聘用人选。

3. 坚持德才兼备、群众公认、注重实绩的原则。把乐于奉献、勇于创新、敢于管理、事业心强的优秀干部选拔到管理岗位上来，并注重选拔任用优秀年轻干部。

4. 坚持优化结构的原则。在竞聘上岗中，要考虑老、中、青年龄梯队搭配，同时，也要兼顾学科分布以及干部的学历、职称等。

二、竞聘岗位设置

以《三级妇幼保健院评审标准》为依据，设置中层管理干部岗位，具体见竞聘岗位一览表。

三、基本任职条件

根据《三级妇幼保健院评审标准》的要求和医院实际，本次中层干部竞聘上岗任职要求如下。

（一）政治素质要求

1. 政治素质好。认真贯彻执行党和国家的方针、政策与法律法规，具有较强的改革意识和开拓创新精神。

2. 热爱保健院，自觉维护保健院形象，以实际行动践行社会主义核心价值观和保健院文化理念，事业心强，懂业务，会管理，有胜任科室管理工作的能力。

3. 坚持原则，公道正派，遵纪守法，廉洁自律，求真务实，竞聘前三年考核为"合格"以上档次，且无违纪行为。

4. 群众基础好。团结同志、医患关系和谐，竞聘前三年无重大同事间纠纷和医疗投诉。

（二）任职年龄要求

妇女保健部部长、儿童保健部部长、孕产保健部部长、临床保健科室主任、医技科室主任、行政后勤科室主任年龄不超过53周岁（1963年1月1日以后出生）；科室护士长，年龄不超过44周岁（1972年1月1日以后出生）。

（三）学历要求

1. 妇女保健部部长、儿童保健部部长、孕产保健部部长、临床保健科室主任、医技科室主任学历本科（2010年1月1日之后参加工作者第一学历为全日制本科）。

2. 科室护士长学历本科（2010年1月1日之后参加工作者第一学历为全日制本科）。

3. 行政后勤科室主任学历大专（2010年1月1日之后参加工作者第一学历为参加全国高等教育招生考试入学的全日制大专）。

（四）职称及工作经历要求

1. 妇女保健部部长、儿童保健部部长、孕产保健部部长职称要求主任医师，从事本专业工作年限10年以上；其他临床保健科室主任要求副主任医师职称，从事本专业工作年限10年以上。

2. 医技科室主任要求副主任医师职称，从事本专业工作年限10年以上。

3. 科室护士长要求主管护师，从事临床护理工作5年以上，其中手术麻醉科、新生儿科护士长要求在本科室从事护理工作 5 年以上。

4. 行政后勤科室主任职称要求：医务科主任、护理部主任、感染控制科（感控科）主任要求相关专业中级及以上职称。其他科室主任对职称不做特别要求，从事管理工作 5 年以上。

5. 个别岗位现有人员职称达不到上述要求但已取得中级职称的，则设副主任（主持工作）。

（五）其他

办公室主任要求政治面貌为中共党员。

（六）特殊激励政策

为了鼓励具有潜力的优秀青年人才脱颖而出，通过担当重任加快成长，对未超过规定年龄并具备以下条件者可不受上述条件限制，直接报名参加中层干部竞聘，具体情况如下。

1. 第一学历本专业全日制本科，取得本专业初级职称（师级）并从事本专业工作 5 年以上。

2. 获得与本职工作相关的自治区级及以上荣誉称号。

3. 获得自治区级科技进步奖或市级科技进步一等奖的科技成果项目主持人。

（七）凡有下列情况者，不得参加竞聘上岗的报名。

1. 有违法违纪行为，处理不满五年者。

2. 被认定为医疗事故的主要责任人，处理不满三年者。

3. 竞聘上岗前三年出现年度考核"不合格"者。

4. 因不能胜任岗位工作现正在待岗者。

5. 竞聘上岗前三年医德医风考核等级出现"一般"和"较差"者。

四、竞聘上岗的工作步骤

本次中层干部竞聘具体工作步骤如下。

（一）公布方案（11 月 15 日前）

公布《乌海市妇幼保健院中层干部竞聘实施方案》，开始组织报名。

（二）竞聘者报名与资格审查（11 月 16—22 日）

1. 参加竞聘者填写《乌海市妇幼保健院中层干部竞聘报名表》，提交报名表（报名地点设在人力资源科），中层干部竞聘上岗领导小组对报名人员进行资格审查，对符合资格条件者通知做好竞聘的前期工作。

2. 资格审查（基本资格条件占 20 分）。

（三）笔试（占 10 分）（11 月 28 日）

通过答卷的方式对妇女儿童保健法律法规、规章、制度、保健院管理的基本知识等进行测试。

（四）测评（占 20 分）（11 月 29 日—12 月 2 日）

包括本科室群众测评（占 5 分），全体中层管理干部测评（占 5 分），院领导测评（占 10 分）。

（五）述职演讲（占 30 分）（12 月 15—16 日）

经资格审查合格人员进行述职演讲，主要内容为个人基本情况、竞聘本岗位的优势、已经取得与本岗位相关的主要成绩、担任本岗位后的主要工作规划与目标、胜任本岗位的不足和努力方向等。每人演讲时间控制在 8 分钟以内（必须制作 PPT 进行演讲）。述职演讲分三个场次进行，即临床保健医技科室主任、护士长和行政后勤科室主任。演讲顺序由现场抽签确定。

（六）组织考察（占 20 分）（12 月 19—23 日）

召开科室群众座谈会、中层以上干部座谈会、高级职称人员座谈会等形式征求意见，并对竞聘人员进行谈话考察。

（七）公示与聘用（2017 年 1 月 4—10 日）

公示时间为 7 个工作日。公示结果不影响其聘用的，由院委会行文聘用，本届聘期三年。首次聘用担任中层干部者试用期为半年，试用期满后进行考核，经考核称职者继续任职至聘期期满，考核不称职者解除所聘职务。

五、组织领导和基本要求

本次中层干部竞聘工作直接关系到保健院中层干部队伍建设，对促进保健院建设、发展和稳定具有重大的现实意义。全院各级领导要做好深入细致的思想政治工作，广大干部职工都要以大局为重，以事业为主，正确对待组织上的安排，认真做好和完成保健院的各项工作任务。保健院成立中层干部竞聘工作领导小组，小组下设办公室，办公室设在保健院人力资源科。

六、纪律与监督

1. 在竞聘过程中，严格执行有关纪律，如发现在选拔聘用工作中搞任人唯亲、营私舞弊、拉帮结派、打击报复等情况，一经查实，将对有关责任人根据情节轻重及影响进行批评教育直至纪律处分。

2. 如发现参加竞聘者违反规定，弄虚作假，一经查实，取消资格。

3. 要严格执行组织人事纪律，切实加强对干部选拔任用的监督，单位纪检委员和工会主席全程参与，对违纪行为严肃查处。

乌海市妇幼保健院

2016 年 11 月 9 日

附件 1

乌海市妇幼保健院中层干部竞聘岗位一览表

三大部	妇女保健部部长	医技科室	放射影像科主任	行政后勤科室	健康管理科主任
	孕产保健部部长		检验科主任		采供科主任
	儿童保健部部长		病理科主任		医保科主任
临床保健科室	产科主任		药学部主任		总务科主任
	妇科主任	行政后勤科室	办公室主任		基建科主任
	儿科主任		人力资源科主任	护士长	产科护士长
	生殖医学科主任		财务科主任		妇科护士长
	儿童保健科主任		医务科主任		儿科护士长
	妇幼信息管理科主任		护理部主任		手术麻醉科护士长
	麻醉科主任		感控科主任		儿保科护士长
	新生儿科主任		信息科主任		新生儿科护士长
	口腔科主任		质量管理科主任		生殖医学科护士长
	产前诊断中心主任		病案管理科主任		静配中心护士长
医技科室	超声影像科主任		设备科主任		供应室护士长

附件 2

乌海市妇幼保健院中层干部竞聘基本资格条件评分标准

考核项目	考核内容	分　值
学历（分值2）	硕士	2
	本科	1.5
	大专	1
	中专、高中及以下	0.5
	如为后续学历，按照此分值的 80%	

续表

考核项目	考核内容	分　值
职称 （分值2）	正高	2
	副高	1.5
	中级	1
	初级	0.5
	无职称	0
科研项目 （分值4）	乌海市一等奖	1.5/ 项
	乌海市二等奖	1/ 项
	乌海市三等奖	0.5/ 项
	自治区一等奖	2/ 项
	自治区二等奖	1.8/ 项
	自治区三等奖	1.5/ 项
论文 （分值2）	收录在核心期刊《中文核心期刊要目纵览》《中国科学引文数据库》《中文社会科学引文索引》《中国科技论文统计源期刊》的论文	0.5/ 篇
	由一级学会主管、主办的，国家卫生计生委、国家中医药管理局、国家食品药品监督管理局主管、主办的医学专业学术期刊	0.2/ 篇
荣誉 （分值4）	自治区级	0.5/ 项
	乌海市级	0.2/ 项
工作经验 （分值4）	担任中层管理岗位工作经验每满一年	0.5 分
专业学术团体任职 （分值2）	自治区主委	2/ 个
	自治区副主委	1.5/ 个
	乌海主委、自治区常务委员	1/ 个
	市级副主委、自治区委员	0.5/ 个

计分时间为 2014—2016 年，科研项目必须为主持人，论文必须为第一作者。

附件 3

乌海市妇幼保健院竞聘中层干部人员述职答辩评分表

测评维度		个人形象 逻辑思维 内容结构 演讲水平	角色定位 能岗匹配 工作激情 创新能力	管理技能 职责认知 工作思路 工作方法	战略导向 目标制定 计划执行 人才培养	个人胸怀 团队领导 业绩预估 答辩效果	总分值
分值		20	20	20	20	20	100
评分标准	A 档	15～20	15～20	15～20	15～20	15～20	
	B 档	10～14	10～14	10～14	10～14	10～14	
	C 档	5～9	5～9	5～9	5～9	5～9	
	D 档	0～4	0～4	0～4	0～4	0～4	
得分							

附件 4

乌海市妇幼保健院竞聘中层干部人员组织考察评价表

考察维度		廉洁自律、岗位奉献、发挥表率作用情况	工作业绩和聘用后工作业绩预估情况	大局意识、协作精神、团结同志情况	院正职领导、分管领导评价情况	科室群众评价（科室员工座谈会）情况	总分值
分值		20	20	20	20	20	100
评分标准	A 档	15～20	15～20	15～20	15～20	15～20	
	B 档	10～14	10～14	10～14	10～14	10～14	
	C 档	5～9	5～9	5～9	5～9	5～9	
	D 档	0～4	0～4	0～4	0～4	0～4	
得分							

附件 5

乌海市妇幼保健院领导对竞聘中层干部人员测评表

如你对被测评人员在所调查的项目方面表现评价优秀请在 A 上打 "√"，良好在 B 上打 "√"，一般在 C 上打 "√"，基本合格在 D 上打 "√"，不合格在 E 上打 "√"。

测评内容 姓名	领会领导意图、贯彻工作指令方面	统筹规划、综合协调、组织观念方面	培养人才、创新能力、执行能力方面	处理人际关系能力及冲突管理方面	职业道德、廉洁自律方面
	A B C D E	A B C D E	A B C D E	A B C D E	A B C D E
	A B C D E	A B C D E	A B C D E	A B C D E	A B C D E
	A B C D E	A B C D E	A B C D E	A B C D E	A B C D E

记分方法：A 记 20 分，B 记 15 分，C 记 10 分，D 记 5 分，E 记 0 分，累积分除以参与评估人数为实际得分。

附件 6

乌海市妇幼保健院中层干部对竞聘中层干部人员测评表

如你对被测评人员在所调查的项目方面表现评价优秀请在 A 上打 "√"，良好在 B 上打 "√"，一般在 C 上打 "√"，基本合格在 D 上打 "√"，不合格在 E 上打 "√"。

测评内容 姓名	个人影响力、个人品德方面	管理能力或管理潜力、带领团队能力方面	廉洁自律、职业道德、医患关系方面	业务能力、技术水平与创新能力方面	综合协调、团结协作方面
	A B C D E	A B C D E	A B C D E	A B C D E	A B C D E
	A B C D E	A B C D E	A B C D E	A B C D E	A B C D E
	A B C D E	A B C D E	A B C D E	A B C D E	A B C D E

记分方法：A 记 20 分，B 记 15 分，C 记 10 分，D 记 5 分，E 记 0 分，累积分除以参与评估人数为实际得分。

附件7

乌海市妇幼保健院科室群众对竞聘中层干部人员测评表

如你对被测评人员在所调查的项目方面表现评价优秀请在A上打"√"，良好在B上打"√"，一般在C上打"√"，基本合格在D上打"√"，不合格在E上打"√"。

测评内容 姓名	爱岗敬业、以身作则，表率作用方面	管理能力或管理潜力、大局意识和团队协作方面	专业技术水平、带教能力、科研能力方面	廉洁自律、职业道德、服务艺术、医患关系方面	个人魅力、凝心聚力、带领团队发展科室方面
	A B C D E	A B C D E	A B C D E	A B C D E	A B C D E
	A B C D E	A B C D E	A B C D E	A B C D E	A B C D E
	A B C D E	A B C D E	A B C D E	A B C D E	A B C D E

记分方法：A记20分，B记15分，C记10分，D记5分，E记0分，累积分除以参与评估人数为实际得分。

（案例来源：景惠管理研究院咨询案例）

案例2　山东省立第三医院专业技术职称聘任实施方案

第一章　总则

第一条　根据我院"建设特色驰名三级甲等综合医院，建设现代化医疗集团，打造医康养综合体"的目标定位；围绕《山东省立第三医院"十三五期间发展规划（2016—2020）"纲要》《山东省立第三医院"十三五"人力资源建设规划》，为深化我院专业技术职务聘任制度改革，完善专业技术岗位管理制度，保障医院和专业技术人员的合法权益，根据国家和山东省有关规定，结合医院的实际情况制定本办法。

第二条　医院实行评聘分开，竞争上岗，双向选择。本着平等、自愿、协商一致的原则，明确相互的权利和义务，通过签订劳动合同或聘任协议建立合法的劳动契约关系。

第三条　遵循"因事设岗、择优聘任"的原则，按照医院定编岗位职数，采取公开、公平、公正的竞争方式，全面考核评价专业人员的品德、能力与业绩，把符合岗位任职要求的人才选聘到所需要的岗位，营造有利于学科人才梯队建设，有利于优化队伍整体素质，有利于优秀人才脱颖而出的良好氛围。

第四条　专业技术职务以个人业绩量化考核与专家评定相结合的考评形式，择优聘任。高、中、初级职称人员、同类别同级别人员均使用一个评价标准。

第五条　在借鉴同类医院岗位聘任所取得的成功经验的基础上，充分结合山东省立第三医院的实际，对每个岗位制定基本的岗位能力标准，并制定《山东省立第三医院专业技术人员岗位聘任考核标准》作为专业技术职务聘任综合评估评分标准。

第六条　专业技术人员申请聘用专业技术职务，应填写《专业技术职务聘任申请表》等相关表格，同时按要求如实提供有关的资料。

第七条　专业技术职务聘任工作小组负责审核申请聘任人员提供的资料；并按照专业技术职务聘任考核标准对个人业绩进行核计评分，专业技术职务的聘任由医院按照本方案统一组织考核测评。

第二章　岗位聘任适用范围及基本条件

第八条　申请专业技术职务聘任的人员为医院在职的专业技术人员（不包括返聘和兼职人员），必须按照国家和山东省有关规定评审或考试取得相应的专业技术职务任职资格。国家规定必须持有执业证书才能上岗的要同时具备执业证书。

第九条　申报各专业技术职务人员基本职业素质要求：

一、坚决执行党的路线、方针、政策，严格遵守国家法律、法规及医院规章制度。

二、自觉遵守医德规范，团结协作，服从管理，诚实守信，廉洁行医。

三、爱岗敬业，积极进取，工作认真负责，服务态度好。

四、具有较强的业务能力，能按照相应专业技术职务的任职要求，掌握本专业理论和技能，独立完成本职工作和承担相关的任务。

五、近三年年度考核结果为合格或以上者，无违法行为和违反行风建设与医德医风行为，无受医院处分、无医疗事故（责任人），如有则根据情节或医院相关制度实行低聘。

六、上一期专业技术职务聘任期满考核合格（含合格）以上，不合格者根据情况低聘或解聘。

七、身体健康，能坚持正常工作。

第十条　医疗专业基本资质要求

一、医疗正高

1. 已经具有正高职称且上轮被医院聘任，或以正高引进人员不考核学历，如为新参加聘任人员需要取得教育部承认的全日制普通高等学校硕士学位。

2. 聘任者前三年至少完成或立项 1 项省级（含省级）以上科研项目。

3. 聘任前三年以第一作者发表论文（综述除外）至少 3 篇，其中中华医学会系列中华级期刊或 SCI 期刊至少 1 篇，医院核心期刊目录内至少 2 篇。

4. 担任国家级学术团体职务，北大核心期刊常务编委；担任省级学术团体二级分会副主任委员及以上职务，科技核心期刊副主编；担任省级学术团体二级分会委员职务，济南市学术团体二级分会副主任委员及以上职务、医院核心期刊目录杂志编委。（第 2、3、4 条具备之一即可）

5. 有教学任务的应熟练掌握研究生或本科生课程教学和临床教学工作，在聘任前一年能够完成规定的教学工作量及带教任务。

二、医疗副高

1. 已经具有副高职称且上轮被医院聘任不考核学历，如为新参加聘任人员需要取得教育部承认的全日制普通高等学校硕士学位。

2. 聘任前三年以第一作者发表论文（综述除外）至少 2 篇，均为医院核心期刊目录内。

3. 有教学任务的应熟练掌握研究生或本科生课程教学和临床教学工作，在聘任前一年能够完成规定的教学工作量及带教任务。

三、医疗中级

1. 需要取得教育部承认的全日制普通高等学校硕士学位。

2. 聘任前三年以第一作者发表论文（综述除外）至少 2 篇。

3. 完成在急救中心或社区轮转半年以上。

四、医疗初级

1. 聘任前一年本人撰写的病历甲级率达到 95% 以上。

第十一条　医技专业基本资质要求

一、医技正高

1. 已经具有正高职称且上轮被医院聘任，或以正高引进人员不考核学历，如为新参加聘任人员需要取得教育部承认的全日制普通高等学校本科学历。

2. 聘任者前三年至少完成或立项 1 项市厅级（含市厅级）以上科研项目。

3. 聘任前三年以第一作者发表论文（综述除外）至少 3 篇，其中中华医学会系列中华级期刊或 SCI 期刊至少 1 篇，医院核心期刊目录内至少 2 篇。

4. 担任国家级学术团体职务，北大核心期刊常务编委；担任省级学术团体二级分会副主任委员及以上职务，科技核心期刊副主编；担任省级学术团体二级分会委员职务，济南市学术团体二级分会副主任委员及以上职务、医院核心期刊目录杂志编委。（第 2、3、4 条具备之一即可）

5. 有教学任务的应熟练掌握研究生或本科生课程教学和临床教学工作，在聘任前一年能够完成规定的教学工作量及带教任务。

二、医技副高

1. 已经具有副高职称且上轮被医院聘任不考核学历，如为新参加聘任人员需要取得教育部承认的全日制普通高等学校本科学历。

2. 聘任前三年以第一作者发表论文（综述除外）至少 1 篇。

3. 有教学任务的应熟练掌握研究生或本科生课程教学和临床教学工作，在聘任前一年能够完成规定的教学工作量及带教任务。

三、医技中级

1. 需要取得教育部承认的全日制普通高等学校本科学历。

2. 医师系列聘任前三年以第一作者发表论文（综述除外）至少 2 篇，技师系列聘任前三年以第一作者发表论文（综述除外）至少 1 篇。

四、医技初级

1. 聘任前一年有值夜班的科室，值夜班数不少于科室人均夜班数的 90%。

第十二条　护理专业基本资质要求

一、护理正高

1. 已经具有正高职称且上轮被医院聘任不考核学历，如为新参加聘任人员需要取得教育部承认的护理本科以上学历。

2. 聘任者前三年至少完成或立项 1 项市厅级（含市厅级）以上科研项目。

3. 聘任前三年以第一作者发表论文（综述除外）至少 3 篇，其中中华医学会系列中华级期刊或 SCI 期刊至少 1 篇，医院核心期刊目录内至少 2 篇。

4. 担任国家级学术团体职务，北大核心期刊常务编委；担任省级学术团体二级分会副主任委员及以上职务，科技核心期刊副主编；担任省级学术团体二级分会委员职务，济南市学术团体二级分会副主任委员及以上职务、医院核心期刊目录杂志编委。（第 2、3、4 条具备之一即可）

5. 有教学任务的应熟练掌握本科生课程教学和临床教学工作，在聘任前一年能够完成规定的教学工作量及带教任务。

二、护理副高

1. 已经具有副高职称且上轮被医院聘任不考核学历，如为新参加聘任人员需要取得教育部承认的护理本科以上学历。

2. 聘任前三年以第一作者发表论文（综述除外）至少1篇。

3. 有教学任务的应熟练掌握本科生课程教学和临床教学工作，在聘任前一年能够完成规定的教学工作量及带教任务。

三、护理中级

1. 聘任前三年以第一作者发表论文（综述除外）至少1篇。

2. 有教学任务的应熟练掌握本科生课程教学和临床教学工作，在聘任前一年能够完成规定的教学工作量及带教任务。

四、护理初级

1. 聘任前一年有值夜班的科室，值夜班数不少于科室人均夜班数的80%。

第十三条　管理人员专业基本资质要求

一、管理正高

1. 已经具有正高职称且上轮被医院聘任，或以正高引进人员不考核学历，如为新参加聘任人员需要取得教育部承认的全日制普通高等学校本科以上学历。

2. 现至少担任职能科室正职以上职务。

3. 聘任前三年以第一作者发表论文至少2篇。

二、管理副高

1. 已经具有副高职称且上轮被医院聘任，或以正高引进人员不考核学历，如为新参加聘任人员需要取得教育部承认的全日制普通高等学校本科以上学历。

2. 现至少担任职能科室副职以上职务或从事与本专业相关的管理工作10年以上。

3. 聘任前三年以第一作者发表论文至少1篇。

三、管理中初级

1. 聘任前三年以第一作者发表论文至少1篇。

2. 所聘任专业技术职务与本岗位专业对口。

四、管理初级

1. 所聘任专业技术职务与本岗位专业对口。

第十四条　有下列情况之一者，不能被聘任同级职务或续聘同级职务，原则上低聘一级职务。（如副主任医师只能和主治医师一同参加竞聘）

一、近三年发生过医疗事故（因责任原因）。

二、上年度考核不合格者。

三、近三年因严重违反医院规章制度受到行政处分的。

四、不服从医院的调动，不执行领导安排工作，经劝说无效拒不上岗者，或有严重损害医院声誉者。

五、上年度事假累计超过两个月或病假累计超过半年的。

六、违反劳动纪律，上年度旷工 3 天以上者。

七、有收受"红包"或药品回扣行为，经确认的。

八、长期病休及各种原因等不在岗人员。

第十五条　近三年年度考核连续合格以上，且没有第十四条所述情形，又具备以下条件之一者，可不通过考核和竞争直接聘任相应的专业技术资格。

一、全国和省劳动模范。

二、经批准享受政府特殊津贴的人员。

三、获得省级以上行业奖励或立功人员。

四、已经取得相应专业技术职称的优秀留学回国人员或在国内获得博士学位，符合基本的资质条件者。

五、根据医院发展战略需要或人才储备要求，引进的学科带头人或有显著特长的实用型人才。

第三章　聘用程序

第十六条　聘任工作在医院岗位聘任领导小组的统筹安排下，按下列程序进行。

一、聘用程序

专业技术职务聘任以个人业绩量化测评和专家评定相结合的考评形式进行。以《山东省立第三医院专业技术人员岗位聘任考核标准》作为专业技术职务聘任综合评估评分标准。各岗位聘用程序如下：

（一）医院公布岗位聘任实施方案、全院岗位设置职数、任职资质要求、聘任条件及报名时间等事项。

（二）符合聘任条件的人员在规定的时间内提交《专业技术职务聘任申请表》，并经科室负责人审核确认同意，没有提交申请表的视为弃权，同时提交近三年科研、新技术成果、国际 SCI 索引收录的论文、奖励等相关业绩材料原件或复印件，以科室为单位统一上交。岗位聘任工作小组收到申报人的表格和资料后，对申报人的基本条件进行审核，审核后按照考核标准进行评分。

（三）岗位聘任工作小组汇总各级各类人员得分后报岗位聘任领导小组，岗位聘任领导小组根据业绩量化评分情况，确定初步人选。

（四）确定的初步人选需提交医院领导班子审核批准具体聘任人选。

（五）岗位聘任领导小组确定聘任人选后进行公示，公示时间为 7 天。

（六）公示无异议后，正式办理相关聘任手续，并签订聘任合同。

第四章　聘任方式

第十七条　聘任方式分为平聘、低聘、高聘、待聘。

（一）平聘　指所聘职务与已取得的技术职务资格同级。

（二）低聘　指与现有专业技术职务资格低一级聘任。

（三）高聘　个别岗位根据工作需要可以高聘，具体方案和标准另行制定。

（四）待聘　指未能聘任上岗而落聘的人员，或被解聘的人员。待聘期限一般为三个月；待聘人员在未确定具体去向前仍在原科室安排临时性工作。在待聘期限内可申请到院内其他有岗位科室试用。试用合格后，可办理平聘或低聘。如待聘期满后，未被聘任，按医院有关规定处理。

第五章　聘期内管理

第十八条　受聘者必须全面履行其岗位职务及义务，在受聘期间，未经批准不得到外单位兼职。

第十九条　受聘者的待遇：

一、平聘人员及低聘人员，按照"岗动薪动"的原则，从受聘的下月起，按所聘专业技术职务及岗位等级享受相应的国家和医院规定的工资福利待遇。

二、待聘人员待聘期待遇：给予待聘期工资，标准为本人工资总额的 70%，不享受医院和科室的绩效工资。年度考核不得评为优秀等级，亦不得参加各项评先活动，延迟一年申报专业技术职称，一年内不安排外出进修学习。

第二十条　履行聘任合同期间，如违法乱纪受处分、依法追究刑事责任、违反聘任合同书相关条款者，其聘任合同自行解除。

有下列情形之一者，医院可解除所聘职务，并相应终止、解除聘任合同：

一、调离本院或辞职、退休、死亡、自动离职者。

二、连续旷工超过 3 个工作日或者 1 年内累计旷工超过 3 个工作日的。

三、未经医院同意，受聘人员擅自出国或者出国逾期不归的。

四、违反工作纪律或者操作规程，发生责任事故，或者失职、渎职，造成严重后果者。

五、严重扰乱工作秩序，致使医院不能正常工作的。

六、在聘期内被证明不符合聘用岗位要求，又不同意医院调整其工作岗位的。

七、国家法律法规另有规定的。

第六章　附则

第二十一条　严格按照专业技术职务任职条件和考核结果择优上岗。不符合条件者，即使有空岗，也不能上岗。

第二十二条　各类专业技术职务的聘期一般为三年。

第二十三条　受聘专业技术职务的人员在任职期内按受聘的职务享受国家规定相应标准的工资和本院规定的绩效工资、福利待遇。

第二十四条　受聘人员应按医院相应的任职要求完成工作任务，并接受医院聘期内的绩效考核。

第二十五条　对于本办法国家另有规定的，从其规定。本院过去的有关规定与本方案不一致的，按本方案执行。

第二十五条　本方案由医院岗位聘任领导小组（具体执行部门为人力资源部）负责解释和全程监督。

第二十七条　本方案经医院职工代表大会审议通过，自公布之日起执行。

附：

1.《各级各类专业技术人员聘任指标核定办法》

2.《医疗专业正（副）高专业技术职务聘任考核标准》

3.《医疗专业中级专业技术职务聘任考核标准》

4.《医疗专业初级专业技术职务聘任考核标准》

5.《医技（药剂）专业正（副）高专业技术职务聘任考核标准》

6.《医技（药剂）专业中级专业技术职务聘任考核标准》

7.《医技（药剂）专业初级专业技术职务聘任考核标准》

8.《护理专业正（副）高专业技术职务聘任考核标准》

9.《护理专业中级专业技术职务聘任考核标准》

10.《护理专业初级（护师与护士同）专业技术职务聘任考核标准》

11.《管理专业正（副）高专业技术职务聘任考核标准》

12.《管理专业中级专业技术职务聘任考核标准》

13.《管理专业初级专业技术职务聘任考核标准》

14.《院领导评价高级职称人员聘任测评表（业务科室）》

15.《科室评价中初级职称人员聘任测评表（业务科室）》

16.《院领导评价高级职称人员聘任测评表（管理）》

17.《科室评价中初级职称人员聘任测评表（管理）》

18.《临床科室副高以上人员对医技科室副高以上人员认同度测评表》

山东省立第三医院

2018 年 8 月 20 日

（案例来源：景惠管理研究院咨询案例）

参 考 文 献

［1］ 付亚和. 工作分析［M］. 2 版. 上海：复旦大学出版社，2010.

［2］ 卫生部规划财务司. 卫生系统内部审计操作指南［M］. 北京：人民卫生出版社，2012.

［3］ 加里·德斯勒，曾湘泉. 人力资源管理（中国版）［M］. 10 版. 北京：中国人民大学出版社，2007.

［4］ 沃尔特·J. 弗林，罗伯特·L. 马西斯，等. 医疗机构人力资源管理［M］. 李林贵，杨金侠，译. 北京：北京大学医学出版社，北京大学出版社，2006.

［5］ 卫医政. 卫生部关于实施医院护士岗位管理的指导意见［Z］. 2012-04-28.

［6］ 戴肖黎，陈梅兰，等. 教学医院人员分类管理的实践与体会［J］. 中华医院管理杂志，2013，9：687-690.

［7］ 广东省卫生厅. 关于印发广东省医院护士岗位管理实施方案（试行）［Z］. 2013-04-28.

［8］ 人事部，卫生部. 关于卫生事业单位岗位设置管理的指导意见［Z］. 2007-03-19.

［9］ 刘云，李晓婷，等. 军队医院护士岗位管理方案设计与应用［J］. 中国护理管理，2013，11：44-45.

［10］ 赵曙明，周路路，罗伯特·马希斯，约翰·杰克逊. 人力资源管理（中国版）［M］. 13 版. 北京：电子工业出版社，2012.

第5章 培训与教育：医院员工的能力提升

医院的领导者和人力资源管理者一定会有很深的体会：尽管严格按照岗位任职资格和招聘程序配置了人员，但短期内往往还是难以胜任。这主要是由于人才资源的稀缺，即使具备了岗位所需要的任职资格与相应的能力，但如果环境变化了，仍然需要有一个与岗位相适应的过程，因此，很多时候一个岗位上的员工只是潜在的胜任者，要完全胜任岗位的要求必须进行持续的培训教育，以实现能力的提升。

医院作为知识密集型的组织，在这样一个知识快速更迭和信息叠加的时代，必须高度重视培训教育，建设成以学习为主导的组织。管理大师彼得·德鲁克曾说："当知识工作者与服务工作者教授别人时，他们能够学到最多的东西。让明星销售员在销售会议上讲'我成功的秘诀'是提高其生产率的最佳方法；让外科医师在本地医药协会做一次演讲，则是提升其绩效的最佳方法；让护士提升绩效的最佳方法则是让她去教自己的同事。我们经常说：在信息时代中，每家企业都要成为一个学习型组织。同样重要的是，它也要成为一个传授知识的组织。"[1]

如何构建一个完整的医院管理培训体系？根据加里·德斯勒的说法，培训流程包括五个阶段：第一，是培训需求分析，识别特定工作需要的技能，评估将要受训员工的技能，根据他们的不足之处制定具体的、可测量的知识和绩效目标；第二，制度设计，编写和制定培训内容，包括工作手册、练习和活动，这里可以使用本章所讨论的一些技术，如在职培训、电脑辅助培训；第三，确认阶段，通过培训计划介绍一小批代表群众，可以发现计划中的一些问题；第四，实施计划，对目标员工群体进行培训；第五，评估阶段，评估计划的成功与失败之处。[2]

景惠管理研究院在长期的医院管理培训咨询与教育中总结出了构建医院培训体系的五个阶段，即培训需求调研与诊断阶段、培训制度制定阶段、培训内容规划阶段、培训实施阶段、培训效果评估与总结阶段。

5.1 培训需求调研与诊断阶段

培训需求调研与诊断是指为了使培训工作能够更好地实现培训目标，医院的人力资源部门或负责培训工作的部门通过发放调研问卷、访谈、查看既往培训情况等形式，对医院领导、相应层级的管理者和员工就培训的目的、方式、内容以及所要达到的效果等进行调研并根据调研结果进行分析诊断的过程。培训需求调研与诊断制定培训目标，明确培训内容，细化培训计划的前提，也是进行培训效果评估、提升培训能力的基础，因而成为培训活动的首要环节。

医院培训需求调研主要基于三个层面进行：一是医院组织层面，二是员工个人需求层面，三是医疗行业强制性要求层面。

5.1.1 医院组织层面培训需求分析

医院组织层面培训需求分析也可称为医院战略层面的培训需求分析，主要是结合医院未来的学科发展方向、业务开发的重点领域、管理工作的重点方向有针对性地分析员工在哪些方面的能力还不能与医院的发展相匹配，重点应该提升哪些能力，通过何种方式提升等。医院组织层面的需求分析重点是通过深入了解医院的发展战略，并与医院领导者进行深度访谈后制定。

医院层面的培训需求分析需要根据医院的发展战略、阶段性工作需要以及围绕重点工作任务进行。如医院要由"三乙医院"创建为"三甲医院"，则要进行创建等级医院的培训；医院要通过 JCI 认证，则要通过 JCI 知识与技能的培训；医院要提升全体中层管理干部基本技能与执行力的培训，则要开展系列的中层管理干部培训；经过调研发现一部分岗位上的医务人员服务意识和医患沟通技能欠缺，则要专门针对这部分医务人员设置课程进行培训；如医院拟进行人事与分配制度的改革，则需要专门针对此项改革进行政策解读和改革路径以及未来改革效果预期进行宣讲与培训。

5.1.2　员工个人需求层面培训需求分析

医院员工个人需求层面培训需求分析主要是根据对员工的绩效评估结果、员工个人职业发展方向的调研与分析，找出实际绩效与理想绩效的差距，找出个人职业发展要求与实际能力的差距，进而制定以提升个人岗位胜任力与职业竞争力为目标的培训规划。

以下是医院员工培训需求调研问卷所应该涉及的基本问题，具体到某一家医院，则可在此基础上根据培训者的调研目的对所设计的问题进行调整。

医院员工培训需求调研问卷

一、基本情况（请在相应的选项上打"√"）

1. 您的性别：A. 男　　　　B. 女

2. 您的年龄：A. 30 岁以下　B. 31～40 岁　C. 41～50 岁　D. 51 岁以上

3. 您的学历状况：A. 大专或以下　B. 本科　C. 硕士　D. 博士

4. 您的职称：A. 无职称　B. 初级　C. 中级　D. 副高级　E. 正高级

5. 您的工作年限：A. 1～10 年　B. 10～20 年　C. 20～30 年　D. 30～40 年
   E. 40 年以上

6. 您所在的岗位类别：A. 医疗　B. 护理　C. 医（药）技　D. 管理
   E. 工勤

7. 您如果是中层管理干部，那么属于：
   A. 医疗科室主任　　　　　B. 护士长
   C. 医（药）技科室主任　　D. 行政后勤部门主任

二、问题调研（请在相应的选项上打"√"）

1. 您认为管理者对培训工作的重视程度：
   A. 非常重视　　　　　　B. 比较重视　　　　　　C. 一般
   D. 不重视　　　　　　　E. 非常不重视

2. 您认为目前的培训体系是否完善：
   A. 非常完善　　　　　　B. 比较完善　　　　　　C. 一般

　　　　D．不完善　　　　　　　　E．非常不完善

3．您认为目前在培训方面的经济投入情况：

　　　　A．投入非常大　　　　　　B．投入比较大　　　　　　C．一般

　　　　D．投入不大　　　　　　　E．投入非常少

4．您自身对培训的需求程度：

　　　　A．非常需要　　　　　　　B．比较需要　　　　　　　C．一般

　　　　D．不需要　　　　　　　　E．非常不需要

5．您认为自己目前新知识、新技能、新理念的掌握主要依靠（可多选）：

　　　　A．自学　　　　　　　　　B．上级指导　　　　　　　C．同事间相互学习

　　　　D．专题培训　　　　　　　E．外出进修　　　　　　　F．外出参观

　　　　G．参加学术会议　　　　　H．专家来院指导　　　　　I．其他（请写出）

6．在现阶段您每年参加单位或部门组织的集中培训的时间大概是：

　　　　A．2（含2）天以下　　　　B．2～5（含5）天

　　　　C．5～8（含8）天　　　　D．8～10（含10）天

　　　　E．10天以上

7．您已经接受培训的主要内容是（可多选）：

　　　　A．专业技术培训　　　　　B．服务技能培训

　　　　C．职业道德与人文精神培训　　　　　　　　　　D．医院文化培训

　　　　E．管理技能培训　　　　　F．营销技能培训　　　　　G．其他（请写出）：

8．您认为之前所接受的培训效果如何（即是否有助于工作能力的提升）：

　　　　A．非常有效果　　　　　　B．比较有效果　　　　　　C．一般

　　　　D．没有效果

9．您认为培训由哪个层面组织是最合适的（可多选）：

　　　　A．医院层面集中组织　　　B．医院相关职能部门组织

　　　　C．科室组织　　　　　　　D．班组（或专业小组）组织

10．您认为比较有效的培训方式有哪些（可多选）：

　　　　A．强化岗位训练　　　　　B．指定带教老师　　　　　C．集中进行专业培训

　　　　D．举办专题培训　　　　　E．参加学术研讨　　　　　F．外出长短期进修

　　　　G．参加学术会议　　　　　H．专家来院指导　　　　　I．其他（请写出）：

11. 您认为哪些因素对培训工作的实际效果影响较大（可多选）：

    A. 领导的重视程度　　　B. 员工的培训参与意识　　C. 培训内容的针对性

    D. 培训方式与手段　　　E. 培训导师的水平　　　　F. 培训是否有效果考核

    G. 培训后的效果跟踪　　H. 其他（请写出）：

12. 您认为对于一些专题性培训时间的选择（可多选）：

    A. 从正常工作时间调剂　B. 利用晚上时间　　　　　C. 周六、周日

    D. 脱产集中培训

13. 您认为目前最需要的培训内容（从总体方面讲）是（可多选）：

    A. 专业技能培训　　　　B. 服务技能培训　　　　　C. 管理技能培训

    D. 综合素质和个人修养提升培训　　　　　E. 社会生存技能培训

    F. 其他（请写出）：

14. 您认为培训与下列哪项挂钩最为合适（可多选）：

    A. 个人晋升　　　　　　B. 绩效考核　　　　　　　C. 奖金分配

    D. 年度考核　　　　　　E. 其他（请写出）

15. 如您担任医院中层干部，认为是否需要以下各个方面的培训，请在相应的需求程度下打"√"。

需求程度 培训内容	非常不需要	不需要	无所谓	比较需要	非常需要
医院战略管理					
医院营销管理					
医院人力资源管理					
领导力与执行力提升					
目标管理					
成本管理					
团队建设					
质量管理					
制度建设与流程管理					
人文知识					
团队建设与管理					
文化建设					
危机管理					
学科建设					
医患沟通					
医疗法律、法规					

您对医院开展培训工作的相关建议（请写出）：

5.1.3　医疗行业强制性要求层面培训需求分析

由于医院知识密集、专业性强、岗位类别多，医疗行业本身有许多强制性的培训规定，有的甚至需要培训合格证书才能上岗，医院相关职能部门要按照各自的分工，对照相关标准确定员工接受培训的必备内容，然后再对照必备内容检查缺项，根据缺项情况有针对性地制定培训实施计划。

表 5.1 为医院医务部的一份培训开展情况自查表示例。

表 5.1　医院培训开展情况自查表

自查部门：医务部

序号	必需的培训内容	培训对象	培训依据	培训开展情况
1	从事的具体岗位职责	医师、技师、药剂人员	JCI 评审标准 SQE.7 条	
2	复苏技术的培训	全体员工	JCI 评审标准 SQE. 8.1 条	
3	"三基"培训	医师、技师、药剂人员	《二级综合医院评审标准（2012版）实施细则》4.2.3.1	
4	每年至少开展 2 次法律、法规全员培训	医师、技师、药剂人员	《二级综合医院评审标准（2012版）实施细则》6.1.2.2 条	
5	……	……	……	

5.1.4　培训需求诊断报告

经过相关的调研，医院培训的管理部门或相应的职能部门需要对培训需求情况进行分析诊断，并有针对性地制订培训计划。一般而言，培训需求诊断报告的内容包含以下方面。

1. 对医院当前培训需求的具体分析

我们主要是围绕医院组织层面、员工个人层面以及医疗行业的强制性要求进行具体的培训需求分析，详细地罗列出从医院层面应开展的培训，职能部门以及科室层面各自应开展的培训，员工个人应自行学习和掌握的内容等。

2．对医院培训工作存在问题的分析

我们主要是针对医院培训对象、培训内容、培训方式、培训效果、培训组织管理、培训效果以及培训经费投入等方面存在问题的分析。如从培训对象上来说，哪些培训该参加的人没有参加，哪些培训又是过于笼统，没有对培训对象进行细分；从培训内容来说，是否与真实的培训需求相吻合，是否全面完善；从培训方式来说，授课法、案例分析法、现场观摩法等是否符合培训的内容和员工个人的学习习惯；从培训效果来说，是否对培训效果进行了跟踪，如员工的业绩是否提升，服务态度是否改善等；从培训的组织管理来说，时间是否得到了高效利用，培训场地是否安静舒适，师资选择是否恰当等；从经费投入来说，是否达到同行业的基本水平等。

3．提出培训工作的改进建议与对策

我们主要是针对培训中存在的问题提出相应的策略。如在培训内容的规划方面，可针对每一板块培训的课程设置、教学大纲、教学方法等方面存在的问题提出改进建议。在培训计划的实施方面，可对培训的具体步骤、时间分配以及经费投入等方面提出改进建议。

5.2　培训制度制定阶段

在对医院培训现状进行充分的分析诊断之后，就需要根据提出的培训改进建议来制定完善相应的培训制度。医院培训制度的制定一般包含现有培训制度的梳理、培训制度的补充完善、培训制度的试运行以及培训制度的正式发布四个阶段。

5.2.1　培训制度的梳理

培训制度梳理是按照培训管理的规范化要求，查看应该建立的培训制度是否已经建立，已经建立的制度是否仍然符合医院现阶段的发展需要，目前在执行培训制度的过程中存在哪些问题，原因何在等。医院应该建立的培训制度主要包括：培训需求调研与分析制度、培训内容制定与管理制度、培训实施管理制度、培训考核与

评估制度、培训师资管理制度、培训经费预算与执行管理制度等。

5.2.2　培训制度的补充完善

在完成对现行培训制度的查漏补缺，全面梳理后，按照实际需要制定、补充和完善相应的培训制度。

1．编写培训制度的基本要求

合法性：制定的各项培训制度应遵守国家有关的卫生工作方针、政策、法令和法规，与医院的其他规章制度之间相协调，不冲突。

完整性：所制定的培训制度应涵盖整个培训体系所涉及的方方面面，做到任何一项培训工作的实施都有章可循。

准确性：培训制度的文字表达应准确、简明、易懂、逻辑严谨，避免产生不易理解或不同理解的可能性。

统一性：培训制度中的术语、符号、代号应统一，并与其他的相关制度一致，已有国家标准的应采用国家标准，已有行业标准的应采用行业标准。同一概念与同一术语之间应保持唯一对应关系，类似部分应采用相同的表达方式与措辞。

适用性：培训制度必须结合医院的实际情况编写，力求具有合理性、先进性和可操作性。

2．培训制度的基本内容

培训制度的写法是条文式，即把制度内容分条款逐一写出，其结构可分为标题、正文、结尾三部分。

标题：由制定单位、工作内容、文种三部分组成。制定单位也可写在末尾。

正文：这是培训制度的主体部分。写条文前可加一小段引言，简要、概括地说明制定这项培训制度的原因、根据、目的等情况。接着逐条写各项内容。医院内部的培训制度也可以不写引文，直接写条款。条文写完后还要写明此项制度从什么日期执行。

结尾：条文写完了就自然结束，写上制定单位、公布日期。

5.2.3 培训制度的试运行以及培训制度的正式发布

新制定的培训制度应该经过一定时间的试运行，确认符合实际且易于执行后，再正式发文公布。对于在实际运行中存在问题的制度，则需要结合实际进行不断地调整完善，直至符合要求。

广意医疗养生科技集团内训师管理制度

1 目的

为了充分利用集团内部人力资源，建立和培养内训师队伍，有效帮助员工改善工作绩效和实现集团范围内的知识共享，现结合实际情况，制定本制度。

2 适用范围

本制度适用于广意医疗养生科技集团及旗下各机构内训师队伍建设管理。

3 职责

3.1 人力资源部负责内训师队伍建设的统筹工作；每年统计内训师培训数据，统一组织认证工作。

3.2 各主体培训岗人员负责课程的组织以及课程的付款申请工作，对应财务部负责课酬的发放工作。

4 管理要求

4.1 内训师团队的组建

4.1.1 集团及旗下机构的管理层人员、部门优秀员工经过自荐或推荐方式可考察录用。

4.1.2 集团及旗下机构的核心层员工为集团提供授课，均直接评为高级内训师。

4.2 预备内训师选拔程序

如图 1 所示。

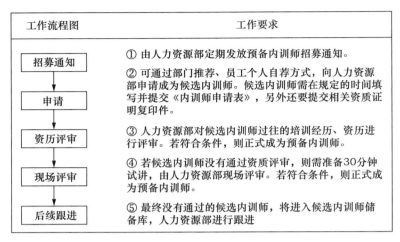

图 1　预备内训师选拔程序

4.3　内训师晋级管理

4.3.1　内训师晋级条件及义务

如表 1 所示。

表 1　内训师晋级条件及义务

级别	晋级条件	内训师义务
初级内训师	1. 成为集团预备内训师，并获得至少一门课程的授课资格。 2. 符合以上条件后，须满足以下任一条件，即可申报初级内训师： 1）授课 3 次，且每次评分在 75 分以上； 2）开发 1 门课程并授课至少一次，学员评分 80 分以上	1. 每年授课至少 3 次，累计不少于 6h； 2. 每年参加由集团组织或指定的课程学习不少于 6h； 3. 连续两年未达条件者，则初级内训师授课记录次数清零计算
中级内训师	须满足以下 3 个条件，即可申报中级内训师： 1）担任初级内训师不少于 1 年； 2）初级内训师任期内累计授课不少于 12h； 3）初级内训师任期内有 60% 及以上课程评分 80 分以上	1. 每年授课至少 2 次，累计不少于 4h； 2. 每年参加由集团组织或指定的课程学习不少于 4h； 3. 连续两年未达条件者，则其中级内训师授课记录次数清零计算
高级内训师	集团及旗下机构的核心层领导可直接评为高级内训师，其他层级人员需满足以下 3 个条件，即可申报高级内训师： 1）担任中级内训师不少于 2 年； 2）中级内训师任期内累计授课不少于 25h； 3）中级内训师任期内有 60% 及以上课程评分 85 分以上	每年授课至少 2 次，累计不少于 6h。

4.3.2　内训师级别评审流程

内训师级别评审流程见表 2。

表 2　内训师级别评审流程

工作流程图	工作要求
申请 → 审核 → 审批 → 后续跟进	① 符合晋升条件的内训师填写《内训师认证申请表》。 ② 人力资源部对内训师课程开发、授课记录进行审核。 ③ 若审核通过，则提交至人力资源部总监审批。申请高级内训师，除了人力资源部总监审批外，需提交至总经理审批。 ④ 审批通过后，则正式晋级。若不通过，进行后续跟进

4.3.3　标准课酬（元／小时）

标准课酬见表 3。

表 3　标准课酬　　　　　　　　　　　　　　元／小时

内训师级别	高级内训师	中级内训师	初级内训师	预备内训师
法定节假日	350	200	150	90
正常工作时间	250	150	100	60

4.3.4　浮动系数

浮动系数见表 4。

表 4　浮动系数

授课得分（b）	$90 \leqslant b \leqslant 100$	$80 \leqslant b < 90$	$70 \leqslant b < 80$	$60 \leqslant b < 70$	$0 \leqslant b < 60$
课酬系数	1.5	1.2	1	0.8	0

说明：依据受训员工对内训师的评估的综合平均分，设置对应的课酬系数。

4.3.5　实发课酬＝课酬标准×课时数×课酬系数

4.3.6　课酬计费最低时间单位为半小时，即不足半小时不计课酬，不满 1 小时按半小时计算。

4.3.7　常规性入职培训和制度培训，统一按 30 元／小时计算。

4.3.8　以下几种情况不支付课酬

1）未经评审和聘任内训师的培训；

2）未经报批或审批不通过的非常规性入职培训课程；

3）部门内部的知识分享、交流等在岗培训；

4）试讲、经验交流等非正式培训；

5）授课评价得分不合格的培训；

4.3.9 内训师课酬的发放程序

1）各主体人力资源部或综合办公室培训岗位人员按季度统计相关课酬，并填写《付款申请单》；

2）付款申请由人力资源部或综合办公室最高负责人，各主体总经理审批；

3）对应主体财务岗位人员依据《付款申请单》审批金额发放奖励。

4.4 其他相关规定

集团设置"优秀内训师"奖项，定期对授课表现优秀或在课程开发领域表现突出的内训师予以精神及物质激励。

5 记录表格

5.1 预备内训师申请表

5.2 内训师认证申请表

5.3 内训师评分表

5.3 培训内容规划阶段

培训内容规划阶段是整个培训工作中最核心的阶段，是培训管理操作的落脚点，是培训工作取得良好效果的重要保障，培训的制度体系、方法体系都是为最终落实培训内容而服务。根据医院的行业特点和员工能力提升要求，医院培训的内容一般可分为以下几方面。

5.3.1 员工岗前培训

员工岗前培训是员工在上岗之前，由医院为新员工提供的有关医院发展背景、基本情况、操作程序、制度流程等的培训，是为了帮助员工尽早适应工作环境和达到岗位的胜任要求。

1. 员工岗前培训要达到的主要目标

员工岗前培训的主要目标是：培养主人翁精神，帮助新员工转变角色定位，使新员工自觉、主动、尽快地适应医院工作，让新员工明确医院对他们的要求和目标；了解和掌握角色行为规范，引导员工学习新的工作准则和有效的行为方式，满足员工需要的专门信息；了解医院相关规章制度，初步掌握医院人性化服务理论和方法，促使新员工在知识、技能、能力和工作态度等方面得到提升，以保证新员工能够按照预期的标准或水平完成工作任务；帮助新员工建立与同事和工作团队的关系；降低文化冲突的影响，让员工了解认同医院的理念、价值观念，以形成符合实际的期望和积极的态度等。

2. 员工岗前培训的主要内容

医院的规模、性质、文化背景、发展阶段、领导者思维都是影响确定岗前培训内容的重要因素，但不管差异有多少，医院员工岗前培训的内容主要还是围绕以下方面进行的（表 5.2 和表 5.3）。

表 5.2　全体新员工应参加培训的通用课程

常规内容		归属部门	建议课时	培训形式
医院概况（发展史、组织架构、领导人）		办公室	3 天	集中培训
医院文化传承与典型故事		办公室		多媒体
职业道德教育与医学人文精神培训		服务管理部门		授课（PPT）
医院安全管理	医疗安全及应急技能	医务部		
	医院感染管理知识	医院感染管理部		
	医疗仪器设备使用	医学装备部		
	消防、保卫知识	保卫部		
医院图书与网络资源应用		信息部		
OA 系统、邮箱、防毒杀毒、		信息部		
团队精神训练		人力资源部		
医疗服务体验		医务部	1 天	现场体验
素质拓展训练		人力资源部	2 天	现场体验
培训考核		人力资源部	0.5 天	笔试

表 5.3　医疗专业人员同时应接受以下培训（由医务部或科教部负责组织实施）

常规内容	建议课时	培训形式
住院医师规范化培训和医师晋升考试介绍	3 天	多媒体　授课
医疗核心制度		（PPT）
病历书写规范		

常规内容	建议课时	培训形式
医保相关规定与制度	3 天	
科教管理制度		
理论考核	0.5 天	笔试
医疗急救技术操作培训	1 天	实操模拟
技术操作考核	0.5 天	实操模拟

为国家卫生计生委办公厅关于印发《新入职护士培训大纲（试行）》对新入职护士培训内容的规定（见表5.4）。

表 5.4　护理专业人员同时应接受以下培训（由护理部负责组织实施）

项　目	内　　　容		时　间	要　求
基础培训（基本理论知识及常见临床护理操作技术培训）	基本理论知识	法律法规	2 周～1 个月	医院可根据实际，进行具体安排
		规范标准		
		规章制度		
		安全管理		
		护理文书		
		沟通技巧		
		医学人文		
		职业素养		
	常用临床护理操作技术			
专业培训（专业理论与实践能力培训）	内科系统	心血管内科	6 个月	任选 1～2 个专科，每个专科培训 3～6 个月
		呼吸内科		
		消化内科		
		血液内科		
		肾脏内科		
		内分泌科		
		风湿免疫科		
		感染科		
		神经内科		
	外科系统	普外科	6 个月	任选 1～2 个专科，每个专科培训 3～6 个月
		骨科		
		泌尿外科		

续表

项　目	内　容		时　间	要　求
专业培训（专业理论与实践能力培训）	外科系统	胸外科 心外科 血管外科 神经外科	6 个月	任选 1～2 个专科，每个专科培训 3～6 个月
	急诊科、重症监护病房		6 个月	医院可根据实际，进行具体安排
	妇产科、儿科、手术室、肿瘤科等其他科室		6 个月	医院可根据实际，进行具体安排

广州医科大学附属第三医院在新员工入职培训的内容和形式设计上，打破沉闷的说教式培训，采用多种方式进行，包括室外及室内拓展训练、互动对话、电影教学、案例探讨、小组讨论、角色扮演、自我展示、情景剧等多种形式。同时，对授课老师在课件制作及交流互动等方面提出要求，力求在轻松活泼的氛围中让学员自觉接受培训者传递的培训信息。在角色适应的模块中，安排室内拓展训练，让学员们分组来设计梦想医院，使各组队员充分接触，他们要设计医院的院名、院歌、院徽，讲解医院的理念、医院的诊疗特色并且进行行政分工。这种培训方式既培养团队的归属感和协作精神，又提高了队员学习积极性[3]。

综合培训时间按 4 天设计，每期设计培训主题见表 5.5。

表 5.5　广州医科大学附属第三医院新员工入职前培训的综合模块内容及培训方式

培训子模块	培训内容	培训方式
角色适应 （心理调适及适应）	欢迎新员工	授课互动
	院长致欢迎辞	授课互动
	破冰活动	师生互动
	入职培训内容安排、注意事项	授课互动
	团队合作（室内拓展训练）	室内拓展
	应对压力	模拟体验
感受医院	医院概况、管理理念及发展战略	授课互动
	医院历史与文化	宣传片
	介绍医院的管理架构及职能科室的职能	授课互动
	微笑服务——员工服务意识培训	互动交流
	工会简介与医院特色文化活动	图片、影片展示

续表

培训子模块	培训内容	培训方式
职业精神与规范	行风建设与廉洁风险防控	授课互动
	依法从业与医疗纠纷的防范	授课互动
	医院的医疗质量与安全管理	授课互动
	医务人员基本礼仪	师生互动
	医务人员的人文素养	基于问题导向的学习（PBL）
	医务人员的科学素养	基于问题导向的学习（PBL）
	医院感染管理，传染病管理，职业防护	授课互动
医院管理与主要制度	各职能科室介绍主要制度	授课互动
	医院信息系统概要与开放办公系统（OA）等的运用	上机培训
	安全知识与突发事件处理	现场演练
人事管理	人事管理制度	授课互动
	员工福利、休假等相关规定	授课互动
	职称晋升的相关规定	授课互动
	员工成长——医院员工培训体系简介	授课互动
总结	新员工展示	员工展示、情景剧
	培训总结、考核	员工展示、情景剧

专业培训模块中按类别不同分别进行培训，总培训时间为 1 周，培训内容与方式见表 5.6。

表 5.6　广州医科大学附属第三医院新员工入职前培训的专业模块内容及培训方式

负责部门	培训对象	培训项目	
		理论培训	技能培训
医务部	医师	1. 住院医师规范化培训制度	1. 医师工作站使用
		2. 处方管理	2. 心肺复苏（CPR）培训与考核
		3. 医保相关政策	3. 团队合作技能
		4. 门诊就诊与流程	4. 化解冲突的技能
		5. 临床用血的管理与输血安全	5. 应对压力的技能
		6. 急诊管理制度与常见急诊处理	
		7. 建立和谐医患关系	

续表

负责部门	培训对象	培训项目	
		理论培训	技能培训
医务部	医师	8. 人文性采集病史的技能	
		9. 医学道德与医师专业精神	
		10. 告知和解释病情的技能	
		11. 双方共同制定诊疗方案的技能	
		12. 向患者通告坏消息的艺术	
护理部	护理人员	1. 护理评估	1. 护士礼仪
		2. 职业暴露与标准预防	2. 护理工作站使用
		3. 消毒隔离技术与医疗废物处理	3. 护士慎独精神和团队意识的培养
		4. 护士的职业生涯规划	4. 基础护理操作培训与考核
		5. 病情观察与护患沟通技巧	
		6. 患者安全管理	
		7. 院前急救知识和技能	
		8. 护理规范化培训	
		9. 病历书写规范	
人事培训科	行政管理人员	1. 管理人员基本软件使用	
		2. OA 系统运用	
		3. 基本行政礼仪培训	
		4. 团队合作	
		5. 化解冲突	
		6. 开拓能力与执行力	

　　在专业培训模块中，主要采用了理论授课和案例探讨、小组讨论、角色扮演的方式进行培训。

　　入职后的一个月内的培训主要以部门培训为主，培训要点是熟悉工作环境、岗位必备技能和规范、科室规章制度，新员工的权利与义务以及科室特别的工作要求，如手术室的入室标准与流程等。部门培训主要由部门的负责人及内训师完成，培训一般要求在一个月内完成，并做好评估，以便及时向人事培训科反馈，以便评估新员工的工作适应情况。

　　各部门针对其工作特点自行组织的培训内容如表 5.7 所示。

表 5.7   广州医科大学附属第三医院新员工入职一个月内培训内容

培训项目（负责人）	时间	培训内容
科主任、护士长	到职前	1. 让本部门其他员工知道新员工的到来 2. 准备好新员工工作场所、用品 3. 准备好给新员工培训的部门内训资料 4. 为新员工指定一位资深员工作为新员工的带训人 5. 准备好布置给新员工的工作任务
科主任、护士长	到岗后第 1 天	1. 科室报到，科室主任和代表全体员工欢迎新员工到来 2. 介绍新员工认识本部门员工，参观科室及周围环境 3. 科室结构与功能介绍、科室内的特殊规定 4. 新员工工作描述、职责要求 5. 讨论新员工的第一项工作任务 6. 派老员工的第一项工作任务
科主任、护士长	到职后一个月	1. 一周内，科室主任与新员工进行非正式谈话，重申工作职责，谈论工作中出现的问题，回答新员工的提问 2. 对新员工一周的表现做出评估，并确定一些短期的绩效目标 3. 告知新员工医院与科室绩效考核要求与体系 4. 一个月内评估新员工对岗位的熟悉情况并进行评估考核

　　浙江省台州医院为了帮助新员工尽快熟悉新环境、适应新角色、融入新团队、认同医院文化，通过不断探索与完善，建立了一套独具特色的新员工岗前培训体系，以其形式多样、内涵丰富、自发互动等特点，受到了培训学员的肯定。在岗前培训课程设计和培训形式上，他们基于培训模块和培训关键点的搭建，在培训课程的选编和培训形式确定上，考虑到新员工年轻而具有朝气活力的特色，采用他们乐于接受的寓教于乐的形式，包括室外游戏、室外及室内拓展训练、互动对话、电影教学、亲身体验、案例讨论、晚会娱乐等多种形式。同时，对授课老师在课件制作及交流互动等方面提出要求，力求在轻松活泼的氛围中让学员进行分组，每组设队名、队长、队歌等，开展学习竞赛，既培养团队归属感和协作精神，又提高了学习积极性。培训时间按一周 7 天设计，每期设计的培训课程及培训形式如表 5.8 所示[4]。

表 5.8　浙江省台州医院新员工培训课程设计及形式

培训模块	培训课程主要内容	培训课时	培训形式
模块 1：角色适应篇	破冰（团队认识和融合）	3 小时	互动交流
	新老员工对话	2 小时	互动交流
	新进职场角色适应	1 小时	授课互动
模块 2：制度文化篇	谁铸就了今日医院（医院历史介绍）	2 小时	授课互动
	医院文化交流	2 小时	授课互动
	医院感动人物或影片播放	1 小时	影片播放
	相关规章制度交流（人力资源、规范化 培训、病历书写、医院感染控制等）	5 小时	授课互动
	医院主题活动分享	1 小时	授课互动
模块 3：职业习惯和医 学人文素质引导篇	就医流程体验	3 小时	亲身体验
	晨练、游戏	1 小时 / 天 ×6 天	室外游戏
	室外拓展训练	4 小时	室外拓展
	室内拓展游戏	2 小时	室内拓展
	做人做事做学问解读	3 小时	授课互动
	医院品质与安全教育及案例探讨	3 小时	授课互动、讨论
	服务礼仪、细节管理及有效沟通	4 小时	授课互动、亲身体验
	分享国外医院培训轮转经验	1 小时	影片播放、互动交流
	医德医风教育	1 小时	授课互动
总结	回顾·分享·总结	4 小时	互动交流

5.3.2　专业技能培训

专业技能培训是指医院各类别岗位的员工按照岗位胜任要求，对完成本职工作所应具备的基本技能进行培训。对于培训什么内容主要基于两个方面的考虑：一是通过绩效考核对标寻找差距，确定弥补差距应提升哪些方面的技能；二是员工调整岗位后，为胜任新的岗位而进行的技能培训。医院常见的专业技能培训有以下几方面。

1．住院医师规范化培训

住院医师规范化培训是指对临床医学本科及以上的毕业生在临床培训基地实施毕业后教育，使之成为掌握某一专科基本知识、基础理论、基本技能的专科医师。住院医师规范化培训是医学生毕业后继续教育的重要组成部分，是医学终身教育的承前（医学院校基本教育）启后（继续医学教育）的重要基础性环节，是培育一名优秀医师的必然过程。住院医师规范化培训的目标是为医院培养具有良好的职业道德、扎实的医学理论知识和临床技能，能独立、规范地承担本专业常见多发疾病诊疗工作的临床医师。

住院医师规范化培训以培养岗位胜任能力为核心，依据培训标准分专业实施。培训内容包括医德医风、政策法规、临床实践技能、专业理论知识、人际沟通交流等，重点提高临床规范诊疗能力，适当兼顾临床教学和科研素养。其主要内容包括专业理论和临床实践两大部分内容。

专业理论学习以临床实际需求为导向，内容主要包括公共理论和临床专业理论。

公共理论包括医德医风、政策法规、相关人文知识等，重点学习相关卫生法律、法规、规章制度和标准，医学伦理学，医患沟通，重点和区域性传染病防治，突发公共卫生事件的应急处理以及预防医学、社区卫生、循证医学和临床教学、临床科研的有关基础知识。

临床专业理论主要学习本专业及相关专业的临床医学基础理论和基本知识，应融会贯通于临床实践培训的全过程。

临床实践是住院医师在上级医师的指导下，学习本专业和相关专业的常见病和多发病的病因、发病机制、临床表现、诊断与鉴别诊断、处理方法和临床路径，危重病症的识别与紧急处理技能，基本药物和常用药物的合理使用，达到各专业培训标准细则的要求。掌握临床通科常用的基本知识和技能，包括临床合理用血原则、心肺复苏技术、突发性疾病院前急救、姑息医疗、重点和区域性传染病的防治知识与正确处理流程等。

浙江省东阳市人民医院针对国内住院医师规范化培训的现状和存在的问题，以国家规范化培训纲领性文件为指导，借鉴发达国家和地区的先进理念和做法，东阳市人民医院提出了一条基于住院医师 6 大核心能力培养的五位一体教学模式，并通过在本院的实践，使得本院规培生的执业医师考试成绩、结业考核成绩得到了提高，综合临床工作能力得到了提升，取得了一定的成效。五位一体教学模式是以六大核心能力（照护患者能力、医学知识与技能、制度下临床工作、从工作中学习及成长的能力、专业素养、人际关系及沟通技巧）培育为核心，融培训目标、培训内容、培训方法、实施方案、考核评价等五个方面为一体的分阶段培养的住院医师规范化培训体系。本模式根据住院医师学习特点，将 36 个月的学习时间分为三个阶段，第一阶段 9 个月，第二阶段 5 个月，第三阶段 22 个月，每个阶段采用不同的培训目标、培训内容、培训方法、实施方案和效果评价。

第一阶段（9 个月），以理解临床工作内涵和要求、学会临床做事方式方法为主要目标；第二阶段（5 个月），以巩固并提高临床知识和技能，通过执业医师考试为主要目标；第三阶段（22 个月），以掌握临床综合能力、通过住院医师规范化培训结业考试为主要目标。以实际患者照护能力中的病史采集能力为例，在第一阶段，培训目标是通过床边教学的形式，掌握病史采集的方式方法，掌握技巧；在第二阶段，培训目标是通过真实的病例训练，能够获取准确及有关联的病史信息，这一阶段强调病史采集的准确性，没有严格的时间要求；第三阶段的目标是通过更多的病例训练，在限定的时间内采集到准确及有关联的病史信息，这一阶段既对病史采集的准确性有严格要求，又强调病史采集效率。

（1）第一阶段培训以床边教学方式为主。床边教学以实践教学、情景教学、个体化教学为特征，采取提问、示教、讲解、交流等形式，促进基础知识的深化和临床技能的提高。一般来说，床边教学有 6 个步骤：①明确本次教学的目标；②探视患者前的案例讨论，通过真实案例的讨论，引导学员掌握相关知识和技能；③示范教学，通过访视检查患者，指导学员掌握相关知识和技能；④探视患者后案例讨论，以探视的患者作为案例进行讨论，引导学员分析病情和诊断，并针对有关问题进行指导和提醒；⑤评估和反馈，对学员本次学习情况和效果进行评价，指出好的地方和不足的地方；⑥针对学习效果，修改教学记录，并提供延伸学习。

（2）第二三阶段以一分钟教学方法为主，更多的是在实际查房过程中，对需要教授的内容，通过提问的方式进行教学。一分钟教学是发现问题、分析问题、解决问题、评价反馈、及时修正的过程。一般来说，一分钟教学有 5 个步骤：①引导学员主动发问，通过发问培养其发现问题的能力；②探求照护患者的依据，通过探讨培养其分析问题的能力；③引导一些通则，通过指导培养其解决问题的能力；④予以正向回馈，正向激励，激发其学习主动性；⑤即时矫正错误，指出其不足之处并不断改进。

（3）各核心能力采用的培训方法。制度下临床工作、从工作中学习及成长的能力、专业素养、人际关系及沟通技巧这四大能力通过小组病例讨论的方式进行教学，掌握方式方法，并通过实际临床工作训练，提高其临床专业技能。照护患者的能力多采用实例教学和一分钟教学方式进行，通过学习掌握住院患者的评估、患者的照护、病情记录以及新问题出现时的解决方案等，同时，通过持续的临床工作实践，巩固并提高其临床工作能力。医学知识和技能采用教、学、考、用等方法进行培训，通过病例分析和互动式教学，掌握相关知识和技能，并通过临床实践，将知识转化为实际临床工作技能[5]。

2. 医师分级培训

医师分级培训是基于医师级别的不同而分别制定不同的培训与学习内容。住院医师规范化培训、专科医师培训在我国已经基本形成制度，且各项工作逐步实现了规范化、系统化；而中、高级医师的培训主要以参加短期学习会、学术研讨会或外出进修为主，还没有专门的培训政策制度与规范化的系统学习内容。许多医院已经意识到了提升中、高级医师能力，尤其是带教能力和创新能力的重要性，开始逐步建立医师分级培训制度，并付诸实施。

华中科技大学同济医学院附属同济医院专门成立培训部，主要负责医师临床技能培训，旨在提高医师的综合能力，进而提高医院的医疗服务水平。医院规定医师在完成住院医师规范化培训后，晋升为主治医师后的第 1～3 年进行专科医师初级阶段培训。主治医师第 4 年至晋升副主任医师前，进行专科医师中级阶段培训。晋升副主任医师后至 45 岁，进行专科医师高级阶段培训。各阶段的培训内容如下。

（1）初级专科医师培训内容（住院医师和低年资主治医师），以心内科为例。基本临床技能培训：独立完成病历书写 15 例 / 月，完成心电图采集及诊断 30 例 / 月，专科基础理论培训 4 次 / 月。专科操作技能培训：每年骨穿 10 例、胸穿 10 例、腹穿 10 例、心包穿刺 5 例，作为操作医师在上级医师的指导下施行专科常规操作技能种类、例数。专科操作教学 2 次 / 月。诊疗操作培训：专科检查包括心血管专科检查培训（动态心电图、倾斜试验、动态血压监测、电复率、心肺复苏培训）、心血管 X 线影像学及心脏彩超的诊断。疑难疾病诊治培训：参加疑难病例讨论 2 次 / 月，教学查房 4 次 / 月。

（2）中级专科医师培训内容（主治医师第 4 年至晋升为副主任医师前），以泌尿外科为例。手术技能培训：作为主刀医师在主任或副主任医师的指导下施行专科常规手术，输尿管镜取石术 50 例、肾囊肿去顶术 20 例、肾切除术 20 例、膀胱肿瘤电切术 20 例、前列腺切除术 20 例、肾上腺切除术 20 例。参加或观摩典型病例教学手术 4 次 / 月，参加每周科内集体术前讨论。诊疗操作培训：专科器械使用，邀请相关科室人员对科内设备及仪器使用进行培训，专科微创技术培训，影像诊断培训。疑难疾病诊治培训：参加科内及院内疑难病例讨论 2 次 / 月，参加教学查房 1 次 / 月。院内工作量：独立看门诊患者 500 人次 / 年，急诊患者 100 人次 / 年。院内会诊例数 50 人次 / 年。新技术追踪：参加国内、外学术交流每年 2 次以上。院内继续教育学分达到 12 分。院外继续教育学分达到 16 分。读书报告：参加科内临床专题讲座（每周 1 次）。

（3）高级专科医师培训内容（副主任医师至 45 岁），以呼吸内科为例。亚专科操作技能培训，指导下级医师施行专科常规操作技能，如胸穿、骨穿、腰穿等不少于 24 例 / 年。教学手术 1 次 / 月。诊疗操作培训：专科检查，能掌握支气管镜基本操作及进行经支气管镜肺活检、支气管镜内介入治疗、经皮肺活检等。疑难疾病诊治培训：参加疑难病例讨论 4 次 / 月，参加教学查房 4 次 / 月。新技术追踪：参加国内、外学术交流每年至少 6 次。院外继续教育学分达到 16 分，院内继续教育学分达到 8 分。国内外高水平临床中心研修 3～6 个月。学术影响：争取国内外各类学会任职，争取在国内学术会议发言和报告。院外会诊每年不少于 20 次。带教工作：每月带教 2～3 名住院医师[6]。

3. 护士核心能力培训

国际护士会 2003 年提出注册护士核心能力框架，将护理核心能力定义为"护士为提供安全及合乎伦理准则的护理服务所要求的特别知识、技巧、判断力和个人特质"。美国护理学院学会提出，护理核心能力包括评判性思维能力、评估能力、沟通能力和技术能力。澳大利亚护士和助产士协会认为，护士的核心能力包括知识、技能、态度、价值和能力，是注册护士从事护理工作的基础和必须具备的能力，并将核心能力分为四大要素：专业实践、评判性思维和分析、护理服务和合作、合作性和治疗性实践。香港护士管理局将护士核心能力定义为"接受护理教育后注册护士（普通科）在开始执业时理应具备的必要才能，足以为公众提供安全、有效和合乎道德的护理服务"：其核心才能覆盖 5 个范畴："专业、合法及合乎道德的护理工作；健康促进及健康教育；管理及领导能力；研究；个人效能及专业发展。"

对于不同层级的护士，国家或地方卫生行政主管部门对其培训的内容和形式均分别制定了不同的政策或制度，医院可结合要求制定符合本院实际的培训内容。

随着医学科学的迅猛发展，护理学科的内涵和外延不断扩展，对护士的知识和技能提出了更高的要求。因此，必须坚持以用为本，以岗位需求为导向的护士培训工作，以适应临床护理专业实践发展的需要。医院通过护理岗位设置及管理，激发护士职业成长的积极性。以护理岗位管理技术证书体现岗位特点，依据护理人员个人知识、能力等要素，突出一岗多人和一人多能的特色。根据建立岗位的准入标准，人员经培训、考核上岗，并通过岗位质量监督、评价，给予绩效激励。同时，将优质护理服务向各护理岗位延伸，新毕业的护士要经过多科间轮转，进行基础知识和技能培训，专科知识和技能的递进式、立体交叉层级培训。设置以能力为主的 5 个成长层级，为护士在职业成长中创造宽幅多频道的培训和成长途径，激发护士们在职业成长中的积极性[7]。

5.3.3   管理人员管理技能培训

清华大学医药卫生研究与培训中心"医院中层干部胜任力研究与实施"课题组通过两年多的研究，研究形成了以基本技能族、人际沟通族、管理特征族、创新能力族、领导力五大族的医院中层干部胜任力模型，并围绕提升五大族能力设计了相应的管理培训课程。其内容如表 5.9 所示。

表 5.9   基于医院中层干部胜任力提升的培训课程体系

课程内容	对应胜任力特征族	特征要素	学 时
公文写作	基础技能族	文字写作能力	12
演讲与口才		语言表达能力	12
医院人际沟通艺术	人际沟通族	理解他人	12
优质服务与医患沟通		情绪管理	12
		冲突管理	
医院中层干部自我管理	管理特征族	自我管理	12
医院科室目标管理		目标管理	12
		计划执行	
医院人力资源管理		人才培养	12
医院发展战略与管理创新	创新能力族	学科建设	12
		竞争意识	
医院中层干部 领导力与执行力提升	领导力族	组织观念	12
		团队合作	
医院危机管理		危机处理	12

通过培训课程的学习，要求医院中层干部明确自身在医院管理体系中的角色定位，清晰自身的岗位职责与工作标准要求，学会自我管理；明确医院中层干部应该关注的核心问题和具体的任务目标，掌握目标管理的基本方法；使医院中层干部学会编制职责、制度、流程和管理表格的具体方法；学会薪酬分配与绩效考核的工具、方法运用，能够根据科室实际情况独立制定一套可操作的薪酬分配与绩效考核体系；掌握规划医疗服务、医患沟通的技巧与科室文化管理的基本技能，能够营造良好的科室文化氛围。最终，使医院中层干部具备抵御、预防和化解各种风险的能力，在日常管理的各个环节能够充分体现出管理者的专业化、职业化水准。

有研究人员从北京市 10 家公立医院中抽取 628 名管理人员进行管理培训的问卷调查。调查对象中 87.10% 认为医院管理人员应从"医学专家型"向"医院管理型"转变，医院管理人员有 97.13% 表示愿意参加管理培训课程，并对培训课程的内容、形式、时间、师资等提出了具体化的要求。培训形式方面，选择短期理论培训、短期实践培训、学历学位教育的分别占 41.24%、36.31%、19.59%。培训时间安排方面，一半调查对象选择半脱产培训，集中脱产培训和不脱产培训比例各占约 1/4。在培训内容的设置方面，同级别医院管理人员选择培训课程内容基本一致，不同级别医院管理人员由于工作内容的差异，对培训课程内容的需求不尽相同，提示应开展有针对性的培训课程来满足不同级别管理人员的需求，即既有针对全体管理人员的共性需求开展的普及型培训［管理学和公共卫生学的一些核心课程，如医院管理沟通实务、医疗卫生系统（国际视角、医院绩效管理实务）］，又有针对不同类别与层次管理人员特性内容需求开展的定向培训（建立细化的、有针对性的、务实的培训课程体系），坚持具体问题具体分析，不搞"一刀切"，才能更好地实现培养目标[8]。

有研究人员借助 2006 年和 2007 年卫生部卫生管理干部培训班的契机，对参加培训班的 14 个省（市、自治区）的 516 位医院正、副院长进行问卷调查。其中，院长来源以三级医院和二级医院为主，分别占 35.08% 和 54.65%。所调查的 516 位院领导普遍认为需要进行管理专业培训，其中 79.26% 认为非常需要，19.57% 认为需要，两者合计占 99.22%。不同学历、专业、行政职务、从事管理工作年限的院长，在对管理专业培训的需求程度方面均没有显著性差异。调查结果显示医院院长急需培训内容中需求最多的 3 项分别是：医院经营管理（82.33%），医院战略规划

（68.93%），组织结构与人力资源管理（64.27%）；对于医院财务管理、文化建设、质量控制与病案管理的需求也较多[9]。

5.3.4　人文素养培训

医学既是一门科学，也是一门艺术。作为医疗服务行业的从业者，仅仅掌握医学的技艺是远远不够的，医者的服务对象是人，这就要求医务人员在有精湛医技的同时，还需要有高尚的医德、慈爱的情怀以及良好的沟通能力，而要具备这些素养，除了学习医学知识之外，还需要广泛涉猎文学、艺术、哲学、伦理学方面的知识。医院管理者在注重专业技能培训的同时，还必须注重人文素养的培训。

我国医务人员人文素质培养"先天不足"：大多数医学院校在教学中偏重于生物医学教育，忽视人文知识的传授，主要表现：一是课程设置不合理，专业基础课占主导地位，医学人文课程作为选修课处在可有可无状态，缺乏学科整体性规划，课程的变动性大，随意性高；二是人文学科课时不足，一般院校每门课仅在 18～27 学时。有研究表明，我国医学院校的人文学课程大约只占总学时的 8%，而美国、法国的人文学课程占总学时的比例高达 20%～25%，在英国、日本则占 10%～15%。由此可见，国内医学院校的人文学科课程比例明显偏低，医学人文教育没有得到充分的重视[10]。

国际医学教育委员会（IIME）发布的"全球医学教育最基本要求"中有关医学职业价值、态度、行为和伦理的具体内容如下：

敬业精神和伦理行为是医疗实践的核心，敬业精神不仅包括医学知识和技能，而且也包括对一组共同价值的承诺、自觉地建立和加强这些价值，以及维护这些价值的责任等。此列为整个标准体系之首，可见其特别重要。该方面共设 11 条具体标准。

（1）认识医学职业的基本要素，包括这一职业的基本道德规范、伦理原则和法律责任；

（2）正确的职业价值包括：追求卓越、利他主义、责任感、同情心、移情、负责、诚实、正直和严谨的科学态度；

（3）懂得每一名医师都必须促进、保护和强化上述医学职业的各个基本要素，从而能保证患者、专业和全社会的利益；

（4）认识到良好的医疗实践取决于在尊重患者的福利、文化多样性、信仰和自主权的前提下医师、患者和患者家庭之间的相互理解和关系；

（5）用合乎情理的说理以及决策等方法解决伦理、法律和职业方面问题的能力，包括由于经济遏制，卫生保健的商业化和科学进步等原因引发的各种冲突；

（6）自我调整的能力，认识到不断进行自我调整的重要性和个人的知识和能力的局限性，包括个人医学知识的不足等；

（7）尊重同事和其他卫生专业人员，并具有和他们建立积极的合作关系的能力；

（8）认识到提供临终关怀，包括缓解症状的道德责任；

（9）认识有关患者文件、知识产权的权益、保密和剽窃的伦理和医学问题；

（10）能计划和处理自己的时间和活动，面对事物的不确定性，有适应各种变化的能力；

（11）认识对每个患者的医疗保健所负有的个人责任。

人文学教育与医学专业教育一样，需要在临床实践中学习、领会和运用。医院应适当开设人文查房、人文会诊等实践活动，对医疗过程中碰到的实际问题，运用人文的知识、理念去分析、探究。拿出解决问题的人文办法和措施是十分必要的。特别是当临床上出现非技术因素引起的医疗纠纷时，要引入"人文"讨论，从患者的认知缺陷、心理误区加以分析，从医务人员语言、行为、沟通技巧等方面寻找原因，不仅可以找到解决问题的症结，还可在实践中培养医务人员的人文素养。即使在常规的各种临床病例讨论中，引入人文因素，在讨论技术、药物、手术等因素的同时，考虑患者心理、文化背景、经济、社会方面的因素，使得医务人员在注重技术质量的同时，体现对患者的人文关怀[11]。

5.4　培训实施阶段

培训实施是培训管理中最重要的内容，在培训实施过程中要做到准备充分、组织得力、后勤支持到位。所谓的培训实施就是根据已确定的培训计划和医院的阶段性或突发性培训需求，着手课程的设计、培训讲师的确定、培训场地的准备、相关辅助材料及开课的组织工作。

具体到各个环节的主要工作如下。

（1）培训课程设计：培训课程要紧紧围绕培训目标进行设计，按照课程的教学目的和教学大纲选择教材，如果没有合适的教材，则应以选用授课老师的讲义为宜。

（2）选聘培训师：从医院的行业特性来说，由于其专业性比较高，在培训师的选择上最好是在医疗行业有工作经验的专家为宜，这样培训才能更有针对性，更能在培训中帮助受训学员解决实际问题。

（3）确定培训地点和时间：确定培训地点和时间并提前通知学员，以便参加受训人员提前做好准备。如在外地培训则还需要通知交通路线与相关注意事项等。

（4）布置培训场地和准备好培训设备：如投影仪、屏幕以及课间茶点等。

（5）培训服务支持：培训工作人员应做好培训师授课期间的教学服务工作，同时也应有专人做好参加受训人员的服务工作。

5.5　培训效果评估阶段

医院培训效果评估是指在某个专项培训活动或年度培训活动结束后，依据培训目的和要求，运用一定的评估方法和步骤，检查和评定培训效果的活动过程。培训效果评估从员工的角度来看，就是通过系统的培训，员工的工作态度、工作行为、团队精神、工作业绩是否切实得到了改善，培训的意义和价值到底如何；从医院的角度来看，培训对于医院的业务量增长、技术水平提升、服务改善等到底起到多大的作用。

在进行某个专项的培训效果评估时，可借鉴柯氏四级培训评估模式。柯氏四级培训评估模式（Kirkpatrick Model）由国际著名学者威斯康星大学（Wisconsin University）教授唐纳德·L.柯克帕特里克（Donald.L.Kirkpatrick）于 1959 年提出，是世界上应用最广泛的培训评估工具[12]。柯氏四级培训评估模式，简称"4R"，其主要内容如下。

Level 1. 反应评估（reaction）：评估被培训者的满意程度。反应评估是指受训人员对培训项目的印象如何，包括对讲师和培训科目、设施、方法、内容、自己收获的大小等方面的看法。反应层评估主要是在培训项目结束时，通过问卷调查来收集受训人员对于培训项目的效果和有用性的反应。这个层次的评估可以作为改进培训内容、培训方式、教学进度等方面的建议或综合评估的参考，但不能作为评估的结果。

Level 2. 学习评估（learning）：测定被培训者的学习获得程度。学习评估是目前最常见、也是最常用到的一种评价方式。它是测量受训人员对原理、技能、态度等培训内容的理解和掌握程度。学习层评估可以采用笔试、实地操作和工作模拟等方法来考查。培训组织者可以通过书面考试、操作测试等方法来了解受训人员在培训前后，知识以及技能的掌握方面有多大程度的提高。

Level 3. 行为评估（behavior）：考察被培训者的知识运用程度。行为的评估指在培训结束后的一段时间里，由受训人员的上级、同事、下属或者客户观察他们的行为在培训前后是否发生变化，是否在工作中运用了培训中学到的知识。这个层次的评估可以包括受训人员的主观感觉、下属和同事对其培训前后行为变化的对比，以及受训人员本人的自评。这通常需要借助于一系列的评估表来考察受训人员培训后在实际工作中行为的变化，以判断所学知识、技能对实际工作的影响。行为层是考查培训效果的最重要的指标。

Level 4. 成果评估（result）：计算培训创出的经济效益。成果的评估即判断培训是否能给组织的经营成果带来具体而直接的贡献，这一层次的评估上升到了组织的高度。成果层评估可以通过一系列指标来衡量，如事故率、生产率、员工离职率、员工士气以及客户满意度等。通过对这些指标的分析，管理层能够了解培训所带来的收益。

按照相应的标准和办法完成培训效果评估的程序后，最后需要撰写一份完整的培训效果评估报告。培训效果评估报告一般包括以下内容。

（1）导言：主要是介绍实施本项培训的背景和项目概况；介绍评估目的和评估性质；比如培训是为了要求受训者掌握一定的技能，还是为了实施一项变革进行的思想动员，或是为了改善绩效水平而开展的能力提升培训。

（2）概述评估实施过程：介绍培训效果评估方案的设计方法、抽样与统计方法、资料收集方法和评估所依据的量度指标。

（3）阐明评估结果：对培训的最终效果作出结论性总结，清晰地阐明本项培训的课程设计、师资选择、组织实施、培训收获的效果如何，是否达到了预期目的，达到的程度如何等。

（4）改进建议：对本项培训中存在的问题提出改进建议。

（5）附录：将本项培训评估所应用的问卷、图表等附录在后，以佐证培训评估的结果。

案例　广意医疗养生科技集团培训规划（2017—2018 年）

　　广意医疗养生科技集团是由广意集团控股并管理的一家集医疗养生为主业的医疗健康产业集团。广意集团始建于 1980 年，是一家国家级高新技术民营企业，经过 30 多载的沉淀，广意集团以全资、控股并行的多种经营模式，拥有 12 家下属公司，其业务涵盖通信电缆、机械设备、高尔夫、金融押运、医疗健康、房地产等领域。广意医疗养生科技集团目前拥有顺德新容奇医院、美瑞乳腺专科医院、贝尔美医学美容医院、乐善居高端颐养院、广意健康会以及银山高尔夫俱乐部等医疗和养老机构。顺德新容奇医院始建于 1958 年，前身是顺德县第二人民医院，2005 年转制由广意集团控股，成为中国第一批公立医院转制成功的典范。新容奇医院 2015 年开放病床数 532 张，门诊量 100 多万人次，年营业额超过 3 亿元，是综合性二级甲等医院，2013 年评为广东民营医院可持续发展 20 强、中国民营医院竞争力 100 强。美瑞乳腺专科医院是广东省首家经政府批准设立的，集医疗、保健、健康管理、塑形为一体的专业化、规范化、现代化的中西医结合乳腺专科医院。乐善居高端颐养院是广意集团旗下连锁养老机构品牌，是佛山地区首家医养结合的高级养老院、顺德唯一一家通过验收的护理院。贝尔美医学美容医院是顺德地区规模最大的整形美容专科医院，医院定位于专业、健康、时尚，力求打造成为五星级特色的"临床＋健管"的平台式美容专科医院。广意健康会是广意集团旗下健康管理公司，负责整合广意集团高端医疗资源，以及广东地区医疗专家资源，引入西方先进的私人医师保健制度，并融入中医养生及健康重建的理论方法，恪守隐私保密原则，为客户提供优质的私人医师及健康管理服务。银山高尔夫俱乐部为广东省韶关唯一执牌、岭南地区唯一全松林高尔夫球场。着眼未来，广意医疗养生科技集团将以立足中国，放眼世界，创国际品牌，做百年广意为愿景，致力于打造集医疗、养老、休闲、度假为一体的健康产业集团，并通过延伸服务产业链形成自己的品牌和特色。

　　为了实现广意医疗养生科技集团的愿景和战略目标，集团高层将人才培养、科技兴企作为重要的战略举措，为此，集团对所属各医疗机构培训管理的规范化情况、培训效果以及员工的培训意愿进行了充分的前期调研和沟通，根据调研和沟通结果，制定本规划。

　　本规划共分为两个部分：第一部分为集团培训现状分析；第二部分为集团培训规划建议。

第一部分　集团培训现状分析

为了更好地明确广意医疗养生科技集团的培训需求重点，了解当前集团培训组织实施的执行情况，进行了以问卷调查、高层和中层访谈、实际培训内容调查、资料查看、实地查看等方式为主的培训现状调查，综合各个渠道的信息并进行综合分析，编制得出此调查分析报告。

一、集团人员结构现状及分析

根据调查统计，从学历、职级、职称和工龄四个维度来看，集团人员整体结构状况如下。

（一）集团人员学历分布情况

见表1。

表 1　人员学历结构分布情况

集团下属机构	在职总人数（人）	各单位人员学历分布占比			
		大专学历（人）	占在职总人数比例（%）	本科及以上学历（人）	占在职总人数比例（%）
集团总部	64	9	14.06	47	73.44
乐善居	42	6	14.00	7	17.00
贝尔美	28	9	32.14	4	14.29
美瑞	29	24	82.76	8	27.59
创意健康	7	3	42.86	4	57.14
新容奇医院	867	336	38.75	349	40.25
总计	1037	387	37.32	419	40.41

根据表1统计结果显示，人员的学历结构基本能够适应目前集团的发展要求，大专以上学历占比在77.73%，其中本科以上学历占比40.41%。在整体的学历分布中，由于集团职能部门大多属管理岗位，对于学历要求相对较高，因此集团总部整体的学历水平也较高，本科以上学历人数占比达73.44%。从实地了解情况来看，集团今后需要大力引进高层次核心人才和具有博士、硕士学位的潜力型人才，尤其是在医疗专业技术方面的人才需要大力引进。

（二）集团人员职级分布情况

见表2。

表 2　集团人员职级公布情况

集团下属机构	在职总人数（人）	基础层（人）	占在职总人数比例（%）	骨干层（人）	占在职总人数比例（%）	中坚层（人）	占在职总人数比例（%）	核心层（人）	占在职总人数比例（%）
集团总部	64	35	54.69	8	12.50	10	15.63	11	17.19
乐善居	42	35	83.33	3	7.14	3	7.14	1	2.38
贝尔美	28	23	82.14	2	7.14	2	7.14	1	3.57
美瑞	29	19	65.52	7	24.14	2	6.90	1	3.45
创意健康	7	5	71.43	1	14.29	0	0.00	1	14.29
新容奇医院	867	578	55.74	197	19.00	86	8.29	6	0.58
总计	1036	695	67.02	218	21.02	103	9.93	21	2.03

说明：1. 核心层：总经理、副总经理、院长、副院长、总监等。
2. 中坚层：学科带头人、经理、主任、副主任、主任医师、副主任医师、教授、副教授等。
3. 骨干层：主管、组长、护士长、副护士长、主治医师、研究生等。
4. 基础层：住院医师、医助、专员、护士、临床辅助岗位、工勤岗位等。

根据表 2 统计结果显示，集团基础层在集团总人数中的占比为 67.02%，骨干层的占比为 21.02%，中坚层的占比为 9.93%，核心层的占比为 2.03%。人员职层结构相对比较合理。

（三）集团医护类人员职称分布情况

见表 3。

表 3　人员职称结构分布情况

集团下属机构	在职总人数（人）	初级（人）	占在职总人数比例（%）	中级（人）	占在职总人数比例（%）	副高级以上（人）	占在职总人数比例（%）
乐善居	17	14	82.35	2	11.76	1	5.88
贝尔美	28	7	25.00	1	3.57	0	0.00
美瑞	20	15	75.00	2	10.00	3	15.00
创意健康	1	0	0.00	0	0.00	1	100.00
新容奇医院	620	304	49.03	165	26.61	53	8.55
总计	686	340	49.56	170	24.78	58	8.45

根据表 3 统计结果显示，集团目前中级、高级职称人数占比较低，除新容奇医院外的各单位中初级职称及没有职称的人员比重过大。为提升整体人员素质结构层级，在日常管理中要关注中高层次专业技术人才的培养和引进。

（四）集团人员工龄分布情况

见表 4。

表 4　人员工龄结构分布情况

集团下属机构	在职总人数	1 年之内（人）	占在职总人数比例（%）	1～3 年（人）	占在职总人数比例（%）	3 年以上（人）	占在职总人数比例（%）
集团总部	64	21	32.81	28	43.75	11	17.19
乐善居	42	14	33	24	57	4	10
贝尔美	28	13	46	14	50	1	4
美瑞	29	12	41.38	17	58.62	0	0.00
创意健康	7	3	42.86	4	57.14	0	0.00
新容奇医院	867	55	6.34	102	11.76	710	81.89
总计	1037	118	11.38	189	18.23	726	70

　　根据表 4 统计结果显示，目前集团 3 年以上人员在职人数占比达 70%，就整体来说，人员的稳定性较好，然而从各单位情况来看，除新容奇医院外，其余各单位一年内新员工所占比重过大，这说明除新容奇外，其他单位的基础层人员流动性较大，在日常的管理中要做好基础层的稳定与激励工作。从培训的角度来说，对于新入职的员工要加强集团文化理念的普及与宣讲，要注重广意创业史的教育，同时，也要充分了解年轻员工的职业发展需求和心理需求，从物质和精神层面引导和激励他们融入广意大家庭创业立业。

二、培训课程需求及执行情况分析

（一）培训课程需求反馈

　　根据培训需求调查问卷统计结果，关于集团员工培训需求的核心课程反馈结果如下。

　　1. 你认为新进入集团，最急需哪些方面的培训？

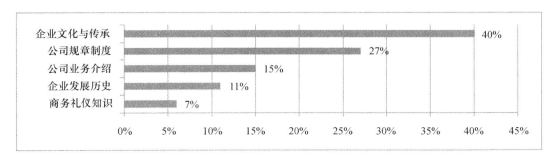

2. 近一年内你自己最希望接受的培训有哪些？

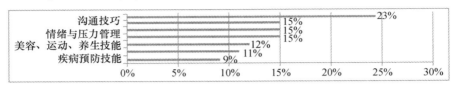

3. 你认为个人的培训需求重点在于哪些方面？

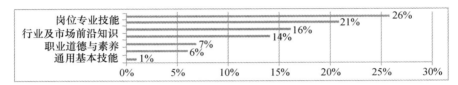

（二）培训课程需求分析

从培训需求调研的情况来看，对于集团员工的培训需求重心要从以下三个方面予以关注。

1. 对于新入职员工而言，最急需的培训课程是企业文化和规章制度类的培训内容。从集团角度出发，我们一方面要在入职培训中强化对于制度文化类内容的培训，另一方面在部门内部要做好自身的制度流程建设，提升部门工作的流程意识，并且在部门内部做好部门相关制度的内训，提升新进员工的稳定性和向心力。

从调研情况来看，目前集团培训对象的划分、内容设置还未成体系，很多培训的依据性不足，培训的开展随意性大。如国家卫生计生委《新入职护士培训大纲（试行）》（国卫办医发〔2016〕2 号）对新入职护士的培训内容、方式、培训时间、考核办法等均作了明确规定，但从所能查到的相关资料来看，各医疗机构并未严格按此规定执行。新员工岗前培训内容缺少复苏技术、岗位职责、医疗差错报告、关于电话用药医嘱的规章制度等内容的培训，对相关人员也缺少新设备和操作的培训。

2. 从员工的意愿程度来看，集团员工对沟通技巧方面的课程需求最大，其他需求量较大的课程有工作分类及实务管理等。这也从侧面反映出人际沟通问题可能是制约部门管理和员工个人业绩提升的一个瓶颈，在下一阶段的培训计划与安排中应予以关注。

3. 从员工对下一阶段培训需求重点的预期来看，大部分员工认为岗位专业技能、人际关系及沟通技巧、情绪与压力管理、职业生涯规划、职业道德修养等内容应该是下一阶段的重点，这反映出集团专业技能培训和在岗培训频率较低或者覆盖面较窄。这就要求我们在培训管理中要结合部门岗位的专业需求有针对性地开展培训，同时，要逐步建立起各部门的在岗培训机制。

（三）2015—2016 年培训课程执行情况及现状分析

根据集团人力资源部收集的 2015—2016 年度培训执行情况以及分项调研问卷统计的数据反馈，关于近两年来医养总部及各主体单位的培训频次情况各异，具体各单位 2015—2016 年度培训次数如表 5 所示。

表 5 2015—2016 年度各单位培训次数

单位/培训次数	岗前培训（次）	医师培训（次）	护理人员培训（次）	医技人员培训（次）	工勤人员培训（次）	中层管理干部（次）	职能部门培训（次）
集团总部	入职培训月度每次	0	0	0	5	1	1
新容奇医院	12	41	38	8	0	6	7
贝尔美	入职培训月度每次	68	47	48	65	11	0
美瑞	入职培训月度每次	20	20	15	1	1	2
明熙	0	1	2	12	11	12	0
乐善居	1	11	4	8	4	0	0

根据上述统计数据反馈的结果我们可以看出，就培训课时总量和培训次数而言，集团在以下三个方面表现较为突出：第一，集团整体培训课时总量较少，与员工个人需求相比有较大的提升空间；第二，集团总部各职能单位培训课程及次数过低，反映出集团职能部门培训工作的缺失；第三，培训主要集中在医护类及业务类课程当中，对于岗前培训、企业战略培训、经营管理培训、制度培训、文化培训、职业精神教育等较为欠缺。而造成这三大特征的原因有以下四点：第一，对于培训缺乏一个明确、系统的组织分工，关于集团与下属各主体，人力资源部门与业务部门的分工与权责缺乏一个清晰且权威的界定。第二，没有一个完善的培训调研和计划体系，很多单位未做培训调研，也未做统一的年度培训计划，更无法找到内部培训的需求点。第三，没有系统且详尽的培训制度和流程来提供指引，对于培训管理工作较为粗放。第四，培训考核缺乏有效的跟踪与反馈，有些培训考核流于形式甚至缺乏应有的考核。这四个方面既是导致培训内容不够丰富和课时频次较低的原因，同时也是集团培训管理工作提升和改善的目标。

三、培训需求调研情况分析

（一）培训需求调研与收集的渠道分析

目前集团尚未建立起明确、系统的培训需求调研体系，集团人力资源部对于各主体与职能部门的培训需求调研多采用问卷调查的方式进行，信息调研与收集的方式较为单一，缺少访谈、任职资格及绩效反馈等多元化的渠道方式。在新容奇、贝尔美、美瑞等主体单位内部也未单独进行内部的培训需求调研。此外，在贝尔美和美瑞，入职培训由人事行政专员负责，而医疗专业性质的培训需求由医务科负责收集和安排，在新容奇医院，岗前培训和干部培训由人事科负责，而医疗线的培训则由各业务科室自行安排，培训缺乏明确的分工，缺乏统一的归口与管理。

（二）培训需求调研与收集的频次分析

就培训需求调研的频次来看，集团人力资源部一般按照年度进行整个集团培训需求的调研与收集，频次较低，而下属各主体单位在内部的培训需求调研上较为欠缺。就培训需求收集的频次来看，各主体单位情况不一，新容奇医院一般以年度为单位进行收集，对于医疗线的培训主要是由各科室自行安排由人事科进行监督，而贝尔美、美瑞医疗专业线的培训多是不定期由相关医务人员进行收集，缺乏一个固定的流程与规范。

（三）培训计划的编订情况

从培训计划的制定来看，集团人力资源部会制订年度或半年度培训工作计划，而在下属各主体单位中，除新容奇医院有按年度制订培训计划外，其余单位均未制定本单位的年度培训计划。总的来说，总部与各主体单位之间对于培训计划的制订缺乏一个明确的分工与有效地衔接，缺乏一个系统的培训计划体系。

四、培训对象及培训内容分析

依据 2015—2016 年度培训执行情况统计的数据反馈，集团基础层员工的培训次数为 166 次，占整个培训次数的 48%，中层员工的培训次数为 109 次，占整个培训次数的 31%，高层员工的培训次数为 74 次，占整个培训次数的 21%。具体各层级培训次数占比如图 1 所示。

就目前培训执行情况的统计数据来看，虽然就三个层级培训次数占比来看尚算合理，然而由于对基础层的培训大多涉及的是医疗线和

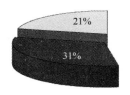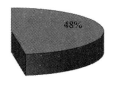

■基层培训 ■中层培训 □高层培训

图 1   各层次培训次数占比

业务线的培训，这类培训大多属于从业必备的任职资格技能培训而非提升性的培训，所以培训对于大多数基层员工而言属于被动接受，缺乏对基层有效的培训需求收集

与针对性的培训，而对于中高层管理人员而言，目前培训依旧呈现出重专业、轻管理的现象，在下阶段的培训计划中，要强化对于中高层管理人员战略管理、医院运营管理、企业文化建设等方面的内容。

在专业技术人员培训内容的制定上，没有按照岗位层级分别制定相应的培训内容。如国家卫计委《关于开展专科医师规范化培训制度试点的指导意见》（国卫科教发〔2015〕97 号）对专科医师的培训也提出了相应的要求，但调研中未能看到相关医疗机构有详细的培训规划和具体的实施措施。如从 2015—2016 年书面调研护理部开展的培训内容来看，缺少分层培训。《关于印发广东省医院护士岗位管理实施方案（试行）的通知》（粤卫函〔2013〕364 号）规定各医院应根据各层级不同专科护理技术人员的实际需要，建立和完善护士分层岗位培训制度。各层级护理人员的培训内容：① N0 级：侧重岗前培训和岗位培训。岗前培训包括相关法律法规、医院规章制度、服务理念、医德医风以及医患沟通等内容，培训考核合格后才能进入临床一线接受岗位培训（目前没有建立系统完善的考核方式和认证机制）。试用期护士和新护士岗位培训以临床科室带教式为主，包括岗位职责与素质要求、诊疗护理规范和标准、责任制整体护理要求及临床护理技术等。② N1 级：培训内容包括基础理论、基本技能和基本操作，护理查体与评估，专科护理知识和技能，急危重患者抢救配合技术及相关知识等。③ N2 级：根据临床专科护理发展和专科护理岗位的需要，按照卫生部和省级卫生行政部门的要求，开展专科护理知识和技能培训，提高专业技术水平。④ N3 级：强化专科护理理论及技能、重症监护及危重患者抢救技术及相关知识培训，加强对护理新技术和新业务、护理管理、护理教学和科研、循证护理等相关知识培训。⑤ N4 及以上层级。参加国内外高层次专科护理、护理管理、教学及科研等系列学术活动。按照 JCI 评审标准要求，向患者提供治疗的人员以及医疗机构规定的其他人员都接受复苏技术的培训，并掌握正确的复苏技术。从 2015—2016 年书面调研相关部门的培训内容来看，缺少对医技人员、管理人员以及工勤人员的培训，也缺少相应的考核机制，无法有证据表明参加培训的每位员工是否确实达到了预期的能力水平。

五、培训组织形式分析

（一）培训组织形式需求反馈

根据 2016 年培训需求调查问卷统计结果，关于集团员工对于培训讲师类型、教学方法的反馈结果如下。

1.　集团在安排培训时，你倾向于选择哪种类型的讲师？

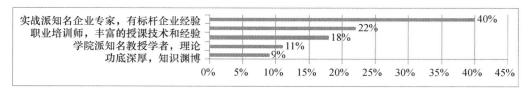

2.　关于通用技能培训，你认为哪种师资更有效？

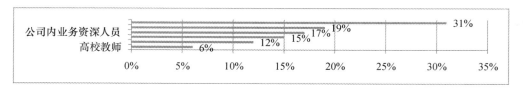

3.　鉴于集团的业务特点，你认为最有效的培训方法是什么？请选出你认为有效的3种。

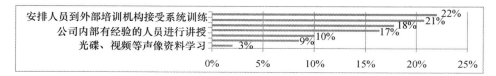

4.　你认为最有效的课堂教学方法是什么？请选出你认为最有效的3种。

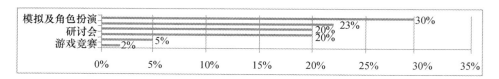

（二）培训组织形式需求分析

从2016年度培训需求调研的情况来看，集团员工在培训讲师的选择上更倾向于选择外部的培训讲师，而且在外部讲师的选择上，员工偏向于选择有标杆企业经验的实战派知名企业专家。对于内部讲师，员工偏向选择公司内专门培训讲师、公司内业务资深人员或对公司业务了解的本职位优秀员工来担任培训讲师。这就要求培训组织管理者对外一方面要善于选择一些有企业背景的实战派专家来进行授课，另一方面要求公司的培训组织管理者要充分利用内部人才资源，构建内部的培训讲师团队。

在培训方法的选择上，集团员工认为比较有效的方法主要有两种，一个是安排参加外部培训机构的系统培训，另一个是在部门内部进行讨论和交流，这两种累计占比达到43%。至于培训课堂教学的方法，集团员工认为最有效的有3种，其中认为案例分析最有效的占比最大，占30%。另外，22%的员工认为模拟及角色扮演培训方法有效，认为研讨会和课堂讲授的方法有效占比一样，各占20%。这也说明传统的课堂式教学对于员工的吸引力并不大，在集团的培训组织实施中要注重引进一些多元化的教学工具和方式。

（三）培训组织形式执行现况分析

集团2015~2016年度培训组织形式占比分布如图2所示。

从2015~2016年度执行情况来看，集团员工在培训组织形式上内训占78%，而且就目前培训执行情况来看，绝大多数还是以较为传统的授课式培训为主，缺少一些多元化的教学工具与方法。一方面可能是由于目前集团的培训工作缺乏专门、专业的人员进行系统的管理，另一方面可能是由于在各单位内部没有形成良好的学习氛围，对于培训工作的重视程度有待提升。因此在下一阶段的培训管理工作中，一方面要丰富培训组织和授课的形式，将案例分析、角色扮演等多元化的培训方式引入进来；另一方面要提升培训管理工作者本身的专业知识和技能，强化对于培训管理者本身的培训。

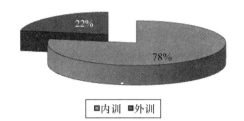

图2 集团2015—2016年度培训组织形式占比

（四）培训考核执行情况分析

根据人力资源部收集的2015~2016年度培训执行情况以及分项调研问卷统计的数据反馈，在集团2015~2016年度已开展的培训课程中，培训课程的平均参训率在86%左右，然而在实际执行中由于很多单位组织的培训缺乏应有的培训方案，所以对于参训人员缺乏明确的界定，也有很多的培训课程在组织实施中缺乏必要的考勤登记，再加之很多会议和项目介绍亦被纳入到整个培训过程中，所以目前统计出来的86%的参训率有虚高的成分，经过对各单位实际情况的了解，由于培训缺乏应有的考核，目前人员参训的积极性和参训率并不太理想。

在培训制度的规范性方面，新容奇医院2017年1月1日发布的《员工培训与教育管理规程》（文件编号：RSK-01-01-003）规定医院医教科负责外出进修、短期培训以及学术交流等继续医学教育工作，但同样在2017年1月1日发布的《继续教育及学分管理制度》（文件编号：RSK-01-01-001）中又规定医院医务科/护理部负责本院继续教育工作，且继续医学教育学分成绩由医务科汇总、登记，出现的这种职能交叉甚至是模糊或界定不清的情形，均需要全面梳理和重新修订。

在培训考核方面，JCI评审标准就有相关规定，如已确定向患者提供治疗的人员以及医疗机构规定的其他人员接受心脏生命支持培训，有证据表明员工是否通过了培训，且每人每两年进行一次预期水平的培训。但在提供的相关资料中未能发现有相应的考核记录与通过考核的合格证书发放。JCI 评审标准也规定医疗机构对所有培训项目应有相应监督机制，但集团未建立系统完善的培训监督体系。

从培训效果评估的角度来看，在集团已开展的培训中绝大多数并未对培训效果进行考核与评估，仅有少数课程有安排通过调研问卷调查、笔试、课程心得、现场提问、实操演练等方式进行简单的评估。从培训组织实施的角度，不论是对培训课程的设置还是对培训讲师的讲授、培训流程的安排都缺乏应有的跟踪与反馈，从学员学习内化的角度，目前的培训管理工作在组织实施中对于学员也缺乏应有的考核与激励。这既会导致培训管理中大量有待反馈的核心数据与信息的缺失，也不利于培训成果的追踪，同时也会导致培训管理者无法了解培训工作的重点和改善目标。

（五）培训费用及预算现状分析

根据人力资源部收集的 2015～2016 年度培训执行情况以及分项调研问卷统计的数据反馈，经过与各相关责任人的沟通，除新容奇医院按年度由人事科及各业务科室分别向本院财务部门提交培训相关费用进行审核外，其余各单位均无独立的培训费用预算，由于缺乏统一规范的培训计划，大部分单位的培训费用都是按流程进行单独申请，实报实销的方式。此外除了新容奇医院对于培训相关费用有明确的制度和标准外，其余各主体单位缺乏相关的费用制度与标准，对于培训期间涉及的讲师费用、食宿费用、差旅费用缺乏一个明确且规范的制度标准。

第二部分　集团培训规划建议

根据培训调研分析和集团现阶段的培训执行情况，为完善培训体系建设，强化培训成果，实现培训成果向现实生产力的转换。现就广意医疗养生科技集团 2017 年至 2018 年培训工作总体规划如下。

一、集团各经营单位开展培训情况自查工作

根据对 2015 年和 2016 年集团培训工作情况的调研，结合存在的问题，首先安排各经营单位对照医疗机构和养老机构规范化培训的具体要求，对照相应的标准进行一次自查，自查内容包括按规范化要求应该开展的培训项目是否已经开展，培训的内容、人员范围和频次是否符合相应的规定，培训结束后要求的考核是否按规定

进行了考核，各职能部门和业务科室是否按规定要求做了培训计划和总结等。在各经营单位进行自查之前，集团将邀请医院培训专家进行一次自查工作的培训，明确目的、意义和具体的工作方法。

集团人力资源部配合景惠管理研究院项目专家利用 2017 年 4 至 5 月两个月的时间，按照专家提出的培训工作自查办法，对照各项要求进行自查，对未实施的培训项目要分析未实施原因，提出实施措施和进度安排。自查结束后，各经营单位要写出自查工作总结报集团人力资源部，集团人力资源部汇总各单位的情况，并进行总结分析，提出相应的纠正与完善对策，作为培训规划的子规划做出详细的改进计划，并进行逐项落实。

二、建立集团完善的培训组织管理体系与制度体系

调研结果表明，目前集团尽管已经设立了人力资源部，但还未能全面履行统筹规划和组织领导整个集团培训工作的职能。下一步要明确集团人力资源部就是整个集团培训工作的领导、组织和协调部门，对全集团培训工作的实施效果负直接责任。对各经营单位也要明确培训管理工作的归口部门、具体权限和相应的责任，同时，要清晰地界定集团总部与下属各主体单位，人事线和医务线在培训管理工作中的角色定位、权责与分工，明确培训管理工作的主管领导或最终决策人，清晰地界定和明确各单位、各层级在培训工作上的汇报对象。

在培训工作领导与组织管理体系健全的前提下，要逐步建立系统、规范的培训管理制度，明确培训工作的组织实施流程，为培训管理人员提供明确、细化的操作指引。结合现有的组织架构建立各层级的年度培训需求调研和年度培训计划编制体系，明确培训计划的审批流程及培训执行中的监督责任，强化培训工作的规划性，确保各类培训课程的开展有培训计划可依，有时间节点要求。加强对集团各部门内部培训的反馈管理，按月度报表的方式对部门内训进行汇总搜集。今后对培训经费应进行独立的编制预算，并按预算严格执行各项培训支出，规范培训费用的审批与报销。

集团人力资源部配合景惠管理研究院项目专家要在 2017 年 8 月前制定完成《广意医疗养生科技集团培训执行手册》，内容包括集团培训管理组织体系、培训需求调研、培训课程设计、培训实施、经费预算管理、培训考核与效果评价到培训合约等一系列基本的培训制度以及相应的实施流程、培训表格等，让集团的培训工作形成一整套完整的管理体系。

三、建立集团系统的培训课程体系

培训课程是整个培训体系的核心，培训课程是否符合集团的发展目标和员工的成长需求，直接关系到培训的效果和回报。根据问卷调研和访谈情况，建议针对集团总部及所属医疗机构的各层级员工，本着提高素质、提升能力的目的，设置相应的课程体系。具体包括以下六大培训体系。

（1）高层管理课程：主要针对集团总部副总级以上高管和医院、养老机构副职以上人员。课程主要以国家医疗、养老政策，医疗、养老机构管理模式与发展趋势，领导者素质修养与领导力提升，战略管理，人力资源管理，营销管理，文化建设，创新管理，危机应对与管理，人际沟通与情商等内容为主。培训目的主要是提高和强化高层管理人员审时度势、适应和推动变革的战略管理能力和统筹协调的领导能力。

（2）中层管理课程：主要针对集团总部职能部门负责人、医院和养老机构科室主任、护士长等中层管理人员。课程主要以中层干部角色定位与执行力提升，营销管理，人力资源管理，文化建设，科室经营管理，科室质量管理，优质服务与医患沟通以及个人情绪管理、时间管理等基本管理技能为主。培训的主要目的是引导中层干部摆正自己的位置，坚定角色认知，掌握科室管理的基本技能与方法，不断提升落实工作任务的执行能力。

（3）储备管理人员课程：主要针对35岁以下，拟提拔到管理岗位的人员。课程主要以集团企业文化，基本管理知识与技能，管理者素质与修养等内容为主。培训目的主要是提高储备管理人员的忠诚度，增强对企业文化的认同，建立对管理岗位的兴趣并掌握基本的管理技能，提高其胜任未来管理工作所必需的经验、知识和技能，培养集团管理骨干。

（4）全员服务技能培训：主要针对全体一线员工。课程主要以服务技能提升，人际沟通与医患沟通，医学人文素养与职业精神，执行力提升等为主要内容。培训目的主要是塑造一线医务人员良好的哲学思维、职业素养、人文情怀与艺术的服务技巧。

（5）专业技能培训：专业技能是专业人员、管理人员和工勤人员胜任本职岗位所需要的最基本的技能。课程主要是结合岗位要求和继续医学教育的规范化要求完成相应的培训项目，内容包括基本的知识与理论，基本的操作技能，基本的工作作风以及前沿医学知识等。专业技能培训最大的特点是不同岗位类别、不同职级的人员培训内容差异性较大，针对性较强。培训的主要目的是让各类别人员掌握圆满完成工作任务必备的核心知识与技能。

（6）新入职员工培训：主要针对入职 6 个月内的新员工进行培训。课程主要以集团核心文化理念与发展史介绍，所在医疗机构核心文化理念与发展史介绍，所分配科室或部门的情况以及他们将要从事的具体岗位职责学习，基本的医疗法律、法规与规章制度，医院人力资源管理制度，职业道德修养，职业安全与防护，手卫生规范与医院感染预防与控制，医疗文书书写制度与规范，医疗保险制度，人际沟通与医患沟通基本技能，人际交往礼仪与服务礼仪等。培训目的是尽快引导员工适应和认同集团以及所属医疗机构的文化，掌握所在岗位的任职资格要求与岗位职责，达到岗位任职的基本要求并能胜任所承担的工作。

课程设置完成后，还应针对不同的培训对象、不同的培训内容，探索最适宜的培训方式，在传统的外出进修、短期培训、岗位培训及各类学术交流活动等形式的基础上，尤其是要加强对案例教学、现场模拟、角色扮演以及研讨会等教学方法应用效果的研究，不断提高培训的实效性。

集团人力资源部配合景惠管理研究院项目专家要在 2017 年 12 月前制订完成《广意医疗养生科技集团系统培训课程大纲》，内容包括各培训项目的课程题目、教学目的、教学大纲、授课方式、师资选派、教学时间以及考核方式等，每一门课程都要形成完整的闭环式管理。

四、建立集团优秀的培训师队伍

培训师资的素质和水平直接影响培训的质量和效果。在培训讲师的选择上，邀请外部讲师以实战派企业家和专职培训师为主，而选择内部培训师要优先选择集团内部的业绩标杆者和专业标杆者来担任。

在外部师资的选择上，集团人力资源部要广开门路，通过各种可信的渠道搜集、了解专业培训师的工作背景与授课经历，凡拟聘任为集团外部讲师的，至少应符合如下基本条件：有医疗工作背景或有实际参加医疗管理咨询辅导的经验；曾担任清华大学、北京大学等知名大学医疗管理研修班的主讲老师；能提供近三年 50 家医疗机构的培训经历；确认邀请前愿意提供本人的授课题目和部分授课 PPT，符合以上条件且来院实际授课一次以上得到集团认可，对方有意愿且能就担任讲师达成协议，可正式确定为集团的外聘讲师。

在内部讲师的管理上，主要是修订完善内部培训师的选拔条件与标准、筛选办法、内训师评级办法、授课目标与任务、授课质量与效果评估办法、奖励与退出机制等，从而形成完整的认证与考核体系。

构建起集团的外聘讲师和内训师团队后，要作为集团的智囊团充分利用起来，可定期召开相关会议征求管理与发展建议，也可就某一专题进行调研论证，为集团领导决策提供参谋。同时，也可对集团的企业文化和经营管理模式进行调研，从管理理论的角度进行提炼与总结，并形成学术论文发表或学术著作出版，以此也作为提供集团品牌形象的重要途径。

集团人力资源部配合景惠管理研究院项目专家要在 2018 年 6 月前完成外聘讲师的聘请与签约工作，在 2018 年 3 月前完成内训师的重新考核与认证工作。

五、建立集团完善的培训考核与效果跟踪体系

在培训评估体系的建立方面，将引入国际著名学者威斯康星大学（Wisconsin University）教授唐纳德·L. 柯克帕特里克（Donald.L.Kirkpatrick）于 1959 年提出的柯氏四级培训评估模式（Kirkpatrick Model），简称 "4R"，即 Level 1. 反应评估（reaction）：评估被培训者的满意程度；Level 2. 学习评估（learning）：测定被培训者的学习获得程度；Level 3. 行为评估（behavior）：考察被培训者的知识运用程度；Level 4. 成果评估（result）：计算培训创造出的效益。按此模型并结合集团实际制定相应的调研与评估办法。

在按上述方法进行完整的培训评估的基础上，要按照现代人力资源管理的相关理论，逐步为各系列各个岗位建立胜任力模型，先按照胜任力模型进行能力测评，再结合年度的业绩考核结果，有针对性地设计个性化的培训课程，对于中层管理人员以上的核心骨干，还可探索一对一的培训模式或导师制的带教方式。集团人力资源部配合景惠管理研究院项目专家要在 2017 年 12 月前制定完成《广意医疗养生科技集团培训评估执行手册》。

六、建立广意管理学院全面提升集团培训水平

为全面提升广意医疗养生科技集团的核心竞争力，培养和造就一批能够适应集团未来发展，践行集团核心价值观，引领团队前行的优秀经营管理人才队伍和核心业务骨干队伍，让全集团的培训工作更加的规范化和系统化，集团于 2017 年底成立广意医疗养老科技集团管理学院（简称 "广意管理学院"）。

广意管理学院实行董事会领导下的院长负责制。董事会的职责：制定管理学院建设与发展规划，审议和批准课程体系设计、师资选聘以及教学方式等；审批年度经费预算和单项重大培训项目经费预算。审批年度课程开设计划和实施安排；对教学质量与效果进行综合评估，对管理学院工作的改进提出意见与建议；其他有关重大事项的审议与审批等。

管理学院内设机构为学院办公室、评估部和培训部。各部门的关键职责如下。

（1）办公室：在院长的领导下负责综合协调工作，以管理学院的名义颁布相关的规章制度、培训安排等；做好培训实施过程中的会场布置、培训设施准备、专家接待等工作。

（2）评估部：在院长的领导下负责培训质量与效果的评估，具体制定管理学院师资授课效果评估办法、学员学习效果评估办法以及组织实施评估等。

（3）培训部：在院长的领导下负责培训需求调研、选聘师资、进行课程设计、制定教学计划、编写教学大纲、实施具体的培训、做好讲义制作、资料翻印、课后交流并管理学员学习档案等工作。

管理学院办公室设在集团人力资源部，负责日常的事务性工作并全面协调管理学院对外与对内的各项工作，即管理学院的全面统筹和具体工作承办由集团人力资源部负责。

从 2018 年 1 月开始，本规划所制定的各项工作计划的落实均移交至广意管理学院全权负责，今后全集团各项培训工作均由广意管理学院负责实施。

（案例来源：景惠管理研究院咨询案例）

参 考 文 献

［1］彼得·德鲁克. 管理未来［M］. 北京：机械工业出版社，2006.

［2］加里·德斯勒，曾湘泉. 人力资源管理（中国版）［M］. 10 版. 北京：中国人民大学出版社，2007.

［3］郭元，林望莹，等. 新员工入职培训体系设计及实践［J］. 中华医院管理杂志，2014，9：702-704.

［4］吴晓艳，徐冰，等. 医院新员工岗前培训体系设计与思考［J］. 中华医院管理杂志，2012，9：705-706.

［5］应争先，李斐铭，等. 五位一体模式在住院医师规范化培训中的探索与实践［J］. 中国医院，2016，10：4-7.

［6］ 汪杨. 医师分级培训体系在医院的实践应用［J］. 中国医院，2016，12：38-39.

［7］ 张健，郑一宁，等. 我院护理岗位管理的方法与体会［J］. 中华医院管理杂志，2012，8：618-619.

［8］ 王克霞，杨长青，等. 北京市公立医院管理人员职业化培训需求调查［J］. 中国医院管理，2015，35（12）：44-46.

［9］ 李赵城. 医院院长培训现状调查与需求分析［J］. 中华医院管理杂志，2010，26（4）：267-269.

［10］ 陈晓阳. 在高等医学院校中开设人文医学课程的思考［J］. 同济大学学报（医学版），2007，10：25-28.

［11］ 徐菊华. 医务人员人文素质培养的现状与对策［J］. 中华医院管理杂志，2009，8：625-628.

［12］ 隽亚风. 企业员工培训中存在的风险与对策［J］. 现代经济信息，2013，12：25-28.

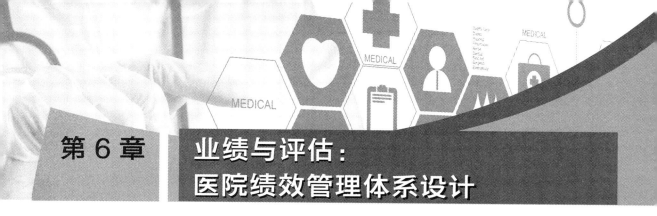

第6章　业绩与评估：医院绩效管理体系设计

医院人力资源管理的重要目标之一就是确保医院组织目标的实现。衡量医院组织目标是否实现以及实现的程度和效果如何就需要进行绩效管理体系设计。对于绩效，可以从字面来通俗地理解："绩"指成绩，就是指做了什么工作，取得了什么样的业绩；"效"指效果，就是工作的结果实际让我们获得了什么。人们在有些时候做的事会有成绩没效果，如大学录取的最低分数为500分，但一名学生的高考成绩为480分，我们就可以说这名学生参加高考是有成绩没效果。医疗行为也是如此，如果我们花费了很大精力完成一系列的医疗过程，但最终没有取得良好的医疗效果，且患者又不满意，我们也可以理解为有业绩没效果。因此，最佳的医疗服务一定是疗效好且患者满意度高。

有关业绩、绩效、绩效考核与绩效管理的定义如下。

绩效评估就是按照员工所在岗位的绩效标准将其最近时间段或者过去时间段的工作表现进行评估。绩效评估一般有两个前提条件：一是员工充分了解他们自己的绩效标准；二是主管人员对员工进行反馈、开发与激励，以帮助员工弥补绩效不足或者继续按照更高的标准工作，目的都是提高绩效。绩效管理是一个将目标设定、绩效评估与开发整合成一体的独立通用体系，其目标是确保员工的绩效完全符合公司的战略目标[1]。

业绩是相对于一个人所担当的工作而言的，即按照其工作性质，职工完成的结果或履行职务的结果。换句话说，就是组织成员对组织的贡献，或对组织所具有的价值。考评是考核和评价的总称。考核是为评价提供事实依据，只有基于客观的考核基础上的评价才是公平合理的。业绩考核是用数学的方法对员工业绩进行客观的描述过程。业绩评价是应用考核结果的描述，并根据描述来确定业绩的高低，作出评价。综上所述，业绩考评的定义是：针对组织中每个职工所承担的工作，应用各种科学的定性和定量的方法，对职工行为的实际效果及其对组织的贡献或价值进行考核和评价[2]。

员工绩效考核是指对照工作目标或绩效标准，采用科学的方法，评定员工的工作目标完成情况、员工的工作职责履行程度和员工的发展情况等，并将上述评定结果反馈给员工的过程[3]。

　　绩效管理是医院管理者与被管理者之间就目标与如何实现目标达成共识的基础上，通过激励和帮助员工取得优异绩效，从而实现医院目标的管理方法。绩效管理的目的在于通过激发员工的工作热情和提高员工的能力和素质，以达到改善医院绩效的效果。绩效管理就是医院目的和员工工作成果之间的一个重要联系[4]。

　　综上所述，我们对医院绩效与绩效管理可概括为：

　　医院绩效是指医院员工、科室或一个团队在实现医院目标过程中所体现出来的行为过程或工作结果。

　　医院绩效管理是指医院各级管理者和员工为了实现医院目标共同参与绩效计划制定、绩效辅导沟通、绩效考核评价、绩效结果应用、绩效目标提升的持续循环过程，绩效管理的目的是持续提升员工个人、科室、团队和医院的绩效。

6.1 医院绩效管理的目的

　　医院绩效管理的主要目的是实现医院的组织目标，但要实现医院的组织目标必须发挥员工的积极性，因此，凡长期在医院一线从事管理工作的人都明白这样一个道理：即使喊破嗓子去强调医院目标的重要性，如果不能满足员工的需求和激发员工干好工作的动力，恐怕也是无济于事的。这就告诉我们，医院绩效管理起码有两个最核心的目的：一是实现医院的组织目标；二是调动员工的工作积极性。

1. 绩效管理以实现医院组织目标为出发点

　　绩效管理的目标是根据医院的发展战略来制定的，医院通过将全院的战略目标层层分解并与科室进行充分的沟通，在达成共识的基础上，将医院目标分解和细化到科室成为科室的绩效目标。在确定了科室目标后，科室再根据每名员工的职责任务确定员工的具体绩效目标，然后通过绩效辅导和绩效评价，对员工的工作行为和工作结果进行跟踪及反馈，及时发现工作中存在的问题并进行修正，通过提升员工的绩效来提升医院的整体绩效进而实现医院的战略目标。

2. 绩效管理是调动员工工作积极性的重要手段

　　员工进入医院工作至少有两个基本的需求：一是满足基本的物质生活与精神生活；

二是实现个人的职业理想与人生抱负。如果员工的基本需求得到满足，那么对职业发展的需求就显得愈加突出。如果医院管理是"牧羊"式的，管理者对员工的表现和行为没有长期和规范的监督检查，甚至不闻不问，时间久了，必然形成员工懒散的作风，并逐渐失去努力的目标和方向。绩效管理则可以通过明确员工的奋斗目标和努力方向，并通过绩效评估找到自己的工作差距，通过绩效辅导提升自己的工作能力，通过绩效分配提高个人的收入水平，达到激发工作热情、提升工作能力、提高个人待遇的目的。

3．绩效管理可以把医院的组织目标和员工的个人目标有机地统一起来，减少医院与员工的摩擦与损耗，增进相互间的理解与沟通

医院绩效管理的过程也是医院和员工达成共识、统一目标与行动的过程。医院作为一个正式的社会组织，必然有其特定的宗旨与使命，有其既定的工作目标与任务，医院各类员工作为社会人也自然有其理想和价值追求，但在某些时候，医院的目标和员工的个人追求是有冲突的。比如，医院希望医务人员能够积极主动地加班多看一些患者，但医务人员出于个人工作、学习、生活的平衡，并不希望加班；员工希望能够提高薪酬福利待遇，但医院管理者出于成本控制，可能会想方设法将员工的薪酬待遇控制在一个合适的范围内；医院希望医务人员能够在技术和服务上不断地创新，但医务人员可能出于安全考虑和个人利益的保护持保守的态度，这些矛盾都需要在绩效管理过程中进行持续不断的沟通。

4．绩效管理有助于员工的能力开发和个人职业发展规划

通过绩效管理，可以对员工胜任力以及与岗位的匹配程度进行评估。在日常的医院管理工作中，我们往往会发现这样的情况：一名医德好、技术精湛、服务认真的优秀专家被推举到科室主任的管理岗位后，发现他不仅不能按照岗位要求完成既定的任务，而且搞得科室医务人员怨声载道，个人也感觉到压力巨大。这是什么原因呢？就是因为我们把一名优秀的专家选拔到了一个他并不擅长的管理岗位上。因此，绩效管理可以判断我们是不是把一个人放到了合适的位置上。如果放错了，就需要调整岗位；如果放对了，但业绩不佳，则说明需要进行培训和辅导。

5．绩效管理可以发现医院管理中存在的缺陷，进而有利于工作的改进

绩效管理不仅可以发现员工个人存在的问题与不足，而且可以发现医院在组

织结构设置、工作制度、流程管理、质量管理、服务管理以及信息化建设等方方面面的问题与不足。比如，在绩效评估中发现医院的手术室不能按预定的目标完成手术台数，其原因是没有规范各临床术科的手术安排时间，且手术室反映术科医师经常不能按时开台，这种情况下就需要修订手术管理制度，改进手术流程。有些医院每年都由院长与科室主任签订年度目标责任书，但在年终考核时有 60%以上的科室没有按目标责任书的要求完成任务，这就说明医院在制定目标时存在问题。

6.2　医院绩效管理的流程

医院绩效管理是一个持续循环的过程，具体来说，包括绩效计划、绩效辅导、绩效评估、绩效结果应用与绩效沟通。

6.2.1　绩效计划

绩效计划是指根据医院战略目标并遵循绩效管理的相关原则，对全院的绩效管理工作做出整体性的安排。绩效计划是绩效管理流程的开端，也是绩效管理的基础环节。绩效计划一般包括以下内容。

1. 制定绩效目标计划与衡量标准

绩效目标分为两种：一是结果目标，指做什么，要达到什么结果，结果目标来源于医院目标、科室目标、员工个人目标以及政府部门或相关组织要求的目标等；二是行为目标，指怎样做，做到什么程度，对具体的行为表现有何要求等。

2. 沟通绩效目标计划与衡量标准

绩效目标计划及衡量标准在医院管理层形成后，接下来就需要与每一个科室主任或团队负责人进行充分的沟通。绩效沟通应该以管理者为主导，与员工就绩效目标和衡量标准制定的依据、原则、方法、评估办法等进行充分的沟通，即使员工有意见或建议，管理者也应该保持良好的心态，因为被管理者对管理者进行质疑是很正常的一件事，只有员工从内心认同绩效目标和衡量标准并被他们真正理解，才能让员工迸发出工作的激情与活力。当然，对于政府部门或行业所强制要求的指标则不存在讨价还价的问题，如承担政府指定的突发公共卫生工作任务和社会公益任务、通过法定的执业资格考试以及规定的培训任务等。

6.2.2　绩效辅导

绩效辅导是指在员工按照绩效目标履行职责和完成任务的工作过程中，管理者要进行必要的检查和督导，既要及时纠正员工在工作中的偏差，又要对员工提升素质与能力进行指导。当然，绩效辅导也包括在评估结束后的指导、培训和教育。

在对医院绩效管理的调研与研究过程中，我们发现许多管理者都有个通病，那就是绩效评价往往多于绩效辅导，有的甚至给出绩效目标之后就等着年底进行评估，评估结果出来后直接通报给员工就万事大吉，这大大降低甚至忽略了绩效管理的价值。因此，管理者必须把对员工进行绩效辅导列为日常工作，在辅导过程中既要对员工的业绩给予认可，又要对员工进行帮助和支持，引导员工按要求实现既定的绩效目标。

6.2.3　绩效评估

彼得·德鲁克说过："如果你不能评价，你就无法管理。"因此，科学而有效地对员工进行绩效评估是人力资源管理的一项重要职能。绩效评估是指在阶段性工作结束或全部任务结束时，按照客观、公正的原则对已经完成的工作进行考核评价，以真实地反映工作业绩。绩效评估的目的在于，就绩效目标的实现程度进行测评与总结，以促进工作绩效的改善与提升。

绩效评估是绩效管理的核心环节，绩效评估本质上是一种过程管理，而不是仅仅对结果的考核。它是将中长期的目标分解成年度、季度、月度指标，不断督促员工改进、完成的过程。绩效评估的最终目的并不是单纯地进行利益分配，而是通过评估发现问题、改进问题，找到差距进行提升，最后达到医院和员工的双赢。

6.2.4 绩效结果应用

绩效结果应用是绩效计划、绩效辅导以及绩效评估的最终目的。绩效管理的应用重点在薪酬和绩效的结合上，并且通过绩效的计划及评估，把员工的聘用、职务升降、培训发展、薪酬福利等相结合，使医院的激励机制得到充分运用，并引导员工建立不断自我激励的心理模式。

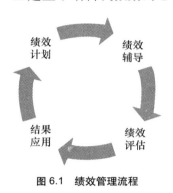

图 6.1 绩效管理流程

6.2.5 绩效沟通

绩效沟通是指在整个绩效管理过程中，管理者与被管理者就绩效目标、衡量标准、评估办法、绩效辅导、绩效结果应用等进行持续不断的沟通交流。绩效沟通是贯穿于绩效管理全过程的。

图 6.1 为绩效管理流程图。

6.3 医院绩效评估的主要工具

医院绩效管理的实施，必须基于成熟的绩效评估工具。根据景惠管理研究院的调研以及从实际应用中的有效性来看，医院经常使用的绩效评估工具有图尺度评价法、交替排序法、配对比较法、强制分布法、关键绩效指标法、行为锚定等级评分法、目标管理法、平衡计分卡、目标与关键成果评价法以及综合绩效评价法等。

6.3.1 图尺度评价法

图尺度评价法是在确定绩效构成要素和规定绩效等级的基础上，针对员工从每一项评价要素中找出与实际绩效相符的分数，然后对所得分数加总就是最终的评价结果，见表 6.1。

表 6.1　某医院医务人员服务态度评价表

姓名：　　科室：　　工号： 职称：　　职务：　　评价时间：　　年　　月　　日 说明：请评价者根据被评价人员的实际表现实事求是地打出分数，并填写在项目后面的实际得分栏，将各项 　　　分数加总，即为最终绩效评价分数		
评价要素	评价尺度	实际得分
接诊：看到患者后能够主动问好，热情相迎，态度 　　　友善，并能够很快评估患者的心理状态，把握患 　　　者的整体状况，给予个性化的医疗服务	优秀：100～90 分 良好：89～80 分 合格：79～60 分 不合格：59 分以下	
检查：能够根据病情开具合理的医学检查，施行检 　　　查操作时柔和、细致，对所进行的各种检查的理 　　　由给予耐心的解释说明	优秀：100～90 分 良好：89～80 分 合格：79～60 分 不合格：59 分以下	
治疗：对检查结果、诊断情况能进行恰如其分的说 　　　明，充分考虑患者的生理、心理、精神与经济状 　　　况，选择患者最易接受的适宜的治疗方案	优秀：100～90 分 良好：89～80 分 合格：79～60 分 不合格：59 分以下	
职业道德：不会出现违反职业道德行为，在每一个 　　　细节都注重维护职业形象，无不廉洁行为	优秀：100～90 分 良好：89～80 分 合格：79～60 分 不合格：59 分以下	
评价等级说明： 优秀：业绩突出，各方面都表现十分优异 良好：各方面都超出了基本的要求，而且表现持之以恒 合格：达到了岗位的最低要求，是称职的 不合格：存在缺陷或者有劣迹表现，需要改进		

6.3.2　交替排序法

交替排序法是将所有被评价者的名字列出，根据绩效评价要素先选取一个绩效最好的员工出来，再选取一个绩效最差的员工出来，然后再继续按这种方式排序，直到排完为止。比如，某科室共有 10 名员工，按照给定的绩效评价要素综合评价后排序如表 6.2 所示。

表 6.2　科室员工创新精神评价表

评价等级最高的员工			
1	4	7	9
2	5	8	10
3	6		
评价等级最低的员工			

6.3.3　配对比较法

配对比较法是将每一位员工按照所确定的评价要素与其他员工进行比较。比如，对科室的 10 位员工团队协作精神进行评价，就需要将所有员工姓名按横向和纵向列出，然后用"＋"（好）和"－"（差）标明谁好一些，谁差一些，然后将每一位员工的"＋"（好）和"－"（差）相加，"＋"（好）越多，说明团队协作精神越强（表 6.3）。

表 6.3　科室员工团队协作精神评价表

比较对象	A	B	C	D	E	F	G	H	I	J
A		−	−	+	+	+	+	−	+	+
B	+		+	+	−	+	+	+	+	+
C	+	+		+	+	−	−	+	+	+
D	−	+	+		−	+	−	+	+	−
E		−		+		−	+		+	+
F		+	+	−	+		−	+		+
G	−		+	+	+			+	+	+
H	+	−	−	+	+	+	+		−	+
I	−	+	+	−	+	+		−		−
J	−	+	+	+	−	−	+	+		

经统计，"＋"最多的是 D，为 7；最少的是 A，为 3。评价结果是：员工 D 的团队协作精神最好，员工 A 的团队协作精神最差。

6.3.4　强制分布法

强制分布法是在绩效标准确定以后，按照一定的分配比例将被评价者分布到每一个绩效等级上去。比如，医院要开展员工年度工作评价，可规定优秀比例为 20%，良好比例为 30%，合格比例为 40%，不合格比例为 10%。

6.3.5　关键绩效指标法

关键绩效指标法（key performance indicator，KPI），它是把对绩效的评估简化为对几个关键指标的考核，将关键指标当作评估标准，把员工的绩效与关键指标作出比较的评估方法，在一定程度上可以说是目标管理法与帕累托定律的有效结合[5]。

关键绩效指标指明各项工作内容所应产生的结果或所应达到的标准，以量化最好。最常见的关键业绩指标有三种：一是效益类指标，如医疗收入增长率、收支结余增长率等；二是运行效率指标，如百元医疗收入占用人员费用比率、百元医疗收入占用卫生材料比率、医疗设备收益率等；三是组织类指标，如患者满意度、医疗质量指标、服务效率等。比如，表 6.4 是对胸外科主任采用关键绩效考核法的举例。

表 6.4　胸外科关键绩效考核指标

考核目的	关键绩效考核指标
积极采取有效措施，控制各种成本，提高经营效益	人工成本占医疗收入比例≤28% 一次性耗材占医疗收入比例≤10% 培训费人均 2000 元 医疗印刷品每出院人次≤10 元
以"患者为中心"，在医疗服务中能够把患者当亲人，不出现冷、硬、顶、推现象	人均门诊人次、出院患者数≥全院该项指标的人平均数 门诊投诉率≤0.05% 住院投诉率≤0.1% 患者欠费与医疗收入之比≤0.1%
积极开展和引进医疗技术新项目，开展学术研究，形成浓厚的学术氛围，提高学术影响力	开展高位食管癌根治术、胸腔镜肺叶切除或楔形切除术等项新技术，每项开展不少于 10 例 副高以上职称人员在核心期刊发表论文年人均 1 篇；主治医师发表学术论文年人均 0.4 篇。论文被引用次数平均每篇≥1 次
切实采取有效措施，大力提高员工的职业素养，培养品德高尚、技术精湛、服务认真的优秀员工队伍	员工出勤率≥98% 员工年度目标实现率≥95% 员工违纪率为 0

关键指标的制定必须符合 SMART 原则：

S 代表具体（specific），指绩效考核要切中特定的工作指标，不能笼统；

M 代表可度量（measurable），指绩效指标是数量化或者行为化的，验证这些绩效指标的数据或者信息是可以获得的；

A 代表可实现（at tainable），指绩效指标在付出努力的情况下可以实现，避免设立过高或过低的目标；

R 代表相关性（relevant），是指年度经营目标的设定必须与预算责任单位的职责紧密相关，它是预算管理部门、预算执行部门和医院管理层经过反复分析、研究、协商的结果，必须经过他们的共同认可和承诺；

T 代表有时限（time-bound），注重完成绩效指标的特定期限。

请阅读下面的工作目标，分析一下是否符合 SMART 原则？

1. 严格按照医院医疗日常工作要求，规范医疗工作行为，以品牌建设为主线，圆满完成签订的目标管理相关任务，科室内要有计划、有措施、有监督、有落实。

2. 科室应积极参与医院的大查房和会诊，随时参加危重患者的抢救等。在国家、政府及医院有重大活动及突发事件时，科室应配合医院积极参与并圆满完成任务。同时，科室有义务参加社会公益活动，维护医院整体形象。

3. 加强平安医院建设，确保医疗安全。

4. 开展优质服务，构建和谐医患关系，切实搞好医疗保险、新农合患者救治，无患者投诉。

5. 认真开展社会主义精神文明建设，加强职工的思想教育活动，有学习内容，有记录。

从上面的内容我们可以看出，如果你把这些工作布置给医院的中层管理干部，他们肯定是一头雾水，想做也是无从下手，因此，在制定考核指标时，应遵守SMART 原则。

根据 SMART 原则，我们对前述目标（指标）进行了修订，这次感觉目标（指标）清晰吗？

1. 科室每季度制定一次季度工作安排，每季度第一个月 5 日前上报院办公室。每月对科室员工进行一次综合绩效考核，考核结果与二次分配挂钩。全年因考核与分配而发生的投诉≤2 人次。

2. 科室全年参与医院大查房 3 次，院内会诊在接到会诊单后要在规定时限内完成会诊。危重患者抢救要在接到抢救通知后 10 分钟内到位。重大活动及突发事件预案在启动 30 分钟后，所有参与人员必须到位。全年参加社会公益活动人数≥15 人次。

3. 加强平安医院建设，院区内治安案件发生次数为 0，患者及家属意外伤害事件为 0，医务人员意外伤害事件为 0。

4. 开展优质服务，构建和谐医患关系，门诊患者投诉率≤0.05%，住院患者投诉率≤0.1%。

5. 全年每名员工政治学习不少于 12 学时，每名员工参加社会公益活动或志愿者活动不少于 6 小时，每年对每名员工进行一次政治理论知识考试，平均考核成绩≥75 分。

6.3.6　行为锚定等级评分法

行为锚定等级评分法也称行为定位法，由美国学者 P. C. 史密斯（P. C. Smith）和 L. 肯德尔（L. Kendall）于 20 世纪 60 年代提出。此方法是为每一职务的各考评维度设计一个评分量表，以便为被考评者打出实际评分[6]。

　　行为锚定等级评分法的主要优点体现在三个方面，一是绩效指标之间的独立性较高。在设计过程中，设计人员将众多的工作行为归纳为5～8种绩效指标，使得各绩效指标之间的相对独立性较强。二是对工作绩效的考评更加精准。从设计的过程上看，由于是由那些对工作及其要求最为熟悉的人来编制锚定物，因而能够更加准确地找出最适合的评分标准。三是从考评尺度上看，量表上的这些典型行为锚定点有利于考评者在评分时能更加准确地把握各个绩效等级的含义，从而减少各类主观心理偏差的发生，特别是减少考评者先给出总分然后再给每个指标打分的情况发生。其缺点主要有：第一，行为锚定评分量表的设计比较麻烦，与其他的行为量表法相比，需要花费更多的时间。第二，量表中各绩效等级的锚定说明词的数量毕竟有限（一般不多于10条），不可能涵盖员工所有的实际表现，一般很难做到被考评者的实际表现恰好与锚定说明词完全吻合。第三，考评者在尝试从量表中选择一种代表某员工绩效水平的行为时往往会有困难，因为有时一个员工可能会表现出处在量表两端的行为，科学的设计过程有助于尽量避免这种情况，但实践中难免会有这种情况发生。

　　行为锚定等级评分法的实施可分为获取关键事件、建立绩效评价等级、对关键事件重新加以分配、对关键事件进行评定和建立最终的绩效评价体系五个步骤。下面是对护理人员与患者的沟通能力的考核。

护理人员沟通能力行为锚定等级评分表

　　根据护理人员在医疗服务中的行为表现，与所给出的等级锚进行对比，选择最符合的一项确定为所得分数。

5	

　　在每次服务时，都能对患者使用最亲切的称呼，能够充分考虑患者的情绪，密切关注患者的生理、心理和精神变化，沟通时既能准确、全面传达信息，能注重思想、情感的交流，耐心倾听完患者的倾诉和给予细致的病情解释，并想办法解决患者所提出的问题，在长期的工作中培养起良好的职业亲和力。

4	

　　每次服务时，都能对患者使用礼貌称呼，能够考虑到患者的情绪，善于关注患者的生理、心理和精神变化，沟通时能表达清楚所要传达的信息，能注重思想、情感的交流，能倾听完患者的倾诉和给予必要的病情解释，并想办法解决患者所提出

的问题，具有一定的职业亲和力。

3	

每次服务时，都能对患者不直呼其名，基本上能够考虑到患者的情绪，基本上能够关注患者的生理、心理和精神变化，沟通时能表达清楚所要传达的信息，基本上能倾听完患者的倾诉和给予必要的病情解释，会力所能及地解决患者所提出的问题。

2	

在服务时，许多时候对患者都是直呼其名，很少能够考虑到患者的情绪，很少关注患者的生理、心理和精神变化，沟通时表达信息常常不完善，很难倾听完患者的倾诉和给予必要的病情解释，对患者所提出的问题常常忽略。

1	

在服务时，都是对着患者喊床号，从来不考虑患者的情绪，不懂得关注患者的生理、心理和精神变化，沟通时表达信息不完善，对患者的倾诉常常表现出不耐烦，对病情的解释也是片言只语，对患者所提出的问题几乎是视而不见。

6.3.7　目标管理法

目标管理的概念最早是由彼得·德鲁克于 1954 年在其名著《管理的实践》一书中提出来的，其后他又提出"目标管理和自我控制"的主张。美国总统布什在把 2002 年度的"总统自由勋章"授予彼得·德鲁克时，提到他的三大贡献之一就是目标管理。目标管理已经在全世界许多公司中得到了成功的应用，是组织的上级和下级一起协商，根据组织使命确定一定时期内组织的总目标，由此决定上下级的责任和分目标，并把这些目标作为组织绩效考核和部门绩效考核和个人绩效考核的标准。德鲁克说，目标管理改变了经理人过去监督部属工作的传统方式，取而代之的是主管与部属共同协商具体的工作目标，事先设立绩效衡量标准，并且放手让部属努力去达成既定目标。此种双方协商一个彼此认可的绩效衡量标准的模式，自然会形成目标管理与自我控制[7]。

由此，我们可以给目标管理下这样一个定义：

目标管理是以目标为导向，以人为中心，以成果为衡量指标的一种管理思想和管理体系。目标管理的基本思路是根据医院的使命确定一定时期内（规划为 3～5 年；计划为 1 年）医院的总目标，然后再将目标分解到科室、岗位，形成以实现医院目标为管理目的、上下协商一致确定工作目标并共同实现目标的管理机制。

按照德鲁克的说法，并不是有了工作才有目标，而是相反，有了目标才能确定每个人的工作，所以"组织的使命和任务，必须转化为目标"。如果一个领域没有目标，这个领域的工作必然被忽视。管理的实践也证明，目标管理是最有效的，而且当医院的总体目标确定后，必须对其进行有效分解，转变成各个科室以及各个人的分目标，管理者对各级目标的完成情况再进行考核、评价和奖惩，才能保证医院总体目标的实现。目标管理应遵循以下几个原则。

1．依据充分

制定目标前必须对医院的外部环境、内部资源等因素进行充分的分析，确保所制定的目标是切实可行的。科室在制定目标时则必须以医院整体发展战略、医院对科室的发展要求以及医院的年度工作计划为重要依据。

2．目标明确

目标和任务必须转化为可衡量的具体指标（不能量化的要清晰地描述），内容要涵盖多个方面，建立综合指标体系。

3．全员参与

科室所有的工作、所有的人员都必须制定目标，且科室每个人都要积极参与目标的制定和实施，充分调动员工的积极性与创造性，努力实现"自我管理"。管理者必须从过去那种"下达任务"的传统管理方式中解放出来，认识到目标的确定和实现必须是医院高层管理者和中层管理者、中层管理者和员工之间的双向互动与交流过程。管理者过去之所以对员工的执行力不强而深感困惑，主要原因还是在布置工作时缺少交流与沟通。如果员工是去做自己喜欢做的事，做自己认为有价值的事，做自己认为付出就有回报的事，那么他们的积极性自然就会高涨起来，而这些是离不开员工自始至终全程参与的。

4．绩效反馈

必须把制定目标与绩效考核结合起来，员工的"回报"要与最终的业绩挂钩。同时，也要注重过程反馈，即在员工工作的过程中就要根据员工的表现进行实时的反馈与辅导，因为绩效考核的最终目的还是改善员工的行为和确保目标的实现。如果只是在年终对员工的业绩进行评估，那么当评估的结果是员工未能完成目标任务时，恐怕为时已晚。所以，在工作过程中的实时辅导和工作促进其实比年终的结果评估更加重要。

医院根据整体的发展战略建立目标管理体系，通过上下沟通将目标进行层层分解，最终分解为具体的任务指标，以充分调动员工的积极性、协同员工的行为、提高医院的工作效率和综合效益。

确定目标一般要进行外部环境调研、运营环境调研和内部环境调研。

外部环境调研主要包括政治的（如经济政策、医疗政策以及当地政府对医疗行业的态度等）、经济的（如经济增长情况、国家和地方政府对医疗的投入、医疗服务价格、医疗费用支付模式、患者的经济收入等）、社会的（如医院所处的地理位置、居民生活水平、居民健康状况、教育程度、生活方式、风俗习惯、社会诚信度等）、技术的（如高新技术在医疗领域的应用、信息技术对医院管理和医疗的影响、新技术新项目引进的可能性等）。

运营环境调研主要是对整个医疗服务业进行研究，尤其是要对当地的医疗服务业进行研究，如医疗机构设置情况，竞争对手的数量及业务优势，所采取的经营策略等。

内部环境调研主要是对医院的业务范围、专业特色、人才优势、经营特点、服务模式、文化建设等进行调研。

在上述调研的基础上，确定医院具体的发展目标（最终体现为可量化和可描述的指标）。

指标的名称和相关要求可参照《三级综合医院评审标准实施细则》（2012 版）中规定的医院运行基本监测指标（医院层面的），主要包括以下内容。

（一）资源配置

1. 实际开放床位、重症医学科实际开放床位、急诊留观实际开放床位

2. 全院员工总数、卫生技术人员数（医师数、护理人员数、医技人数）

3. 医院医用建筑面积

（二）工作负荷

1. 年门诊人次、健康体检人次、年急诊人次、留观人次

2. 年住院患者入院、出院例数，出院患者实际占用总床日数

3. 年住院手术例数、年门诊手术例数

（三）治疗质量

1. 手术冰冻与石蜡诊断符合例数

2. 恶性肿瘤手术前诊断与术后病理诊断符合例数

3. 住院患者死亡与自动出院例数

4. 住院手术例数、死亡例数

5. 住院危重抢救例数、死亡例数

6. 急诊科危重抢救例数、死亡例数

7. 新生儿患者住院死亡率

（四）工作效率

1. 出院患者平均住院日

2. 平均每张床位工作日

3. 床位使用率（%）

4. 床位周转次数

（五）患者负担

1. 每门诊人次费用（元），其中药费（元）

2. 每住院人次费用（元），其中药费（元）

（六）资产运营

1. 流动比率、速动比率

2. 医疗收入 / 百元固定资产

3. 业务支出 / 百元业务收入

4. 资产负债率

5. 固定资产总值

6. 医疗收入中药品收入、医用材料收入比率

（七）科研成果

1. 国内论文数ＩＳＳＮ、国内论文数及被引用数次（以中国科技核心期刊发布信息为准）、ＳＣＩ收录论文数 / 每百张开放床位

2. 承担与完成国家、省级科研课题数 / 每百张开放床位

3. 获得国家、省级科研基金额度 / 每百张开放床位

　　我们在确定医院和科室的各项管理目标时，都离不开对上述相关情况的调研与分析，只有通过调研，我们所确定的目标才是有依据的，才可能与员工进行很好的沟通，进而达成共识。

景惠管理研究院在制定医院绩效目标时确定的医院层面指标：

1. 工作量指标：全年门诊量、全年出院患者数、手术例数、健康体检人数、每员工人均门诊量、每员工人均出院患者数等。

2. 收益指标：医疗收入、收支结余数、各种成本比率（如人工成本、一次性耗材成本、管理费用）等。

3. 技术实力：各层次重点专科数量、领军人物及学科带头人数量与情况、高级职称医务人员数量与技术情况等。

4. 医疗市场：门诊和住院患者的绝对医疗市场份额、相对医疗市场份额，在数据可搜集的情况下，尽可能细化到科室甚至是病种等。

5. 医疗安全指标：年内医疗事故数、输血安全事故数、医院感染暴发事件数、医疗纠纷次数、医疗赔偿件数与金额、患者投诉按时处理反馈率等。

6. 人员配置指标（人力资源规划指标）：床位与员工人数比、医护比、病房实际开放床位与病房护士比等。

7. 药品指标：药品收入占业务收入比例控制指标、抗菌药物品种、住院患者抗菌药物使用率、抗菌药物使用强度、门诊患者抗菌药物处方比例、I 类切口手术患者预防使用抗菌药物比例、抗菌药物占药品收入比例、基本药物使用比例指标等。

8. 实施临床路径管理病种指标：实施临床路径管理的专业（或科室）数量、病种数量等。

9. 诊疗服务指标：甲级病历率、处方合格率、麻醉处方合格率、手术、麻醉、输血、特殊检查、特殊治疗等履行患者告知率、择期手术患者术前平均住院日、接受抗菌药物治疗住院患者微生物检验样本送检率、平均住院日、病床周转次数、床位使用率、大型设备检查阳性率（CT、MRI、超声等）等。

10. 履行公共卫生职责指标：传染病报告率、完成突发事件医疗救治等政府指令性任务等。

11. 患者医疗费用控制指标：门诊和住院次均费用、门诊和住院医疗费用人均增长率等。

12. 临床科研及科技创新指标：每年开展新业务新技术项目数量、在国家核心期刊发表论文数量、科研成果数量等。

13. 行风建设指标：医德医风情况、新闻媒体正面宣传次数、出院患者对医疗服务回访满意度、门诊满意度、职工对医院管理满意度、违规违纪人次等。

综合上述各绩效评估工具，其各有优缺点，具体如表 6.5 所示。

表 6.5　各种考核方法的优缺点比较 [8]

评价方法	优点	缺点
图尺度评价法	使用起来比较简便，能为每一位员工提供一种定量化的绩效评价结果	绩效评价标准可能不够清楚，晕轮效应、居中趋势、偏紧偏松倾向和评价者偏见等问题都有可能发生
交替排序法	便于使用（但可能不如图尺度评价法简单），能够避免居中趋势以及图法所存在的一些问题	可能会造成员工的不同意见，而且当所有员工的绩效事实上都比较优异时，会造成不公平
配对比较法	互相对比，准确性比较高	考核复杂，耗费精力
强制分布法	在每一绩效等级中都会有预定数量的人数	评价结果取决于最初确定的分布比例
关键事件法	有助于确认员工的绩效正确与否，便于管理者的评价	难以对员工之间的相对绩效进行评价或排列
行为锚定等级评分法	能够为评价者提供一种"行为锚"，评价结果非常精确	设计较为困难
目标管理法	有利于评价者与被评价者对工作绩效目标的认同	耗费时间

6.3.8　平衡计分卡

平衡计分卡（the balanced scorecard）是美国哈佛商学院罗伯特·卡普兰（Robert S. Kaplan）与来自波士顿的顾问戴维德·诺顿（David P. Norton）提出的。这种方法从四个维度：财务、客户、流程和学习 / 成长来帮助管理层对所有具有战略重要性的领域做全方位的思考，以确保日常业务运作与管理高层所确定的经营战略保持一致。

平衡计分卡是对传统的、以财务指标为主的评价体系的改进，是对医院业绩进行综合考核评价的系统。它是以医院战略目标为导向，以服务质量、工作数量、成本控制、技术难度和患者满意度、财务运营效益等为核心的考评体系，通过财务、患者（客户）、内部流程、学习与成长四个维度反映其业绩贡献及内在的逻辑关系，是全面管理和评价综合业绩的管理工具。

（1）在财务方面：财务指标主要衡量医院的财务运营情况、资金安全、经营绩效情况等。其考核指标如医疗收入、医疗服务性收入、医疗收支结余、百元固定资产创造的收益、百元人工成本创造的收益等。

（2）在患者（客户）方面：通过患者的就诊量、满意度、医院对患者的反馈与响应性等来反映患者对医院的认可程度，其主要考核指标如工作量、患者满意度、患者就医体验等。

（3）在内部流程方面：为吸引和留住患者，管理者需关注对患者满意度和实现医院财务目标影响最大的那些内部过程，并为此设立衡量指标，其考核指标如医疗质量核心指标、平均住院日、确诊率和治疗的有效性等。

（4）在学习与成长方面：体现为医院为了实现长期的业绩而必须进行的对未来的投资，包括员工的满意度、员工的培训与素质提升等[9]。

6.3.9 目标与关键成果评价法

目标与关键成果评价法（OKR）全称是 objectives & key results，即目标与关键成果。objective 可以理解为组织目标，key results 可以理解为关键成果。概括地说就是"为确保达成组织目标的关键结果分解与实施"。

目标与关键成果评价法（OKR）和关键绩效指标评价法（KPI）的区别在于 KPI 的本质是一种管理工具，它主要是从结果上来考察绩效，不关注过程，一切用指标来说话。OKR 主要的目的是更有效率地完成目标任务，并且依据项目进展来考核的一种方法。OKR 的思路是先制定目标，然后明确目标的结果，再对结果进行量化，最后考核完成情况。

也有人认为 OKR 不应该算作一种绩效评估工具，而是一个系统的管理工具，但长期在一线从事绩效管理的专业人员肯定会有这样的体会，应用任何一种绩效评估工具其实都是在完成一个系统的管理过程。因此，我们在具体应用时仍然可以把 OKR 作为一个绩效评估工具来应用。

6.3.10 综合绩效评价法

综合绩效评价法是医院根据被考核的对象、考核周期以及考核目的等因素，综合应用各种绩效考核方法或就一种方法的某一方面进行应用的一种绩效评价方法。综合绩效评价方法具有如下特点：①从评价思路上来说，必然是以目标为导向的，即借鉴了目标管理的理念与方法；②考核指标的筛选基本上是基于关键绩效指标评价法（KPI）；③对于服务态度、团队协作等不便于量化的考核内容，则采用图尺度评价法、行为锚定等级评分法等考核方法。

比较有代表性的如公立医院绩效管理评价就是一种典型的综合绩效考核评价法。

公立医院绩效管理评价体系（2015 版）

国家卫生计生委、人力资源社会保障部、财政部、国家中医药管理局发布的《关于加强公立医疗卫生机构绩效评价的指导意见》（2015 年 12 月 10 日）对公立医院的绩效评价作出了相应的规定：

绩效评价指标应当体现落实公立医疗卫生机构公益性质、维护公众健康的要求，反映服务和管理过程，注重服务结果，突出目标管理和全面质量管理。具体指标选取应当坚持突出重点、客观稳定、易于获取、科学灵敏、定性定量相结合，建立动态调整机制。

机构绩效评价应当涵盖社会效益、服务提供、综合管理、可持续发展等内容。负责人绩效评价还应包括职工满意度内容。人员绩效评价应当作为人员考核的重要内容，纳入平时考核、年度考核和聘期考核，突出岗位工作量、服务质量、行为规范、技术难度、风险程度和服务对象满意度等内容。

公立医院绩效评价指标有以下 4 个方面：①社会效益指标。重点评价公众满意、政府指令性任务落实、费用控制、与基本医保范围相适应、病种结构合理等情况。其中，政府指令性任务落实包括承担公共卫生、突发事件卫生应急和医疗救治、支农支边、对口支援、援外、医学人才培养、国防卫生动员、惠民等公益性任务和社会责任的情况。②医疗服务提供指标。重点评价医疗服务质量和安全、医疗服务便捷和适宜等情况，以促进医疗机构合理、规范诊疗。③综合管理指标。重点评价人力效率、床位效率、成本效率、固定资产使用效率、预算管理、财务风险管控、医疗收入结构、支出结构、节能降耗以及党建工作和行风建设等规范化管理情况。④可持续发展指标。重点评价人才队伍建设、临床专科发展、教学、科研等情况。具体评价指标体系如表 1 所示。

表 1　公立医院绩效评价指标体系

一级指标	二级指标	三级参考指标	指标要求
社会效益	公众满意	1. 服务对象满意度： （1）门诊患者满意度 （2）在院患者满意度 （3）出院患者满意度	该指标按同类医院得分排名，具体按省（区、市）规定的相关要求。 患者满意度=评价满意的被调查患者人数/接受调查患者总人数 ×100%（包括安全性、经济性、舒适性、方便性和有效性等方面，调查患者应当包括门诊患者、在院患者和出院患者）

一级指标	二级指标	三级参考指标	指标要求
社会效益	公众满意	2. 员工满意度	该指标按同类医院得分排名，具体按省（区、市）规定的相关要求。 员工满意度＝评价满意的人数／回答有效的被调查员工总人数×100%（包括工作环境、机构管理、工资待遇、培训机会、职称晋升、发展前景等）
	政府指令性任务落实	3. 承担公共卫生任务、突发事件卫生应急和医疗救治、支农支边、对口支援、援外、医学人才培养、国防卫生动员等任务	完成政府公益性指令任务。 （1）政府指令的公共卫生任务、突发事件卫生应急和医疗救治、支农支边等任务完成情况。 （2）对口支援、援外是指专家下基层、援外的人天数。 （3）医学人才培养完成率＝实际完成人次数／政府下达的医学人才培养人次数×100%
		4. 惠民措施	（1）优先配备、使用基本药物，广泛使用适宜技术。 （2）实行同级医疗机构检查结果互认以及上级医疗机构检查结果共享。 （3）落实疾病应急救助制度
	费用控制	5. 按病种的次均门诊费用	按病种的次均门诊费用包括绝对值和增长率。优先选择当地同级别医院门诊前20位病种，按照病种的次均门诊费用绝对值对当地医院进行排名评判，增长率以当地医院门诊次均费用平均增长率的3/4为标准。 （1）绝对值＝按病种的门诊业务总收入／同一病种年门诊总人次数。 （2）增长率＝（按病种的当年度次均门诊医疗费用－按病种的上年度次均门诊医疗费用）／按病种的上年度次均门诊医疗费用×100%
		6. 按病种的次均住院费用	按病种的次均住院费用包括绝对值和增长率。优先选择当地同级别医院住院前20位病种，按照病种的次均住院费用绝对值对当地医院进行排名评判，增长率以当地医院住院费用平均增长率的3/4为标准 （1）绝对值＝按病种的住院业务总收入／同一病种年住院总人次数 （2）增长率＝（按病种的当年度次均住院医疗费用－按病种的上年度次均住院医疗费用）／按病种的上年度次均住院医疗费用×100%
		7. 医疗收入增长率	增长率与GDP等社会经济发展指标相适应，具体由省（区、市）确定 医疗总收入增长率＝（当年度医疗总收入－上年度医疗总收入）／上年度医疗总收入×100%
	与基本医保范围相适应	8. 医保目录外药品占比	医保目录外药品占比较上年下降或保持平稳。医保目录外药品占比＝医保目录外药品费用／药品收入×100%
		9. 医保目录外卫生材料占比	医保目录外卫生材料占比较上年下降或保持平稳。 医保目录外卫生材料占比＝医保目录外卫生材料费用／卫生材料收入×100%

续表

一级指标	二级指标	三级参考指标	指标要求
社会效益	病种结构合理	10. 病种分布	不同级别和类别医院门诊和住院病种分布应与其功能定位相符，具体标准由省（区、市）确定
		11. 住院重症患者比例	用于考核三级医院，具体按省（区、市）区别不同医院功能定位规定的相关要求。 住院重症患者比例＝同期重症患者数/年度出院患者总数 ×100%
		12. 三、四级手术占比	用于考核三级医院，具体按省（区、市）区别不同医院功能定位规定的相关要求。 三、四级手术占比＝三、四级手术数量/总手术量×100%
医疗服务提供	医疗服务质量和安全	13. 4 个院内感染指标：医院感染病例漏报率、血管内导管相关血流感染发病率、呼吸机相关肺炎发病率、导尿管相关泌尿系感染发病率	医院感染病例漏报率＝应当报告而未报告的医院感染病例数/同期应报告医院感染病例总数 ×100% 血管内导管相关血流感染发病率＝血管内导管相关血流感染例次数/同期患者使用血管内导管留置总天数 ×1000‰ 呼吸机相关肺炎发病率＝呼吸机相关肺炎例次数/同期患者使用呼吸机总天数 ×1000‰ 导尿管相关泌尿系感染发病率＝导尿管相关泌尿系感染例次数/同期患者使用导尿管总天数 ×1000‰
		14. 抗菌药物使用强度	具体按不同医院分别要求 抗菌药物使用强度＝抗菌药物消耗量（累计 DDD 数）×100/ 同期收治患者人天数
		15. 手术患者重返手术室再次手术总发生率	手术患者重返手术室再次手术总发生率＝重返手术室再次手术例数/同期出院患者手术例数 ×100%
		16. 每万名出院患者医疗事故发生次数	包括年度内鉴定为医疗事故数 每万名出院患者医疗事故发生次数＝医疗事故发生数 ×10 000/ 出院患者总数
		17. 手术患者围术期住院死亡率	手术患者围术期住院死亡率＝手术患者围术期住院死亡人数/同期手术患者出院人次 ×100%
		18. 医疗纠纷处理	按照有关法律、法规要求预防、处理医疗纠纷
		19. 临床路径管理的专业和病种数	（1）三级综合医院不少于 15 个专业 60 个病种开展临床路径管理，至少包括心血管介入、神经血管介入、骨关节植入治疗和肿瘤性疾病等病种 （2）三级专科医院不少于 10 个病种开展临床路径管理，应当包括各专科主要病种 （3）二级综合医院不少于 10 个专业 40 个病种实施临床路径管理，至少包括心血管内科、神经内科、骨科、肿瘤科主要病种 （4）二级专科医院不少于 8 个病种开展临床路径管理，应当包括各专科主要病种

一级指标	二级指标	三级参考指标	指标要求
医疗服务提供	医疗服务便捷和适宜	20. 护床比	护床比≥0.6：1 护床比＝在岗护士数 / 实际开放床位数
		21. 医护比	医护比≤1：1～1：1.2 医护比：在岗医师数 / 在岗护士数
		22. 预约诊疗	预约诊疗途径大于 3 种，三级医院预约诊疗率≥50%，复诊预约率≥80%
		23. 优质护理服务	开展优质护理服务的病房比例达到卫生计生行政部门、中医药管理部门要求
		24. 择期手术术前平均住院日	择期手术患者自住院当日到实施首次主要手术当日
		25. 急诊平均留观时间	急诊平均留观时间＝急诊留观总时间 / 急诊留观患者总数
		26. 信息公开	（1）通过新媒体、微平台等途径发布相关诊疗信息，提供自助打印、手机信息、电话告知、网络查询等多种形式的检查检验结果查询服务 （2）门诊费用、执业登记、医疗服务基本情况等应按照政府制定的医院信息公开目录向社会公布有关信息 （3）将住院费用、重点单病种质量指标、药品耗材检查费用清单等情况在行业内公开，逐步探索向社会公布
		27. 落实分级诊疗制度	（1）建立了上级医院与下级医院、慢性病长期照护机构及基层医疗卫生机构之间的分工协作和双向转诊机制 （2）有专人负责协调该项工作 （3）完成一定数量的上转和下转任务
综合管理	人力效率	28. 医师日均担负门诊人次数	依据当地同级别同类别医院平均水平设定目标值合理区间，具体按省（区、市）区别不同医院功能定位规定的相关要求。原则上三级医院医师日均担负门诊人次数应逐年减少，二级及以下医院应逐年增加。 医师日均担负门诊人次数＝年度门诊人次数 / 平均在职医师数 /250 天（法定工作天数）
		29. 医师日均担负住院床日数	依据当地同级别同类别医院平均水平设定目标值合理区间，具体按省（区、市）区别不同医院功能定位规定的相关要求。医师日均担负住院床日数＝年度实际占用总床日数 / 平均在职医师数 /365 天
	床位效率	30. 平均住院天数	目标值设定依据以当地同类医院平均水平，具体按省（区、市）规定的相关要求 平均住院天数＝出院者占用总床日 / 出院人数
		31. 病床使用率	病床使用率≥85% 病床使用率＝实际占用总床日 / 实际开放总床日 ×100%
	成本效率	32. 百元医疗收入成本	目标值设定依据要与上年持平或有所下降 百元医疗收入成本＝（医疗业务成本＋管理费用）/ 医疗收入 ×100%

续表

一级指标	二级指标	三级参考指标	指标要求
综合管理	固定资产使用效率	33. 固定资产平均服务量	目标值设定依据为高于上年水平 固定资产平均服务量＝（门急诊人次＋出院人数×3×本院平均住院天数）/年平均固定资产总额（万元）
	预算管理	34. 预算执行率	收入预算执行率≥95% 支出预算执行率≥95% 收入预算执行率＝本期实际收入总额/（本期预算收入总额±预算收入调整额）×100% 支出预算执行率＝本期实际支出总额/（本期预算支出总额±预算支出调整额）×100%
	财务风险管控	35. 全成本核算	医院应成立成本管理综合部门，在各科室设兼职成本核算员，协调医院财务、人事、总务、经管、药剂、信息等部门的成本核算工作，落实成本管理与核算工作。 成本核算一般应以科室、诊次和床日为核算对象，三级医院及其他有条件的医院还应以医疗服务项目、病种等为核算对象进行成本核算
		36. 医院经济运行分析	开展人均业务收支结余、财政投入执行情况及资产周转率等相关分析。具体按省（区、市）规定的相关要求。医院应按月度、季度、年度开展医院运行情况分析，包括预算管理、结余和风险管理、资产运营、成本管理、收支结构和发展能力分析等内容，并报送主管部门和财政部门。另外，要特别关注医院运营重点问题，对重大事项要单独报告
		37. 资产负债率	资产负债率＝负债总额/资产总额×100%
	医疗收入结构	38. 药品收入占业务收入比例	不高于当地同类同级别医院平均水平，且逐步下降 药品收入占业务收入比例＝药品收入/业务收入×100%
		39. 卫生材料收入占业务收入比例	不高于当地同类同级别医院平均水平 卫生材料收入占业务收入比例＝卫生材料收入/业务收入×100%
		40. 检查化验收入占业务收入比例	不高于当地同类同级别医院平均水平 检查化验收入占业务收入比例＝检查化验收入/业务收入×100%
	支出结构	41. 人员支出占业务支出比例	具体按省（区、市）规定的相关要求 人员支出占业务支出比例＝同期人员支出/同期业务支出×100%
	节能降耗	42. 万元收入能耗支出	以当地同类医院平均水平 3/4 为标准，具体按省（区、市）规定的相关要求。万元收入能耗支出＝能耗（水费＋电费＋燃气费）/业务收入

续表

一级指标	二级指标	三级参考指标	指标要求
综合管理	党建工作和行风建设	43. 党建工作责任制落实情况	包括思想政治建设、领导班子和干部队伍建设、基层党组织建设、党风廉政建设和群团建设等工作。具体按省（区、市）规定的相关要求
		44. 医德医风和反腐倡廉	（1）有医德医风和反腐倡廉的制度、奖惩措施并认真落实 （2）建立医德医风和反腐倡廉管理档案，有计划、措施、检查、总结和培训记录 （3）建立医患沟通制度，专人负责投诉及纠纷处理，并有处理记录
		45. 依法依规执业	（1）不良执业行为指医疗机构使用非卫生技术人员行医、超诊疗科目、技术范围执业，发布虚假、违法医疗广告行为等违反医疗卫生管理法律法规行为 （2）如发生违法、违纪案件，情节特别严重的，一票否决，绩效考核结果为不合格
可持续发展	人才队伍建设	46. 高层次人才或临床骨干人才配备数量	人才结构符合医院功能定位 高层次人才、临床骨干人才：根据当地标准确定
		47. 卫生技术人员占医院工作人员的比例	卫生技术人员占医院工作人员的比例≥70%，医、药、护、技人员比例合理
		48. 设立总会计师	根据《国务院办公厅关于城市公立医院综合改革试点的指导意见》，落实三级公立医院总会计师制度
		49. 新聘医师参加规范化培训	将取得住院医师规范化培训合格证书作为新进医师聘用的必备条件
	临床专科发展	50. 医院高水平科研成果及临床重点专科建设	按当地同类医院排名，具体按省（区、市）规定的相关要求。 （1）获得国家和地方临床重点专科。 （2）获得政府认可的科技相关奖项
	教学	51. 每百名卫技人员带教人数（包括实习生、研究生、进修生）	具体按省（区、市）规定的相关要求。每百名卫技人员带教人数＝本院带教人数×100/卫技人员数
	科研	52. 卫技人员科研项目成果	具体按省（区、市）规定的相关要求

三级公立医院绩效管理评价体系（2019版）

国务院办公厅《关于加强三级公立医院绩效考核工作的意见》（国办发〔2019〕4号，2019年1月30日）对三级公立医院的绩效管理评价作出了相应的规定：

通过绩效考核，推动三级公立医院在发展方式上由规模扩张型转向质量效益型，在管理模式上由粗放的行政化管理转向全方位的绩效管理，促进收入分配更科学、更公平，实现效率提高和质量提升，促进公立医院综合改革政策落地见效。

三级公立医院绩效考核指标体系由医疗质量、运营效率、持续发展、满意度评价等4个方面的指标构成。国家制定《三级公立医院绩效考核指标》供各地使用，同时确定部分指标作为国家监测指标。各地可以结合实际，适当补充承担政府指令性任务等部分绩效考核指标。

医疗质量：提供高质量的医疗服务是三级公立医院的核心任务。通过医疗质量控制、合理用药、检查检验同质化等指标，考核医院医疗质量和医疗安全。通过代表性的单病种质量控制指标，考核医院重点病种、关键技术的医疗质量和医疗安全情况。通过预约诊疗、门急诊服务、患者等待时间等指标，考核医院改善医疗服务效果。

运营效率：运营效率体现医院的精细化管理水平，是实现医院科学管理的关键。通过人力资源配比和人员负荷指标考核医疗资源利用效率。通过经济管理指标考核医院经济运行管理情况。通过考核收支结构指标间接反映政府落实办医责任情况和医院医疗收入结构合理性，推动实现收支平衡、略有结余，有效体现医务人员技术劳务价值的目标。通过考核门诊和住院患者次均费用变化，衡量医院主动控制费用不合理增长情况。

持续发展：人才队伍建设与教学科研能力体现医院的持续发展能力，是反映三级公立医院创新发展和持续健康运行的重要指标。主要通过人才结构指标考核医务人员稳定性，通过科研成果临床转化指标考核医院创新支撑能力，通过技术应用指标考核医院引领发展和持续运行情况，通过公共信用综合评价等级指标考核医院信用建设。

满意度评价：医院满意度由患者满意度和医务人员满意度两部分组成。患者满意度是三级公立医院社会效益的重要体现，提高医务人员满意度是医院提供高质量医疗服务的重要保障。通过门诊患者、住院患者和医务人员满意度评价，衡量患者获得感及医务人员积极性。

三级公立医院绩效考核指标

一级指标	二级指标	三级指标	指标性质	指标说明
一、医疗质量	（一）功能定位	1. 门诊人次数与出院人次数比	定量	计算方法：门诊患者人次数/同期出院患者人次数（急诊、健康体检者不计入）。 指标来源：医院填报。
		2. 下转患者人次数（门急诊、住院）	定量	计算方法：本年度向二级医院或者基层医疗机构下转患者人次数（门急诊、住院）。 指标来源：医院填报。
		3. 日间手术占择期手术比例	定量	计算方法：日间手术台次数/同期出院患者择期手术总台次数×100%。 指标来源：医院填报。

一级指标	二级指标	三级指标	指标性质	指标说明
一、医疗质量	（一）功能定位	4. 出院患者手术占比▲	定量	计算方法：出院患者手术台次数 / 同期出院患者总人次数 ×100%。 指标来源：病案首页。
		5. 出院患者微创手术占比▲	定量	计算方法：出院患者微创手术台次数 / 同期出院患者手术台次数 ×100%。 指标来源：病案首页。
		6. 出院患者四级手术比例▲	定量	计算方法：出院患者四级手术台次数 / 同期出院患者手术台次数 ×100%。 指标来源：病案首页。
		7. 特需医疗服务占比	定量	计算方法：特需医疗服务量 / 同期全部医疗服务量 ×100%，特需医疗服务收入 / 同期全部医疗服务收入 ×100%。 指标来源：医院填报。
	（二）质量安全	8. 手术患者并发症发生率▲	定量	计算方法：手术患者并发症发生例数 / 同期出院的手术患者人数 ×100%。 指标来源：病案首页。
		9. Ⅰ类切口手术部位感染率▲	定量	计算方法：Ⅰ类切口手术部位感染人次数 / 同期Ⅰ类切口手术台次数 ×100%。 指标来源：病案首页。
		10. 单病种质量控制▲	定量	计算方法：符合单病种质量控制标准。 指标来源：病案首页。
		11. 大型医用设备检查阳性率	定量	计算方法：大型医用设备检查阳性数 / 同期大型医用设备检查人次数 ×100%。 指标来源：医院填报。
		12. 大型医用设备维修保养及质量控制管理	定性	引导医院关注医用设备的维修保养和质量控制，配置合适维修人员和维修检测设备。评价内容包括但不限于：①配置合理维修人员和维修场地，涉及有毒有害作业应有合适的维修场所和有效防护；②制定急救、生命支持类等设备的预防性维护维修计划；③开展日常保养和维护，有巡检、保养、维修等相关记录及设备管理部门对临床使用部门的监管、培训记录；④配置必备的检测和质量控制设备，医学设备管理部门定期对设备特别是急救、生命支持类设备进行预防性维护，确保在用设备完好，有记录和标识，并对发现的问题及时处理。
		13. 通过国家室间质量评价的临床检验项目数▲	定量	计算方法：医院临床检验项目中通过国家临床检验中心组织的室间质量评价项目数量。 指标来源：国家卫生健康委。
		14. 低风险组病例死亡率▲	定量	计算方法：低风险组死亡例数 / 低风险组病例数 ×100%。 指标来源：病案首页。

续表

一级指标	二级指标	三级指标	指标性质	指标说明
一、医疗质量	（二）质量安全	15. 优质护理服务病房覆盖率	定量	计算方法：全院已经开展优质护理服务的病房总数 / 全院病房总数 ×100%。 指标来源：医院填报。
	（三）合理用药	16. 点评处方占处方总数的比例	定量	计算方法：点评处方数 / 处方总数 ×100%。 指标来源：医院填报。
		17. 抗菌药物使用强度（DDDs）▲	定量	计算方法：本年度住院患者抗菌药物消耗量（累计 DDD 数）/ 同期收治患者人天数 ×100。收治患者人天数＝出院患者人次数 × 出院患者平均住院天数。 指标来源：医院填报。
		18. 门诊患者基本药物处方占比	定量	计算方法：门诊使用基本药物人次数 / 同期门诊诊疗总人次数 ×100%。 指标来源：医院填报。
		19. 住院患者基本药物使用率	定量	计算方法：出院患者使用基本药物总人次数 / 同期出院总人次数 ×100%。 指标来源：医院填报。
		20. 基本药物采购品种数占比	定量	计算方法：医院采购基本药物品种数 / 医院同期采购药物品种总数 ×100%。 指标来源：省级招采平台。
		21. 国家组织药品集中采购中标药品使用比例	定量	计算方法：中标药品用量 / 同种药品用量 ×100%。 指标来源：医院填报。
	（四）服务流程	22. 门诊患者平均预约诊疗率	定量	计算方法：预约诊疗人次数 / 总诊疗人次数 ×100%（急诊人次数不计入）。 指标来源：医院填报。
		23. 门诊患者预约后平均等待时间	定量	计算方法：门诊患者按预约时间到达医院后至进入诊室前的等待时间。 指标来源：医院填报。
		24. 电子病历应用功能水平分级▲	定性	计算方法：按照国家卫生健康委电子病历应用功能水平分级标准评估。 指标来源：国家卫生健康委。
二、运营效率	（五）资源效率	25. 每名执业医师日均住院工作负担	定量	计算方法：全年实际占用总床日数 / 医院平均执业（助理）医师人数 /365。医院平均执业（助理）医师人数＝（本年度人数＋上一年度人数）/2。 指标来源：医院填报。
		26. 每百张病床药师人数	定量	计算方法：医院药师（包括药剂师和临床药师）总人数 / 医院实际开放床位数 ×100。 指标来源：医院填报。
	（六）收支结构	27. 门诊收入占医疗收入比例	定量	计算方法：门诊收入 / 医疗收入 ×100%。 指标来源：财务年报表。

一级指标	二级指标	三级指标	指标性质	指标说明
二、运营效率	（六）收支结构	28. 门诊收入中来自医保基金的比例	定量	计算方法：门诊收入中来自医保基金的收入／门诊收入×100%。 指标来源：财务年报表。
		29. 住院收入占医疗收入比例	定量	计算方法：住院收入／医疗收入×100%。 指标来源：财务年报表。
		30. 住院收入中来自医保基金的比例	定量	计算方法：住院收入中来自医保基金的收入／住院收入×100%。 指标来源：财务年报表。
		31. 医疗服务收入（不含药品、耗材、检查检验收入）占医疗收入比例▲	定量	计算方法：医疗服务收入／医疗收入×100%。医疗服务收入包括挂号收入、床位收入、诊察收入、治疗收入、手术收入、药事服务收入、护理收入。 指标来源：财务年报表。
		32. 辅助用药收入占比	定量	计算方法：辅助用药收入／药品总收入×100%。 指标来源：医院填报。
		33. 人员支出占业务支出比重▲	定量	计算方法：人员支出／业务支出×100%。 指标来源：财务年报表。
		34. 万元收入能耗支出▲	定量	计算方法：年总能耗支出／年总收入×10000。总能耗为水、电、气、热等能耗折算为吨标煤后之和。 指标来源：财务年报表。
		35. 收支结余▲	定量	计算方法：业务收支结余＋财政项目补助收支结转（余）＋科教项目收支结转（余）。业务收支结余＝医疗收支结余＋其他收入－其他支出，其中：医疗收支结余＝医疗收入＋财政基本支出补助收入－医疗支出－管理费用。财政项目补助收支结转（余）＝财政项目支出补助收入－财政项目补助支出。科教项目收支结转（余）＝科教项目收入－科教项目支出。 指标来源：财务年报表。
		36. 资产负债率▲	定量	计算方法：负债合计／资产合计×100%（反映负债合理性，引导医院避免盲目负债扩张或经营，降低医院运行潜在风险）。 指标来源：财务年报表。
	（七）费用控制	37. 医疗收入增幅	定量	计算方法：（本年度医疗收入－上一年度医疗收入）／上一年度医疗收入×100%。 指标来源：财务年报表。
		38. 门诊次均费用增幅▲	定量	计算方法：（本年度门诊患者次均医药费用－上一年度门诊患者次均医药费用）／上一年度门诊患者次均医药费用×100%。门诊患者次均医药费用＝门诊收入／门诊人次数。 指标来源：财务年报表。

续表

一级指标	二级指标	三级指标	指标性质	指标说明
二、运营效率	（七）费用控制	39. 门诊次均药品费用增幅▲	定量	计算方法：（本年度门诊患者次均药品费用－上一年度门诊患者次均药品费用）/上一年度门诊患者次均药品费用×100%。门诊患者次均药品费用=门诊药品收入/门诊人次数。 指标来源：财务年报表。
		40. 住院次均费用增幅▲	定量	计算方法：（本年度出院患者次均医药费用－上一年度出院患者次均医药费用）/上一年度出院患者次均医药费用×100%。出院患者次均医药费用=出院患者住院费用/出院人次数。由于整体出院患者平均医药费用受多种因素影响，为使数据尽量可比，通过疾病严重程度（CMI）调整。 指标来源：财务年报表。
		41. 住院次均药品费用增幅▲	定量	计算方法：（本年度出院患者次均药品费用－上一年度出院患者次均药品费用）/上一年度出院患者次均药品费用×100%。出院患者次均药品费用=出院患者药品费用/出院人次数。 指标来源：财务年报表。
	（八）经济管理	42. 全面预算管理	定性	计算方法：查阅文件资料。 指标来源：医院填报。
		43. 规范设立总会计师	定性	计算方法：查阅文件资料。 指标来源：医院填报。
三、持续发展	（九）人员结构	44. 卫生技术人员职称结构	定量	计算方法：医院具有高级职称的医务人员数/全院同期医务人员总数×100%。 指标来源：医院填报。
		45. 麻醉、儿科、重症、病理、中医医师占比▲	定量	计算方法：医院注册的麻醉、儿科、重症、病理、中医在岗医师数/全院同期医师总数。 指标来源：国家医疗机构、医师、护士电子化注册系统。
		46. 医护比▲	定量	计算方法：医院注册医师总数/全院同期注册护士总数。 指标来源：国家医疗机构、医师、护士电子化注册系统。
	（十）人才培养	47. 医院接受其他医院（尤其是对口支援医院、医联体内医院）进修并返回原医院独立工作人数占比	定量	计算方法：医院接受其他医院（尤其是对口支援医院、医联体内医院）进修半年及以上并返回原医院独立工作人数/医院同期招收进修总人数×100%。 指标来源：医院填报。
		48. 医院住院医师首次参加医师资格考试通过率▲	定量	计算方法：本年度首次参加医师资格考试并通过的住院医师人数/同期首次参加医师资格考试的住院医师总人数×100%。 指标来源：国家卫生健康委。

续表

一级指标	二级指标	三级指标	指标性质	指标说明
三、持续发展	（十）人才培养	49. 医院承担培养医学人才的工作成效	定量	计算方法：统计医院在医学人才培养方面的经费投入、临床带教教师和指导医师接受教育教学培训人次数、承担医学教育的人数和发表教学论文的数量。 指标来源：医院填报。
	（十一）学科建设	50. 每百名卫生技术人员科研项目经费▲	定量	计算方法：本年度科研项目立项经费总金额／同期卫生技术人员总数×100。 指标来源：医院填报。
		51. 每百名卫生技术人员科研成果转化金额	定量	计算方法：本年度科技成果转化总金额／同期医院卫生技术人员总数×100。 指标来源：医院填报。
	（十二）信用建设	52. 公共信用综合评价等级	定性	计算方法：按照公共信用综合评价规范进行评价。 指标来源：国家发展改革委员会。
四、满意度评价	（十三）患者满意度	53. 门诊患者满意度▲	定量	计算方法：门诊患者满意度调查得分。 指标来源：国家卫生健康委员会。
		54. 住院患者满意度▲	定量	计算方法：住院患者满意度调查得分。 指标来源：国家卫生健康委员会。
	（十四）医务人员满意度	55. 医务人员满意度▲	定量	计算方法：医务人员满意度调查得分。 指标来源：国家卫生健康委员会。

注：1. 三级公立综合医院考核应采用上述全部考核指标。三级公立专科医院考核可根据专科特点选用部分考核指标。国家中医药局在组织对三级公立中医医院考核时，根据工作实际适当调整和补充考核指标。

2. 标记"▲"的 26 个指标为国家监测指标，其中 15 个指标自动生成，9 个指标由财务年报表获取，2 个指标由医院填报。

3. 考核指标中的手术包括在日间手术室或住院部手术室内、麻醉状态下完成的手术，不包括门诊手术。其中，日间手术是指患者按照诊疗计划在 1 日（24 小时）内入、出院完成的手术或操作（不包括门诊手术），因病情需要延期住院的特殊病例，住院时间不超过 48 小时。

4. 微创手术是指出院患者在日间手术室或住院部手术室内、麻醉状态下的内科和外科腔镜手术、血管内和实质脏器的介入治疗。

5. 四级手术以国家统一规定纳入监测的四级手术目录为准。

6. "特需医疗服务占比"按照两个计算公式，同时统计服务量与服务收入占比。

7. 单病种包括急性心肌梗死、心力衰竭、肺炎、脑梗死、髋关节置换术、膝关节置换术、冠状动脉旁路移植术、围手术期预防感染、剖宫产、慢性阻塞性肺疾病、围手术期预防深静脉血栓等。

8. 用于检查的大型医用设备按照国家卫生健康委员会《大型医用设备配置许可管理目录》进行统计。

9. "门诊收入中来自医保基金的比例""住院收入中来自医保基金的比例"，用于医院自身纵向比较，不在医院之间比较。

10. 辅助用药以国家统一规定的品目为准。

11. "麻醉、儿科、重症、病理、中医医师占比"根据各医院紧缺专业人才结构具体情况，按麻醉、儿科、重症、病理、中医五个类别分别计算占比。

12. 科技成果转化总金额是指医院科研成果在技术市场合同成交金额总数。

二级公立医院绩效管理评价体系（2019 版）

国家卫健委《关于加强二级公立医院绩效考核工作的通知》（国卫办医发〔2019〕23 号，2019 年 11 月 28 日）对二级公立医院的绩效管理评价做出了相应的规定：

二级公立医院绩效考核与三级公立医院绩效考核是加强公立医院管理的一体化工作。国家卫生健康委员会制定二级公立医院绩效考核的统一标准、关键指标、体系架构和实现路径。省级卫生健康行政部门（含中医药主管部门，下同）应当结合经济社会发展水平和重点工作，对不同类别二级公立医院设置不同指标和权重，提升考核的针对性和精准度。

为保障绩效考核的可比性和针对性，在延续三级公立医院绩效考核指标体系框架的基础上，根据二级公立医院实际，按照"采集为主、填报为辅"的原则，形成二级公立医院绩效考核指标体系，具体包括医疗质量、运营效率、持续发展、满意度评价等 4 个方面。国家卫生健康委员会制定二级公立医院绩效考核指标供各地使用，同时确定部分指标作为国家监测指标。各地可结合实际，适当补充完成政府指令性任务情况、开展健康教育和健康促进情况等绩效考核指标。

二级公立医院要按照国家卫生健康委统一规定填写病案首页，使用国家卫生健康委统一的疾病分类编码、手术操作编码、医学名词术语集（二级中医院使用国家中医药管理局统一的中医病证分类与代码、中医名词术语集），加强临床数据标准化、规范化管理和质控工作，保证病案首页的质量，确保绩效考核数据客观真实。要按照国家卫生健康委已经印发的医院信息化建设文件要求，加强医院信息化建设，强化医院信息平台建设，有效支撑绩效考核工作。省级卫生健康行政部门要以省级三级公立医院绩效考核信息系统为支撑，建立二级公立医院绩效考核系统或功能模块，形成省级公立医院的绩效考核信息系统，以数据信息考核为主，必要现场复核为辅，利用"互联网＋考核"的方式采集客观考核数据，开展二级公立医院绩效考核工作。

国家卫生健康委员会将拓展国家三级公立医院绩效考核信息系统功能，支持二级公立医院绩效考核工作。健全绩效考核数据质量控制体系，形成数据质量追踪机制，发挥大数据优势，强化考核数据分析，持续提高绩效考核数据的准确性和可比性。

二级公立医院绩效考核指标

一级指标	二级指标	三级指标	性质	指标说明
一、医疗质量	（一）功能定位	1. 出院患者手术占比▲	定量	计算方法：出院患者手术人数／同期出院患者人数×100%。 指标来源：病案首页。
		2. 出院患者微创手术占比▲	定量	计算方法：出院患者微创手术人数／同期出院患者手术人数×100%。 指标来源：病案首页。
		3. 出院患者三级手术占比▲	定量	计算方法：出院患者三级手术人数／同期出院患者手术人数×100%。 指标来源：病案首页。
	（二）质量安全	4. 手术患者并发症发生率▲	定量	计算方法：手术患者并发症发生人数／同期出院患者手术人数×100%。 指标来源：病案首页。
		5. 低风险组病例死亡率▲	定量	计算方法：低风险组死亡例数／低风险组病例数×100%。 指标来源：病案首页。
	（三）合理用药	6. 抗菌药物使用强度（DDDs）▲	定量	计算方法：住院患者抗菌药物消耗量（累计 DDD 数）／同期收治患者人天数×100。收治患者人天数＝出院患者人数×出院患者平均住院天数。 指标来源：医院填报。
		7. 基本药物采购金额占比	定量	计算方法：医院采购基本药物金额数／医院同期采购药物金额总数×100%。 指标来源：省级药品集中采购平台。
		8. 国家组织药品集中采购中标药品金额占比	定量	计算方法：中标药品采购金额数／同期采购同种药品金额总数×100%。 指标来源：医院填报。
		9. 重点监控药品收入占比	定量	计算方法：重点监控药品收入／同期药品总收入×100%。 指标来源：医院填报。
		10. 重点监控高值医用耗材收入占比	定量	计算方法：重点监控高值医用耗材收入／同期耗材总收入×100% 指标来源：医院填报。
	（四）医疗服务	11. 电子病历应用功能水平分级▲	定量	计算方法：按照国家卫生健康委员会电子病历应用功能水平分级标准评估。 指标来源：国家卫生健康委员会。
		12. 省级室间质量评价临床检验项目参加率与合格率	定量	计算方法：医院临床检验项目中参加和通过省级（本省份）临床检验中心组织的室间质量评价情况。 指标来源：省级卫生健康委员会。
		13. 平均住院日▲	定量	计算方法：出院患者占用总床日数／同期出院患者人数。 指标来源：病案首页。
二、运营效率	（五）收支结构	14. 医疗盈余率▲	定量	计算方法：医疗盈余／同期医疗活动收入×100%。 指标来源：财务年报表。

一级指标	二级指标	三级指标	性质	指标说明
二、运营效率	（五）收支结构	15. 资产负债率▲	定量	计算方法：负债合计 / 同期资产合计 ×100%。 指标来源：财务年报表。
		16. 人员经费占比▲	定量	计算方法：人员经费 / 同期医疗活动费用 ×100%。 指标来源：财务年报表。
		17. 万元收入能耗占比▲	定量	计算方法：总能耗 / 同期总收入 ×10000。 指标来源：财务年报表。
		18. 医疗收入中来自医保基金的比例	定量	计算方法：①门诊收入中来自医保基金的比例：门诊收入中来自医保基金的收入 / 门诊收入 ×100%。 ②住院收入中来自医保基金的比例：住院收入中来自医保基金的收入 / 住院收入 ×100%。 指标来源：财务年报表。
		19. 医疗服务收入（不含药品、耗材、检查检验收入）占医疗收入比例▲	定量	计算方法：医疗服务收入 / 同期医疗收入 ×100%。 指标来源：财务年报表。
	（六）费用控制	20. 医疗收入增幅▲	定量	计算方法：①门诊收入增幅：（本年度门诊收入 – 上一年度门诊收入）/ 上一年度门诊收入 ×100%。 ②住院收入增幅：（本年度住院收入 – 上一年度住院收入）/ 上一年度住院收入 ×100%。 指标来源：财务年报表。
		21. 次均费用增幅▲	定量	计算方法：①门诊次均费用增幅：（本年度门诊患者次均医药费用 – 上一年度门诊患者次均医药费用）/ 上一年度门诊患者次均医药费用 ×100%。门诊患者次均医药费用＝门诊收入 / 门诊人次数。 ②住院次均费用增幅：（本年度出院患者次均医药费用 – 上一年度出院患者次均医药费用）/ 上一年度出院患者次均医药费用 ×100%。出院患者次均医药费用＝出院患者住院费用 / 出院人次数。由于整体出院患者平均医药费用受多种因素影响，为使数据尽量可比，通过疾病严重程度（CMI）调整。 指标来源：财务年报表。
		22. 次均药品费用增幅▲	定量	计算方法：①门诊次均药品费用增幅：（本年度门诊患者次均药品费用 – 上一年度门诊患者次均药品费用）/ 上一年度门诊患者次均药品费用 ×100%。门诊患者次均药品费用＝门诊药品收入 / 门诊人次数。 ②住院次均药品费用增幅：（本年度出院患者次均药品费用 – 上一年度出院患者次均药品费用）/ 上一年度出院患者次均药品费用 ×100%。出院患者次均药品费用＝出院患者药品费用 / 出院人次数。 指标来源：财务年报表。

续表

一级指标	二级指标	三级指标	性质	指标说明
三、持续发展	（七）人员结构	23. 医护比▲	定量	计算方法：医院注册执业（助理）医师总数 / 全院同期注册护士总数。 指标来源：国家医疗机构、医师、护士电子化注册系统。
		24. 麻醉、儿科、重症、病理、中医医师占比▲	定量	计算方法：医院注册的麻醉、儿科、重症、病理、中医在岗医师数 / 全院同期医师总数 ×100%。 指标来源：国家医疗机构、医师、护士电子化注册系统。
	（八）学科建设	25. 人才培养经费投入占比	定量	计算方法：人才培养经费投入 / 医院当年总经费 ×100%。 指标来源：医院填报。
		26. 专科能力▲	定量	计算方法：专科病种医疗服务相关指标评价。 指标来源：病案首页。
四、满意度评价	（九）患者满意度	27. 患者满意度▲	定量	计算方法：门诊、住院患者满意度调查得分。 指标来源：国家公立医院满意度调查平台。
	（十）医务人员满意度	28. 医务人员满意度▲	定量	计算方法：医务人员满意度调查得分。 指标来源：国家公立医院满意度调查平台。

注：1. 标记"▲"的为国家监测指标。

2. 二级公立医院绩效考核指标体系共 28 个指标，其中国家监测指标 21 个。

3. 国家卫生健康委员会制定绩效考核国家监测的微创手术目录、三级手术目录、重点监控药品目录和重点监控高值医用耗材目录。

景惠管理研究院构建的医院绩效考核指标库（2020 版）

景惠管理研究院根据国家有关公立医院考核的政策、制度与意见，并结合医院评审的相关要求，提炼了医院绩效考核指标库，在咨询实践中根据医院的具体情况进行提炼应用。具体包括以下 8 个方面的指标。

1. 功能定位指标

1.1 门诊人次

1.2 急诊人次

1.3 出院患者

1.4 实际占用床日数

1.5 实际开放床位数

1.6 病床使用率

1.7 平均住院日

1.8 门诊人次与出院人次比

1.9 下转患者人次（门急诊、住院）

1.10 住院重症患者比例

1.11 手术例数

1.12 日间手术例数

1.13　择期手术例数

1.14　门诊手术例数

1.15　日间手术与择期手术比例

1.16　出院患者手术占比

1.17　出院患者微创手术占比

1.18　出院患者四级手术占比

1.19　四级手术占总手术比例

1.20　特需医疗服务占比

2.　医疗费用指标

2.1　全年医疗收入（含药品、耗材、检查检验等全部收入）

2.2　医疗收入增长率（含药品、耗材、检查检验等全部收入）

2.3　门诊收入占医疗收入比例

2.4　住院收入占医疗收入比例

2.5　查体收入占医疗收入比例

2.6　医疗服务收入（不含药品、耗材、检查检验收入）

2.7　医疗服务收入占医疗收入比例

2.8　门诊收入中来自医保基金的比例

2.9　住院收入中来自医保基金的比例

2.10　辅助用药收入占比

2.11　门诊次均费用

2.12　门诊次均费用增幅

2.13　门诊次均药品费用增幅

2.14　住院次均费用

2.15　住院次均费用增幅

2.16　住院次均药品费用增幅

2.17　每床日平均费用

2.18　门诊患者药品占比

2.19　住院患者药品占比

2.20　门诊收入药品占比

2.21　住院收入药品占比

2.22　全院收入药品占比

2.23　全院耗材收入占比

2.24　检查检验收入占比

2.25　门诊患者基本药物占比

2.26　住院患者基本药物占比

2.27　基本药物采购品种数占比

2.28　国家组织药品采购中标药品使用比例

3.　医疗服务指标

3.1　门诊患者平均预约诊疗率

3.2　门诊患者预约后平均等待时间

3.3　电子病历应用功能水平分级

3.4　择期手术术前平均住院日

3.5　急诊平均留观时间

3.6　优质护理服务病房覆盖率

4.　医疗质量指标

4.1　手术患者并发症发生率

4.2　Ⅰ类切口手术部位感染率

4.3　单病种质量控制（按国家卫健委要求）

4.4　大型医用设备检查阳性率

4.5　通过国家室间评价的临床检验项目数

4.6　低风险组病例死亡数

4.7　点评处方占处方总数比例

4.8　抗菌药物使用强度（DDDS）

5.　运营效率指标

5.1　医师日均担负门诊人次数（全院临床科室具有执业资格医师人数）

5.1.1　全院临床科室具有执业资格医师人数

5.2　每名执业医师日均住院工作负担

5.3　每名执业护士日均住院工作负担

5.3.1　全院临床科室具有执业资格护士人数

5.4　万元收入能耗支出

5.5　全院收支结余

5.6　医疗收入成本率

5.7　百元医疗收入占用人员费用比例

5.8　百元医疗收入占用卫生材料比例

5.9　净资产结余率

5.10　医疗设备收益率

5.11　百元医疗收入成本

5.12　百元固定资产平均服务量

5.13　百元固定资产医疗收入（不含药品、耗材）

5.14　百元固定资产医疗服务性收入

5.15　资产负债率

5.16　流动比率

5.17　现金比率

5.18　患者欠费占医疗收入比例

5.19　在职职工人均业务收入水平

5.20　财政补助收入占总收入比例

5.21　财政基本支出补助占总支出比例

5.22　人员经费支出比率

5.23　卫生材料支出比率

5.24　公用经费支出比率

5.25　管理费用率

5.26　在职职工人均人工成本

5.27　在职职工人均收入水平（基本工资、津贴补贴、绩效工资、奖金及伙食补助）

5.28　总资产增长率

5.29　净资产增长率

5.30　固定资产增长率

5.31　固定资产净值率

5.32　收支结余增长率

6.　持续发展指标

6.1　员工人数

6.2　全院床人比

6.3　全院床医比

6.4　全院床护比

6.5　执业医师与执业护士比

6.6　卫生技术人员占医院工作人员的比例

6.7　高级职称人员占医院工作人员的比例

6.8　医务人员中高级职称人数占全部医务人员比例

6.9　执业医师中高级职称人员占全院执业医师人员的比例

6.10　执业护士中高级职称人员占全院执业护士人员的比例

6.11　麻醉、儿科、重症、病理、中医医师占全部医师比例

6.12　每百张病床药师人数

6.13　国家级重点专科数量及科室名称

6.14　省级重点专科数量及科室名称

6.15　市级重点专科数量及科室名称

6.16　每百名卫技人员带教人数（包括实习生、研究生、进修生）回原医院独立工作人数占比

6.17　医院接受其他医院（尤其是对口支援）

6.18　住院医师首次参加医师资格考试通过率

6.19　医院在培养医学人才方面的经费投入总额

6.20　每百名卫生技术人员科研项目经费

6.21　公共信用综合评价等级

6.22　医院科研成果数量（注明级别）

6.23　发表论文数量（可按层级分别注明）

7.　满意度指标

7.1　门诊患者满意度

7.2　住院患者满意度

7.3　员工满意度

8.　社会形象指标

8.1　获得国家级、省级、市级表彰奖励的科室及具体荣誉称号

8.2　获得国家级、省级、市级表彰奖励的个人及具体荣誉称号

8.3　在国家级、省级、市级媒体发表的文章数量

8.4　当地相关部门组织开展的行风评议等活动中的成绩

8.5　其他能证明良好社会形象的数据与资料

8.6　负面形象的相关数据与资料

6.4   医院评估体系构建

医院是一个由各组织单元（在医院就是各个科室，或为了完成特定工作任务所组成的长期或临时性的工作小组、项目团队）、各类别岗位组成的综合系统。各单元、各岗位只有密切配合、有机运行，才能实现医院的战略目标。科室作为医院基本的经营单元，既是医院各项工作职责的承载者，又是各项目标任务的执行者，医院的经营效果，最终必然通过科室的经营管理业绩体现出来。因此，抓好科室的经营和管理既是医院管理的落脚点，也是医院提升核心竞争力和实现可持续发展的根本和核心。

6.4.1   医院业务科室的考核评价

对于医院科室的考核评价，一般采取综合绩效考核的办法，从内容上来说，应该涵盖工作量指标（门诊量、出院患者数、手术量、检查量等）、经济指标（医疗服务性收入、成本控制等）、医疗质量指标、科研教学指标、效率指标、技术指标、人才培养指标、满意度指标、文化建设指标和员工成长指标等。以下为山东省泰安市中心医院临床科室（外科系统）的综合绩效考核内容与细则示例。

山东省泰安市中心医院临床科室（外科系统）综合绩效考核内容与细则[10]

1．精神文明与医德医风（95 分）

见表 1。

表 1   精神文明与医德医风

考核项目	考核内容或标准	分值	时限	考核要点及计分方法	考核部门	备注
考勤管理（40 分）	严格落实医院考勤制度	20	月度	未落实考勤制度每项扣 2 分	人力资源部	
	各科室将考勤表于次月 5 日前通过 OA 系统报人力资源部	10	月度	无故不按时报考勤，扣科室 3 分；每拖延一个工作日扣 1 分		

考核项目		考核内容或标准	分值	时限	考核要点及计分方法	考核部门	备注
考勤管理（40 分）		各科室职工，在上班期间，应按医院规定佩戴胸牌上岗	10	月度	发现工作人员未佩戴胸牌，每人次扣科室 1 分	人力资源部	
服务态度与投诉管理（55 分）	无烟医院（5 分）	严格执行《无烟医疗卫生机构标准》各项规定	5	月度	院内非吸烟区发现一处有烟蒂扣 0.5 分；办公区域发现一处有烟具、烟蒂扣 2 分；工作人员在非吸烟区吸烟扣 5 分	后勤服务部	
	文明服务（20 分）	上班期间工作人员着装规范。严禁酒后上岗	5	月度	服装不整、不按规定着装每次扣 2 分。酒后上班或班间饮酒扣 5 分	监察科	
		服务态度好，使用文明服务用语，无"生、冷、硬、顶、推、拖"现象；正确对待服务对象的投诉，能耐心做好解释说明，不激化矛盾	10	月度	被投诉服务态度差，与服务对象发生争吵，给医院造成不良影响，经核查属实的，一次扣 2 分；投诉事件处理不及时或不回复当事人，矛盾激化，导致服务对象到上级行政部门投诉的；或上级主管部门回访结果为不满意的，一次扣 2 分；造成恶劣影响的扣 10 分	医院办公室	
		保持办公区和值班室环境整洁卫生，物品摆放整齐，垃圾清理及时	5	月度	物品乱摆乱放、垃圾清理不及时等现象，每项扣 1 分		
	遵纪守法（20 分）	遵守法律、法规及医院相关规章制度	10	月度	经落实工作中"慵懒散"，发现一次扣 1 分；有违规违纪问题并给医院造成恶劣影响的扣 10 分	监察科	
		在医院服务、管理活动中不利用工作之便谋取私利，不吃请，不收受、索要财物	10	月度	发现或有举报在医院服务、管理活动中利用工作之便，存在"吃、拿、卡、要"现象，一经查实，该项扣 10 分		
	临时性工作（5 分）	按时完成上级交办的各项临时性工作	5	月度	临时性工作不能按时完成的，每次扣 2 分		
	医德医风满意度（5 分）	医德医风患者满意度	5	月度	住院患者满意度调查、出院患者随访满意度调查，涉及医德医风问题的，每项扣 0.5 分		

2．医疗质量（400 分）

见表 2。

3．医院感染管理（70 分）

见表 3。

表2　医疗质量

考核项目	考核内容或标准	指标分值	考核时限	考核要点及计分方法	考核部门	备注
科室管理（19分）	科主任参加医务部指派的相关医疗活动	2	季度	无故不参加，缺席1次扣0.5分	医务部	
	科室医师排班表内各班次标示清晰，听班人员在排班表中明确标出，附带联系方式	2	月度	未按时排班扣5分；未按排班表执行发现一次扣1分	医务部	
	检查值班人员是否符合资质	单项否决	月度	查出一人不符合资质扣15分		
	平均住院日达标		季度	按照《泰安市中心医院降低平均住院日实施方案》执行		
	药品收入占医疗总收入比例（药占比）达标		季度	按照《泰安市中心医院控制药占比实施方案》执行		
	科室中医药管理		月度	科室日均中药处方占全部处方比例≥10%，加5分；科室每月请中医科、康复科、中医妇科、小儿骨伤科等中医临床科室会诊次数≥6（次/月）加5分；积极参加中医药知识培训，科室中医药知知晓率≥90%加5分		
	住院超30天患者管理	10	月度	抽查运行病历，科室是否对住院超过30天患者作大查房重点，无科主任大查房意见每份扣1分，内容有缺陷每份扣0.5分；无阶段小结每份扣1分，内容有缺陷每份扣0.5分；无住院超过30天患者讨论每份扣2分，内容有缺陷每份扣1分；未上报医疗质量管理科每份扣0.5分	医疗质量管理科	
	检查申请单质量控制管理	5	月度	扣分细则见《泰安市中心医院检查单质控细则》		

续表

考核项目	考核内容或标准	指标分值	考核时限	考核要点及计分方法	考核部门	备注
科室医疗制度落实与医疗质量持续改进（60分）　会诊制度（8分）	会诊申请单填写齐全，请会诊目的明确	1	月度	会诊申请单填写项目不全项目缺一项扣0.1分；会诊目的不明确扣0.1分	医务部	
	严格按照会诊时限进行会诊	1	月度	抽查病历普通会诊超过24小时，急会诊超过10分钟扣0.5分		
	会诊医师资质符合制度要求	1	月度	非主治以上医师参加扣0.1分（扣受邀科室分数，急会诊除外）		
	会诊申请会诊医师同意，有指导意义	1	月度	无会诊意见扣0.5分；会诊意见不具体扣0.1分（扣受邀科室分数）		
	会诊意见及医嘱要在病程记录中体现	1	月度	未调取会诊记录模板书写会诊记录扣0.5分，会诊意见及医嘱未体现扣0.5分		
	邀请院外会诊符合规定	1	月度	未经医务部批准扣0.5分；院外会诊申请单填写有缺陷扣0.1分		
	外出会诊符合规定	1	月度	外出会诊未在医务部备案扣0.5分		
	对重症与疑难患者、恶性肿瘤患者实施多学科联合会诊	1	月度	查看科室《疑难、危重病例讨论及多学科诊疗记录本》，未记录扣0.5分；每月未上报医务部多学科会诊申请发现一例，扣0.5分		
"危急值"管理（5分）	"危急值"及时准确记录非书面"危急值"报告	2	月度	检查科室《"危急值"接收与处理登记本》，记录不完整发现一处扣0.1分	医务部	
	接获临床危急值后及时规范处置并记录	3	月度	未在"危急值"信息推送系统回复的每例扣0.5分，未在病程中记录发现1例扣0.5分；未记录处置情况发现1例扣0.1分		
医师交接班制度（5分）	对照科室值班表，值班人员在岗在位	1	月度	一人不在岗，且其他人员无法说明去向扣0.5分		

续表

考核项目	考核内容或标准	指标分值	考核时限	考核要点及计分方法	考核部门	备注
科室医疗制度落实与医疗质量持续改进（60分）	医师交接班制度（5分）值班人员是否知晓二线听班人员，电话是否畅通	1	月度	不知晓姓名扣0.1分；不知晓电话扣0.1分；电话未拨通扣0.5分	医务部	
	交接班记录完整，危重患者、当日入院患者进行交接	3	月度	交接班记录缺一次扣1分。交接班记录内容简单，未能交代病情变化和处理要点，未记录病情变化和处理经过的，扣0.5分；交接班记录本有空项每项扣0.1分；交接班记录与实际不符（含与早交班不一致）每例扣0.5分		
	手术分级管理制度（3分）检查病历中手术医师级别是否符合资质	2	月度	有越级手术或未经授权开展的手术每例扣0.5分	医务部	
	检查科室是否有对医师手术资质能力的评定	1	年度	无评定记录扣1分		
	重大手术报告审批制度（3分）检查重大手术有无报告审批报告	3	月度	未及时提交审批报告每例扣0.5分	医务部	
	高风险诊疗技术管理（3分）医师在授权范围内进行高风险技术操作	1	月度	未在授权范围内进行高风险技术操作，发现1例扣0.5分	医务部	
	科室有对医师有创诊疗操作资质能力的评定	2	年度	无评定记录扣3分；评定有缺陷每处扣0.5分		
	医疗技术管理（10分）严格落实医疗新技术新项目准入制度，新技术开展前申报率100%	1	年度	未按要求申报不得分	医务部	
	不应用未经批准或已废止和淘汰的技术	2	年度	未按要求申报每项扣1分；发现已停止和淘汰的技术一例扣1分		
	建立新技术、新业务档案，资料完备	2	年度	档案不全每发现一项扣0.5分		

续表

考核项目	考核内容或标准	指标分值	考核时限	考核要点及计分方法	考核部门	备注
科室医疗制度落实与医疗质量持续改进（60分）	医疗技术管理（10分） 开展二、三类医疗技术及新技术、新项目必须将伦理委员会讨论情况记载入相关病历	2	季度	发现未记录一例扣0.1分		
	新技术新项目年度评比获奖		年度	每例加2分		
	重点医疗项目是否按照要求完成年度计划		年度	按照《重点医疗项目管理办法》执行奖惩		
	重点医疗项目年度评比获奖		年度	每例加2分		
	纯母乳喂养率、非医学需要剖宫产率符合爱婴医院要求（检查儿科/产科）	3	季度	每季度抽查产科、儿科住院病历添加配方奶无医嘱每例扣0.1分，病程中未记录加奶医学指征以及使用配方奶的数量和次数每例扣0.1分。每季度抽查产科剖宫产手术病历，病历中剖宫产指征书写不规范每例扣0.1分；孕妇要求的剖宫产未签署《无指征剖宫产手术无术前讨论扣0.5分；择期剖宫产术前未讨论扣0.5分		
	临床输血管理制度（13分） 大量用血报批审核率100%	3	月度	全血或大量用血一次未审批扣0.1分	输血科	
	输血前检测率100%	3	月度	首次输血未进行输血前检测每例扣0.1分	医务部	
	输血适应证合格率≥90%	2	月度	不符合输血适应证进行输血每例扣0.1分		
	开展成分输血比例≥90%	1	月度	每降低5个百分点扣0.1分		
	科室每月对医师合理用血情况进行评价	1	月度	未评价扣0.5分，评价有缺项扣0.1分		
	输血病历管理	3	月度	严格按照临床输血病历病控标准进行扣分	医疗质量管理科	

续表

考核项目	考核内容或标准	指标分值	考核时限	考核要点及计分方法	考核部门	备注
科室医疗制度落实与医疗质量持续改进（60分） 医疗制度（4分） 医嘱制度	查看护理级别的准确性	1	月度	一份不合格扣0.5分	医疗质量管理科	
	查医嘱改动是否在病程记录中有记录说明	1	月度	一处无说明扣0.5分		
	取消医嘱时，未用红色笔标注"取消"字样并签名	1	月度	一处不规范扣0.5分		
	模糊不清、有疑问的医嘱，口头医嘱的处理流程	1	月度	随机提问两名医护人员，不知晓扣0.5分/人、不熟练扣0.25分/人		
患者知情同意（3分）	对实施手术、麻醉、高危诊疗操作，特殊诊疗（如化疗）或输血、使用血液制品、贵重药品、高值耗材等时履行面知情同意手续	单项否决	月度	上述诊疗活动中未履行告知手续、单项否决扣3分	医疗质量管理科	
	知情同意书格式是否规范	1	月度	格式不规范扣0.2分/处		
	知情同意书签名是否规范，要求所有知情同意书应由医师先签名，患者、家属或被委托人后签名	1	月度	签名顺序不符合要求扣1分/份；医师或患者、委托人未签名，单项否决扣3分		
	医务人员应当及时向患者、近亲属或授权委托人说明医疗风险、替代医疗方案等情况，并取得其书面同意	1	月度	随机抽取2份病历，查看书面告知情况。医疗风险告知不详细扣0.25分/份；替代方案不全面扣0.25分/份；无替代医疗方案，单项否决扣3分		
医患沟通制度（3分）	家属对主管医师的知晓情况	1	月度	随机询问2名患者或家属是否知晓主管医师，不知晓扣0.5分/位	医疗质量管理科	
	家属对病情、手术或操作风险知晓情况	1	月度	除去有保护性医疗要求的患者，随机询问2名患者或家属是否了解疾病状况、治疗方案等（含替代医疗方案、手术风险），不知晓扣0.5分/位	医疗质量管理科	
	高值耗材价格、应用医保、新农合报销目录外的项目知晓情况	1	月度	随机询问2名患者或家属是否知晓高值耗材价格、应用医保、新农合报销目录外的项目知晓情况，不知晓扣0.5分/位	医疗质量管理科	

续表

考核项目	考核内容或标准	指标分值	考核时限	考核要点及计分方法	考核部门	备注
抗菌药物临床应用管理（35 分）	科室抗菌药物使用率、使用强度（DDDS）、特殊使用级抗菌药申请	5	月度	科室抗菌药物使用率、使用强度超院规定指标各扣 2 分，特殊使用级抗菌药物未按规定执行扣 1 分	药学部	
	使用抗菌药物微生物样本送检率（限制使用级抗菌药物微生物检验标本送检率≥50%；特殊使用级抗菌药物微生物检验标本送检率≥80%）	10	月度	①限制使用级抗菌药物微生物检验标本送检率<50% 扣 5 分；②特殊使用级抗菌药物微生物检验标本送检率<80% 扣 5 分	药学部	
	检查科室现住院用抗菌药物的病程记录中抗菌药物的相关记录	10	月度	抽查科室运行病历中抗菌药物的相关记录，一例患者无抗菌药物记录扣 5 分；有记录但内容不全（要求记录应用抗菌药物适应证、品种、剂量、疗程、更改、停用）一例患者扣 1 分，扣完为止		
	科室严格执行抗菌药物分级管理制度	5	月度	医师越级使用抗菌药物扣 5 分		
	门诊患者抗菌药物使用率≤20%	5	月度	科室门诊患者抗菌药物使用率超出医院规定指标扣 5 分	药学部	
基本药物使用（5 分）	科室使用基本药物金额比例符合医院规定（≥17%）	5	月度	科室基本药物使用率低于医院规定指标扣 5 分	药学部	
手术患者管理（30 分）	围术期患者管理	20	月度	严格按照《泰安市中心医院围术期管理质控标准》进行扣分	医疗质量管理科	
	非计划再次手术	10	月度	①非计划再次手术无科室讨论扣 1.5 分，内容有缺陷扣 0.5 分；②非计划再次手术无上报扣 2 分；③非计划再次手术无季度分析扣 1.5 分；④无手术审批扣 2 分/例	医疗质量管理科	
病历管理（85 分）	病历环节质量	20	月度	严格按照《泰安市中心医院环节病历质量监控评价标准》进行扣分	医疗质量管理科	

续表

考核项目	考核内容或标准	指标分值	考核时限	考核要点及计分方法	考核部门	备注
病历管理（85分）	质检办终末病历质控	20	月度	严格按照《泰安市中心医院住院病历质量监控评价标准》进行累计扣分，出现丙级病历一份累计扣20分	医疗质量管理科	
	拖欠病历	10	月度	拖欠一份扣0.5分/天		
	电子病历管理	5	月度	因非系统原因，申请电子病历修改，每次扣1分		
	专项病历（死亡、非计划手术、介入手术未审批病历、住院超过30天病历等）质控管理	20	月度	严格按照《泰安市中心医院住院病历质量监控评价标准》扣分标准进行扣分		
	病案首页管理（数据上报）	1	月度	上传不成功每份病历扣0.5分		
	科主任查房和各种病历讨论	4	月度	科室每月上报一次科主任参加和各病例讨论，每月质管科参加一次病例讨论。未及时上传图片，扣1分；未邀请参加科室讨论，扣1分		
	病案室借阅病案质控管理	5	月度	每份病历每延迟归还一天扣0.5分		
临床路径管理（10分）	进入临床路径的患者入径率	4	月度	符合进入临床路径的患者入组率＜40%(扣4分)；40%≤入组率＜50%（扣3分）；50%≤入组率＜60%（扣2分）；60%≤入组率＜70%（扣1分）	医疗质量管理科	
	临床路径的患者完成率	4	月度	符合进入临床路径的患者完成率＜40%(扣4分)；40%≤完成率＜50%（扣3分）；50%≤完成率＜60%（扣2分）；60%≤完成率＜70%（扣1分）		
	临床路径总结分析	2	季度	无临床路径季度总结扣1分，内容有缺陷扣0.2分/处；无医师或患者满意度分析扣1分，内容有缺陷扣0.2分/处		

续表

考核项目	考核内容或标准	指标分值	考核时限	考核要点及计分方法	考核部门	备注
单病种管理（5 分）	单病种网络上报管理	2	月度	当月未进行卫计委单病种网络直报，直接扣 2 分；每漏报 10% 的病例，扣 0.5 分；网络上报内容有缺陷的每例再扣 0.5 分；未按时提交单病种质量控制统计表，直接扣 2 分；上报表内容有缺陷的每例再扣 0.5 分	医疗质量管理科	
	单病种效益指标管理	2	季度	①诊断质量指标：出入院诊断符合率，手术前后诊断符合率，临床与病理诊断符合率，一项达不到卫生部标准，扣 0.5 分；②治疗质量指标：好转率、病死率一项达不到标准扣 0.5 分；③效率指标：平均住院日、术前平均住院日升高扣 0.5 分；④常用指标：平均住院费用、手术费用升高扣 0.5 分		
	单病种季度总结	1	季度	无单病种季度总结扣 1 分，内容有缺陷扣 0.2 分/处		
科室质量与安全管理工作（51 分）	科室建立质量与安全管理小组，并有活动记录（自查、质量管理会议、资料）	15	月度	当月无活动记录扣 5 分，记录有缺陷扣 0.5 分/处	质量评价办公室牵头组织相关职能科室开展联合监管	
	科室医疗质量与安全管理计划实施	10	月度	无医疗质量与安全管理计划扣 2 分，无具体实施内容再扣 1 分		
	对本科室质量与安全指标资料收集和分析（包括：住院重点疾病的总例数、死亡例数，两周与一个月内再住院等；患者安全类指标；单病种质量监测指标；合理用药监测指标；医院感染控制质量监测指标等，详见《医院质量与安全管理指标体系》）	16	月度	无质量与安全指标资料收集和分析有缺陷扣 0.5 分/处		
	应用质量管理方法与工具开展质量管理与改进活动，有案例说明	10	半年	无典型案例说明扣 2 分；有案例，但分析有缺陷扣 1 分		

续表

考核项目	考核内容或标准	指标分值	考核时限	考核要点及计分方法	考核部门	备注
患者随访管理（10分）	出院患者随访制度落实情况	10	月度	(1) 随访登记本整理，记录不规范每1处扣0.1分，最多扣0.5分 (2) 未及时完成随访季，年度总结评价的扣0.3分 (3) 随机抽查科室随访量的5%，随访大真实每1例扣0.2分，最多扣1分 (4) 临床科室对随访反馈结果应有改进反馈，未在规定时间内上交改进反馈书的扣0.2分 (5) 特定患者随访每少1例扣0.2分最多扣1.4分；随访记录不规范每1处扣0.3分，未按时做总结评价扣0.3分 (6) 每月出院患者随访率应大于等于本年度随访目标，每少1例扣0.1分，累积扣5分 (7) 上门访视量应占本月随访总数的2%以上，每少1例扣0.1分，最多扣1分	随访科	(1) 产科除外 (2) 本方案也适用于放疗科、介入放射科、生殖遗传科 (3) 个别科室根据特殊临床需求而定
门诊医疗质量管理（30分）	门诊处方符合《处方管理办法》中的规定	5	月度	一份处方不符合规定扣1分	门诊部	
	门急诊病历符合《病历书写基本规范》中的规定	5	月度	一份病历不符合规定扣1分		
	普通、专家、老专家、夜间门诊按时开诊，无迟到、早退，脱岗现象	5	月度	每发现一次扣1分		
	3次门诊仍未确诊的患者，未次接诊医师应及时申报门诊部组织多学科会诊	3	月度	符合会诊要求者未组织会诊发现一例扣1分		
	落实首诊，首问负责制，不推诿患者	5	月度	发现一例扣1分		
	医疗证明符合要求，字迹清晰可认。不开"虚假证明"	3	月度	发现一例虚假证明扣2分，一处不符合要求扣0.5分	药学部	

续表

考核项目	考核内容或标准	指标分值	考核时限	考核要点及计分方法	考核部门	备注
门诊医疗质量管理（30分）	门诊诊断正确、规范、符合ICD-10疾病编码要求	4	月度	发现一例不符合要求扣0.5分		
公共卫生管理（20分）	传染病上报及时，无迟报、漏项	5	月度	迟报一例扣1分，漏报一例扣2分	门诊部	
	传染病报告卡填写规范、无缺项、漏项	2	月度	一处不符合要求扣0.5分		
	落实预检分诊制度、规范接诊和治疗传染病患者，协助有关部门做好流行病学调查	2	月度	发现一例不符合要求扣1分		
	符合转诊条件的肺结核患者转诊及时、正确填写传染病报告卡及转诊三联单	1	月度	一处不符合要求扣0.5分		
	流感样病例诊断符合标准，咽拭子采集：每年4～9月期间，每月至少采集20份标本，其余时间每周至少采集20份	1	月度	符合要求者未报告发现一例扣0.5分，咽拭子采集每周少一例扣0.5分		仅限于急救门诊、发热门诊
	肠道门诊登记齐全，腹泻患者霍乱快检率≥30%	1	月度	发现一项不符合要求扣0.1分		仅限于每年4—10月急救门诊、肠道门诊
	慢病及死亡病例监测管理：上报及时、填写规范、无缺项、漏项	3	月度	迟报一例扣0.5分，漏报一例扣1分，一处不符合要求扣0.1分		仅限于急救门诊、肠道门诊、消化内科门诊
	食源性疾病主动监测符合标准，正确指导患者留取标本，报告卡填写及时、完整，每年标本采集不少于200份	2	月度	符合要求者未报告发现一例扣0.5分，标本采集不合要求一例扣0.5分		
	农药中毒、一氧化碳中毒、高温中暑患者监测管理：上报及时、填写规范、无缺项、漏项	1	月度	迟报一例扣0.5分，漏报一例扣1分，一处不符合要求扣0.1分		仅限于急救门诊

续表

考核项目	考核内容或标准	指标分值	考核时限	考核要点及计分方法	考核部门	备注
公共卫生管理（20分）	按时召开健康教育会议，记录及时，资料齐全	2	季度	发现未按时召开一次扣1分，记录不及时，或资料不全一处扣0.5分	门诊部	
医疗安全管理（40分）	医疗纠纷预警	5	月度	发生医疗纠纷的科室，未按规定进行预警，每例扣1分	医疗安全科	
	医疗质量安全事件报告与告诫谈话	单项否决	月度	不及时报告重大、特大医疗质量安全事件或未成不按时接受告诫谈话的，扣40分		
	医疗事故和重大医疗过失行为	单项否决	月度	发生医疗事故，或医疗纠纷投诉由医院医学术委员会认定属于重大医疗过失行为的，扣40分		
	一般医疗纠纷投诉	10	月度	发生医疗纠纷投诉到医疗安全科的，I类风险科室每1例扣3分；II类风险科室每1例扣5分；未发生《医院突发重大医疗纠纷应急处置预案》第2.2条中所列举情形在15万元以内的，或在医疗纠纷的调查、调解、鉴定、法院庭审、封存和处置等环节不予配合的，扣10分	医疗安全科	
	重大医疗纠纷	单项否决	月度	发生经济赔偿在15万元及15万元以上的，或发生《医院突发重大医疗纠纷应急处置预案》第2.2条中所列举情形之一的，扣40分		
	医疗安全（不良）事件管理	10	季度	每百张床位每季度报告≥5例，每少1例扣2分；上报后5个工作日内无科室全分析整改报告，视为未报		
	医疗纠纷投诉的整改	10	月度	医疗纠纷处理完毕5个工作日内无科室全分析整改报告，每例扣2分		
	各类医疗安全培训和典型案例教育两级培训的落实	5	月度	医院组织开展的各类医疗安全培训和典型案例教育，科室未进行培训的，每次扣2分		

表 3　医院感染管理

考核项目	考核内容或标准	分值	时限	考核要点及计分方法	考核部门	备注
医院感染管理（70分）	组织管理	建立、健全不断完善医院感染管理规章制度和工作规范、操作流程 科室有医院感染管理领导小组，责任明确，有计划、有措施、有制度落实 根据科室医院感染管理考核标准每月自查，每季度分析，对存在问题有整改措施，持续质量改进分析 每季度召开监控小组会议一次，有记录 及时上报医院感染管理资料	5	季度	（1）现场查看资料 （2）提问医院感染控制基本知识 （3）一处不符合要求扣0.2分	感染管理科	适用于普通外科病房
	感染管理知识培训与落实	科室感染管理领导小组积极参加并组织科室人员按要求参加医院感染管理知识培训，每年参加该培训不少于6学时/人，熟练掌握相关知识 科室有年度医院感染管理知识培训计划，每季度至少组织感染知识培训1次、有课件、有签名、有记录，有考试或考核，资料齐全符合要求	5	季度	（1）实地检查 （2）检查培训资料 （3）一处不符合要求扣0.2分，培训少一次扣0.5分	感染管理科	适用于普通外科病房
	环境布局与流程管理	处置室、治疗室等布局合理，按需配置手卫生设施 各种仪器设备保持清洁，污染时及时消毒；保持环境整洁 定期开窗通风，保持空气清新 出院患者床单位进行终末消毒符合要求 清洁区、污染区、污染区划区分明确，标志清楚	5	季度	（1）现场检查 （2）查看记录 （3）实地检查预检分诊情况 （4）一处不符合要求扣0.1分	感染管理科	适用于普通外科病房
	标准预防	有职业暴露的应急预案，处理流程明确 工作人员了解标准预防护的主要内容自我防护，在操作过程中按规定要求，按工作危险性程度采取分级职业防护措施，正确、合理使用，并及时补充防护用品 接触不同患者前后应洗手或手消毒，接触患者血液、体液、分泌物、排泄物等应戴手套、脱手套后应洗手 规范使用利器盒，一次性使用锐器用后即人利器盒 发生职业暴露者及时按要求处理和报告，科室做好登记。对职业防护和职业暴露应急处置，上报流程知晓率100%	5	季度	提问：观察2~3名医护人员标准预防措施执行情况；发现一人次违规操作扣1分；一处不符合要求扣0.5分	感染管理科	适用于普通外科病房

续表

考核项目	考核内容或标准	分值	时限	考核要点及计分方法	考核部门	备注
医院感染管理（70分）	消毒隔离　严格执行消毒隔离制度和无菌技术操作规程 感染患者与非感染患者在诊疗过程中应分开放置；隔离措施到位 确诊或疑似传染病患者在转院之前应根据传播途径采取相应的隔离措施 诊疗过程中凡进入人体皮肤黏膜的器械和用品必须一人一用一灭菌 接触人体完整皮肤的器械和用品应在有效期内使用；一次性医疗用品严禁重复使用 各种灭菌物品应按《消毒技术规范》要求使用 消毒剂按《消毒技术规范》规定使用，消毒台面每周保洁一次，过滤网每3个月清洗一次并有记录 动态空气消毒机按规定使用，消毒效果监测符合标准	10	季度	现场检查，查阅资料，提问；一处不符合要求扣0.1分		
	执行手卫生规范　按需配备洗手液、手消毒剂、干手纸巾，干手设施到位 执行《医疗机构医务人员手卫生规范》 严格按照洗手和手消毒指征做好手卫生 按要求填写《科室手卫生依从性自查本》 手卫生知晓率100%，正确率、依从率95%	10	季度	（1）现场检查 （2）对照《科室手卫生依从性自查表》 （3）一处不符合要求扣0.2分		
	多重耐药菌感染与控制管理　在发现或接诊感染性疾病（或疑似）患者后，立即采集相应病原学标本送检，并追踪检验结果，及时发现、早期诊断 合理使用抗菌药物；治疗性使用抗菌药物患者微生物标本送检率达标 发现多重耐药菌医院感染散发病例（如电话）及科室负责人报告，详细记录《多重耐药菌监测记录本》 认真记录多重耐药菌报告（泛）前药菌监测控制流程表，向科室负责人报告 严格落实接触隔离措施 严格执行多重耐药菌医院感染预防控制流程及多重耐药患者转科（出院、转院）、外出检查报告多重耐药菌防控流程 及时向医院感染科报告季度多重耐药菌检出、汇总、分析和防控措施落实 每季度耐药趋势及药敏报告资料保存齐全	10	季度	（1）现场检查 （2）实地查看患者和《多重耐药菌整治监测记录本》诸内容 （3）抽查或模拟检查多耐药3个防控流程执行情况。一处不符合要求扣0.2分	感染管理科	适用于普通外科病房

续表

考核项目		考核内容或标准	分值	时限	考核要点及计分方法	考核部门	备注
医院感染管理（70分）	感染病例监测	发现医院感染病例，24 小时内通过院感信息系统报告感染管理科，并做好科室登记 医院感染暴发（短期内出现 3 例），应立即报告感染管理科，并及时组织调查和采取防控措施，做好调查记录。医院感染暴发报告流程和处置预案知晓率 100% 医院感染率不超过本年度科室医院感染控制指标。I 类切口无手术感染率≤1.5%	10	季度	1. 查看运行病历 2. 查看科室资料 3. 每漏报、错报 1 例各扣 0.5 分；控制指标上升 1% 扣 2 分；出现聚集性医院感染病例不上报扣 5 分	感染管理科	
	环境卫生学监测	空气、物体表面和医护人员手按照监测频次表要求进行监测，各种监测方法正确，监测单填写规范，结果符合要求并有记录 含氯消毒剂现用现配，用前进行浓度监测并记录 紫外线灯监测：使用、擦拭记录规范，强度监测（半年一次）有记录 各种监测采样方法正确，监测单书写规范	5	季度	现场检查，查阅资料，提问，一处不符合要求扣 0.2 分		
	医疗废物管理	医疗废物按规定分类，医疗废物与容器符合规定要求 标签项目填写完整，封口符合要求 交接登记及时填写，内容完整，资料齐全	5	季度	（1）现场查看 （2）一处不符合要求扣 0.1 分		

4．护理质量（100 分）

见表 4。

表 4 护理质量

考核项目		考核内容或标准	分值	时限	考核要点及计分方法	考核部门	备注
病区护理质量管理（100 分）	责任制整体护理（40 分）	危重患者（特、一级）护理合格率≥90%	40	季度	综合医院评价细则，医院护理质量控制标准	护理部	
		二级护理合格率≥95%					
		围术期护理合格率≥90%					
		护理文书合格率100%					
	患者安全（40 分）	护理安全事件上报率100%	10	季度	综合医院评价细则，医院护理质量控制标准，一件不符合要求扣0.1分	护理部	
		急救物品完好率100%	5	季度	综合医院评价细则，医院护理质量控制标准，一件不符合要求扣0.1分		
		腕带佩戴正确率100%	5	季度	综合医院评价细则，医院护理质量控制标准，一件不符合要求扣0.5～1分		
		查对流程规范落实率≥90%	5	季度			
		重点患者交接正确率≥90%	5	季度			
		高危患者跌倒／坠床评估符合率≥90%	5	季度			
		高危患者压疮评估符合率≥90%	5	季度			
		护理人员理论考试合格率100%（60 分合格）	5	季度	查看科室培训考核记录		
		护理人员操作考试合格率100%（85 分合格）	5	年度	查看科室培训考核记录	护理部	
		住院患者对护理服务满意度≥95%	5	季度	护理部每季度实地发放满意度调查问卷，每降低1%扣1分		
		护士长考核	5	年度	按照护士长考核细则		

5．科研教学及教育培训（100 分）

见表 5。

表 5　科研教学及教育培训

考核项目		考核内容或标准	分值	时限	考核要点及计分方法	考核部门	备注
科研管理（28分）	科研管理概况	有年度科研计划与总结；召开科研专题会议；科研档案齐全	5	年度	无年度科研计划与总结扣2分；科研档案不完整扣2分；科研专题会议无记录扣1分	科研科	
	科研立项	课题立项情况	4	年度	省重点学科无省部级课题扣1分；市重点学科无市厅厅级课题扣1分；一般科室无院内立项扣1分		
	项目实施	认真总结研究情况，按时上报研究进展	2	半年	查看项目进展报告或结题报告材料；未提交材料扣2分；材料不全扣1分；未承担计划项目扣2分		
	成果鉴定	科研成果鉴定情况	1	年度	无鉴定成果扣1分		
	成果奖励与发表论文	科技奖励情况；SCI或EI收录、中华医学会系列杂志、中国科技论文统计源期刊发表论文情况	10	年度	省重点学科无省部级科技奖扣2分；无SCI或EI收录的论文扣2分；市重点学科无市厅厅级科技奖扣2分；无中华医学会系列文章扣2分；一般科室无中国科技论文统计源期刊论文数量低于2篇扣2分		
	专利	申请并获得专利情况	1	年度	省市重点学科无专利扣1分		
	成果转化	科研成果转化实践应用	2	年度	省市重点学科无研究成果转化实践应用扣2分		
	研究生培养	按时开题；中期考核规范；按照规定轮转，出科考试规范；按期通过毕业论文答辩	3	年度	违反考核标准每项扣1分		
教学管理（22分）	教学管理概况	教学组织健全；教学梯队合理；制定明确的年度教学计划，每季度召开教学会议，教学档案齐全	5	年度	无年度教学计划、总结与评价扣1分；教学档案不完整规范、扣1分；无教学管理小组扣1分；无教学秘书扣1分；教学会议每少一次扣1分	教育科	
	理论教学与临床见习教学	教学安排规范，实行主讲教师负责制，执行集体备课制度，每学期至少1次；实行新教师试讲制度；临床教师备课充分、教案、讲稿、多媒体课件符合教学大纲及教学规范要求；专人见习带教	8	半年	专业理论授课人数超过4人扣1分；未进行集体备课扣1分，无集备课记录扣1分；新教师未试讲扣1分，试讲缺一次扣1分；教学主任每学期参加听课少于2次扣1分；不按时上交规定材料扣1分；发生一次教学人员不及时到位扣1分		

续表

考核项目	考核内容或标准	分值	时限	考核要点及计分方法	考核部门	备注
教学管理（22 分） 临床实习教学	每周 1 次实习生专题讲座；每 2 周 1 次组织教学查房；每 2 周 1 次组织病例讨论；通过 OA 系统报送一次学生考勤；出科考核规范	5	月度	实习生专题讲座、教学查房、病例讨论每缺一次扣 1 分；未按时报送考勤一次扣 1 分；出科考试材料不全扣 1 分		
进修生教学	临床进修培养规范，结业评价客观、准确、及时	2	月度	未按时提交结业评价扣 1 分；未按时报送考勤扣 1 分		
临床技能培训	固定 1~2 名技能培训老师，加强学生临床技能培训	2	半年	学期内无固定技能培训老师扣 2 分；培训及会议一次不到岗各扣 1 分		
继续教育管理（25 分）	科室成立继续教育小组	2	年度	查阅资料，无继续教育小组扣 1 分	教育科	
	科室人员继续教育学分政策知晓率 100%，覆盖率 100%	3	年度	同卷或现场提问，一人不合格扣 0.5 分		
	科室人员继续教育学分完成率 100%	8	年度	查看原件或系统统计，一人不合格扣 1 分		
	参加医院规定的院内学术活动	5	年度	每次与会率低于科室总人数的 25% 扣 3 分		
	科室初中级人员年度业务考试合格率 100%	3	年度	一人不合格扣 1 分		
	合理安排科室人员外出参加学术会议及进修	4	年度	一年内无外出开会、进修者扣 4 分		
住院医师培训（15 分）	科室制度健全，成立培训小组	2	年度	查阅资料，制度不健全扣 1 分；无培训小组扣 1 分	教育科	
	严格住院医师请假及带教	3	年度	不落实住院医师请假制度，查出一次扣 1 分；不落实带教制度，查出一次扣 1 分		
	轮转医师按时转科，科室及时考核	5	月度	科室擅自滞留轮转医师扣 4 分；科室考核不及时扣 1 分		
	轮转医师及时书写大病历并审核签字，存档（4 份/科室）	5	月度	查出违规一项扣 1 分；无大病历一人次扣 5 分		
三基三严培训（10 分）	科室制度健全，成立培训小组	2	年度	查阅资料，制度不健全扣 1 分；无培训小组扣 1 分		
	每半年组织科室初中级人员进行理论、技能考核，并将试卷、成绩及时报送教育科	3	半年	未按时组织考核，不及时上报者扣 1 分		
	组织科室初中级人员按时参加"三基三严"各项培训	5	季度	科室无培训计划扣 1 分；计划未落实扣 1 分；无培训记录扣 1 分；一人次参加者扣 0.5 分	教育科	

6. 医保管理（100 分）

如表 6 所示。

表 6　医保管理

考核项目	考核内容或标准	分值	时限	考核要点及计分方法	考核部门	备注
医保管理（100 分）	主管医护人员应认真核实《医疗保险证》及《身份证》，按要求填写患者信息，不得出现冒名、挂床住院	10	月度	冒名、挂床住院查出一例扣 10 分	医疗保险办公室	
	科室保存患者医保证或身份证复印件	5	月度	未保存一例扣 0.1 分；最高扣 5 分		
	严格执行医保病种纳入范围	5	月度	违规办理一例扣 5 分		
	对患者要因病施治，限适应证用药按《医保药品目录》规定执行	5	月度	有效投诉一例扣 5 分		
	《目录》外使用药品、诊疗必须履行告知义务，并由患者或家属签字同意	10	月度	病历中没有《统筹基金不予支付表》，或表中无签字的，每例扣 0.2 分；有效投诉一例扣 2 分		
	串换或分解收费项目、将不报销项目纳入报销范围	5	月度	查出一例扣 0.5 分		
	患者是否 24 小时在院，特殊原因请假要有请假条；请假时间不能超过 6 小时，请假次数不能超过 3 次	10	月度	无请假审批手续，每例扣 0.5 分		
	病历检查情况	10	月度	医嘱、收费及报告单不一致，查出一例扣 0.5 分；伪造涂改病历查出一例扣 2 分		
	患者做康复理疗项目，医嘱、会诊单、治疗记录相一致	3	月度	记载不全或无记录单，查出一例扣 3 分		
	出院带药按规定执行	5	月度	查出违规一例扣 1 分		
	配合医保经办机构检查督导	5	月度	不配合检查工作扣 5 分		
	下出院医嘱后不允许召回	5	月度	召回打印一例扣 0.5 分		
	对医保检查出的问题及时反馈	5	月度	不认真核实或不按时送交反馈情况，每例扣 1 分；对病历不认真核实扣 5 分		
	门诊慢性大病病历记录齐全，符合规定	5	月度	记录不全扣 1 分；处方超量扣 5 分		
	门诊慢性大病患者自费项目单独开具处方，单独结算	6	月度	不单独开具处方造成报销的费用扣 3 分		
	严格执行转诊转院制度，转诊转院审批表中病情摘要填写清楚、理由充分。转诊率控制在科室医保患者数的 3% 以内	6	月度	转诊转院手续不符合要求的，每一例扣 0.1 分；转诊率超过 3% 扣 3 分		

7. 物价管理（20 分）

见表 7。

表 7 物价管理

考核项目	考核内容或标准	分值	时限	考核要点及计分方法	考核部门	备注
物价管理（20 分）	执行医院《物价监管规范》。按照《住院患者费用一日清单制度》，及时向患者发放费用清单	5	月度	查出一项违规收费扣 1 分。每天上午下班前将前一日清单发放到患者或陪人手中，一次未发扣 1 分	物价科	
	提供物价咨询服务情况	5	月度	现场抽访患者或陪人，一次不满意扣 1 分		
	物价投诉管理	10	月度	患者向上级有关部门投诉违规收费，经查实，一次扣 5 分，对医院造成不良影响或严重后果扣 10 分		

8. 后勤设备安全保卫管理（80 分）

见表 8。

表 8 后勤设备安全保卫管理

考核项目	考核内容或标准	分值	时限	考核要点及计分方法	考核部门	备注
医疗设备管理（40 分）	落实医疗设备使用管理制度	2	月度	不按制度落实扣 2 分	设备科	
	大型医疗设备购置前提交论证报告，购置后每季度提交效益分析报告，做好设备功能开发	6	季度	无购置论证报告扣 2 分；无效益分析报告扣 2 分；无功能开发扣 2 分		
	遵守医疗设备申购管理规定，禁止擅自留用或私自购用医疗设备现象	2	月度	违规扣 2 分		
	执行操作规程，落实设备保养制度。设备完整，存放场所整洁	10	月度	不按规程操作扣 2 分；不落实保养制度扣 2 分；不明示操作规程扣 1 分；设备摆放不合理扣 1 分；设备及配件不齐全扣 2 分；设备不整洁、标识不完整清晰扣 2 分；违规操作造成设备损坏扣 10 分		
	设备运行正常，状态记录齐全，有指定的设备管理员	8	月度	设备外观有异常扣 2 分；不记录设备状态扣 2 分；无设备管理员扣 2 分；发现问题因不及时通知设备科造成不良影响扣 2 分		

考核项目		考核内容或标准	分值	时限	考核要点及计分方法	考核部门	备注
医疗设备管理（40分）		建立设备台账，专人负责，账实相符	4	月度	无台账扣2分；无专人负责扣1分；账实不符扣1分	设备科	
		急救、生命支持类设备完好待用	2	月度	一台（件）未处于待用状态扣2分		
		计量器具依法检测，无拒检和违规使用计量器具事件	3	月度	查出一例不符合要求扣3分		
		执行医疗器械不良事件上报管理制度，完成指令性任务	3	年度	未完成任务扣3分		
安全生产管理（10分）	一岗双责	安全生产目标管理	3	半年	发生一起较大及以上安全生产事故扣3分；一般安全事故扣1分	安全生产办公室	
	健全管理制度，加强应急演练	及时整改安全隐患，完善安全生产应急预案，并进行演练	2	季度	不按要求整改隐患扣1分；无预案或未进行演练扣1分		
	培训和安全操作	加强安全生产知识培训，落实安全岗位职责	3	月度	（1）熟悉本岗位安全操作规程；（2）相关特种设备人员必须持证上岗；（3）进行安全生产教育培训。每项缺失扣1分		
	强化危险化学品管理	专人负责，账物相符，严格执行危化品操作规范	2	月度	查出一项不规范扣2分		
后勤管理（10分）	节能、用电安全管理	杜绝跑冒滴漏、长明灯、违规使用非医疗用大功率电器现象	2	月度	有私自乱接电线、电器、长明灯现象，水管漏水不报修、长流水，发现一次扣2分	后勤服务部	
	应急管理	熟悉停电、停水应急预案，人员分工明确	2	季度	无预案或有预案无分工扣2分，有预案、有分工无演练扣1分；有预案、有分工、有演练，考核不熟悉扣2分		
	公共设施管理	爱护公共设施、妥善使用和保管固定资产，以固定资产的使用折旧年限、完好率，账物相符为依据对科室进行考核，定期查看一般公共设施使用情况	2	季度	未达到折旧年限报废的固定资产扣1分，出现固定资产丢失现象扣2分；卫生间因人为原因破坏和堵塞，公共设施存在人为破坏现象，每发现一项，扣1分		
	医疗垃圾管理	医疗垃圾收集、登记造册符合规范	2	月度	医疗垃圾与生活垃圾混放扣1分，封口、标签、登记不规范各扣1分		

考核项目		考核内容或标准	分值	时限	考核要点及计分方法	考核部门	备注
后勤管理（10 分）	外送服务	会诊单、记账单填写规范	2	月度	会诊单、记账单填写内容错误，项目填写不完整扣 2 分		
治安与消防管理（20 分）	治安安全	严格落实综合治理责任书要求，无治安案件发生	5	月度	每违反一项综合治理责任书要求扣 1 分；发生一起治安案件扣 5 分	保卫科	
	消防应急预案	有消防应急预案，并进行演练	6	半年	无预案扣 6 分；无演练扣 2 分；无记录扣 2 分；记录不完整扣 1 分；无整改扣 1 分		
	岗位防火	每日进行岗位防火检查，及时发现火灾隐患并报告保卫科	3	月度	无岗位防火检查记录扣 3 分		
	消防知识考核	消防安全知识知晓考核	4	月度	（1）熟悉消防安全常识，掌握基本消防安全技能（2）知晓报警、初起火灾的扑救方法（3）会使用灭火器材（4）能自救、互救和逃生，按照预案疏散患者。一项不知晓扣 1 分		
	消防设施	建筑消防设施、器材管理符合规定	2	每日	①消防通道畅通；②消防器材完好、无遮挡，取用方便；③防火卷帘下方无杂物。任一项违规扣 2 分		

9. 信息化管理（10 分）

见表 9。

表 9　信息化管理

考核项目	考核内容或标准	分值	时限	考核要点及计分方法	考核部门	备注
信息化管理（10 分）	信息数据管理制度	1	月度	人为操作原因引起的信息数据错误修改，每项扣 1 分	信息中心	
	上网行为管理办法	1	月度	局域网内的计算机必须按分配的网络资源做好各项设置（如计算机名称、IP、网关、DNS 等），随意更改设置，因此造成网络内其他电脑无法上网的，每项扣 1 分		
		1	月度	私自对计算机各零部件进行安装、拆卸，在计算机里加装、更换或取出任何非原来配有之零部件，每项扣 1 分		

续表

考核项目	考核内容或标准	分值	时限	考核要点及计分方法	考核部门	备注
信息化 管理 （10分）	上网行为管理办法	1	月度	私自改变计算机用途，在科室间或科室内转移或调换计算机设备，每项扣1分	信息中心	
		1	月度	私自架设网线、私设路由器、擅自改变网络结构、人为损坏网络通信设施，每项扣1分		
		1	月度	利用本单位的计算机从事《互联网上网行为管理办法》第十条所列活动的，每项扣1分		
		2	月度	多线程下载文件、打游戏、炒股票、观看与工作无关的网络视频，以及其他与工作无关的占用网络资源的行为，每项扣2分		
		1	月度	在办公网覆盖的区域，私自接入社会网络，扣1分		
		1	月度	私自卸载统一安装的杀毒软件，网络病毒大面积爆发的扣1分		

10. 医用耗材管理（10分）

见表10。

表10　医用耗材管理

考核项目	考核内容或标准	分值	时限	考核要点及计分方法	考核部门	备注
医用耗材 管理（10分）	医用耗材及物资请领计划	4	月度	有请领计划但不完整一次扣0.5分，无请领计划此项扣4分	招标采购中心	
	植入类医用耗材管理规范	2	月度	有使用记录但不完整一次扣0.5分，无记录每项扣2分		
	遵守申购准入制度，无违规擅自留用或私用医用耗材	1	月度	有违规现象，一项扣0.5分		
	科室医用耗材按规定存储	1	半年	有不按规定存储的现象，一项扣0.5分		
	科室医用耗材存量管理	1	半年	存量超过两周，一项扣0.5分		
	科室医用耗材效期管理	1	半年	如发现超效期耗材，一项扣0.5分		

11. 财务及资产管理（15分）

见表11。

表 11　财务及资产管理（15 分）

考核项目	考核内容或标准	分值	时限	考核要点及计分方法	考核部门	备注
财务管理 （10 分）	出院患者 结账时 限考核	出院患者 7 日内结账，确 保费用上传	10	月度	因患者未结账费用上传不成 功一例扣 1 分，扣完为止	财务部 （住院处）	
资产管理 （5 分）		科室资产账实相符，不得 丢弃、私自外借	5	年度	发现科室设备账实不符、丢 弃和外借一处扣 1 分	资产管理 办公室	

6.4.2　医院职能科室的考核评价

医院绩效管理是一个完整的系统，在对临床科室、医技科室、药剂科室以及相关业务科室进行绩效考核的基础上，还必须对职能科室进行绩效考核，通过对职能科室的考核来确保医院各项目标任务的落实。职能科室作为全院的决策参谋科室、信息反馈科室、落实执行科室，首先必须清晰界定各科室的职责范围，并对履行职责的质量提出要求；同时，每季度要制定详细的具体工作目标，形成按照职责履行情况、季度工作目标完成情况、院级领导评估与业务科室评估综合考核的绩效管理机制。

1．职能科室考核的基本原则

医院职能科室作为管理部门，大部分工作难以完全量化，在考核时以定性考核、定量考核和印象评估（测评）相结合的方式进行。对于常规性、时效性工作，将制定绩效考核标准进行考核；对阶段性（季度）的工作，主要是通过制定工作目标任务，按照目标任务完成情况进行考核；涉及工作责任心、沟通能力、创新能力、综合协调能力以及服务意识等反映素质与能力的要素则主要通过问卷的方式进行测评。绩效考核的最终目的是增强各职能科室在管理工作中的目的性和有效性，通过绩效考核查找和发现管理中存在的问题并予以改进，持续提升管理的效果与效率。

2．考核周期

医院职能科室的管理工作具有一定的连续性，一项工作的完成需要持续一定的时间，因此，对职能科室的考核确定为每季度进行一次比较合适，如果全年共考核 4 次，则每年的 4 月考核第一季度工作情况，7 月考核第二季度工作情况，10 月考核第三季度工作情况，次年 1 月考虑上一年度第四季度工作情况并进行全年考核情况汇总分析。

3．考核的内容

职能科室季度考核可分四个方面：科室职责履行情况考核、季度重点工作目标完成情况考核、医院领导测评、临床医技药剂科室主任与护士长测评。

考核内容、权重与考核办法见表 6.7。

表 6.7　职能科室季度考核内容、权重与考核办法

考核内容	权重	考核办法	考核者
科室职责履行情况考核	30	制定绩效考核标准，由分管领导进行打分	分管领导
季度重点工作目标考核	50	按照本科室季度工作计划执行情况汇报工作，由医院领导按照评估表进行打分	全体院级领导
医院领导测评	10	根据职能科室对领导决策的执行情况和综合协调能力等按照测评表进行评估	全体院级领导
临床医技药剂科室主任与护士长测评	10	根据职能科室对临床医药技科室管理、服务与指导工作情况按照测评表进行评估	临床医技药剂科室主任与护士长

（1）科室职责履行情况考核

主要是按照科室职责说明书规定的职责，对主要工作制定绩效考核标准，由分管领导根据履职情况按照评分标准进行评分（评分前职能科室主任要向分管领导汇报本科室季度工作情况）。医院办公室向全院公开职能科室工作情况监督与反馈邮箱，收集全院临床、医技、药剂科室主任、护士长及全体员工的反馈与投诉。

（2）季度重点工作目标考核

由各职能科室上报本科室季度重点工作任务（原则上为选定最重要和核心的 10 项工作）并量化为具体指标、完成时限以及要达到的预期效果，填入目标卡内，经分管领导审核后，经院长批准后执行。考核时由科室主任汇报本科室季度重点工作目标完成情况，全体院级领导进行评分。职能科室主任季度工作汇报会需全体院级领导、中层干部和职工代表参加。

（3）医院领导测评

根据测评表进行测评。

（4）临床医技药剂科室主任与护士长测评

根据测评表进行测评。

4．考核及评估实施办法

（1）每季度最后一个月的最后一周由各职能科室上报下一季度本科室工作任务（原则上为选定最重要和核心的10项左右工作，任务来源主要包括本科室要做的、上级领导要求做的、其他科室要求协作的）并尽可能量化为具体指标、完成时限以及要达到的预期效果，填入目标卡内，经分管领导审核后，经院长批准后执行。

（2）每个季度第一个月上旬召开职能科室绩效评估会，由科室主任对上一个季度工作进行述职，院领导和临床医技药剂科室主任与护士长进行打分和测评。

（3）人力资源部负责整理汇总季度考核结果，并与绩效工资挂钩。

5．考核结果应用

考核等级采取强制分布法，根据考核结果与绩效工资挂钩，挂钩方式如表6.8所示。

表6.8　考核结果与绩效工资挂钩方式

评定等级	确定等级办法	发放比例
A级	考核分数排名前1/3科室	按110%发放
B级	考核分数排名中间1/3科室	按100%发放
C级	考核分数排名后1/3科室	按90%发放

职能科室考核评价应用表格示例：

（职能科室名称）　　年　　季度重点工作目标卡

主要工作任务	预期目标（效果）
1.	
2.	
3.	
4.	
5.	
6.	
7.	
8.	
9.	

续表

主要工作任务	预期目标（效果）
10.	
	科室主任签名： 　　　年　　　月　　　日
	分管副院长签名： 　　　年　　　月　　　日
	院长签名： 　　　年　　　月　　　日

职能科室季度目标完成情况考核评分表

科室名称：

考核项目	考核的主要内容	评分
目标的 清晰性 （20分）	能够按照医院的整体工作安排制订本科室的工作目标和任务，所制订的目标和任务涵盖了本季度的各项重点工作，同时对工作的开展情况进行清晰地描述，并尽可能量化为可衡量的具体指标。在描述目标的同时也基本反映了解决问题的思路与方法，并且切实可行，对实现目标的可信度高	
工作的 保证性 （20分）	在完成工作任务的过程中不强调客观原因，能够按照预定计划和进度完成工作任务，不拖延、不敷衍、不推卸。在完成目标与任务的过程中，高效地利用了各种资源，确保了效率与效果	
工作的 协调性 （20分）	能够动员和激励科室全体员工参与到各项工作当中，体现了整个科室的团队协作性。同时，能够与相关科室积极搞好配合，在工作中有全局观念和系统思维，对内体现凝聚力，对外展现形象力	
工作的 创新性 （20分）	工作中能够根据医院管理的发展趋势，开创性地开展工作，尤其是能够结合医院管理的薄弱环节进行创新性的改进，在完成目标与任务的过程中能够为领导提供相应的调研分析与工作报告，真正起到决策参谋作用	
工作的 规范性 （20分）	在完成目标与任务的过程中，能够严格执行各项工作制度与流程，注重管理的规范性和精细化，能够把工作做深做实，起到推动本科室乃至全院管理水平提升的作用，并体现出优秀的职业化管理水平	

医院院级领导对职能科室评估表

职能科室是医院的决策参谋科室，您认为各个科室是否充分发挥了参谋决策、指导科室管理与服务科室的作用，请根据科室的实际表现和个人感受如实填写。

如认为被评估科室在所调查的项目方面表现**优秀**请在 A 上打"√"，**良好**在 B 上打"√"，**一般**在 C 上打"√"，**基本合格**在 D 上打"√"，**不合格**在 E 上打"√"。

科室	评估内容				
	领会领导意图	沟通与协调	廉洁自律	执行能力	创新变革
办公室	A B C D E	A B C D E	A B C D E	A B C D E	A B C D E
人力资源部	A B C D E	A B C D E	A B C D E	A B C D E	A B C D E
财务部	A B C D E	A B C D E	A B C D E	A B C D E	A B C D E
医务部	A B C D E	A B C D E	A B C D E	A B C D E	A B C D E
护理部	A B C D E	A B C D E	A B C D E	A B C D E	A B C D E
……	A B C D E	A B C D E	A B C D E	A B C D E	A B C D E

记分方法：A记4分，B记3分，C记2分，D记1分，E记0分，累积分除以参与评估人数为实际得分。

临床医药技科室主任对职能科室评估表

职能科室是医院的决策参谋科室、管理指导科室，为临床医药技科室提供管理与服务支持。您认为各个科室是否充分发挥了管理与服务的作用，请根据科室的实际表现和个人感受如实填写：

如认为被评估科室在所调查的项目方面表现优秀请在A上打"√"，良好在B上打"√"，一般在C上打"√"，基本合格在D上打"√"，不合格在E上打"√"。

科室	评估内容				
	沟通协调	服务意识	公正性	工作效率	指导程度
办公室	A B C D E	A B C D E	A B C D E	A B C D E	A B C D E
人力资源部	A B C D E	A B C D E	A B C D E	A B C D E	A B C D E
财务部	A B C D E	A B C D E	A B C D E	A B C D E	A B C D E
……	A B C D E	A B C D E	A B C D E	A B C D E	A B C D E

记分方法：A记4分，B记3分，C记2分，D记1分，E记0分，累积分除以参与评估人数为实际得分。

办公室职责履行情况考核评分表

考核项目	考核办法	分值	得分
文件书写	按时提交应该完成的各种计划、总结以及相关材料。每季度将本季度应该提交的计划、总结、材料及完成时间、字数清单报分管领导（含本科室的季度工作计划与总结）。有一份材料每拖延一天扣1分，完成质量不佳扣3～5分	20	
公文处理	印发的医院红头文件和简报要做到核对无误、准确规范。有一份文件发生差错扣3分，出现严重失误导致已发文件重新收回的一次扣10分。 各种上级和相关单位来文要按规定时限拟办、传阅和催办，出现一份文件未按规定办理扣3分，影响工作进度的出现一次扣5～10分	20	

续表

考核项目	考核办法	分值	得分
会议管理	医院规定的各种会议非领导提出变更必须按时召开，并确保参会人员到位。有一次未按时召开扣 3 分。有一次会议出现无故不参加人员，一人次扣 1 分	20	
总值班管理	每月进行一次总值班记录情况分析，针对存在的问题写出整改意见并督促整改。未做到扣 5 分。每季度组织一次总值班人员会议通报相关情况，未组织扣 5 分	10	
车辆管理	做好车辆调度，出现一次领导或相关科室反映派车影响工作扣 3 分，出现一次司机违章扣 5 分，有公车私用现象出现一次扣 5 分	15	
接待工作	做好各项接待工作，出现一次失误扣 3～5 分（参照接待工作实施细则评分）	15	
汇总得分			

人力资源部职责履行情况考核评分表

考核项目	考核办法	分值	得分
计划总结	按时提交完成本科室应该完成的各种计划、总结以及相关材料。有一份材料每拖延一天扣 1 分，完成质量不佳扣 3～5 分	10	
人员招聘	相关岗位出现空缺人员初级职称和一般工作人员要确保在两周内招聘到位，中级职称要确保在一个月内招聘到位，高层次人才的招聘与引进按领导安排逐项办理，有一人次未按要求做到扣 3 分。办理人员入职手续有一人次不符合要求扣 3 分。所招聘人员出现学历、工作经历等虚假情况出现一例扣 5 分	15	
培训工作	未按年度培训计划按时完成培训工作，出现一次扣 5 分，出勤和考核未达到要求每下降一个百分点扣 1 分	10	
职称晋升	办理专业技术人员的职称职务晋升工作，在办理考试报名或材料报送工作中，因人力资源部工作人员责任心不强造成信息错误影响考试或晋升的，出现一人次扣 3 分	10	
薪酬管理	做好员工职务、职称晋升的工资调整和报批工作，转正定级人员的工资定级，调入人员的工资等级，正常增加薪级工资人员的核定、申报等工作。对病、事假扣除工资情况每月按时通知财务部。出现一人次差错扣 3 分	20	
福利保险管理	做好员工各类福利发放和保险交纳工作，及时对调入、调出员工的保险进行调整，每年负责与社保局核对缴费情况。出现一人次差错扣 3 分	10	
考勤假期管理	做好员工考勤表的统计、汇总工作，做好员工的各种休假的审核工作。有一人次不符合要求扣 2 分	10	
绩效考核	对各职能科室的绩效考核每季度进行一次，每季度第一个月 20 日前将上一个季度的考核情况和分析报告向全院通报。未完成扣 10 分	15	
汇总得分			

人力资源部 XXXX 年第一季度重点工作目标卡

主要工作任务	预期目标（效果）
1. 完成《医院人力资源管理三年规划》的定稿	2 月 15 日前提交《医院人力资源管理三年规划》经院长办公会议讨论
2. 修订本年度《综合目标考核责任书》（包括职能科室和业务科室），组织各科室负责人与院长签署	1 月 20 日前完成《综合目标考核责任书》完成签署的文件
3. 完成两天的"医院中层管理干部执行力提升"培训	3 月 15～16 日进行，培训率达到 95% 以上
4. 在去年工作的基础上，对全院各科室、各个岗位的工作负荷进行的测算情况进行复核，对各个岗位应该编制的人员进行核定	3 月 15 日前提交《医院定岗定编方案》经院长办公会议讨论
5. 组织本科室 3 名管理人员参加 4 天的《医院人力资源管理实操特训班》	学习完成后，每人需要提交 3000 字以上的学习报告，并在全体中层干部会议上进行报告（每人限 15 分钟内）
6. 组织 289 名未参加医院人力资源管理制度培训的员工进行医院人力资源管理制度的培训，并进行考核	3 月 25 日进行，参加率 100%，考核合格率 100%
7. 全院岗位说明书第 3 稿定稿	3 月 30 日前完成，全院岗位说明书拥有率 100%
8. 对全院合同制专业技术人员的学历进行网上认证	完成 28 名人员的网上学历认证
9. 与试用期满一年的 36 名合同制人员签订劳动合同，并办理"五险一金"等相关手续	办理人数 36 名
10. 在 2016 年版本的基础上，根据 2017 年新增制度与流程，修订完成《医院人力资源管理制度汇编》和《医院人力资源管理流程汇编》	汇编成册

科室主任签名：
　　年　　月　　日

分管副院长签名：
　　年　　月　　日

院长签名：
　　年　　月　　日

医务部 XXXX 年第一季度重点工作目标卡

主要工作任务	预期目标（效果）
1. 组织开展临床新技术、新项目 53 项，第一季度完成全部立项工作	申报国家级课题 3 项，省级课题 5 项，申报市级课题 15 项，医院内部课题立项 30 项。3 月 15 日前完成
2. 学术讲座 4 次（院内专家 2 次，院外专家 2 次）	平均每次听课人数超过 350 人。2 月和 3 月各举办 2 次
3. 突发事件应急演练 1 次	2 月 18 日完成演练全过程，医院领导和相关人员现场观摩
4. 医疗质量分析报告会 1 次	3 月 25 日进行，书面报告材料存档，分析会记录和影像存档

续表

主要工作任务	预期目标（效果）
5. 选拔临床医学专业硕士生导师 10 名	汇总 15 名候选人员材料上报医学院。材料完整程度 100%，3 月 25 日前完成
6. 完成第一季度各科室的医疗质量考核	4 月 5 日前将考核结果上报人力资源部
7. 制定出台手术及抗菌药物分级管理制度，完成对全院医师的"手术、麻醉医师分级权限分级与再授权"	3 月 20 日前完成，以正式文件公布
8. 与医疗保险管理部协同完成新农合、医保患者费用控制等相关工作	于 3 月初下发控费文件，同时加强日常监管
9. 完成《临床路径》病种、患者表单的信息化工作	2 月 20 日前应用临床路径管理软件并开展工作
10. 召开医院医疗质量管理委员会会议	通过医疗质量考核方案的调整，3 月 10 日进行

科室主任签名：
　　　　　　年　　月　　日

分管副院长签名：
　　　　　　年　　月　　日

院长签名：
　　　　　　年　　月　　日

6.4.3　医院员工的考核评价

从医院层面完成对科室的考核评价后，科室管理者还需要对员工进行考核评价，只有通过层层考核，才能明确工作中存在的主要差距，分清具体的责任以及确保医院整体目标的实现。医院员工考核评价是指科室管理者（部分指标也可能从医院层面进行考核）围绕医院和科室的管理目标，按照事先制定好的绩效标准，采用科学的方法，对员工履行岗位职责、完成工作任务的情况进行衡量与评定的过程。一般来说，对员工进行考核评价内容主要包括三个方面，即工作能力、工作态度和工作业绩。

对于公立医院管理人员的考核，则可以借鉴和参考一些国家对公务员的考核方法。比如美国是世界上较早实行公务员功绩考核制的国家之一，其公务员绩效考核体系日趋完善。美国联邦政府公务员共分 18 个职等（GS-1～GS-18），其中 GS16、GS17、GS18 三个职等的公务员被划入高级公务员范畴。美国联邦政府公务员考核主要依据 1978 年出台的《公务员改革法》、1993 年出台的《政府绩效与结果法案》和 2010 年出台《政府绩效与结果法案修正案》。其考核体系主要由以下几方面构成。

1．考核内容

分为五项关键要素：一是领导变革，主要从能否建立并实施组织使命、核心价值观、战略愿景，能否准确预测和把握环境变化并据此作出相应的调整等角度对公务员进行考核；二是领导人员，考核能否设计并实施最大限度地挖掘下属潜能的策略，确保下属绩效计划与组织使命、目标相一致等；三是运营管理，主要考核能否运用有效的管理工具与手段对财务、人力资源等进行管理，从而赢得公众信任并推动完成组织使命；四是建立联盟，考核能否与组织内外部的利益相关者建立良好的关系、获得足够支持等；五是结果驱动，考核是否完成了既定的目标任务，尤其是与所在机构的使命、愿景和战略目标相关的、具体的工作。各机构可根据自身实际情况，为每个关键要素分配权重以体现重要程度，但必须遵循三条原则：第一，分配给结果驱动的权重不得低于 20%；第二，分配给其他各关键要素的权重最低可以为 5%；第三，分配给任何单一关键要素的权重不得高于分配给结果驱动的权重。

2．考核主体

考核主体主要有两个：上级和绩效审查委员会。上级主要对高级公务员的绩效进行初步考核，并将考核结果反馈给被考核者。如果高级公务员对初步考核结果有异议，可在考核结果提交绩效审查委员会之前申请更高层次的审核。

3．考核周期

绩效考核是对年度绩效情况做出的总体评价。各机构的考核周期一般从 10 月 1 日起至第二年 9 月 30 日。

4．考核办法

进行考核的过程中主要采用行为锚定法，这为每一个等级的绩效都界定了标准行为，在考核时比较简便易行。绩效考核系统给出了五个绩效等级：一级（不称职）、二级（基本职称）、三级（完全职称）、四级（非常职称）和五级（杰出）（表 6.9）。

表 6.9　美国联邦政府高级公务员绩效考核系统说明

绩效等级		行为表现
一级	不称职	存在诸多缺点，经常给组织使命和目标实现带来负面影响；被机构领导、同事或下属视为多余的人；不符合既定的绩效期望、时限和目标要求，且无法提供让人满意的服务或成果
二级	基本称职	对组织贡献从短期来看可以接受，但不能显著地促进组织战略目标的实现；基本上符合既定的绩效期望、时限和目标要求，工作中偶尔出现损害组织运营或引起管理层关注的失误；表现出了与他人一起完成工作的基本能力，并展示出了激励下属全力工作或引领下属一起努力解决组织及其工作中存在问题的具体能力
三级	完全职称	表现出较高水准的符合期望的绩效结果，其行为和领导力对战略目标的实现和成果的取得具有积极的作用；根据对其工作质量、数量、效率和效果的考核来看，是一个有效率、可靠、值得信赖、能交付高质量成果的领导者；能够符合并常常超越为其职位确立的具有挑战性的绩效期望；能及时捕捉解决问题和实施变革的时机；会积极寻求重大问题的解决方案并努力促使方案被采纳；能制定促进绩效改进的战略计划
四级	非常称职	表现出很高的绩效水平，并超越了其所在职位职称称职标准的要求；能够激发大家的信心，是能得到机构领导、同事和下属信任的高效率领导者；在具体情况下，总是能超越既定的绩效期望时限与目标；为实现一个或多个战略目标努力并取得显著进展；在计划实施或应对政策挑战中展示出不同寻常的智慧；取得超出预期的、并能推进所在机构目标实现的成果
五级	杰出	对组织使命实现做出突出贡献；表现出非同一般的绩效水平，在所在机构树立起保护卓越和追求完美的形象，被机构领导、同事和下属视为精神领袖和行为榜样；在完成重大的组织目标时，做出了卓越贡献或起到了带头作用，在工作中的每个环节都始终达到了人们对其工作质量最高标准的期待，始终能应对挑战、超越目标，提前完成工作任务；克服对组织有不利影响的意外障碍或棘手难题；作为领导能够以身作则，创造一个鼓励创造性思维和创新的工作环境；促进关键业务流程再造，以顺利完成所在机构确定的绩效目标；能够发挥主动精神，寻找新机会并为此制定实施方案和政策；在工作中能够克服超常任务要求和时间压力完成目标；取得过对所在机构具有重大价值的成果；在计划执行或组织日常运营成本方面，效果显著并节省大量成本

5. 考核结果应用

高级公务员的绩效考核主要用于调整薪酬、授予奖励、确定培训需求以及调整职位等方面[11]。

哈尔滨医科大学附属第二医院通过探索与实践、总结与提炼，逐步形成了一套系统化、规范化、科学化的员工绩效考核体系（年度考核）。医院根据岗位分析对全院员工分为不同类别制定不同的考核内容，即医疗技术人员、行政人员、工勤人员，这样做的目的是确保考核的全面性与适用性。对于医疗技术人员主要从医疗工作、教学工作、科研工作、社会兼职等方面进行全面考核。行政人员考核的主要内容为管理知识水平、制订工作计划、方案及组织、实施和协调能力；管理工作程序的规范性及工作总结和报告的水平；执行法律、法规以及卫生方针、政策情况；廉政建设和精神文明建设情况等。具体从德、能、勤、绩四个方面进行考核。工勤人员主要考核职业道德、服务态度、操作技能、安全生产等内容，在考工定级后，要结合工人的技术等级进行考核。考核结果分为优秀、称职、基本称职、不称职四个等次。在考核方法上，实行领导与群众相结合、平时与定期相结合、定性与定量相结合的方法，注重实效，便于操作。考核的程序为个人总结与述职，群众评价，组织考核，明确等次，考核结果反馈，总结及材料归档。医院将员工年度考核结果作为职务晋升、工资晋级、职称评定、岗位聘任、培训进修、奖金和津贴发放等的依据，考核结果计入本人档案，年度考核结果为优秀的人员作为评选先进的基础，进一步健全了以激发员工工作热情度为目标的绩效考核体系，使医院的人才战略得以实现[12]。

上海交通大学医学院附属瑞金医院北院临床科室在职医师的绩效考核与分配主要是基于科室工作量贡献，其中包含基本工作量（如门诊人次、出院人次、床位占用日数）以及具有科室特色的工作量（如手术人次、科室治疗项目数量等）。经过方案设计，医院各科室基本业务量的计算方案相统一，即相同项目（如门诊人次、出院人次、床位占用日数等）的单位工作量绩效分配值一致，保证了绩效分配方案的公平性与客观性，体现了多劳多得的分配原则。对于临床科室具有治疗操作的特色业务量，按照价值点数法进行绩效分配，鼓励临床医师提升服务量的同时偏向治疗性的医疗服务量，改善患者的整体就医体验，体现优绩优酬的分配原则。为了提高医疗业务工作内涵质量，医院在临床科室绩效分配中还将疑难危重风险作为调控因子，调整相应基本工作量后进行绩效分配，如区分不同手术级别、三四级手术量的占比、普通门诊和专家门诊，根据不同业务类型的疑难危重风险程度制定不同的分配标准，充分发挥绩效分配的导向作用，并体现出着重处理疑难危重病症的三级综合性医院功能定位[13]。

6.4.4　医院科室主任的考核评价

医院科室主任是医院科室行政与业务的领导者，承担着科室的医疗业务、学科建设、人才培养、教学科研、经营管理、业务拓展以及日常行政事务管理等多项职责，调动科室主任的管理积极性和不断提高科室主任的经营管理能力，是全面提升医院管理效能的核心和关键。因此，规范和强化对科室主任的考核是整个医院绩效管理体系设计中的重要内容和关键环节。

对于临床和医技科室主任的考核，主要围绕医疗业务指标、经营管理指标、教学科研指标、服务质量指标、科室工作效率指标、科室社会声誉以及医院领导及职能科室主任对其管理素质与能力的评价等进行。

对于职能科室主任的考核，主要围绕日常工作职责履行、目标完成情况、临床医技科室对本科室管理与服务的评价、医院领导对其管理素质与能力的评价等进行。

上海交通大学医学院附属新华医院借助医院信息化平台，通过 HIS、LIS、PACS、资产管理系统、财务管理系统、科研管理系统和人力资源管理系统等提取和归集各类指标数据，经加工计算，形成量化评价指标，实现对科主任进行客观的考核评价。考核评价对象为医疗业务科室的科主任，共计 46 个。根据科主任所在科室业务性质进行分类考核，分别为非手术科室 23 个、手术科室 15 个、医技科室 8 个。隶属于医疗业务科室的 4 个技术平台分别为心脏介入部、内镜诊治部、血液净化部和准分子激光治疗部。考核周期为半年度和年度考核。考核办法为定量评价和定性评价相结合，客观评价与主观评价相结合。定量评价根据明确的、易测量的和具有代表性的量化指标进行评价，定性评价根据医德医风、廉政违纪、完成政府公共卫生及公益性项目、救灾援助项目等事件情况进行评价；客观评价根据运营数据和事件内容进行评价，主观评价根据科主任答辩内容，专家进行打分评议，答辩内容为科主任对当年科室及本人工作绩效的自我评价以及明年工作目标的设想，考虑到召开答辩会的人力和时间成本因素，主观评价每两年进行 1 次，考核评价分占考核评价总分的 10 分。科主任的定量考核指标依据平衡计分卡原理和关键考核指标而制定。定量考核指标为：财务方面，费用控制；客户方面，外部客户为患者满意度，内部客户为员工满意度；内部业务流程方面，医疗效率和质量；学习与成长方面，科研和教学工作等。对 4 个方面内容设定了 6 个一级指标，包括费用控制、服务满意度、医疗工作效率、医疗质量、科研和教学工作等，一级指标下设 33 个二级指标、对各一级指标和二级指标分别设定权重，考核总分为 100 分，见表 6.10。

表 6.10　科主任绩效考核量化指标 [14]

一级指标	权重	二级指标	权重
费用控制		医疗成本率	6
		药占比	4
		次均门急诊费用	2

一级指标	权重	二级指标	权重
费用控制	22	次均门急诊药费	3
		每出院人均总费用	2
		每出院人均药费	3
		人均耗材费	1
		耗材占收入比	1
服务满意度	18	患者满意度	12
		员工满意度	6
医疗工作效率	18	门急诊人次	1
		出院人次	3
		住院手术人次（手术科室）	4
		手术率（手术科室）	1
		大型及特大型手术结构比（术科）	3
		平均住院日	4
		门诊预约比例	1
		临床路径纳入率	1
		治疗人次（技术平台）	18
		检查人次（医技科室）	18
医疗质量	17	甲级病案合格率	1.5
		医院感染漏报率	1.5
		无菌切口感染率（手术科室）	1.5
		抗生素使用合格率	2.5
		护理质量考核	6
		医疗安全考核	4
科研工作	20	科研工作考核	12
		科室整体科研能力	6
		科主任科研能力	2
教学工作	5	本科生教育考核	2
		研究生教育考核	0.5
		住院医师规范化培训考核	2
		继续医学教育考核	0.5

雪城退伍军人管理局附属医疗中心
2003 年度医疗机构网络主任业绩考评方案[15]

2003 年财政年度医疗机构网络主任（以下简称主任）业绩考评方案由 A、B 两部分组成。其中 A 部分概括了主任应具备的关键核心能力和其他核心能力，B 部分总结并界定了具体的业绩考评指标。

A 部分第一方面：关键核心能力（30%）

关键核心能力包括以下几项：人际交往能力、系统思考能力、应变与适应能力以及组织管理能力。在评价期末，需要简要描述表明其具备某些能力的事例。

A 部分第二方面：其他核心能力（20%）

其他核心能力包括以下几项能力：突破传统思维的能力、客户服务能力、自我掌控力以及技术能力。在评价期末，需要简要描述表明其具备某些能力的事例。

B 部分：业绩考评指标（50%）

这部分按业绩考评指标所支持的使命对这些指标进行了分类，同时，对"医疗保健服务的价值"这一指标做了进一步的细分（按各个价值领域进行划分）。

A 部分说明：

核心能力评定旨在考查主任具备哪些能力。他 / 她直接负责实施了哪些能提高组织总体业绩的措施？为了能够据以评价业绩，每项能力后面都列出了表现该能力的措施和做法（换言之，这个自我评价表意图不再总结医疗机构的经营业绩，而在于了解其主任为取得这些成绩而采取了哪些具体措施与努力）。这里列出的措施可能并不能涵盖主任采取的所有措施，主任可以直接在表中添加自己采取的其他措施和做法。此外，业绩考评方案的商议阶段，对那些得到强调的单个能力领域，如果过去的业绩表明它们非常有必要，那么也可以将这些能力领域加入到"核心能力"清单中来。

A 部分：核心能力

退伍军人管理局的战略驱动目标：通过实践完善的商业原则，进行有效的人事、沟通、技术和监督管理，向退伍军人及其家属提供一流的服务。

目的：通过实践完善商业原则和健全权责机制，提高退伍军人管理局的整体监管质量和业绩。

A 部分第一方面：关键核心能力（占业绩合同 30% 的权重）

1. 人际交往能力　指建立与保持关系、解决纠纷、进行谈判和发展有效的合作关系的能力，具体表现为在人际交往中具有移情能力、肯放权、具备很强的书面与口头表达能力。

● 通过有效沟通，与退伍军人服务组织建立起并保持了有效的合作伙伴关系和互助关系。

● 力求公允、原则性强，决策果断，促进了生产力和效率的提高，鼓舞了员工的工作士气。

● 努力营造自我领导的工作氛围，推行共同领导和共担责任的理念。

● 与公众和媒体保持良好关系，使退伍军人管理局在社区居民中树立起良好形象。

● 与学术团体发展有效的关系，促进双方之间的互利合作。向它们明确表明医院的需要，参与评估方案和解决问题。

2. 系统思考能力　指将各种因素综合起来考虑，并能分析某项措施的实施将对系统其他部分产生哪些影响的能力。具体表现为考虑大环境，清楚应如何把自己的行动与他人联系起来，关注过程、程序和结果，有大局观。

● 定期制订并实施商业计划。

有效支持退伍军人管理局和医疗机构网络的决议；能发现并抓住机遇，改进服务的质量水平、可得性和及时性。

● 抓住机遇实施本地化方案，以增加组织实力；传达并推进决议的执行，合并或整合服务和设施。

● 与当地组织签订有效的共享和合作协议。

3. 应变与适应能力　指迅速适应环境变化，同时处理多项事务和任务以及适应新情况和新条件的能力。具体表现为能和各种人打交道，鼓励发表不同意见，能做到人尽其才、物尽其用。

● 当预算计划、建设工程进度和上级组织的工作重心发展变化时，能有效地对资金、人员、设备和场地进行再分配。充分利用合同、共享协议等各种手段实现期望结果。

● 平衡利益相关者的需要，包括患者、员工、分支机构和退伍军人服务组织，以实现最佳结果。

4. 组织管理能力　具体表现为对组织中的人和组织本身的需要足够敏感，能满足他们的不同需要，对自己及他人有责任感，肯放权，信任他人。

● 确保内部控制体系健全，资金、设备、交通工具和其他财产有专人负责。

- 实施了有效的"合规方案"。
- 充分利用现有资源满足组织需要，以有效践行组织的使命。
- 确保组织符合《公众法》第 107～135 条的规定，其主要内容是保留一定的护理能力以为残废退伍军人（包括脊髓损伤、失明、截肢及心理疾病）提供特殊治疗和康复护理。
- 向内、外部利益相关者传达组织的目标、目的和经营业绩。
- 在组织内部推行有效的行动方案。
- 积极采取措施，发现并解决歧视性投诉。
- 传达组织的期望和行为准则。明确界定雇员及其主管人在工作业绩和行为方面的责任。
- 制订的安全与职业健康方案行之有效，且符合退伍军人管理局、医疗单位联合评审委员会（JCAHO）以及职业安全与健康管理局（OSHA）的要求。
- 制订行之有效的医疗卫生环境方案，为患者提供既整洁、安全、卫生，又符合退伍军人管理局、医疗单位联合评审委员会（JCAHO）环境保护局（EPA）和行业最佳实务要求的就诊环境。
- 致力于筹划、制订、组织并实施有效的信息安全方案。

A 部分第二方面：其他核心能力（占业绩合同 20% 的权重）

1. 服务能力　指将服务整合纳入到管理方案中的能力，以提高患者满意度，赢得利益相关者的支持。重视服务的主任致力于提高内部员工和外部患者对医院服务的满意度。这类主任的特点表现为：及时有效地处理投诉，以患者为中心，结合患者和其他利益相关者的反馈意见制定计划和服务方案，鼓励下属达到或超出患者或利益相关者的期望。

- 实施行之有效的患者投诉受理方案。追踪数据，积极发现并更正影响整个组织的问题。
- 为切实提高服务质量，倡导以患者为中心的工作理念。

2. 突破传统思维的能力　指善于提出新思想和采用新办法，预测未来形势，敢于承担风险和挑战传统观念，能灵活解决问题的能力。具备这一能力的主任必然是足智多谋的。

- 思考、设计并建立新的组织架构以完成医院使命。
- 发现新办法，以最有效地利用有限的资源。
- 积极创造与其他组织开展合作的机会，以提高服务质量。

3. 自我掌控力　指认清自身优势、劣势，继续学习和谋求自身发展的能力。具备这一能力的主任努力弥补自身不足，积极进行职业规划。

● 参加重要的职业培训。

4. 技术能力 指在充分了解组织程序、制度、标准、方法和技术的基础上，掌握了必需的知识和技能。具备这一能力的主任对组织各部门的职能和技术需要都十分了解，并善于衡量工作业绩。

● 确保实施的方案行之有效，保证组织能提供高质量的护理服务。

● 确保医疗记录档案完整，以供审查记录和解决问题之用。

● 确保"优秀业绩改进方案"得到全面实施。

● 在工程动工前，全面分析了其对现有设施的影响，并制订了针对性的解决方案。采取了减轻任何不利影响的合理措施。

● 采购政策向小公司以及少数民族、女性或退伍军人所有的公司倾斜。为采购人员提供必要的资源和个人支持，以帮助其尽可能地实现从小公司以及少数民族、女性或退伍军人开办的公司进行采购的目标。

B部分：业绩考评指标（占绩效合同50%的权重）

医疗保健服务的价值：质量领域

退伍军人管理局的第三项战略目标：在退伍军人生前，尊重他们并为其提供护理服务；在其去世后，代表国家缅怀他们为国家所做的牺牲。

目的：提供高质量、可靠、可得、及时和高效的医疗保健服务，最大限度地改善在编退伍军人的健康和功能状况，并优先向因服役而感染某病、无力承担医药费以及依法有权享受护理服务的退伍军人提供服务。

临床干预：

截至2003财年底，主任和有关项目主管将确保临床干预涉及的患者比例有所增加。临床干预共有7类指标。对每类指标都应列出它们随时间而取得的改善以及在单个目标上所实现的业绩。

指标1：癌症

接受下列检查或教育患者的比例：

● 乳腺癌检查。

● 宫颈癌检查。

● 直肠癌检查。

● 学习前列腺癌检查的有关知识。

指标2：心血管病患者

（1）心力衰竭门诊患者。因心力衰竭到医院就诊的、具有以下某特征的患者比例：

● 在就诊前一直接受血管紧张素转换酶抑制剂（ACEI）注射。

● 在就诊前一直服用β受体阻滞剂。

● 在就诊前按要求监控体重。

（2）心力衰竭住院患者。被诊断为患有原发性心力衰竭，并具有以下某个特征的住院患者比例：

● 在出院前接受了左心室射血分数检查。

● 注射血管紧张素转换酶抑制剂（ACEI）后，左心室射血分数值小于40%（医疗卫生单位评审联合委员会采用的核心指标之一）。

● 需服用β受体阻滞剂。

● 接到的出院指示涉及注意饮食、监控体重、注意药物用量和定期复查的要求（医疗卫生单位评审联合委员会采用的核心指标之一）。

（3）高血压。被诊断为患有高血压，并具有以下某个特征的患者比例：

● 血压低于或等于140/90mmHg

● 血压高于或等于160/90mmHg

（4）缺血性心脏病门诊患者。患急性心肌梗死已有5年，并具有以下某个特征的住院患者比例：

● 低密度脂蛋白胆固醇（LDL-C）小于120mg/dL（过去两年内接受的最近一次检查的结果）。

● 上次就诊后一直服用乙酰水杨酸（阿司匹林）

● 上次就诊后一直服用β受体阻滞剂。

（5）缺血性心脏病住院患者。患急性心肌梗死，并具有以下某个特征的住院患者比例：

● 入院时服用了β受体阻滞剂（医疗卫生单位评审联合委员会采用的核心指标之一）。

● 接受了缺血性再灌注的急性心肌梗死患者（观察期为第一季度，疗效显现周期为二、三或四个季度），出院前经射血分数检查，被确认为左心室功能失常的患者。

● 左心室射血分数小于40%，正在服用血管紧张素转换酶抑制剂（医疗卫生单位评审联合委员会采用的核心指标之一）。

指标 3：内分泌病

患糖尿病，具有以下某特征的患者比例：

- 定期接受视力检查。
- 需服用胰岛素控制病情，糖化血红蛋白小于 9%。
- 需服用胰岛素控制病情，糖化血红蛋白大于 11% 或未服用胰岛素。
- 血压低于或等于 140/90mmHg 的高血压患者。
- 血压高于 160/90mmHg 的高血压患者（数值越低越好）。
- 低密度脂蛋白胆固醇小于 20mg/dL（近两年最近一次检查结果）。

指标 4：传染性疾病

（1）丙型肝炎。下列两类患者的比例：a. 接受基础护理；b. 接受心理健康诊断。

- 经检查。
- 化验。
- 风险系数为正，但未进行化验（数值越低越好）。

（2）免疫注射。以下两类患者的比例：a. 接受基础护理。b. 脊髓损伤且脊髓功能紊乱，并注射了下列疫苗：

- 流感疫苗。
- 肺炎疫苗。

指标 5：心理健康

（1）原发性抑郁症。符合以下某个特征的患者比例：

- 接受抑郁症检查。
- 检查结果呈阳性，在 6 周内接受了后续治疗。

（2）物质使用障碍。符合以下某个特征的患者比例：

- 接受酒精使用障碍检查。
- 开始新一轮的指定物质滥用治疗，持续治疗时间不少于 90 天。

指标 6：与吸烟有关的疾病

（1）以下三类患者的比例：a. 接受基础护理；b. 接受心理健康诊断；c. 脊髓损伤且脊髓功能紊乱：

- 接受烟草制品作用检查。

（2）符合以下某个条件的烟民比例：

- 在过去 12 个月内至少 3 次建议其戒烟。

● 在过去 12 个月中吸过烟（数值越低越好），并按卷烟和其他烟草制品对这类人作进一步细分。

（3）因心力衰竭住院，在住院期间建议其戒烟（JCAHO 采用的核心指标之一）。

（4）因急性心肌梗死住院，在住院期间建议其戒烟（JCAHO 采用的核心指标之一）。

（5）因传染性肺炎住院，在住院期间建议其戒烟（JCAHO 采用的核心指标之一）。

指标 7：呼吸系统疾病

因患细菌性肺炎而住院，并具有以下某个特征的患者比例：

● 住院前注射过肺炎疫苗。

● 在前一个流感高发期（或住院前）注射过流感疫苗。

● 住院后 24 小时内接受了动脉血液气体检查（ABG）或脉搏血氧检查（JCAHO 采用的核心指标之一）。

● 在首次注射抗生素前，采用了血样本培养住院后 24 小时内接受了动脉血液气体检查（ABG）或脉搏血氧检查（JCAHO 采用的核心指标之一）。

指标 8：患者安全

截至 2003 年底，安装了电子病历系统（CPRS）、成像和 B 细胞成熟抗原（BCMA）软件的医疗中心比例将有所增加。

指标 9：合同付款报告系统

截至 2003 年第四季度，面向新药房的供应商订单输入将实现既定目标。

医疗保健服务的价值：工作能力

退伍军人管理局的第一项战略目标：尽最大努力恢复残障退伍军人丧失的身体机能，并改善他们及家属的生活质量。

战略目的：尽最大努力恢复残障退伍军人丧失的身体机能、智力和社交能力，在特殊医疗护理服务领域确立领先地位。

指标 10：康复

截至 2003 财年底，对更大比例的新增卒中、创伤性脑损伤患者或进行了截肢手术的患者进行功能独立性评定（FIM），并建立一个相关的数据库。

指标 11：无家可归的退伍军人

截至 2003 财年底，医院基于下列计划收容治疗的退伍军人比例将有所上升：

● 无家可归退伍军人居家护理计划。

● 面向无家可归退伍军人社区合同或居民的护理计划。

● 向有独立住房或医疗保险的退伍军人提供按日计费的护理服务计划。

医疗保健服务价值：满意度

退伍军人管理局的第三战略目标：在退伍军人生前，尊重他们并为其提供护理服务；在其去世后，代表国家缅怀他们为国家所做的牺牲。

目的：提供高质量、可靠、可得、及时和高效的医疗保健护理服务，最大限度地改善在编退伍军人的健康和机能状况，并优先向因服役而感染某病、无力承担医药费用以及依法有权享受护理服务的退伍军人提供服务。

指标12：患者满意度

截至2003财年底，对医院服务"较为满意"或"非常满意"的以下两类患者的比例将上升。

● 门诊患者：只包括前三个季度诊治的门诊患者。

● 住院患者：只包括前三个季度期间出院的患者。

理想雇主：

退伍军人管理局的战略驱动目标：通过实践完善商业原则，进行有效的人事、沟通、技术和监督管理，向退伍军人及其家属提供一流的服务。

战略目的：通过实践完善的商业原则和健全权责机制，提高退伍军人管理局的整体监管质量和业绩。

指标13：雇员满意度

截至2003财年底，主任和有关项目主管将保证组织战略计划中包含员工发展和后备管理人才培养方案，且这些方案必须达到以下标准：

（1）战略计划中与员工发展有关的内容，必须涉及以下几个方面：员工的未来需要、利益被忽视的员工群体、多样化管理、培训计划及高性能数据库管理方案（HPOM）的实施。

（2）员工和后备管理人才培养方案必须从组织的战略目标出发：

● 建立一套能发现有培养前途雇员的机制。

● 筹建一个与多样化管理相关的建议委员会或类似机构。

● 向全体雇员提供职业发展培训。

● 至少与两家为少数民族服务的组织，如传统黑人大学（HBCU）及拉美裔高等院校协会（HACU）保持正式雇佣关系，如委培或实习项目。

● 建立一套机制，定期分析雇员满意度数据，消除导致雇员严重不满的源头。

● 至少制定三套能为员工提供广阔职业发展空间的方案。

医疗保健服务的价值：可得性

退伍军人管理局的第一项战略目标：尽最大努力恢复残障退伍军人丧失的身体机能，改善他们及其家属的生活质量。

战略目的：尽最大努力恢复残障退伍军人的身体功能、智力和社交能力，在特殊医疗护理服务领域确立组织的领先地位。

指标 14：心理健康

截至 2003 年底，接受心理健康个案管理系统（MHICM）检查的高危患者比例将增加。

退伍军人管理的第三项战略目标：在退伍军人生前，尊重他们并为其提供护理服务，在其去世后，代表国家缅怀他们为国家所做的牺牲。

目的：提供高质量、可靠、可得、及时和高效的医疗保健护理服务，最大限度地改善在编退伍军人的健康和机能状况，并优先向因服役而感染某病、无力承担医药费用以及依法有权享受护理服务的退伍军人提供服务。

指标 15：候诊时间——预约等候

截至 2003 年 9 月 30 日，主要医疗中心必须缩短患者候诊时间，并综合采用以下指标衡量这方面的业绩改进成果：

（1）基础护理——首次来接受治疗的患者。在接受第三季度开展医疗保健服务体验问卷调查时，对"当您需要预约治疗时，您的要求能否立即被满足？"这一问题给出肯定答案的患者比例，我们的目标是 79%。

（2）基础护理——常来医院治疗的患者。在接受第三季度开展的医疗保健服务体验问卷时，对"当您预约治疗时，您的要求能否立即被满足？"这一问题给出肯定答案的患者比例，我们的目标是 79%。

（3）特别护理。2003 年 9 月，患者在预约后，等待接受治疗的时间将达到如下标准：

● 眼部护理，63 天或更少。

● 泌尿科，44 天或更少。

● 整形外科，43 天或更少。

● 耳科，40 天或更少。

● 心脏科，42 天或更少。

指标16：候诊时间——医师

截至2003年第三季度，在接受治疗保健服务体验问卷调查时，表示等候医师时间不超过20分钟的门诊患者比例将有所增加。

医疗保健服务的价值：成本

退伍军人管理局的战略驱动目标：通过实践完善商业原则，进行有效的人事沟通、技术和监督管理，向退伍军人及其家属提供一流的服务。

战略目的：通过实践完善的商业原则和健全权责机制，提高退伍军人管理局的整体监管质量和业绩。

指标17：收入

（1）截至2003年底，第二季度至第四季度收款期小于90天的应收账款数额占应收账款总额比例将上升。

（2）截至2003年底，第二～第四季度下列问题处理的及时性将得到提高：

● 住院患者

听取索赔申诉。

处理索赔。

● 门诊患者

制作医药费账单。

收取医药费。

（3）截至2003年底，第二～第四季度，已收取的医药费或已解决的索赔与未收取的医药费或未决索赔的比率将增大。

医疗保健服务的价值：改善社区居民的医务卫生状况

退伍军人管理局的第四项战略目标：为改善公众医疗卫生状况，应对紧急事件、提高经济福利和促进国家发展做出贡献。

战略目的：推动退伍军人管理局的医疗研发方案的制定，满足退伍军人的需要，将服役引发的伤病作为研究和服务项目的重点，并为国家倡导的疾病和残障研究做出贡献。

指标18：研究——认证

截至2003年9月30日，所有在2003财年接受了国家质量保障局（NCQA）调查、为促进人类研究保护而开展的研究项目将获得完全认证或有条件的认证。

医疗机构网络主任：　　　　　　日期：

主管运营与管理的副秘书长：　　　日期：

广州市第八人民医院

科主任 2017 年目标管理责任书

（期限：2017 年 1 月 1 日至 12 月 31 日）

甲方：广州市第八人民医院

甲方授权人（签名）：

乙方：（科室名称）

乙方负责人（签名）：

科主任作为科室管理的第一责任人、学科带头人，是科室业务与行政的领导者和管理者，承担着科室的医疗、教学、科研、经营管理、人力资源管理、新技术新项目拓展以及日常行政事务管理等多项职责。如何调动科主任管理积极性，强化、提高科主任的经营管理意识，提升管理能力，进而为医院培养和造就一支懂经营善管理精业务的中层管理干部队伍，对医院实现新的突破和发展，不断提高医院经营管理水平有重要意义。鉴于此，医院对科室实施以目标为导向，以人为中心，以成果、效果为衡量的目标管理。由医院领导和各科室负责人签订目标管理责任书，每半年听取、分析一次各目标的完成进度和履行职责情况，全年进行一次述职和整体评价，根据目标实现结果兑现绩效奖励。

一、年度目标的制定原则

1. 职能科室主要根据本科室的职责分工（根据《广州市第八人民医院职能科室职责说明书》）逐条梳理确定，同时根据上级卫生行政主管部门要求和医院整体年度目标分解。

2. 业务科室主要根据医院整体年度目标、本科室诊疗范围、科室发展方向、工作重点等确定。

3. 根据 SMART 原则（具体、可度量、可实现、相关性和时限性）设置目标，原则上允许半年分析后，对于科室发展变化较大（主要指地址搬迁、硬件设施和环境改变、国内知名专家引进等）可相应调整目标。

二、年度目标绩效的考核兑现

1. 预算各科室中层管理干部的年度目标绩效总额，年终考核后发放。

2. 考核以年终述职汇报的方式进行，由人力资源科汇总核算考核结果。考核结果按 A（排名前 20% 的科室）、B（占 30% 的科室）、C（占 30% 的科室）、D（排名后 20%

的科室）四个等级排名，其中 A 级按核定奖励金的 110% 兑现奖励，B 级按核定奖励金的 100% 兑现奖励，C 级按核定奖励金的 90% 兑现奖励，D 级按核定奖励金的 80% 兑现奖励。按照强制分布法原则，A 级和 D 级的科室主任均不超过科室主任总数的 20%。

三、一票否决事项

凡发生以下行为者，绩效奖励实行一票否决。

1. 经举报收受"红包"和药品器械回扣或有以职谋私行为，经查属实的。

2. 在突发公共卫生事件中应急不力，受到上级部门通报批评的。

3. 推诿和拒绝执行领导安排的工作，影响正常工作或造成不良影响的。

4. 违法乱纪受到拘留、刑事责任等相关情形的。

5. 发生医疗纠纷导致医疗赔偿（原则上赔偿金额超过 10 万元），经鉴定确属科室管理原因的。

四、本目标管理责任书的督导和年终考核的具体承办科室为经营管理办公室。

五、本目标管理责任书未尽事宜，需经院长办公会统一确定后补充调整。

表 1 为广州市第八人民医院肝病一科 2017 年任务指标卡，表 2 为医务科 2017 年任务指标卡示例。

表 1   广州市第八人民医院肝病一科 2017 年任务指标卡

项目	内容	目标	权重
工作量目标	全年全科门诊量	≥12 000 人次	
	副高以上专家天数	≥270 天	
	全年全科出院患者数	≥720 人次	15
	慢性乙肝、慢性丙肝、肝硬化、肝癌规范化治疗量	≥95%	
经营管理目标	全科核算收支结余率	达到规定要求	
	一次性耗材和普通卫生材料占业务总收入比例	符合医院规定要求	
	药品收入占业务收入比例	符合医院规定要求	30
	人工成本占业务收入比例	符合医院规定要求	
	医保费用控制	符合医院规定要求	
技术目标	开展 SWE 检测例数	≥200 例	
	内镜人次	≥80 例	10
	开展新技术	≥2 项	
质量目标	医院综合质量考核平均分	≥95	
	医疗纠纷赔偿例数	0	15

续表

项目	内容	目标	权重
效率目标	平均每张病床工作日	≥213 天	
	病床周转次数	≥15 次／年	10
	平均住院日	≤15 天	
满意度目标	患者满意度	≥85%	
	门诊有效投诉率	≤1‰	10
	住院有效投诉率	≤2‰	
医德医风	医德医风考核达标率	100%	5
指令性任务与行政性工作	完成应急事件的救援	100% 完成	5
	义诊、对口支援等	100% 完成	
加分项目			
科教目标	核心期刊发表论文数，每篇加 0.5 分；市级科研立项，每项加 1 分。省部级科研立项，每项加 2 分；整体科教目标最高加分不超过 5 分		
员工成长目标	晋升主任医师职称，每名 1.5 分；晋升副主任医师职称人员，每名 1 分；考取主治医师职称人员，每名 0.5 分；整体员工成长目标最高加分不超过 5 分		

表 2　广州市第八人民医院医务科 2017 年任务目标卡（医政管理部分）

工作项目	工作目标	进度安排	考核指标	验证标准
制度建设	1. 工作管理制度落实情况，建立、健全各项工作制度	2017 年 3 月前梳理医疗核心制度，向全院下发	3 月 31 日前将修改意见稿上报院领导	《广州市第八人民医院医疗制度汇编》
	2. 制定 2017 年工作计划	2017 年 1 月初完成初稿，经分管领导审核后，1 月 10 日前定稿上报办公室	1 月 10 日前定稿，上报办公室	《2017 年度医务科工作计划》定稿并上报
	3. 书写 2017 年度半年总结、年度总结	2017 年 7 月初完成半年总结初稿，经分管领导审核后，7 月 15 日前定稿并上报办公室；2018 年 1 月初完成全年总结初稿，经分管领导审核后，2018 年 1 月 15 日前定稿并上报办公室	7 月 15 日半年总结、2018 年 1 月 15 日年度总结定稿，上报办公室	《2017 年度医务科工作总结》定稿并上报
政务办理	4. 认真做好医院重要医政事务工作的组织实施和检查落实工作	各项医政事务工作实施前制定实施方案、实施后有总结或检查记录	确保医政政务工作协调有序高效运转	查阅有关资料

续表

工作项目	工作目标	进度安排	考核指标	验证标准
医疗质控	5. 对科室医疗质控工作进行检查	检查各科核心制度落实情况、临床路径执行情况、医疗质控自查情况等，每月 10 日前完成重点科室医疗质控检查 每季度汇总全院医疗质控报告，向分管领导汇报，经审核后在 OA 网上公示	每月 10 日前完成质控检查报告，向分管院长汇报	查阅有关资料
医疗质控	6. 归档病历检查	每月 5 日前完成上月归档病历质控检查	每月 10 日前完成归档病历质控检查报告，向分管院长汇报	查阅有关资料
	7. 处方点评	每月 5 日前完成上月处方点评	每月 10 日前完成处方点评报告，向分管院长汇报	查阅有关资料
	8. 院感检查	每月 5 日前完成上月院感检查	每月 10 日前完成院感检查报告，向分管院长汇报	查阅有关资料
投诉处理	9. 做好有效投诉处理	每月 10 日前完成投诉事件的综合分析报告	投诉登记台账、讨论分析及处理记录	查阅有关资料
新技术开展	10. 定期组织科室开展新技术申报	全年召开 2 次学术委员会会议，讨论审核新技术新项目的申报	上下半年各召开 1 次	查阅有关资料
委员会会议	11. 定期召开医疗相关的委员会会议	全年召开医疗相关委员会会议 2 次	上下半年各召开 1 次	查阅有关资料
技能培训	12. 做好"三基"培训	进行"三基"考核 1 次	12 月底完成	查阅有关资料
技能竞赛	13. 积极开展临床技能竞赛	举办病历书写比赛、心肺复苏操作比赛、四大穿刺操作比赛等	12 月底完成	查阅有关资料
急救演练	14. 举行急救联合演练，提高危急重症病例的综合救治水平	开展急诊科、妇产科、儿科、外科等急重症病例联合救治演练 1~2 次	12 月底完成	查阅有关资料
统计报表	15. 全面做好综合性材料和各种报表的整理上报	严格按规定时间、规定格式整理上报，及时做好信息交流和传递	上报材料不超过规定时间且符合规定	查阅有关资料

续表

工作项目	工作目标	进度安排	考核指标	验证标准
信息管理	16. 积极做好卫生政务信息工作，及时报送重点工作动态	全年综合类信息采用 5 篇以上；简讯 10 篇以上	按规定执行	查阅有关资料
	17. 积极为医院网站投稿，反映医疗工作动态，发布重要服务信息	全年为医院网站主页提供重要信息 5 篇以上	按规定执行	办公室查阅
应急处置	18. 建立应急工作机制，完善应急预案，做好应急培训，围绕上级的重点工作和各项工作部署及时处理、及时反馈	发生突发紧急事件，按规定立即汇报院领导，并统筹协调相关科室人员到位处理，做好事件追踪、及时反馈、做好事件总结及汇报	发生突发紧急事件，半小时内启动应急预案，并上报	查阅有关资料

6.4.5　医院领导人员的考核评价

医院领导人员是医院发展与运营的重要决策者和领导者，对于领导人员的考核评价一般由医院的主管部门或投资者进行。医院领导人员一般实行年度考核和任期考核。考核评价医院领导人员的指标体系主要包括以下内容。

（1）社会效益指标：重点评价公众满意、承担公共卫生、突发事件卫生应急和医疗救治、支农支边、对口支援、援外、医学人才培养、国防卫生动员、惠民等公益性任务和社会责任履行情况以及医疗费用控制、病种结构的合理性、按医院定位所体现的功能发挥等。

（2）医疗服务提供指标：重点评价医疗服务质量和安全、医疗服务便捷和适宜等情况，以促进医疗机构合理、规范诊疗等。

（3）综合管理指标：重点评价人力效率、床位效率、成本效率、固定资产使用效率、预算管理、财务风险管控、医疗收入结构、支出结构、节能降耗以及党建工作和行风建设等规范化管理等。

（4）可持续发展指标：重点评价人才队伍建设、临床专科发展、教学、科研等。

上海申康医院发展中心自 2006 年起对所属的 23 家三级（市级）公立医院院长开展年度绩效考核，2010 年增至 24 家。申康中心构建的 24 家公立医院院长考核指标体系如下：

（1）定量指标：定量考核设定社会满意、管理有效、资产运营、持续发展、职工满意五个维度，23 项量化指标，满分 100 分。其中，社会满意度指标总分 50 分，包含患者满意度、费用控制、医护质量，对考核结果起到了决定性作用，凸显公立医院公益性的办医方向。

（2）定性指标：定性指标考核办院方向，即对政府指令性任务执行不力、在办院方向和平安医院建设等方面出现重大问题的，直接给予院长考核降级处理。

（3）附加分指标：一是 2012 年将收支预算、工资总额预算纳入附加分考核，引导医院严格控制支出，尤其是人员成本，推动市级医院开展内部绩效与分配制度改革，探索建立适合市级医院特点的人才培养、人事薪酬制度。该项改革的核心是"两切断、一转变"（即切断科室经济收入指标与医务人员考核之间的直接挂钩关系，切断医务人员收入与处方、检查、耗材等收入之间的直接挂钩关系，转变以科室收减支结余提成分配模式），指导医院围绕岗位工作量、服务质量、病种难易度、成本控制、费用控制、患者满意、医德医风、临床科研与教学等八要素，建立医院内部绩效考核指标体系。推动医院绩效分配打破定价约束，在医院内部建立一套与医院发展战略相匹配、体现医务人员劳务价值的分配体系。二是从 2013 年起，将病种难度和手术难度指标纳入附加分考核。开发疾病诊断相关分组（DRGs）申康版，统计每个医院的病种组数、病种难度指数（CMI）、病种难度系数（RW）大于 2 的高难度病种例数，并 1 年 2 次向所有三级医院公布；筛选体现三级医院疑难危急重症诊治能力和水平的代表性病种 43 个，其服务量约占当期三级医院出院人次的 1/5，医疗费用占当期三级医院出院费用的 1/3；持续开展医疗服务能力、资源消耗、服务效率等绩效指标的院际比较分析，每季度公布；引导医院看大病、解难症，凸显三级医院功能定位，更加注重急危重症及疑难复杂疾病的诊治，更加注重医疗质量管理。

上海市市级医院院长绩效考核将市级医院置于同一比较平台，实行年度考核与任期考核相结合、结果考核与过程评价相统一、考核结果与奖惩相挂钩的考核制度。年度绩效考核结果用百分制表示，并根据得分高低分为 A（优秀）、B（优良）、C（合格）、D（不合格）四个等级。绩效考核结果直接作为院长年度绩效奖惩、选拔任用、评优评先、财政投入的重要依据，也是医院工资总额预算核定的重要依据[15]。

2010 年开始，哈尔滨市卫生局对市直 14 所公立医院院长进行绩效考核。根据《医疗机构管理条例》《中华人民共和国医师法》和《医疗管理评价指南（2008 版）》等医疗卫生管理法律、法规和诊疗护理规范，按照以定量考核指标为主、兼顾定性考核指标的原则，制定了院长的考核体系，共六大类、27 项，满分为 100 分[16]，如表 6.11 所示

（以哈尔滨市公立医院为例）。

表 6.11　哈尔滨市公立医院院长绩效考核体系

考核项目	考核指标	考核内容
服务评价 （15 分）	患者满意度职工满意度信访投诉	≥90% 得 5 分，≥80% 得 4 分，≥70% 得 3 分，≥60% 得 2 分，≥50% 得 1 分
		≥80% 得 5 分，≥75% 得 4 分，≥70% 得 3 分，≥60% 得 2 分，≥50% 得 1 分
		投诉查实每起扣 1 分，情节严重造成影响较大扣 5 分
办院方向 （15 分）	政府指令性任务预防保健任务依法执业情况	全部完成得 5 分
		全部完成得 5 分
		依法执业得 5 分
平安建设 （15 分）	无重大四防安全事故	防范措施到位，未发生事故得 5 分
	无重大医疗纠纷、医疗事故发生	无重大医疗纠纷得 1 分，补偿费用不得超过业务收入的 4‰ 得 1 分，医疗事故争议责任追究制度落实得 1 分，按医疗事故性质和等级判定未发生事故得 2 分
	无违法违纪案件发生	防范措施到位，未发生违法违纪案得 5 分
管理有效 （25 分）	医疗服务	开展门诊就诊流程再造，预约诊疗服务，电子病历，先诊疗、后结算，单病种质量管理和落实物价管理 6 项制度各得 1 分
	三、四类手术比例	每增加 2% 得 1 分
	每职工门急诊、出院、手术人次增长率	每递增 5% 以上各得 2 分
	平均住院日	15 天，每增加 0.1 天扣 0.1 分
	临床路径管理病种数	实施临床路径病种 20 种以上，有病例得 4 分
	信息化建设	建立管理机构、软件项目有备案材料、有规划、网站及时更新、"一点通"自助查询和"一日清单"各得 0.5 分
	开展成本核算，降低运行成本	开展科室全成本核算得 1 分，制定并实行服务效率和质量与经济效率指标相结合的考核方法得 1 分
资产运营 （15 分）	新增固定资产增值率	达到 10% 得 2 分，其中自创达 50% 以上得 1 分
	百元固定资产收益率	较上年增长得 3 分
	流动资产收益率	较上年增加得 3 分
	每职工平均业务收入增长率	与上年比较增加 20% 以上得 3 分，增加 10%～20% 得 2 分，增加 10% 以内得 1 分
	药品收入占业务收入比率	比率≤45% 得 3 分，比率≥45%，与上年比降低 3% 以上得 3 分，降低 2% 得 2 分，降低 1% 得 1 分
发展持续 （15 分）	医院发展规划完成率	年度计划执行达标率≥90% 得 3 分，≥80% 得 2 分，≥70% 得 1 分
	市级以上经费资助科研项目及奖励，SCI 论文	每获 1 项，市级得 1 分，向上逐级增加 1 分；每发表 1 篇 SCI 论文得 2 分
	重点专科建设、经费投入及高级人才引进	有计划并取得实效得 2 分，经费支出增加得 1 分；引进 1 名学科带头人得 1 分；引进一名高职或博士得 0.5 分
	病区护士与床位比	病区护士与床位比大于 0.4：1 得 2 分，ICU 护士与床位比大于 2.5：1 得 1 分
	开展新技术新项目	国内先进得 3 分，省一等奖每项得 0.5 分，二等奖得 0.3 分，三等奖得 0.1 分，最多得 3 分
	医疗资源整合	效果显著得 3 分

亚特兰大综合医院总裁兼 CEO 业绩目标[17]

（2002 年 10 月—2003 年 10 月）

A. 董事会监管

总体目标：

● 与董事会间进行坦率的沟通。

● 及时与董事会主席沟通。

● 贯彻实施董事会批准的各项政策。

具体目标：

● 与董事会一起，不断致力于监管流程的改进（最大限度地减少重复监管，重点处理财务、质量和战略问题）。

● 继续为董事会安排及时、合理的教育培训课程。

● 继续与董事会的每名成员会谈。

B. 财务目标

总体目标：

● 实现整体预算目标。

● 监控并实施必要的变革，以实现财务目标。

具体目标：

● 监控各项财务目标的实现。

● 与医疗卫生服务成本审查委员会共同探讨费率问题，努力巩固双方之间的合作关系。

C. 战略计划

总体目标：

● 确保所有计划和方案都体现了医院的使命感和愿景。

具体目标：

● 与计划制定委员会和董事会讨论如何调整受全球问题影响的战略计划目标，并同计划确定与医务执行委员会协商所需专业人员的招聘方案。

● 监督建筑工程的土地开发计划的实施。

● 为急诊外科和医疗办公大楼的筹建提供指导。

D．医务人员

总体目标：

● 加强与管理层、董事会和医务人员间沟通。

具体目标：

● 经常与医师进行坦率的沟通。

● 分析医师满意度调查工具的适用程度。

● 评估医务人员管理制度以促进上下沟通。

● 为正式剥离医师的记账业务制定规划。

● 实施2002年员工招聘方案。

● 制定并在医院内公布2003年及2004—2006年的员工招聘计划。

E．合规情况

总体目标：

● 确保本医院遵守各项法律、法规。

具体目标：

● 针对医疗卫生单位评审联合委员会（JCAHO）开展的年度调查，做好各项准备工作。

● 就如何遵守《医疗保险携带性与责任法案》这一问题制定解决方案并付诸实施。

F．发展与公关

总体目标：

● 确保本医院或医疗卫生单位能完成其使命，努力在社区中发挥积极作用。

具体目标：

● 组织与社区发展有关的活动，包括募资活动、年度呼吁书的起草及其他特殊活动。

● 继续参加社区医疗保健和福利计划的服务范围。

● 制定医院推广方案，树立良好的市场形象。

G．质量与安全

总体目标：

● 确保医院继续高度关注服务质量与安全问题。

具体目标：

● 制定并实施患者安全计划。

- 继续通过质量保证委员会向董事会报告质量信息。
- 制定考虑周全的安全和灾难准备计划。
- 继续评估扩展安全服务的可行性。
- 完善患者满意度调查问卷，开展患者满意度调查。
- 继续制定客户服务计划。

H. 人力资源

总体目标：
- 继续成为雇员心目中的"理想雇主"而努力。

具体目标：
- 针对各级员工，制定激励方案。

 案例　广州市妇女儿童医疗中心中层管理干部绩效考核办法

广州市妇女儿童医疗中心职能部门主任绩效考核办法

中心职能部门是中心领导的决策参谋部门、信息反馈部门、落实执行部门。职能部门主任是整个中心全面提升执行力的中枢环节，明晰各职能部门的部门职责，确定职能部门的季度和年度具体工作目标，强化对职能部门主任的考核，对中心各项工作任务和指标的落实，确保完成各项医疗任务和经营管理工作具有重要意义。为此，特制定本考核办法。

一、目的

实施对中心职能部门主任的绩效考核，目的是明确部门主任的工作任务，尽可能量化考核指标，增强各部门主任在管理工作中的目的性和有效性，通过绩效评估查找和发现管理中存在的问题并予以改进，充分调动部门主任做好管理工作的积极性、主动性和创造性。

二、考核对象

中心各职能部门（含两个院区管理办公室）15 个：办公室主任、人事部主任、医务部主任、护理部主任、科教信息部主任、保健部主任、财务部（与运营管理部合署）主任、后勤管理部（与设备部、保卫部合署）主任、纪检监察审计室主任、联络部主任、门诊部主任、工会主席、团委副书记、市儿童医院人民中路院区管理办公室主任、市妇幼保健院人民中路院区管理办公室主任。

三、考核周期与考核内容

考核周期：分为季度考核和年度考核。

季度考核的内容分三方面：季度工作目标考核、缺陷考核、管理协作评估，其中管理协作评估包括临床医技科室评估、中心分管领导评估、中心主任评估。

年度考核的内容分两方面：年度工作目标考核、管理协作评估，其中管理协作评估包括科室/部门员工评估、职能部门主任评估、临床医技科室评估、中心分管领导评估、中心主任评估。

四、季度考核的具体内容和权重

季度考核的具体内容和权重见表 1。

表 1　季度考核的具体内容和权重

考核内容		权重	考核责任部门
缺陷考核		30	办公室
工作目标考核		30	办公室
管理协作评估	临床医技科室评估	10	人事部
	中心分管领导评估	10	办公室
	中心主任评估	20	办公室

（一）缺陷考核

缺陷考核是根据各部门的日常管理中的关键职责，制定相应的考核标准。缺陷考核的办法为先赋予 30 分自然得分值，出现缺陷后在 30 分的基础上扣减。在"绩效沟通会"上进行具体考核评估。

（二）工作目标考核

由各职能部门主任上报本部门工作任务（原则上为选定最重要和核心的 10 项工作）并量化为具体指标、完成时限以及要达到的预期效果，填入附件 2 的目标卡内，经中心分管领导审核后，报中心主任批准执行。

（三）管理协作评估

管理协作评估包括临床医技科室评估、中心分管领导评估和中心主任评估。

五、年度考核的具体内容和权重

年度考核的具体内容和权重见表 2。

表 2　年度考核的具体内容和权重

考核内容		权重	考核责任部门
工作目标考核		40	办公室
管理协作评估	科室 / 部门员工评估	10	人事部
	职能部门主任互评	10	人事部
	临床医技科室评估	10	人事部
	中心分管领导评估	10	办公室
	中心主任评估	20	办公室

工作目标完成程度考核详见第六项第二条。其中临床医技科室评估、中心分管领导评估、中心主任评估取 4 个季度的平均值即可。

六、考核及评估实施办法

1. 各实施考核责任人做好职责范围内的绩效考核工作，并实行动态考核，及时做好考核记录。

2. 每个季度 / 年度初由各职能部门主任上报本部门工作任务（原则上为选定最重要和核心的 10 项工作，任务来源主要包括本部门要做的、上级领导要求做的、其他部门要求协作的）并量化为具体指标、完成时限以及要达到的预期效果，经中心分管领导审核后，报中心主任批准执行。

3. 每个季度 / 年度末召开职能部门主任"绩效沟通会"，由中心领导根据被考核者汇报考核期间所完成的目标工作情况和在日常管理工作中是否发生缺陷在评估表上进行评分（评分内容包括缺陷考核项目和目标卡项目）。

4. 办公室负责整理汇总考核结果（季度、年度），并在＿＿＿日前编制完成本考核周期每个部门的绩效考核汇总分数一览表，并对在绩效沟通会上反馈的重点问题进行分析，提出改进建议，并将考核结果和分析结果于＿＿＿日前上报中心领导。

5. 中心领导于＿＿＿日前把审批后的考核结果反馈办公室，办公室及时把考核结果反馈各部门主任。

七、考核结果应用

中心为每位主任核定职务津贴和年终奖励，根据考核结果按一定的比例发放。具体发放标准如表 3 所示。

表3　主任的职务津贴和年终奖励发放标准

评定等级	评定分值	发放标准
出色	≥95	按110%发放
优秀	90≤分值＜95	全额发放
良好	85≤分值＜90	按85%发放
合格	80≤分值＜85	按70%发放
有待改进	75≤分值＜80	按55%发放
不合格	＜75	不发放

八、一票否决的情况

出现表4所示的情况，予以一票否决，直接定为不合格。

表4　一票否决的情况

安全事故	部门发生安全责任事故如引起火灾、电路短路（需院务委员会会议确认）或发生重大差错造成损失5000元以上的。
工作失误	上级检查中出现扣分属于本部门原因的，或科室人员出现工作失误，给医院造成负面影响的（由院务委员会会议认定）。
以权谋私	职能部门主任利用职权以权谋私，或行贿受贿经查属实的。
违法违纪	职能部门主任触犯法律被依法处理的。
计划生育	部门内有员工违反计划生育政策的。

九、考核管理

由于客观环境的变化或管理需要，对绩效考核指标、标准、实施办法等进行调整时，由考核责任部门的负责人提出，经办公室组织讨论同意后，可进行调整和修正。经讨论、修订、公示后的绩效考核办法，需严格执行。

被考核主任如对考核结果存有异议，首先应通过与中心分管领导的沟通来解决；如不能妥善解决，被考核主任可在考核结果知晓一周内向中心主任提出申诉。

附件：

1.《广州市妇女儿童医疗中心职能部门缺陷考核指标》

2.《广州市妇女儿童医疗中心职能部门主任工作目标卡》

3.《广州市妇女儿童医疗中心职能部门主任工作评估卡》

4.《广州市妇女儿童医疗中心职能部门员工对主任评估表》

5.《广州市妇女儿童医疗中心职能部门主任协作情况互评表》

6.《广州市妇女儿童医疗中心临床医技科室主任对职能部门主任评估表》

7.《广州市妇女儿童医疗中心分管领导对职能部门主任评估表》

8. 《广州市妇女儿童医疗中心主任对职能部门主任评估表》

广州市妇女儿童医疗中心专科主任绩效考核办法

专科是中心的基本经营单元，抓好各专科的医疗业务、科研教学、康复保健、医疗服务和经营管理，对于促进中心的持续发展具有决定性的作用。为了充分调动专科主任的管理积极性、主动性，不断提高主任的经营管理能力，全面提升本专科的医疗技术水平、服务质量和经营管理能力，决定对专科主任实施季度与年度考核，并制定本考核办法。

一、目的

实施对中心各专科主任的绩效考核，目的是明确专科主任的工作任务，尽可能量化考核指标，增强各专科主任在管理工作中的目的性和有效性，通过绩效评估查找和发现管理中存在的问题并予以改进，充分调动专科主任做好经营管理工作的积极性、主动性和创造性。

二、考核对象（共47个）

儿内科14个：疾病感染科主任、消化内科主任、呼吸内科主任、肾内科主任、内分泌科主任、神经康复科主任、免疫科主任、血液肿瘤科主任、内科门诊主任、保健科门诊主任、中医科主任、综合病区主任、心内科主任、内科门诊主任

妇科7个：计划生育科主任、生殖内分泌科主任、妇科肿瘤科主任、妇科泌尿科主任、普通妇科主任、妇科门诊主任、中医妇科门诊主任

产科5个：产科门诊主任、高危产科（含妇产科急诊）主任、生理产科主任、产房主任、胎儿治疗科主任

外科17个：乳腺外科主任、新生儿外科主任、胃肠外科主任、肝胆外科主任、肿瘤外科主任、胸外科主任、神经外科主任、骨外科主任、泌尿外科主任、麻醉科主任、外科门诊主任、皮肤科门诊主任、眼科主任、耳鼻喉科（听力学）主任、耳鼻喉科（睡眠学）主任、口腔科主任、心外科主任

新生儿科1个：新生儿内科（含NICU）主任

急诊科1个：急诊科主任

ICU 2个：PICU主任、CCU主任

三、考核的周期与主要内容

考核周期：分为季度考核和年度考核。

季度考核内容包括两方面：综合指标考核（质量控制、服务管理、评审管理）及管理协作评估考核（科部主任评估、中心分管领导评估）。

年度考核内容包括两部分：综合指标考核（岗位职责、工作量指标、质量指标、科教指标、文明建设指标、综合治理指标）及管理协作评估（科室员工评估、职能部门主任评估、科部主任评估、中心分管领导评估）。

四、季度考核的具体内容和权重

季度考核的具体内容和权重见表1。

表 1　季度考核的具体内容和权重

考核内容		权重	考核责任部门
综合指标考核（80分）	质量控制	45	医务部／护理部
	服务管理	20	办公室／客服部
	评审管理	15	JCI办公室／办公室
管理协作评估（20分）	科部主任评估	10	办公室
	中心分管领导评估	10	办公室

（一）综合指标考核

综合指标考核见表2。

表 2　综合指标考核

一级指标	权重	二级指标	考核办法	考核部门
质量控制	55	核心制度的执行情况	二级指标的具体指标要素和考核办法有专门的具体办法。	医务部／护理部
		医疗质控统计指标（通用和专用）		
		病案管理		
		医保、公费政策执行		
		护理工作的规范性		
		医疗缺陷		
		传染病报告管理		
		住院患者院感发生率		
		合理使用抗生素		
		指令性任务完成情况		
		专科出诊次数		
		查房次数		
		患者安全管理情况		

续表

一级指标	权重	二级指标	考核办法	考核部门
服务管理	20	门诊患者满意度≥85% 住院患者满意度≥85%	满意度每下降 1% 扣 1 分	办公室 / 客户服务部
		有效投诉率：门诊≤1/5000，住院≤1/3000	投诉每增加一例扣 1 分，投诉核实负有责任的一例扣 1 分	
评审管理	25	JCI 评审项目完成情况	未按领导要求完成 JCI 评审相关工作的，出现一次扣 3 分	JCI 办公室
		三甲评审项目完成情况	未按领导要求完成创三甲相关工作的，出现一次扣 3 分	办公室

（二）管理协作评估

管理协作评估包括科部主任评估和中心分管领导评估。

五、年度考核的具体内容和权重

年度考核的具体内容和权重见表 3。

表 3 年度考核的具体内容和权重

考核内容		权重	考核责任部门
综合指标考核 （60 分）	岗位职责	10	人事部
	工作量指标	20	财务部
	质量指标	10	医务部 / 护理部
	科教指标	10	科教信息部
	文明建设指标	5	纪检监察审计室
	综合治理指标	5	后勤管理部
管理协作评估 （40 分）	科室员工评估	10	人事部
	职能部门主任评估	10	人事部
	科部主任评估	10	办公室
	中心分管领导评估	10	办公室

综合指标考核的具体指标详见中心办公室制定公布的"年度考核细则"。科部主任、中心分管领导评估取 4 个季度的平均值。

六、考核及评估实施办法

1. 各实施考核责任人做好职责范围内的绩效考核工作，并实行动态考核，及时做好考核记录。

2．在办公室的统筹协调下，各考核责任部门按考核周期进行考核结果汇总（季度、年度），在＿＿＿日前给出上一个考核周期的每个专科的绩效考核汇总分数，并对其中反映的重点问题进行分析，提出改进建议，并将考核结果和分析结果于＿＿＿日前统一交到办公室。

3．办公室负责汇总各专科主任的最终考核结果，收集考核部门对各专科绩效的改进建议，并加以提炼，写出总体考核情况分析报告，于＿＿＿日前上报中心领导。

4．中心领导于＿＿＿日前把审批后的考核结果反馈办公室，办公室及时把考核结果反馈各专科主任。

七、考核结果的应用

中心为每位主任核定季度职务津贴和年终奖励，根据考核结果按一定的比例发放，具体发放标准如表 4 所示。

表 4　主任的职务津贴和年终奖励发放标准

评定等级	评定分值	发放标准
出色	≥95	按 110% 发放
优秀	90≤分值<95	全额发放
良好	85≤分值<90	按 85% 发放
合格	80≤分值<85	按 70% 发放
有待改进	75≤分值<80	按 55% 发放
不合格	<75	不发放

八、一票否决的情况

出现表 5 所示的情况，予以一票否决，直接定为不合格。

表 5　一票否决的情况

序号	指　标
1	发生经医学会鉴定的医疗事故或院务委员会会议确认的重大医疗差错，或发生医疗纠纷造成赔偿额在 10 000 元以上的。
2	上级检查中出现扣分行为，或科室人员出现失误，给医院造成负面影响的。
3	专科主任收受"红包"、回扣经查证属实的。
4	专科主任触犯法律被依法处理的。
5	科室内有员工违反计划生育政策的。

九、考核管理

由于客观环境的变化或管理需要，对绩效考核指标、标准、实施办法等进行调整时，由考核责任部门的负责人提出，经办公室组织讨论同意后，可进行调整和修正。经讨论、修订、公示后的绩效考核办法，需严格执行。

被考核员工如对考核结果存有异议，首先应通过与直属上级的沟通来解决；如不能妥善解决，被考核员工可在考核结果知晓一周内向办公室提出申诉，办公室需在接到申诉之日起十日内，对申诉者的申诉请求予以答复。

附件：

1.《广州市妇女儿童医疗中心医疗质量控制指标要素及考评办法》
2.《广州市妇女儿童医疗中心科室员工对专科主任评估表》
3.《广州市妇女儿童医疗中心职能部门主任对专科主任评估表》
4.《广州市妇女儿童医疗中心科部主任对专科主任评估表》
5.《广州市妇女儿童医疗中心分管领导对专科主任评估表》

广州市妇女儿童医疗中心医技科室主任绩效考核办法

医技科室和临床科室关系密切，医技科室检查诊断工作为临床在诊治疾病的过程中提供科学、真实、确切的各种信息。医技科室的管理是医院管理中的重要部分，为了充分调动医技科室主任的管理积极性、主动性，不断提高主任的经营管理能力，全面提升医技科室的医疗技术水平、服务质量和经营管理能力，决定对医技科室主任实施季度与年度考核，并制定本考核办法。

一、目的

实施对中心医技科室主任的绩效考核，目的是明确医技科室主任的工作任务，尽可能量化考核指标，增强各医技科室主任在管理工作中的目的性和有效性，通过绩效评估查找和发现管理中存在的问题并予以改进，充分调动医技科室主任做好管理工作的积极性、主动性和创造性。

二、考核对象（共 19 个）

1. 药学部 3 个：西药科主任、中药科主任、中心药房主任

2. 临床检验部 3 个：检验科主任、输血科主任、病理科主任

3. 医学影像部 5 个：放射科主任、CT 室主任、MR 室主任、超声科主任、心脏功能诊断室主任

4. 优生围产研究所 4 个：产前诊断中心主任、生殖医学中心主任、脐血库主任、新生儿筛查中心主任

5. 儿科研究所 4 个：病毒研究室主任、出生队列研究室主任、分子生物学研究室主任、细菌研究室主任

三、考核的周期与内容

考核周期：分为季度考核和年度考核。

季度考核内容包括三方面：综合指标考核（质量控制、行政管理）、季度工作目标考核，以及管理协作评估（专科主任评估、中心分管领导评估、中心主任评估）。

年度考核内容包括三方面：综合指标考核（岗位职责、工作量指标、质量指标、科教指标、文明建设指标、综合治理指标），年度工作目标考核，以及管理协作评估考核（科室员工评估、专科主任评估、职能部门主任评估、中心分管领导评估）。

四、季度考核的具体内容和权重

季度考核的具体内容和权重见表 1。

表 1 季度考核的具体内容和权重

考核内容		权重	考核责任部门
综合指标考评（55 分）	质量控制	30	医务部 / 护理部
	行政管理	15	
	评审管理	10	
工作目标考核（15 分）	目标卡项目完成情况	15	办公室
管理协作评估（30 分）	专科主任评估	10	人事部
	中心分管领导评估	10	办公室
	中心主任评估	10	办公室

（一）综合指标考核内容

1. 质量控制指标及考核办法

医疗质量控制指标分通用部分和专用部分，医疗质量控制指标的计算方法：

$$医疗质量控制分数＝各指标分值之和 \times 0.3$$

各医技科室具体的质量控制指标及详细考核办法有专门文件。

2. 行政管理指标内容及考核办法

行政管理考核采取缺陷考核的形式，基础分值为 15 分，根据表 2 所示指标考核出现缺陷后在 15 分的基础上扣减。

表 2　行政管理指标内容及考核办法

一级指标	权重	考核内容	考核办法	考核部门
行政管理	15 分	上传下达	未按规定及时将相关文件、会议信息传达到有关领导、科室或员工，出现一次扣 3 分	办公室
		会议出席	医院召开的会议累计 3 次迟到、早退或有一次无故不参加的扣 3 分	

3. 评审管理指标及考核办法

评审管理考核基础分值为 10 分，根据表 3 所示指标和考核办法进行考核后在 10 分的基础上扣减。

表 3　评审管理指标及考核办法

一级指标	权重	二级指标	考核办法	考核部门
评审管理	10 分	JCI 评审项目完成情况	未按领导要求完成 JCI 评审相关工作的，出现一次扣 2 分	JCI 办公室
		三甲评审项目完成情况	未按领导要求完成创三甲相关工作的，出现一次扣 2 分	办公室

（二）工作目标考核

由医技科室主任上报本科室工作任务（原则上为选定最重要和核心的 10 项工作）并量化为具体指标、完成时限以及要达到的预期效果，经中心分管领导审核后，报中心主任批准执行。

（三）管理协作评估

管理协作评估包括专科主任评估、中心分管领导评估和中心主任评估。

五、年度考核的具体内容和权重

年度考核的具体内容和权重见表 4。

表 4　年度考核的具体内容和权重

考核内容		权重	考核责任部门
综合指标考评 40 分	岗位职责	12.5	人事部
	工作量指标	12.5	财务部
	质量指标	10	医务部 / 护理部
	科教指标	5	科教信息部
综合指标考评 10 分	文明建设指标	5	纪检监察审计室
	综合治理指标	5	后勤管理部
工作目标考核 10 分	目标卡	10	办公室
管理协作评估 40 分	科室员工评估	10	人事部
	专科主任评估	10	人事部
	职能部门主任评估	10	人事部
	中心分管领导评估	10	办公室

综合指标考核的具体指标详见中心办公室制定公布的"年度考核细则"，工作目标考核详见第六项第二条。专科主任评估、中心分管领导评估取四个季度平均值即可。

六、考核及评估实施办法

1. 各实施考核责任人做好职责范围内的绩效考核工作，并实行动态考核，及时做好考核记录。

2. 每个季度 / 年度初由医技科室主任上报本科室工作任务（原则上为选定最重要和核心的 10 项工作）并量化为具体指标、完成时限以及要达到的预期效果，经中心分管领导审核后，报中心主任批准执行。每个季度 / 年度末召开医技科室主任"绩效沟通会"，由中心领导根据被考核者汇报在考核期间所完成工作情况进行评分。

3. 在办公室的统筹协调下，各考核责任部门按考核周期进行考核结果汇总（季度、年度），在____日前给出上一个考核周期的每个科室的绩效考核的汇总分数，并对其中反映的重点问题进行分析，提出改进建议，并将考核结果和分析结果于____日前统一交到办公室。

4. 办公室负责汇总各医技科室主任的最终考核结果，收集考核部门对各医技科室绩效的改进建议，并加以提炼，写出总体考核情况分析报告，于____日前上报中心领导。

5. 中心领导于____日前把审批后的考核结果反馈办公室，办公室及时把考核结果反馈各医技科室主任。

七、考核结果应用

中心为每位主任核定季度职务津贴和年终奖励，根据考核结果按一定的比例发放，具体发放标准如表 5 所示。

表 5　主任季度职务津贴和年终奖励具体发放标准

评定等级	评定分值	发放标准
出色	≥95	按 110% 发放
优秀	90≤分值<95	全额发放
良好	85≤分值<90	按 85% 发放
合格	80≤分值<85	按 70% 发放
有待改进	75≤分值<80	按 55% 发放
不合格	<75	不发放

八、一票否决的情况

出现表 6 所示的情况，予以一票否决，直接定为不合格。

表 6　一票否决的情况

序号	指　标
1	发生经医学会鉴定的医疗事故或院务委员会会议确认的重大医疗差错，或发生医疗纠纷造成赔偿额在 10 000 元以上的。
2	上级检查中出现扣分行为，或科室人员出现失误，给医院造成负面影响的。
3	医技科室主任收受"红包"、回扣经查证属实的。
4	医技科室主任触犯法律被依法处理的。
5	科室内有员工违反计划生育政策的。

九、考核管理

由于客观环境的变化或管理需要，对绩效考核指标、标准、实施办法等进行调整时，由考核责任部门的负责人提出，经办公室组织讨论同意后，可进行调整和修正。经讨论、修订、公示后的绩效考核办法，需严格执行。

被考核员工如对考核结果存有异议，首先应通过与直属上级的沟通来解决；如不能妥善解决，被考核员工可在考核结果知晓一周内向办公室提出申诉，办公室需在接到申诉之日起十日内，对申诉者的申诉请求予以答复。

附件：

1.《广州市妇女儿童医疗中心医技科室医疗质量控制考核指标》

2.《广州市妇女儿童医疗中心医技科室主任关键任务目标卡》

3.《广州市妇女儿童医疗中心医技科室主任工作评估卡》

4.《广州市妇女儿童医疗中心医技科室员工对科室主任评估表》

5.《广州市妇女儿童医疗中心职能部门主任对医技科室主任评估表》

6.《广州市妇女儿童医疗中心专科主任对医技科室主任评估表》

7.《广州市妇女儿童医疗中心分管领导对医技科室主任评估表》

8.《广州市妇女儿童医疗中心主任对医技科室主任评估表》

（案例来源：景惠管理研究院咨询案例）

参 考 文 献

［1］ 加里·德斯勒，曾湘泉. 人力资源管理［M］. 北京：中国人民大学出版社，2007.

［2］ 廖泉文. 人力资源考评系统［M］. 济南：山东人民出版社，2000.

［3］ 廖三余. 人力资源管理［M］. 北京：清华大学出版社，2006.

［4］ 沃尔特·J. 弗林，罗伯特·L. 马西斯，等. 医疗机构人力资源管理［M］. 李林贵，杨金侠，译. 北京：北京大学出版社，2006.

［5］ 戴维·帕门特. 关键绩效指标：KPI 的开发、实施和应用［M］. 张丹，商国印，译. 北京：机械工业出版社，2012.

［6］ 陈维政，余凯成，程文文. 人力资源管理与开发高级教程［M］. 2 版. 北京：高等教育出版社，2013.

［7］ 彼得·德鲁克. 管理的实践［M］. 齐若兰，译. 北京：机械工业出版社，2006.

［8］ 加里·德斯勒. 人力资源管理［M］. 6 版. 北京：中国人民大学出版社，1999.

［9］ 张英. 医院绩效考核常用方法［J］. 中国医院院长，2006，10：250-252.

［10］ 王兴玲，张英. 医院工作量积点标化法绩效工资体系设计模式［M］. 广州：广东人民出版社，2017.

［11］ 陈曦. 美国联邦政府高级公务员绩效考核体系探究［J］. 国家行政学院学报，2016，2：128-132.

［12］ 唐敏，郭志军，等. 医院员工年度绩效考核体系的建立与实践［J］. 中国医院管理，2010，30（6）：40-41.

［13］ 陈忆. 公立医院临床医师的绩效考核与薪酬分配研究：以上海瑞金医院北院为例［J］. 中国医院，2017，3：25-28.

［14］ 顾松涛. 基于信息平台的公立医院科主任绩效考核实证研究［J］. 中国医院管理，2012，32（12）：30-32.

［15］ 郭永瑾，王爱荣，等. 上海市级公立医院院长绩效考核的探索［J］. 中国卫生人才，2017，3：50-51.

［16］ 周国伟，吴群红，等. 公立医院院长绩效考核评价与研究［J］. 中国医院管理，2012，32（4）：26-28.

［17］ 彼得·A. 韦尔，等. 医院 CEO 业绩考评［M］. 张其镇，译. 北京：企业管理出版社，2008.

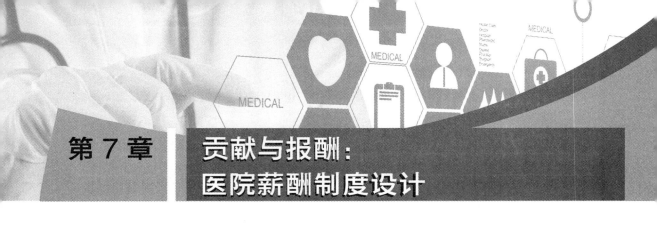

第 7 章　贡献与报酬：医院薪酬制度设计

薪酬是医院对员工劳动付出的一种肯定和回报。实践证明，对于员工最有效的激励手段就是薪酬激励。医院为了提升技术水平和服务质量，必然要采用有竞争力的薪酬政策来吸引和留住优秀的人才，特别是要吸引和留住那些能够引领学科发展、起到学科带头人作用的一流专家，只有这样，医院才能保持持续的核心竞争力。通常所指的薪酬，就是"全面薪酬"，包括为吸引、激励和保留员工所提供的所有货币与非货币报酬[1]。

7.1　医院薪酬管理的地位与作用

薪酬管理是医院人力资源管理的核心内容，它在本质上是一种激励管理，应用好了，就可以极大地开发员工的潜能和调动员工的积极性，使员工的行为与医院的宗旨和使命高度趋于一致。所以，薪酬管理已经与医院发展和人力资源开发战略紧密地联系在一起。建立更加公平、公正和科学的薪酬管理体系并随着客观环境的变化不断地加以优化，已成为医院高层领导和人力资源管理人员的共识。具体来讲，薪酬管理在整个医院管理中的地位与作用体现在：

1. 薪酬管理的过程同时也是对员工工作行为和工作业绩认可的过程

一套系统的薪酬管理体系涉及了整个人力资源管理的方方面面。景惠管理研究院在为医院提供薪酬设计咨询时，原则上要求必须建立在完整的人力资源管理体系设计上，因为合理的薪酬体系必然会涉及组织结构梳理与设计、定岗定编、岗位分析、岗位价值评价、关键绩效指标选定、岗位风险评估、岗位业绩贡献等一系列的内容，有许多环节是由员工亲自参与的，必要时可能还需要就薪酬问题进行"讨价还价"。在这样一个过程中，员工一方面对自身的工作定位和岗位职责会有一个更加清晰和明确的认识，另一方面也能了解医院对自身价值的认可程度，这种双向沟通的过程可以增进医院和员工的相互了解与理解。

2．薪酬管理本质上是一种重要的激励管理

薪酬是医院对员工劳动付出的一种回报，是对劳动者各种劳动消耗的补偿，因此薪酬既是对员工知识、技术和服务等劳动价值的肯定，也直接影响着员工的生活水平和个人尊严。员工如果对薪酬待遇有所抱怨，则很可能是他们认为付出没有得到回报，个人价值没有体现，当然也有可能是医院管理者沟通不到位或解释不清楚，凡此种，都需要管理者予以足够的重视，避免医院人力成本持续增加，员工积极性不高的现象出现，真正让薪酬管理起到应有的激励作用。

3．薪酬管理有助于医院提高效率、实现目标和培育核心竞争力

医院管理层所进行的绩效考核和薪酬分配具有非常强的导向作用，医院管理层关注什么、注重哪些结果、要求员工有什么行为必然会在绩效与薪酬制度中体现出来，因此，通过薪酬管理可以引导员工改善工作行为，通过提高工作效率和关注绩效目标的办法把员工的精力集中到实现医院的目标上来。比如，对于一家研究型医院来说，需要关注的应该是医学技术的创新和科研工作上的突破，那么在设计薪酬制度时必然会倾向于在技术和科研方面有重大创新的医务人员。对于一家基层医院来说，工作的重点是对常见病、多发病的诊疗，那么在薪酬制度设计时必然会倾向于工作的数量、质量和患者的满意度等。如果医院管理层对成本控制重视，员工的节约意识就强，如果医院管理层对成本管控没有给予足够的重视，在科室和员工层面必然存在浪费现象。如果医院的薪酬水平在市场上具有竞争优势，那么就能吸引优秀的人才加盟并保留核心骨干员工，由此又可以产生优秀人才的聚集效应。从某种意义上来讲，医院的薪酬管理具有聚焦功能，即薪酬管理可以把员工的行为聚焦到影响医院成功的关键领域，进而培育并提升医院的核心竞争力。

7.2　医院薪酬设计的理念

医院薪酬设计是一项系统工程，医院管理者在设计薪酬体系时必须有与社会政治、经济、文化环境，医院发展战略与工作目标，员工个人诉求以及与相关的劳动法律、法规相匹配的理念，比如要考虑到薪酬设计的公平性和合法性、结构的合理性，

在薪酬水平上要考虑到激励性，针对不同的个体还要考虑到薪酬设计的个性化，有时当地的风俗甚至是员工的个性也应成为薪酬设计的考虑因素。

7.2.1 医院薪酬设计的基本原则

1．合法和合规性原则

医院薪酬设计必须符合国家及地方有关劳动用工及人事的有关法律、法规，在实施薪酬分配过程中要体现对员工尊重、平等、公正，不得有歧视行为。例如，在员工提供了正常劳动的前提下，医院支付的工资不能低于我国各省市自治区普遍执行的《最低工资标准》规定。如果员工在法定休息日和法定节假日工作的，则应按相应规定支付报酬。有的地区对医院投入的人工成本和工资总额都有明确的限制性规定，如人工成本不得超过医疗收入的 40%，则医院在设计薪酬标准和奖励办法时要考虑这些因素。

2．效益性原则

医院作为具有一定公益性质的机构，虽然以注重社会效益为首要原则，但也不能完全不关注经济效益。在设计薪酬制度时，要考虑医院的投入和产出，即投入与产出必须匹配，这就要求医院在雇用员工时必须是"有价值"的员工，其产出一定是大于投入的。另外，医院在支付员工报酬时，也必须对员工的付出给予"足额"的回报，让员工认识到付出是有价值的，是值得的，这也是医院公平文化的一种体现。

3．公平性原则

公平感虽然只是员工内心的一种主观感受，但却影响到员工对薪酬制度的信任程度。实践证明，员工对薪酬公平程度的感受会直接影响到他们的工作表现和业绩贡献，也影响到对工作本身的认同程度。因此，医院管理者在薪酬设计时注重体现公平就显得尤为重要。薪酬的公平性一般可分为三个方面。

（1）外部公平：指同一地区同等规模的不同医院中类似岗位的薪酬应当基本相同，因为对他们的知识、技能与经验要求相似，在管理水平相当的前提下，他们的贡献也基本相似。

（2）内部公平：指同一医院中不同岗位所获薪酬应正比于各自的贡献。内部公平又包括过程公平和结果公平。过程公平是指医院在设计薪酬制度时的决策过程和程序是公平的，比如有前期充分的调研，方案正式出台前能够广泛征求意见并进行相应的培训，如是公立医院，则需要职代会讨论通过等。结果公平是指员工的个人贡献与实际获得的薪酬是公平的，如一名工作努力业绩突出的员工，与一名工作敷衍了事、得过且过的员工待遇是一样的，那么分配的结果就是不公平的。

（3）个人公平：是指个人所获得的薪酬与他自身的努力和结果是高度相关的。如一名门诊医师原来每天诊疗 30 名门诊患者可获得 300 元的薪酬，在疾病谱没有明显变化的情况下，现在每天能够诊疗 50 名患者，但获得 350 元的薪酬，那么，他就会感到明显的不公平。

4. 激励性原则

薪酬的目的是引导和激励员工提高工作效率，改进工作方法，提高患者的满意度和忠诚度，在薪酬设计时必须体现薪酬的激励性，让员工切实地感受到多劳多得，优绩优酬，不劳不得，少劳少得。

7.2.2 医院市场竞争力与薪酬

薪酬的市场竞争力会影响员工对薪酬公平性的看法。在薪酬设计原则中，我们所谈到的公平性和激励性最终必然体现为薪酬的竞争性。一家医院要想保持竞争力，薪酬首先必须保持竞争力。一些组织设立了关于薪酬市场定位的明确政策，如"战略四分位"。调查表明，不同四分位薪酬总体上的差距是 15%～20%[1]，如图 7.1 所示。

1. "市场薪酬" 战略

"市场薪酬"战略即第二四分位的平级战略，把薪酬定位于市场的中游水平，其目的是平衡医院成本压力与留住员工之间的矛盾。地处市、县的中等规模医院大多采用此种薪酬策略。

第三四分位：高薪战略 （员工的薪酬定位于其他组织有 25% 比其高，有 75% 比其低）	最大值
第二四分位：平级战略 （员工的薪酬定位于其他组织有 50% 比其高，有 50% 比其低）	中间值
第一四分位：低薪战略 （员工的薪酬定位于其他组织有 75% 比其高，有 25% 比其低）	最小值

图 7.1　四分位薪酬

2.“低于市场薪酬”战略

“低于市场薪酬”战略即第一四分位的低薪战略，在劳动力供给充足、岗位所需人员为简单体力劳动者或医院处于发展阶段，经营压力大的情况下可能采用此种薪酬策略。

3.“高于市场薪酬”战略

“高于市场薪酬”战略即第三四分位的高薪战略，采用此种薪酬策略的大多为大型医院且业务发展良好，优秀人才聚集的医院。

对于究竟采取何种薪酬策略更为合适，则要考虑医院的发展战略、发展阶段、经济实力以及劳动力市场供给等因素。当然，对于同一医院不同岗位的人员，同样可以采用不同的薪酬策略。

表 7.1 为广东省人力资源和社会保障厅 2016 年 5 月发布的《2015 年广东省人力资源市场工资指导价位及行业人工成本信息》中有关医疗行业的市场工资指导价位。

表 7.1　2015 年广东省医疗行业人力资源市场工资指导价位

序号	职业	工资指导价位（元 / 月）			
		高位数	中位数	低位数	平均数
170	卫生专业技术人员	12 491	4406	1495	4869
171	西医医师	20 679	5821	2063	6524
172	内科医师	17 842	5183	2062	5991
173	外科医师	26 246	6059	2596	7734

续表

序号	职业	工资指导价位（元/月）			
		高位数	中位数	低位数	平均数
174	儿科医师	13 723	7197	1857	6734
175	妇产科医师	21 446	7750	2239	7359
176	眼科医师	16 250	5689	1686	6394
177	耳鼻喉科医师	6074	5188	1200	4453
178	口腔科医师	16 285	4331	1797	5045
179	皮肤科医师	23 085	9756	2992	10 227
180	急诊科医师	14 445	6304	2703	6595
181	康复科医师	13 219	4587	1100	5680
182	麻醉科医师	23 664	6025	2929	7985
183	放射科医师	18 960	5978	3049	6522
184	超声诊断科医师	19 333	5085	2117	5748
185	全科医师	7522	4963	1454	4898
186	妇女保健医师	7818	4243	3692	4986
187	其他西医医师	19 188	4520	2600	5696
188	中医医师	11 356	4588	2138	5357
189	中医内科医师	9529	5978	2621	5851
190	中医外科医师	8918	6027	3092	5733
191	中医骨伤科医师	12 610	4289	2822	5094
192	推拿按摩科医师	6997	4182	2320	4341
193	中西医结合医师	11 024	5419	2150	5298
194	公共卫生医师	7810	4889	1680	4849
195	流行病学医师	7447	5607	4354	5768
196	其他公共卫生医师	7252	4763	2200	4923
197	药剂人员	8450	3407	1272	3678
198	西药剂师	8802	3931	1444	4165
199	中药药师	7937	3089	1196	3344
200	其他药剂人员	8543	3195	1140	3719
201	医疗技术人员	9388	4629	2121	4994
202	影像技师	9218	5557	2801	5769

续表

序号	职业	工资指导价位（元／月）			
		高位数	中位数	低位数	平均数
203	病理技师	6830	5118	1731	4815
204	临床检验技师	10 689	5177	2201	5401
205	其他医疗技术人员	7281	4107	2045	4185
206	护理人员	8044	4497	1464	4571
207	病房护士	8083	4764	1367	4696
208	门诊护士	7758	4294	1459	4195
209	急诊护士	7792	5472	2113	5261
210	手术室护士	7872	4034	1704	4426
211	供应室护士	7531	4617	1606	4617
212	社区护士	7986	4372	1800	4360
213	助产士	10 061	5068	1550	5123
214	其他护理人员	7739	3864	1569	3942
215	其他卫生专业技术人员	10 072	3946	1555	4161

相关说明：

（1）工资报酬计算方法：本次人力资源市场工资指导价位的职工工资报酬合计包括基本工资（类）、绩效工资（类）和津补贴（类），加班加点工资不在计算范围之内。

（2）高位数是指样本数据按照工资水平或行业人均人工成本水平从低到高排序后，数列中后 5% 的数据的算术平均数，中位数是指数列中处于中间位置的数值，低位数是指数列中前 5% 的数据的算术平均数。

7.3　医院薪酬的结构体系

医院薪酬分为经济性薪酬和非经济性薪酬。经济性薪酬主要以货币的形式体现；非经济性薪酬则通过提拔和晋升、赞扬与鼓励、稳定的工作环境、挑战性的工作和学习机会等形式体现。

7.3.1　薪酬的基本结构

薪酬的基本结构如表 7.2 所示。

表 7.2 薪酬的基本结构表

薪酬	经济性薪酬	直接经济薪酬	基本薪酬
			可变薪酬
		间接经济薪酬	各种社会保险和公积金
			带薪休假
			退休金
			符合政策要求的有关津补贴
	非经济性薪酬		提拔和晋升
			赞扬与鼓励
			稳定的工作环境
			挑战性的工作
			学习机会

7.3.2 薪酬的主要内容

由表 7.2 可知，薪酬由经济薪酬和非经济薪酬两部分组成，其中经济性薪酬是收入的主体，其主要内容一般包括基本薪酬、可变薪酬和福利等。

1．基本薪酬

基本薪酬是员工劳动付出所获得的最基本的回报，即在法定工作时间内提供正常劳动所获得的回报。基本薪酬往往与国家政策、地区人事政策及工资政策、员工赡养人口以及维持基本生活水平等因素相关。

2．可变薪酬

可变薪酬是与个人、团队、科室和医院绩效直接相联系的薪酬。比如在大部分医院推行的绩效工资、奖金、项目奖励都是可变薪酬。可变薪酬的最大特点就是与实际的业绩紧密挂钩，以体现多劳多得和奖励业绩表现突出者。在医院不同的岗位其可变薪酬的考核与挂钩要素也不同，比如医师的主要考核与挂钩要素为工作数量、工作质量、技术难度、风险程度以及承担的责任和患者满意度等，而科室主任更多的则是学科发展、人才培养、成本控制以及市场占有率等。

3．相关福利

医院为员工提供的相关福利包括各种社会保险和公积金、带薪休假、退休金、符合政策要求的有关津补贴以及为方便员工工作所提供的工作餐、午休室等。

7.3.3　人工成本与工资总额

1．人工成本

医院人工成本也可称为医院用人费用或人力资源费用，是指医院在医疗活动中用于和支付给员工的全部费用。国际劳工组织1966年对人工成本的定义为：人工成本是指雇主因雇佣劳动力而发生的费用，它包括：对已完成工作的报酬；对有关未工作而有报酬的时间、红利和赏金；食品、饮料费用的支付以及其他实物支付；雇主负担的工人住房费用；为雇员支付的社会保险费用；员工技术培训费用；福利服务和其他费用（如工人的上下班交通费、工作服费和招工费用），还有被认为是人工成本的税收。

按照原劳动部〔1997〕261号文件的规定，人工费用包括七个组成部分。

（1）从业人员劳动报酬（含不在岗职工生活费）：包括：在岗职工工资总额、聘用、留用的离退休人员的劳动报酬、人事档案关系保留在原单位的人员劳动报酬、外籍及港澳台方人员劳动报酬。其中，在岗职工工资总额是指企业在报告期内直接支付给在岗职工的劳动报酬总额，包括基础工资、职务工资、级别工资、工龄工资、计件工资、奖金、各种津贴和补贴等。

不在岗职工生活费，是指企业支付给已经离开本人的生产或工作岗位，但仍由本企业保留劳动关系职工的生活费用。

（2）社会保险费用：是指企业按有关规定实际为使用的劳动力缴纳的养老保险、医疗保险、失业保险、工伤保险和生育保险费用，包括企业上缴给社会保险机构的费用和在此费用之外为使用的劳动力支付的补充养老保险或储蓄性养老保险、支付给离退休人员的其他养老保险费用。社会保险费用按企业列支数统计。

（3）住房费用：是指企业为改善本单位使用的劳动力的居住条件而支付的所有费用，具体包括企业实际为使用的劳动力支付的住房补贴、住房公积金等。

（4）福利费用：是指企业在工资以外实际支付给单位使用的劳动力个人以及用于集体的福利费的总称，主要包括企业支付给劳动力的冬季取暖补贴费（也包括企业实际支付给享受集体供暖的劳动力个人的部分）、医疗卫生费、计划生育补贴、生活困难补助、文体宣传费、集体福利设施和集体福利事业补贴费以及丧葬抚恤救济费等。该指标资料来源于两方面，一方面是企业净利润分配中公益金里用于集体福利设施的费用，另一方面是在成本费用中列支的福利费（不包括上缴给社会保险机构的医疗保险费）。福利费用按照实际支出数统计。

（5）教育经费：是指企业为劳动力学习先进技术和提高文化水平而支付的培训费用（包括为主要培训本企业劳动力的技工学校所支付的费用）。教育经费的来源一方面是财务"其他应付款"科目中的有关支出，另一方面是营业外支出中的"技工学校经费"。教育经费按照实际支出数统计。

（6）劳动保护费用：是指企业购买劳动力实际享用的劳动保护用品、清凉饮料和保健用品等费用支出。在工业企业中，它来源于制造费用中的"劳动保护费"科目。劳动保护费用按照实际支出数统计。

（7）其他人工成本：是指不包括在以上各项成本中的其他人工成本项目。例如，工会经费，企业因招聘劳动力而实际花费的招工、招聘费用、解聘、辞退费用等。

财政部、卫生部《医院财务制度》（财社〔2010〕306号）中规定：医院人员经费包括基本工资、绩效工资（津贴补贴、奖金）、社会保障缴费、住房公积金等。

2．工资总额

1990年国家统计局《关于工资总额组成的规定》（国家统计局1号令）对单位的工资总额范围以及不列入工资总额的项目做了明确规定。工资总额的计算应以直接支付给职工的全部劳动报酬为根据。各单位支付给职工的劳动报酬以及其他根据有关规定支付的工资，不论是计入成本的还是不计入成本的，不论是按国家规定列入计征奖金税项目的还是未列入计征奖金税项目的，不论是以货币形式支付的还是以实物形式支付的，均应列入工资总额的计算范围。

工资总额由下列六个部分组成：计时工资，计件工资，奖金，津贴和补贴，加班加点工资，特殊情况下支付的工资。

计时工资是指按计时工资标准（包括地区生活费补贴）和工作时间支付给个人的劳动报酬，包括对已做工作按计时工资标准支付的工资；实行结构工资制的单位支付给职工的基础工资和职务（岗位）工资；新参加工作职工的见习工资（学徒的生活费）；运动员体育津贴。

计件工资是指对已做工作按计件单价支付的劳动报酬，包括实行超额累进计件、直接无限计件、限额计件、超定额计件等工资制，按劳动部门或主管部门批准的定额和计件单价支付给个人的工资；按工作任务包干方法支付给个人的工资；按营业额提成或利润提成办法支付给个人的工资。

奖金是指支付给职工的超额劳动报酬和增收节支的劳动报酬，包括：生产奖；节约奖；劳动竞赛奖；机关、事业单位的奖励工资；其他奖金。

津贴和补贴是指为了补偿职工特殊或额外的劳动消耗和因其他特殊原因支付给职工的津贴，以及为了保证职工工资水平不受物价影响支付给职工的物价补贴。津贴包括补偿职工特殊或额外劳动消耗的津贴、保健性津贴、技术性津贴、年功性津贴及其他津贴。物价补贴包括为保证职工工资水平不受物价上涨或变动影响而支付的各种补贴。

加班加点工资是指按规定支付的加班工资和加点工资。

特殊情况下支付的工资，包括根据国家法律、法规和政策规定，因病、工伤、产假、计划生育假、婚丧假、事假、探亲假、定期休假、停工学习、执行国家或社会义务等原因按计时工资标准或计时工资标准的一定比例支付的工资；附加工资、保留工资。

下列各项不列入工资总额的范围：根据国务院发布的有关规定颁发的发明创造奖、自然科学奖、科学技术进步奖和支付的合理化建议和技术改进奖以及支付给运动员、教练员的奖金；有关劳动保险和职工福利方面的各项费用；有关离休、退休、退职人员待遇的各项支出；劳动保护的各项支出；稿费、讲课费及其他专门工作报酬；出差伙食补助费、误餐补助、调动工作的旅费和安家费；对自带工具、牲畜来企业工作职工所支付的工具、牲畜等的补偿费用；实行租赁经营单位的承租人的风险性补偿收入；对购买本企业股票和债券的职工所支付的股息（包括股金分红）和利息；劳动合同制职工解除劳动合同时由企业支付的医疗补助费、生活补助费等；因录用临时工而在工资以外向提供劳动力单位支付的手续费或管理费；支付给家庭工人的加工费和按加工订货办法支付给承包单位的发包费用；支付给参加企业劳动的在校学生的补贴；计划生育独生子女补贴。

医院可参照上述规定确定工资总额的范围和具体的计算办法。

时过境迁，30 多年过去了，有些规定未必符合今天的实际，医院在实际操作中，需要因时因地执行有关工资总额的相关规定。

2014 年颁布的《企业会计准则第 9 号——职工薪酬》
关于职工和职工薪酬的定义

（一）职工的定义

本准则所称的职工，是指与企业订立劳动合同的所有人员，含全职、兼职和临时职工，也包括虽未与企业订立劳动合同但由企业正式任命的人员。具体而言，本准则所称的职工至少应当包括：

与企业订立劳动合同的所有人员，含全职、兼职和临时职工。按照我国《劳动法》和《劳动合同法》的规定，企业作为用人单位应当与劳动者订立劳动合同。本准则中的职工首先应当包括这部分人员，即与企业订立了固定期限、无固定期限或者以完成一定工作作为期限的劳动合同的所有人员。

未与企业订立劳动合同但由企业正式任命的人员，如部分董事会成员、监事会成员等。企业按照有关规定设立董事、监事，或者董事会、监事会的，如所聘请的独立董事、外部监事等，虽然没有与企业订立劳动合同，但属于由企业正式任命的人员，属于本准则所称的职工。

在企业的计划和控制下，虽未与企业订立劳动合同或未由其正式任命，但向企业所提供服务与职工所提供服务类似的人员，也属于职工的范畴，包括通过企业与劳务中介公司签订用工合同而向企业提供服务的人员，这些劳务用工人员属于本准则所称的职工。

（二）职工薪酬的定义

职工薪酬，是指企业为获得职工提供的服务或解除劳动关系而给予的各种形式的报酬或补偿。

企业提供给职工配偶、子女、受赡养人、已故员工遗属及其他受益人等的福利，也属于职工薪酬。

职工薪酬主要包括短期薪酬、离职后福利、辞退福利和其他长期职工福利。

1. 短期薪酬

短期薪酬，是指企业预期在职工提供相关服务的年度报告期间结束后十二个月内将全部予以支付的职工薪酬，因解除与职工的劳动关系给予的补偿除外。因解除与职工的劳动关系给予的补偿属于辞退福利的范畴。

短期薪酬主要包括：

（1）职工工资、奖金、津贴和补贴，是指企业按照构成工资总额的计时工资、计件工资、支付给职工的超额劳动报酬等的劳动报酬，为了补偿职工特殊或额外的劳动消耗和因其他特殊原因支付给职工的津贴，以及为了保证职工工资水平不受物价影响支付给职工的物价补贴等。其中，企业按照短期奖金计划向职工发放的奖金属于短期薪酬，按照长期奖金计划向职工发放的奖金属于其他长期职工福利。

（2）职工福利费，是指企业向职工提供的生活困难补助、丧葬补助费、抚恤费、职工异地安家费、防暑降温费等职工福利支出。

（3）医疗保险费、工伤保险费和生育保险费等社会保险费，是指企业按照国家规定的基准和比例计算，向社会保险经办机构缴存的医疗保险费、工伤保险费和生育保险费。

（4）住房公积金，是指企业按照国家规定的基准和比例计算，向住房公积金管理机构缴存的住房公积金。

（5）工会经费和职工教育经费，是指企业为了改善职工文化生活、为职工学习先进技术和提高文化水平和业务素质，用于开展工会活动和职工教育及职业技能培训等相关支出。

（6）短期带薪缺勤，是指职工虽然缺勤但企业仍向其支付报酬的安排，包括年休假、病假、婚假、产假、丧假、探亲假等。长期带薪缺勤属于其他长期职工福利。

（7）短期利润分享计划，是指因职工提供服务而与职工达成的基于利润或其他经营成果提供薪酬的协议。长期利润分享计划属于其他长期职工福利。

（8）其他短期薪酬，是指除上述薪酬以外的其他为获得职工提供的服务而给予的短期薪酬。

2. 离职后福利

离职后福利，是指企业为获得职工提供的服务而在职工退休或与企业解除劳动关系后，提供的各种形式的报酬和福利，属于短期薪酬和辞退福利的除外。

离职后福利计划，是指企业与职工就离职后福利达成的协议，或者企业为向职工提供离职后福利制定的规章或办法等。离职后福利计划按照企业承担的风险和义务情况，可以分为设定提存计划和设定受益计划。其中，设定提存计划，是指企业向独立的基金缴存固定费用后，不再承担进一步支付义务的离职后福利计划。设定受益计划，是指除设定提存计划以外的离职后福利计划。

3. 辞退福利

辞退福利，是指企业在职工劳动合同到期之前解除与职工的劳动关系，或者为鼓励职工自愿接受裁减而给予职工的补偿。

辞退福利主要包括：

（1）在职工劳动合同尚未到期前，不论职工本人是否愿意，企业决定解除与职工的劳动关系而给予的补偿。

（2）在职工劳动合同尚未到期前，为鼓励职工自愿接受裁减而给予的补偿，职工有权利选择继续在职或接受补偿离职。

辞退福利通常采取解除劳动关系时一次性支付补偿的方式，也采取在职工不再为企业带来经济利益后，将职工工资支付到辞退后未来某一期间的方式。

企业应当根据辞退福利的定义和包括的内容，区分辞退福利与正常退休的养老金。辞退福利是在职工与企业签订的劳动合同到期前，企业根据法律与职工本人或职工代表（如工会）签订的协议，或者基于商业惯例，承诺当其提前终止对职工的雇佣关系时支付的补偿，引发补偿的事项是辞退，因此，企业应当在辞退职工时进行辞退福利的确认和计量。职工在正常退休时获得的养老金，是其与企业签订的劳动合同到期时，或者职工达到了国家规定的退休年龄时获得的退休后生活补偿金额，引发补偿的事项是职工在职时提供的服务，而不是退休本身，因此，企业应当在职工提供服务的会计期间进行养老金的确认和计量。另外，职工虽然没有与企业解除劳动合同，但未来不再为企业提供服务，不能为企业带来经济利益，企业承诺提供实质上具有辞退福利性质的经济补偿的，如发生"内退"的情况，在其正式退休日期之前应当比照辞退福利处理，在其正式退休日期之后，应当按照离职后福利处理。

4. 其他长期职工福利

其他长期职工福利，是指除短期薪酬、离职后福利、辞退福利之外所有的职工薪酬，包括长期带薪缺勤、长期残疾福利、长期利润分享计划等。

可见对于职工薪酬所包含的内容，从政策层面也是在不断调整和变化的，医院人力资源管理者在实际执行中应注重政策的变化。

7.4 医院薪酬设计的程序

医院的薪酬体系要得到全面实施和有序运作，关键是整个薪酬制度的设计必须合理并得到员工的普遍认可。为此，医院管理者必须按照一定的流程全面系统地进行薪酬体系设计。具体来讲，应按照以下工作程序进行：

对医院的经营情况进行分析，特别是对可投入的人工成本进行规划与预算；

确定薪酬结构，明确薪酬的组成部分和相对占比；

开展薪酬调查，确定本院薪酬水平；

对医院的组织结构特别是核算和分配单元进行梳理和规范；

开展定岗定编工作，对全院的各级各类人员进行核定和规划；

开展工作分析和岗位价值评价，对医院各级各类岗位的重要性进行价值评估；

制定绩效评估办法，建立与薪酬发放特别是可变薪酬发放相关联的机制；

制定薪酬发放的评估和监控机制。

通过如上的反馈和循环过程，医院的薪酬管理就会处在一种与医院发展相适应的动态管理过程中，它最大的好处是保持了医院薪酬制度的活力并能与医院整体的发展战略相互适应。

7.4.1 人工成本规划与预算

做好医院预算管理是保证医院良性运行的基础。医院薪酬的发放水平取决于医院的经营管理能力和投资者的支持力度，按照以收定支的原则，医院管理者首先要对可投入的人员总费用进行规划与预算，然后才能据此确定薪酬的结构和水平。

7.4.2 确定薪酬结构

薪酬结构是组成薪酬总量的各部分及其在薪酬总量中的比重。医院薪酬结构一般包括基本工资、津贴补贴、绩效工资、福利费用等四大部分。

1）基本工资

基本工资是根据国家及用人单位工资制度或通过劳动合同约定的工资标准计算的工资。基本工资一般考虑的是岗位、职称、年资等因素，具有相对的稳定性，其确定依据主要考虑员工的基本生活保障。公立医院医务人员所套用的岗位薪级工资就是一种固定发放的基本工资。

2）津贴补贴

津贴作为一种辅助形式，是对劳动者额外劳动付出的一种补偿，一般是指补偿劳动者在特殊条件下的劳动消耗及生活费额外支出的工资。如高温津贴、医疗卫生津贴等。

补贴是为了补偿物价变动而设置的补偿，主要有生活费补贴和价格补贴。

3）绩效工资

绩效工资是与员工的实际业绩贡献紧密挂钩的一项工资。其目的是鼓励多劳多得，优绩优薪酬，通过调动员工的积极性来提高工作效率和服务质量，以确保医院经营目标的实现和为社会提供优质的医疗服务。

4）福利费用

福利费用是指医院为满足员工的生活需要，在工资收入之外，向员工本人及家属提供的货币、实物及一些服务形式。《国家税务总局关于企业工资薪金及职工福利费扣除问题的通知》规定员工的福利费用包含以下内容：尚未实行分离办社会职能的企业，其内设福利部门所发生的设备、设施和人员费用，包括职工食堂、职工浴室、理发室、医务所、托儿所、疗养院等集体福利部门的设备、设施及维修保养费用和福利部门工作人员的工资薪金、社会保险费、住房公积金、劳务费等；为职工卫生保健、生活、住房、交通等所发放的各项补贴和非货币性福利，包括企业向职工发放的因公外地就医费用、未实行医疗统筹企业职工医疗费用、职工供养直系亲属医疗补贴、供暖费补贴、职工防暑降温费、职工困难补贴、救济费、职工食堂经费补贴、职工交通补贴等；按照其他规定发生的其他职工福利费，包括丧葬补助费、抚恤费、安家费、探亲假路费等。

薪酬结构是医院薪酬管理的重点。医院所处的地区不同、规模不同、发展阶段不同，员工构成不同，薪酬结构往往是不同的。因此，薪酬结构的组成部分和各自所应占的比例也很难有固定的模式，只要能够达到吸引优秀人才、调动员工积极性且有效控制成本的目的，其薪酬结构就可以认为是可行的。

7.4.3　开展薪酬调查与确定薪酬水平

薪酬调查是医院人力资源管理部门按照一定的方法和规范对其他医院专业人员的薪酬结构以及支付水平进行调查，其目的是医院以合理的薪酬水平吸引所需求的人才。薪酬调查的主要内容一般为同类别医院总体的人工成本情况、薪酬结构以及占比，各类人员人工成本占比，同类岗位人员实际薪酬所得等。调查方法可以通过查阅公开的报告与数据，向医院管理咨询公司或专业的数据调查公司获得，通过向医院的人力资源管理人员了解，向医院相应的员工了解，也可以向到本院应聘人员了解等。但总体来说，要想准确了解到兄弟医院的薪酬情况是一件比较困难的事，因为无论是从管理者还是员工本人，薪酬都是属于"隐私性"的内容，很多时候是医院的人力资源管理人员获取大量数据后进行再加工来推断兄弟医院的薪酬水平及其他相关情况如考核办法、发放形式等。

7.4.4　确定核算和分配单元

医院作为一个经营实体，必然是由一个个的核算和分配单元所构成的。医院为员工支付薪酬，必然要对其贡献价值进行评价，而这种评价首先是基于他所在经营单元的。因此，无论是从做好预算的角度，还是从做好贡献价值评价的角度，都需要合理划定医院各个核算和分配单元。

7.4.5　定岗定编与薪酬规划

医院各分配单元确定后，就需要进行定岗定编。定岗定编的目的是合理设置各级各类岗位和人员编制，如果不进行定岗定编，就难以评价员工的工作负荷程度和标准工作量，也难以对支付薪酬的合理程度进行判断。因此，定岗定编是薪酬分配的一项基础性工作。在实际操作中，对临床科室的医师和护士主要依据实际出院患者数、住院床日等指标计算出实际开放床位数，按照每医师管床数量、值守医师数量、手术耗时与参与人员数量、每护士看管患者数量、值守护士数量、其他关键工作量以及满负荷工作时间占排班时间的比例等因素进行定岗定编。对医技科室主要依据检查的工作总量、单位时间内检查效率、设备台数、每班医师与技师配置人数等因素进行定岗定编。对职能科室则主要依据完成工作任务所耗费的时间并通过工作分析进行定岗定编。

在定岗定编的基础上，全院以定编人数为基础，确定临床科室人均收入、医技科室人均收入、职能科室人均收入的比例，并以此为基础推算出临床人员、医技人员和职能科室人员的收入占比，进而完成各类人员的薪酬规划。

7.4.6 工作分析和岗位价值评价

工作分析和岗位价值评价是指根据岗位中所包含的知识技能、决策参与、督导责任、沟通协调和任职资格等因素来决定各种工作之间的相对价值，以此来确定各类岗位薪酬分配额度的排序。岗位价值评价一般会应用相应的工具进行评价，对于专业技术岗位尤其是重要的关键岗位或核心人才也可通过市场薪酬行情确定薪酬排序。

7.4.7 综合绩效评估

前述关于薪酬设计的步骤基本上都是处于规划过程，具体发放多少还需要综合考核该岗位员工所完成的工作数量、质量、成本控制等工作目标的达标情况，这也是绩效与分配常常相提并论的主要原因。

7.4.8 薪酬发放的评估与监控

薪酬发放后，人力资源管理部门还需要进行发放情况的合理性和公平性检验，对照薪酬分配的几个关键原则进行评估。几个关键原则是：薪酬占医疗收入和医院总成本的比例；医疗人员、护理人员、技术人员、药剂人员、管理人员以及工勤人员的薪酬额度分别占薪酬总额的比例，各人员类别以及同类人员内部的薪酬收入差距等，如出现重大偏差则需要分析原因并进行适度的调控。调控的总体原则应该考虑医务人员培养周期长、职业风险高、技术难度大、责任担当重等特点，着力体现医务人员技术劳务价值，合理确定医务人员收入水平，做到多劳多得、优绩优酬，重点向临床一线、业务骨干、关键岗位和有突出贡献的人员倾斜，合理拉开收入差距。

7.5　医院不同岗位的薪酬设计

医院内不同的岗位，其岗位任职资格、技术要素、风险要素、责任要素都是有很大的不同的。因此，不同的岗位只有设计不同的薪酬制度，才能有效地调动各类员工的积极性，从而发挥出薪酬制度应有的激励作用。

7.5.1　医师的薪酬设计

医师是医院所有员工中的主体，也是整个医疗决策的主体，所有的医疗工作都是围绕医师的决策和指令进行的，在全院的薪酬分配中也必然要向医师倾斜，通过薪酬待遇体现医师的价值和作用。

1. 设计医师薪酬体系要考虑的主要因素

（1）医师是"知识型员工"，培养周期长和前期培养成本高，职业风险高，承担的风险较大，其工作的特点是更多地依靠专业知识和技能进行知识的再创造、分享和应用，在设计薪酬体系时必须以体现知识价值为导向。

（2）医师的工作以脑力劳动为主，其价值不能简单地以工作量来衡量。"知识型员工"所从事的并不是简单的、程序化的工作，而是在多变和不确定的环境下依靠发挥个人的知识、技能、精神甚至是人格魅力来创造性地完成工作，其劳动成果多为团队成员协作的结果，因此在考评和给付薪酬时必须把工作数量、质量、团队贡献、资源消耗、患者满意度等各种综合因素结合起来考虑。

（3）医师尤其是优秀的医师是非常稀缺的，他们技能的掌握和能力的提升单纯依靠医学院校教育和医院岗位上的锻炼是远远不够的，必须有个人高度的自醒与自觉，全身心地投入和长期的经验积累才能有所成就。因此，医师的成长是一个非常漫长的过程，这些具有较强专业技能的人才在一定时期内供应总量不可能迅速增长，表现出较高的稀缺性。凡稀缺必然就会被"争夺"，有"争夺"其市场价值必然会水涨船高，这又必然会导致医师流动性的增强，这就需要在进行医师的薪酬制度设计时充分考虑整个医疗行业中医师的市场薪酬水平，只有收入达到了预期的水平，才能留住医师。

（4）医师作为"知识型员工"拥有知识资本，大部分医师更倾向于拥有一个宽松自主的工作氛围，在工作中强调自我控制，不愿受制于人。在薪酬制度设计时要充分考虑到非经济性的作用，丰富医师薪酬的内涵。

（5）为体现公平性，应全面考虑能体现医师价值的各种因素，在薪酬结构上虽然不宜太复杂，但也不宜太简单，其薪酬结构如：技术等级薪酬（主要以技术职称、履职年限和工龄为依据）、责任薪酬（主要以承担的责任和风险为依据，需配套的评价指标量化考核）、业绩薪酬（主要综合考虑工作量的大小、工作效率与质量、患者满意度）、补助薪酬（比如承担科研项目、施行重大医疗技术项目）、特殊薪酬（经严格考核、群众评议对特殊人才支付）等。

中国台湾长庚医院不同职别员工底薪、津贴、变动薪酬和结构都不同。例如，主治医师和高级管理人员为高底薪、高津贴、高变动薪；住院医师为中底薪、中津贴、低变动薪；护士为高底薪、高津贴、低变动薪；医技人员为高底薪、高津贴、中变动薪，见表7.3。

表 7.3　中国台湾长庚医院各类人员薪酬结构 [2]

	底薪	津贴	奖金
主治医师	高	高	高
住院医师	中	中	低
护理人员	高	高	低
医技人员	高	高	中
高管人员	高	高	高
中管人员	中	中	中
基层人员	低	低	低

注：主治医师包括备任级、一般级、讲师级、助理教授级、副教授级和教授级医师，并不等同于大陆医院的中级职称医师（主治医师）概念。

（6）要注意医师薪酬分配中的伦理问题。由于医疗行业和医师职业的特殊性，医师从事诊疗活动的过程难以全面、客观和准确地把握与控制，对医师的激励也应"适度"，且激励政策要具有一定的弹性。因为对于医务人员的薪酬如何给付，一直以来都是让医院管理者感到困扰的问题。如果按照服务项目支付报酬，则医务人员会倾向于实施收费高的医疗项目，管理者事实上很难阻止医务人员采用对患者作用很小或者无作用的治疗方法。如果采用按诊疗人数或诊疗床日的办法来计算薪酬，则医院管理者又很难控制医师对患者的筛选，即医师会更多地倾向于治疗病情较轻的患者，或者采用尽可能简单的办法治疗患者。无论采取怎样的激励机制系统，经济的或非经济的，都会存在机会主义或者赌博性质的行为。一位加拿大的医疗经济学家艾义思（Evans）（1984 年）认为，医师薪酬系统需要每三年变一次，这样就能够破坏赌博性质的行为[3]。

2. 医师薪酬设计的主要方法

1）医师费（PF）制度

医师费（physician fee，PF）是一种基于工作量实现的医师薪酬收入分配制度[4]。其有三个基本特点，第一是完全基于工作执行者的医疗工作量计算收入，同时工作量的多少受到工作能力和时间的平衡；第二是充分体现医师工作的投入、风险和责任，按照大小来设定收入计算比例和定额，充分体现了医疗行业的特点；第三是一种即时分配制度，在工作实现的同时，就可以完成收入的分配核算，达到先算账后干活的运行状态，将医师的专业管理和医疗机构的经营风险进行了彻底隔离，充分保障了医师的专业权益[5]。

PF 的核算可以用公式表达为

$$PF = \sum_{t=0}^{n} 各医疗服务收入 \times PF 比率$$
$$= \sum_{t=0}^{n} (各医疗服务项目价格 \times 医疗服务量) \times PF 比率$$

从公式可以看出，直接影响 PF 的因素至少包括医疗服务项目价格、医疗服务量以及 PF 的比率。这里所说的医疗服务均是指由医师亲自参与操作的医疗服务项目，包括门诊诊察、住院诊察、手术、麻醉、侵袭性操作检查、临床检查等，特别是临床检查是指由医师亲自操作的或者判读的检查，而与哪个医师开单没有关系。

在台湾地区，通常各类项目 PF 的比率设定为门诊诊查费的 70%，住院诊查费的 100%，手术收入的 40%，检查收入的 5%～35%[5]。

2）RBRVS 分配制度

RBRVS（resource-based relative value scale），即"以资源为基础的相对价值体系"。是以资源消耗为基础，以相对价值为尺度，用以支付医师劳务费的方法。该方法是以美国哈佛大学肖庆伦教授为首的课题组经过 10 年的研究，提出的一种医师酬金支付系统[6]。

RBRVS 最早是商业医疗保险机构用于医院与医师的劳务支付。其计算方法为 RBRVS＝（TW＋RPC＋RLI）×GAF，其中，

TW（total work）为医师工作投入（时间、复杂度），占 52%；

RPC（relative specialty, practice, costs）为不同专科的相对医疗成本指数（不同专科之间的比较系数），占 44%；

RLI（professional liability insurance）为医疗过失保险费（风险系数），占 4%；

GAF（geographic adjustment factor）为地区调整因素。

对于每个收费项目，美国称之为当前诊治专用码（current procedural terminology，CPT 是一个五位数的编码），都分别确定了 1、2、3 项目的相对价值单位（relative unit，RVU），即点值。换而言之，每一个 CPT 都存在以下公式：总点值＝1 点值＋2 点值＋3 点值。

RBRVS 分配制度主要是通过比较医师服务中投入的各类资源要素、成本的高低来计算每次服务的相对价值，并结合服务量和服务费用总预算，计算出每项诊疗服务项目的医师劳务费。其最大特点是可以细化医师绩效工资的来源，甚至落实到每一个诊疗项目上。

在 RBRVS 体系中，医师提供医疗服务所需资源投入主要有以下三种。

（1）医师的工作量：包含工作时间、服务的复杂度，即所需要的技巧和强度。

（2）医疗项目所需要的成本：包括办公室房租、设备折旧、水、电、人员工资等。

（3）责任成本：指可能的医疗纠纷或医疗事故所造成的机会成本。

RBRVS 的设计原则主要体现为：必须是医师亲自操作的项目，药品和材料完全排除；医疗处置项目的技术、责任及风险要求高，其计奖比率也高；以监督、指导等辅助为主的项目，其分配计奖比率则相对较低；花费时间多的医疗项目，计奖比率高，反之，则计奖比率低。将医师的工作量奖励分为执行费和判读费。绩效工资中的执行费来自亲自执行的医疗行为，如医师出门诊、进行查房、实施手术及换药等。对医师参考检查、检验报告诊断疾病的行为，将其称为"判读"。由于检查、检验等医疗服务项目是由医技科室完成的，因而对医师来说，判读费的相对价值比率要比执行费低很多。比如在普外科，将并不复杂的"浅表肿物切除术"选为参考项目，并指定其所需劳动量为 100。如外科医师判断"结肠癌根治术"的

劳动量是"浅表肿物切除术"的 15 倍，即可估定"结肠癌根治术"的劳动量为 1500[7]。

3. 基于 DRGs 评价指标的绩效分配办法

疾病诊断相关分组（DRGs）是一种病例组合方式，以出院诊断为基础，综合考虑了患者疾病的严重和复杂程度，不同治疗方式、患者个体差异以及出院转归等众多因素，对病例进行分类和组合。即将临床过程相近、资源消耗相似的病例分到同一个组的分类方法。其研发于 20 世纪 70 年代的美国，最初应用于控制医疗成本，后逐步被引用到欧洲、澳洲及亚洲部分地区，在世界范围广泛应用，我国自 20 世纪 80 年代开始关注 DRGs。

基于 DRGs 评价指标的绩效分配办法主要是通过 BJ- DRGs 分组器对出院病历首页信息进行自动化分组，应用 DRGs 分组数据分析医疗业务量指标、效率指标、成本控制指标、药品控制指标、医疗质量与医疗安全指标，评价医院医疗绩效，建立基于"医疗产品产出"的医疗绩效考核体系。运用 DRGs 管理中的"医疗服务整体技术难度病例组合指数（CMI 值）"以及医疗服务工作指标（总权重值）等国际通用指标建立医院医疗绩效考核评价体系，重点突出医疗产品产出的质和量，优化"收入减支出"的经济量化考核[8]。

4. 工作量积点法

工作量积点法主要是针对相同专业中的不同医疗服务项目，通过工作耗时、参与人员数量与级别、医疗收费、成本支出、技术难度、风险因素、设备投入以及其他资源消耗等关键因素的对比和综合评估，对关键医疗项目进行医疗服务价值的评价，并转化为可衡量和对比的点值，最终按积点值发放绩效工资[9]。

如在确定手术操作积点时，为了体现手术操作者所承担的责任、技术风险和劳务的复杂程度，将手术收费、手术时间、上台人数、手术级别、麻醉方式以及患者年龄等作为评价要素，最终确定各项手术的积点数。

计算公式如下：

某手术积点 =（本项手术的单例手术费 ÷ 全院单例手术费最小值 ×50%＋本项单例手术的手术时间 ÷ 全院单例手术时间最小值×30%＋本项手术者数量÷ 全院单项手术者数量最小值×20%）× 麻醉方式权重系数× 手术级别权重系数×患者年龄权

重系数

如麻醉方式权重系数核定如表 7.4 所示。

表 7-4　麻醉方式权重系数核定表

序号	麻醉方式	项目
1	全身 - 硬膜外麻醉	1.2
2	吸入麻醉（气管内插管，喉罩）	1.2
3	静吸复合麻醉	1.2
4	低温麻醉	1.2
5	控制性降压	1.2
6	静脉麻醉	1.15
7	蛛网膜下隙 - 硬膜外腔阻滞麻醉	1.12
8	局部阻滞麻醉	1.1
9	颈丛神经阻滞麻醉	1.1
10	臂丛神经阻滞麻醉	1.1
11	蛛网膜下隙阻滞麻醉	1.1
12	硬膜外隙阻滞麻醉	1.1
13	基础麻醉	1.05
14	表面麻醉	1
15	局部浸润麻醉	1

手术级别权重系数如下：一级手术 1.0，二级手术 1.2，三级手术 1.6，四级手术 2.0。

患者年龄权重系数如下：患者年龄按 1～1.2 分阶段：<1 岁和>80 岁者按 1.2，1～3 岁和 70～80 岁按 1.15，3～5 岁和 60～70 岁按 1.05，5～60 岁按 1 计算。

通过计算得出各手术的积点，具体示例如表 7.5 所示。

表 7.5　手术积点表

手术名称	手术级别	手术积点
心脏再同步起搏器脉冲发生器置入术	四	100
经皮颈动脉药物洗脱支架置入术	四	130
经皮股动脉药物洗脱支架置入术	四	80
经皮周围动脉药物洗脱支架置入术	三	80
经皮周围静脉药物洗脱支架置入术	三	80
经皮基底动脉血管成形术	三	80
经皮颈总动脉球囊扩张血管成形术	三	80

续表

手术名称	手术级别	手术积点
经皮椎动脉球囊扩张血管成形术	三	80
经皮颈静脉球囊扩张成形术	三	80
经皮颈动脉球囊扩张成形术	三	80
经皮颅内血管成形术	四	82
经皮大脑中动脉球囊扩张血管成形术	四	82
经皮颈动脉非药物洗脱支架置入术	四	130
经皮颈动脉支架置入术	四	120
经皮颈动脉远端保护装置置入术	四	120
髋关节假体翻修术	四	150
髋关节股骨假体翻修术	四	130
陶瓷 - 陶瓷髋关节置换	四	150
陶瓷 - 聚乙烯髋关节置换	四	150
开颅探查术	三	80
颅骨切除减压术	二	70
颅内脓肿引流术	二	60
脑室钻孔引流术	二	70
脑叶切开术	三	90
脑膜切开引流术	二	30
颅内血肿硬通道穿刺引流术	二	35
脑室切开引流术	三	90
脑内血肿清除术	三	80
脑膜病损切除术	三	80
额叶病损切除术	三	90
海绵窦病损切除术	四	145
经额脑病损切除术	三	90
经颞脑病损切除术	三	100
颈椎后路单开门椎管减压术	三	100
颈椎后路双开门椎管减压术	三	80
颈椎前路椎管减压术	三	100
腰椎椎板切除减压术	三	80
胸椎椎板切除减压术	三	100
面神经减压术	三	100
胸骨前食管 - 食管吻合术	四	150
胸骨前食管 - 胃吻合术	四	150

续表

手术名称	手术级别	手术积点
胸骨前食管吻合伴小肠间置术	四	150
食管支撑物置入术	三	60
食管瘘修补术	三	100
回盲部切除术	三	100
盲肠部分切除术	三	100
盲肠切除术	三	100
肛门周围组织切除术	二	30
肛周脓肿根治术	二	44
肛瘘切开术	二	25
肛瘘切除术	二	32
直肠镜下肛门病损切除术	三	70
腹腔镜下胆囊切除术	三	80
腹腔镜中转开腹胆囊切除术	四	120
腹腔镜下胆囊部分切除术	三	120
尿道 - 阴道瘘修补术	四	150
尿道 - 直肠瘘修补术	四	150
腹腔镜下尿道瘘修补术	三	120
包皮切开术	一	10

在采用工作量积点法计算医师的薪酬时，因为重点考虑的是医师的工作量，因此还必须与医师所在科室的风险程度、医疗质量、成本控制、职业道德以及在医疗团队中所承担的角色等挂钩。景惠管理研究院在长期的医院管理咨询实践中，经过和临床专家的沟通，总结出了简便易行且容易得到临床医师认同的科室风险系数评价要素，具体见表 7.6 及表 7.7 所示。

表 7.6　医院临床科室风险系数评价因素释义表

因素	因素释义	建议分值
患者的稳定性（20 分）	该科室所服务的患者病情非常不稳定，必须随时观察和测量生命体征的变化并采取相应的医疗措施	18～20 分
	该科室所服务的患者病情比较不稳定，必须定时观察和测量生命体征的变化并采取相应的医疗措施	15～17 分
	该科室所服务的患者病情一般来说都比较稳定，仅是定时观察生命体征的变化，并不一定随时采取相应的医疗措施	12～14 分
	该科室所服务的患者病情非常稳定，有时需要观察生命体征的变化，并给予一定的医疗指导	9～11 分
	（评价时可统计病区患者护理级别数量、有病区科室原则上自然高于无病区科室）	

续表

因素	因素释义	建议分值
诊疗操作的风险性（20分）	该科室的业务主要以实施有创性诊疗操作为主，操作过程复杂、难度大、风险高	18～20分
	该科室的大部分业务以实施有创性诊疗操作为主，操作过程比较复杂、难度比较大、风险比较高	15～17分
	该科室的一部分业务是实施有创性诊疗操作，操作过程比较简单、难度比较小、风险比较小	12～14分
	该科室的业务主要以药物治疗或物理治疗为主，一般不涉及有创性诊疗操作	9～11分
	（评价时可统计患者总量、手术总量和三四级手术占总手术比例作为主要依据）	
诊疗工作时间的规律性（20分）	该科室的诊疗工作时间非常不规律，医务人员对工作时间难以进行统筹安排，个人工作时间安排完全适应患者需求	18～20分
	该科室的诊疗工作时间有时会显得不规律，医务人员对工作时间有时难以进行统筹安排，个人工作时间安排有时需要适应患者的需求	15～17分
	该科室的诊疗工作时间基本规律，医务人员对工作时间基本上可以进行统筹安排，个人基本上可根据医院和科室规定安排患者的诊疗时间	12～14分
	该科室的诊疗工作时间非常规律，医务人员对工作时间完全可以进行统筹安排，个人可根据医院和科室规定安排患者的诊疗时间	9～11分
	（评价时可统计非正常工作时间工作量占总工作量的比例，如夜间会诊、加班手术、突发的急救或危重患者抢救等）	
医疗纠纷的易发性（20分）	由于诊疗范围和患者的特点，该科室非常容易引起患者的不满和投诉，其发生医疗纠纷的可能性非常大	18～20分
	由于诊疗范围和患者的特点，该科室比较容易引起患者的不满和投诉，其发生医疗纠纷的可能性比较大	15～17分
	由于诊疗范围和患者的特点，该科室一般不太容易引起患者的不满和投诉，其发生医疗纠纷的可能性一般	12～14分
	由于诊疗范围和患者的特点，该科室很少引起患者的不满和投诉，其发生医疗纠纷的可能性很小	9～11分
	（评价时主要是参阅相关文献和了解本地区医院各科室医疗投诉和医疗纠纷的发生概率，但不得以本院情况为依据）	
职业的危害性（20分）	该科室的医务人员在诊疗过程中经常需要接触紫外线、红外线、X 射线等辐射；或非常有可能感染传染病及其他医源性疾病；或工作负荷过重，需要长时间的单调作业或夜班作业；或需要长时间的站立或采用强制性体位工作	18～20分
	该科室的医务人员在诊疗过程中很多时候需要接触紫外线、红外线、X 射线等辐射；或可能感染传染病及其他医源性疾病；很多时候工作负荷过重，很多时候需要长时间的单调作业或夜班作业；很多时候需要长时间的站立或采用强制性体位工作	15～17分
	该科室的医务人员在诊疗过程中偶尔需要接触紫外线、红外线、X 射线等辐射；或偶尔可能感染传染病及其他医源性疾病；或偶尔工作负荷过重，偶尔需要长时间的单调作业或夜班作业；或偶尔需要长时间的站立或采用强制性体位工作	12～14分
	该科室的医务人员在诊疗过程中一般不会接触紫外线、红外线、X 射线等辐射；或一般不会感染传染病及其他医源性疾病；或一般不会工作负荷过重，一般不会需要长时间的单调作业或夜班作业；或一般不会需要长时间的站立或采用强制性体位工作	9～11分
	（评价时参照职业防护津贴标准和科室的实际接触或危害情况）	

表 7.7　山东省泰安市中心医院临床科室风险系数表

科室名称	风险系数	科室名称	风险系数	科室名称	风险系数
急诊科	1.10	神经外科	1.10	小儿内科	1.10
重症医学科	1.09	呼吸重症科	1.09	小儿外科	1.09
胸外科	1.09	产科	1.09	创伤手足外科	1.09
手术麻醉科	1.08	妇科	1.08	心内科	1.08
脊柱关节外科	1.08	普外科	1.08	耳鼻喉科	1.07
泌尿外科	1.07	感染科	1.07	肿瘤外科	1.07
神经内科	1.07	介入放射科	1.07	院前急救科	1.07
肿瘤外科	1.07	甲状腺外科	1.06	肛肠外科	1.06
消化内科	1.06	血液内科	1.06	口腔科	1.06
眼　科	1.06	呼吸内科	1.06	肿瘤微创科	1.06
生殖遗传科	1.06	放疗科	1.06	乳腺外科	1.06
老年病科	1.05	肾病科	1.05	风湿免疫科	1.05
美容整形科	1.04	核医学科	1.04	康复医学科	1.02
皮肤科	1.02	中医科	1.00	临床心理科	1.00

按照上述的风险系数，如每床日工作量积点基数为 10，则风湿免疫科每床日积 10.5 积点，神经外科积 11 积点，这就是由于医师所在科室的风险不同造成的。

7.5.2　护理人员的薪酬设计

1. 设计护理人员薪酬体系要考虑的主要因素

（1）护理人员的主要职责与任务是配合医师完成一系列的医疗任务，在确定护理人员的薪酬待遇时，首先要考虑与医师工作的相关性，如在心脏外科的护士其工作负荷、技术难度与风险程度、所承受的心理压力肯定比皮肤科要大，在确定薪酬排序时要到考虑这些因素。同时，工作量也是考量护理人员薪酬待遇的重要因素，比如有些科室虽然风险比较大，但如果所在科室的患者数量、护理人员值夜班的频次明显低于一些风险低的科室，那么薪酬待遇也可能不会太高。因此，在确定护理人员的薪酬额度时，应综合考虑各个护理单元的专科特点，患者的病情状况、生活自理程度、护理风险、护理工作量、平均住院日、床位使用率、护理级别、收治急危重患者情况、成本控制、患者满意度以及技术水平和服务创新等。

（2）护理人员相对于医师来说，相互之间的可替代性比较强，根据可替代性越强其相互之间的薪酬差距越小的原则，护理人员之间的薪酬差距应该不宜像医师那样过大，设计时应掌握在一个合理的区间。

（3）在设计护理人员薪酬体系时，要平衡好几个方面的关系，如护理管理岗位、临床护理岗位和其他护理岗位之间的平衡，高职称护士和低职称护士之间的平衡，上夜班护士与不上夜班护士之间的平衡，病区护士与门诊护士之间的平衡等，要充分地体现多劳多得、优绩优酬，做到效率优先的前提下，兼顾好公平。

（4）由于护理人员在整个医疗过程中没有像医师那样起到主导决策的作用，因此，在许多医院的薪酬分配中护理人员的待遇相比医师要低，但医师又是很稀缺的资源，如果在能够保证胜任的前提下，通过岗位的再设计、工作的再分工赋予护理人员新的责任，不失为提高护理人员薪酬待遇的有效方法。护士的职能增强也表现在很多其他急救领域。其中一个例子就是在急诊部门出现护士这一职业。一项随机试验发现，与初级医师相比，护士能够在达到同样转归的基础上实现对治疗更好的记录和更高水平的患者满意度，而且护士能够更好地向患者转达他们需要的信息。英国的一项急诊室护士研究表明，他们解释 X 射线片子的技能达到了初级医师的水平。另一个例子是关于外科护士的。在他们负责任务中，有一些曾经是由外科大夫在培训中所执行的。一项随机试验对辅助某一个具体的外科大夫的外科护士和初级医师进行了研究，结果发现两者并没有引起转归的差别。一项在英国随机试验比较经过合理培训的护士和初级医师在执行术前评估方面的差异。结果表明，就评估质量来说，二者并没有差异，但是这两种模式的成本是一样的。越来越多的人意识到，他们所执行的很多任务（管理或临床）是并不需要医学培训的。因而也有了新型卫生劳动者的出现，如刺络医师，专门进行例行的血液采样。一项苏格兰的研究发现，通过雇佣护士负责夜间的医疗服务可以降低医师一半的劳动强度。科技的创新也带来了技能组合的改变。例如，曾经很复杂的实验室化验现在能够用简单的试剂盒来完成。最显然的例子就是妊娠化验[3]。

2．护理人员薪酬设计的主要方法

从目前国内医院护理人员薪酬分配的实践来看，护理人员的薪酬大多依据工作量和护理时数量化核发。常用计算办法为首先汇总统计出全院各病区所有患者的住院总床日数，其次将全院所有病区护理人员的服务时间数进行加总得出全院病区护理总时数，最终得出：

病区每床日护理时数＝全院病区总护理时数 / 全院病区病床总床日数

病区护理时数单价＝投入护理人员绩效工资总额 / 各病区护理总时数

作为全国 23 家护士岗位管理试点医院之一，中国医科大学附属第一医院于 2012 年开始试行护士岗位管理，通过岗位梳理、岗位评价、制定岗位标准和流程，建立了与护理岗位价值和产出相挂钩的护士绩效分配系统，实现了按照护士护理患者质量、数量、难易程度和患者满意度来发放绩效奖金。绩效奖金分配系统的设计原则是基于岗位的护理产出、科室各岗位价值量测算、护理岗位胜任力和护理质量考核。具体公式为：

$$护士月度绩效奖金积分＝（岗位积分 \times 40\%＋产出积分 \times 30\%）\times$$
$$岗位胜任力系数＋质量考核积分 \times 30\%$$

考虑到护士的工作年限和职称对工作质量的影响，引入了岗位胜任力系数，如工作 1 年以内的护士系数为 1.0，工作 10 年以上的护士系数为 1.25，护师系数为 1.35，主管护师系数为 1.45，副主任护师系数为 1.5。个人产出积分＝护理级别人日数 \times 级别系数，通过测定不同护理级别的工作量上限得出核心概念。患者级别系数如特级护理患者为 3.52，一级护理患者为 1.71。

质量积分包括劳动纪律、患者满意度、教学培训、红线行为（指在医护服务中违反制度和标准的工作行为，这种行为在绩效管理中应该给予单项或大比例的负激励）和护理质量，总计 100 分。通过将个人岗位因素、工作产出以及工作质量有机结合，加入护理人员能力要素，设计出护士绩效奖金分配系统。做到了护士的绩效奖金与护理患者的质量、数量、难易程度及患者满意度挂钩，实现多劳多得，优劳优酬[10]。

山东省泰安市中心医院则在上述思路和方法的基础上，考虑到仅凭工作量并不能充分平衡各护理单元间的差异并照顾到一些护理单元的特殊性，提出了通过"护理统筹绩效工资"平衡科际差异的办法，具体做法是通过全院护士长评分的办法把所有护理单元划分为 A、B、C 三类，每类赋予不同的系数，然后根据拟投入的护理绩效工资总额的一定比例核定"护理统筹绩效工资"，再通过定编人数和类别系数计算得出各类护理人员"护理统筹绩效工资"的具体额度。

全院护理单元的具体类别如下。

A 类科室：呼吸重症科、重症医学科、儿内科一病房（PICU）、新生儿病房、儿内科二病房、儿内科三病房、神经外一科（ICU）、急诊科（门诊、病房）、神经外二、三科（ICU）、感染科、神经内科、普外科、产科一病房、产科二病房、产科三病房、儿外科、心血管内一科（CCU）、心血管内二科（CCU）、心血管内三科（CCU）、血液内科、产房、产科六病房、儿童骨伤科、手术麻醉科（手术室）、妇一科、肿瘤内一科、呼吸内科、妇二科、胸外科、肿瘤外科、泌尿外科、心脏血管外科、肿瘤内二科、肝胆外科

B 类科室：创伤手足外科、肾病二科、肾病一科、消化内二科、消化内一科、肛肠外科、老年病二科、老年病一科、关节外科、老年病三科、脊柱外科、内分泌一科、风湿免疫科、血液透析室、肿瘤微创科、妇科手术室、内分泌二科、生殖遗传科（中医妇科病房）、乳腺外科、注射室、外科保健科、介入诊疗科、康复医学科

C 类科室：生殖遗传科（门诊）、内镜室、耳鼻喉科、疼痛科、甲状腺外科、中医科、皮肤科、介入放射科、口腔科、眼科、静配中心、市直机关医疗科、消毒供应室、核医学科、医学影像部、高压氧舱、换药室、医学美容科

在划分单元类别的基础上，综合考虑风险系数、择岗系数、科室性质，确定相应的绩效工资系数为 A 类 1.3、B 类 1.0、C 类 0.7，根据绩效工资系数和定编人数，确定各类护理单元人均统筹绩效工资额，具体计算公式为

$$统筹绩效工资点值 = 护理 10\% 绩效工资额度 \div \sum (A 类科室编制人数 \times 1.3 +$$
$$B 类科室编制人数 \times 1 + C 类科室编制人数 \times 0.7)$$

某 A 类科室统筹绩效工资 = 统筹绩效工资点值 × 该科室编制人数 × 1.3

经测算统筹绩效工资点值为 130 元每编制人数，即 A 类科室护理人员每月统筹护理绩效工资为 169 元，B 类科室护理人员每月统筹护理绩效工资为 130 元，C 类科室护理人员每月统筹护理绩效工资为 91 元。每年度由护理部组织测评后调整一次。

其中，不纳入统筹绩效工资分配即不享受统筹绩效工资的护理单元为：疼痛科门诊、耳鼻喉科门诊、口腔科门诊、皮肤科门诊、急诊门诊、口腔矫形室、盆底疾病诊疗室、计划生育手术室、宫颈病变室、换药室、静配中心、健康体检科。

7.5.3 医技人员的薪酬设计

1. 设计医技人员薪酬体系要考虑的主要因素

（1）医技人员最大的特点是除了服务于患者，还服务于临床，在确定薪酬待遇时应该参照医师的薪酬待遇水平，由于医技人员在工作中"被动"地服务于临床，

所以大部分医院在设计医技人员的薪酬水平时，往往会低于临床医师。当然，这种设计的前提必须是临床医师和医技人员都在合理定岗定编的前提下，即在一名医师和一名医技人员在同样的时间内都是满负荷工作这样的前提下，临床医师的待遇高于医技人员的待遇才是相对合理的。

（2）医技人员的薪酬待遇不能以创收能力作为确定薪酬的主要依据。有些医院对于医技人员的薪酬待遇，往往会以创收能力作为最核心的指标，其实这是有很大误区的。因为医疗服务的提供过程是一个团队协作的过程，比如一名临床医师开了一张B超单，然后由B超医师去执行，那么在这个过程中临床医师和B超医师各自的贡献到底有多大，其实是很难准确评价的。所以，尽管我们计算得出了B超科室的医疗收入和收支结余，其实这里面还是隐含着医师的价值的。这也是许多医院在确定医技人员的薪酬水平时往往参照临床医师薪酬水平确定的重要原因。

（3）在平衡医技科室之间的差异时，重点要考虑医技人员劳务参与程度和仪器参与程度，即劳务参与程度高的薪酬水平应该高，主要依靠仪器处理和出结果的薪酬水平就应该低，这也是病理科虽然收益远没有检验科高，但病理人员在满负荷工作的情况下，其待遇并不比检验科人员低的主要原因。

2．医技人员薪酬设计的主要方法

医技人员薪酬的发放依据主要依据完成检查和检验的工作量、具体技术的责任和风险大小、检查操作所耗的时间以及医技使用设备的价值消耗等。对检查、检验项目按收费的标准，逐项确定不同的相对价值比率或效益单位进行计奖。而有的医院则是通过用人费率来计算医技科室人员的薪酬额度。所谓用人费率其实类似于固定提成的概念，主要是通过参照基期科室人员薪酬额度与基期科室收入的占比，也可以理解为在整个医技收入中人工成本所应该占到的份额。

表7.8～表7.10为泰安市中心医院医技科室工作量积点绩效工资分配办法示例。

表 7.8　超声科工作量积点绩效工资分配办法

项目编码	项目名称	点数
711690	彩色多普勒超声常规检查	4
707264	颈部血管彩色多普勒超声	6
714201	颈部血管彩色多普勒超声	6
703747	四肢血管彩色多普勒超声	6

续表

项目编码	项目名称	点数
711693	四肢血管彩色多普勒超声	6
711678	普通心脏 M 型超声检查	8
711681	左心功能测定	8
714177	组织多普勒显像	8
711679	心脏彩色多普勒超声	8
709557	浅表器官彩色多普勒超声	8
705599	浅表器官彩色多普勒超声	8
709551	腹部大血管彩色多普勒	9
709556	腹部大血管彩色多普勒	9
704588	床边 B 超检查	10
711641	床旁超声心动图	10
711691	超声定位每 10 分钟	10

表 7.9　病理科工作量积点绩效工资分配办法

项目编码	项目名称	积点
714541	冷冻切片检查与诊断	10
711628	快速石蜡切片检查与诊断	10
700937	病理会诊	10
700925	根治标本检查与诊断	8
700924	单切标本检查与诊断	8
711710	局部切除组织活检标本检查与诊断	8
700923	内镜活检检查与诊断	8
700927	穿刺活检检查与诊断	8
706841	液基薄层细胞学	5

表 7.10　医学影像科工作量积点绩效工资分配办法

编码	项目名称	积点
710705	磁共振成像（1.5T）	10
714796	磁共振波谱分析（MRS）	10
714886	脑功能成像	20
717075	磁共振成像（增强扫描加收）	10
711763	螺旋 CT256	10
711768	16～40 层螺旋 CT 扫描	5

续表

编码	项目名称	积点
711769	64 层以上螺旋 CT 扫描	7
711771	X 线计算机体层（CT）成像	7
714799	冠状动脉成像	20
717071	螺旋 CT 256（增强加收）	13
714706	64 层以上螺旋 CT 扫描（增强加收）	10
711740	数字化摄影 DR	3
714856	X 线造影（大平板多功能数字化 X）	5
714860	上消化道造影（甲类）	4
715303	X 线造影（床旁摄片加收）	25
714855	X 线造影（数字化 X 线机加收）	2.6
714858	食管钡餐透视（数字化加收 40 元）	3
711750	四肢血管造影（静脉）	8
716346	子宫输卵管造影	5

在确定医技人员的薪酬水平时，医技科室的风险系数也是一个非常重要的考量因素。景惠管理研究院在长期的医院管理咨询实践中，经过和医技专家的沟通，总结出了简便易行且容易得到医技人员认同的科室风险系数评价要素，具体见表 7.11。黄河三门峡医院医技科室风险系数如表 7.12 所示。

表 7.11　医院医技科室风险系数评价因素释义

因素	因素释义	建议分值
服务对象（20 分）	该科室检查诊断服务过程中需要直接接触患者，并与患者进行持续的沟通交流	16～20 分
	该科室检查诊断服务过程中只需要面对患者，一般不需要直接接触患者，只需要与患者进行简单的交流	10～15 分
	该科室检查诊断服务过程中几乎不需要直接面对患者，以接触标本为主	9～11 分
劳务参与程度（20 分）	该科室检查诊断服务过程中需要医务人员全程参与，几乎不存在机器单独工作时间	16～20 分
	该科室检查诊断服务过程中需要医务人员参与主要工作，有一部分工作由机器独立处理	10～15 分
	该科室检查诊断服务过程中几乎不需要医师参与，主要由机器独立处理	9～11 分
诊断结果判断（20 分）	该科室检查诊断结果完全依靠医务人员丰富的经验进行判断，诊断结论由医务人员撰写	16～20 分
	该科室检查诊断结果很大程度上依靠医务人员的经验判断，诊断结论基本上是在固定格式上修改	10～15 分
	该科室检查诊断结果大部分靠机器判断，诊断结论主要由机器打印	9～11 分
任职资格要求（20 分）	该科室任职人员几乎所有岗位都要求必须具备执业医师资格	16～20 分
	该科室任职人员大部分岗位需要执业医师资格	10～15 分
	该科室任职人员只有一部分岗位需要执业医师资格	9～11 分

因素	因素释义	建议分值
职业 的危 害性 （20 分）	该科室的医务人员在诊疗过程中经常需要接触紫外线、红外线、X 射线等辐射； 或可能感染传染病及其他医源性疾病	16～20 分
	该科室的医务人员在诊疗过程中偶尔需要接触紫外线、红外线、X 射线等辐射； 或可能感染传染病及其他医源性疾病	10～15 分
	该科室的医务人员在诊疗过程中一般不会接触紫外线、红外线、X 射线等辐射； 或可能感染传染病及其他医源性疾病	9～11 分

表 7.12　黄河三门峡医院医技科室风险系数

医技科室	风险系数	医技科室	风险系数
病理科	1.20	心脑电图室	1.12
超声科	1.18	检验科	1.10
医学影像科	1.18	输血科	1.09

7.5.4　管理人员的薪酬设计

1．设计管理人员薪酬体系要考虑的主要因素

（1）医院的管理人员主要服务于临床和医技等业务科室，其贡献的评价主要是整个医院的业务发展和运营效果。如果说一线业务人员的薪酬待遇从某种程度上说反映了医院整体的业务发展和运营效果，那么在给付管理人员的薪酬时就应该以一线业务人员的薪酬水平为重要依据。如有的医院在设计整个薪酬体系时，会把全院临床医师的薪酬额度、护士长的薪酬额度和职能科室主任的薪酬额度放在同一水平，以平衡各类别人员的薪酬差距。

（2）在平衡管理人员内部的薪酬差距时，则又以管理的专业性为重要考量因素，如医务管理人员、护理管理人员这些专业性比较强的管理岗位，其待遇往往会比后勤保障、物资采购等岗位要高。

（3）管理人员薪酬一般由基本薪酬、津贴和业绩薪酬组成。在支付业绩薪酬时主要综合考虑所承担的职责、工作量大小、工作效率和目标任务完成情况以及管理费用控制等各种因素并经严格考核后支付。

2．管理人员薪酬设计的主要方法

由于管理人员的工作业绩难以量化评价，且管理人员一个最大的特点是选拔重于评价，因此，在给付管理人员的薪酬时，许多医院会对管理人员的岗位价值进行

评价，即对全院各个管理岗位的重要性排序，越是排在前边的岗位其薪酬待遇自然也越高。

　　景惠管理研究院在医院管理咨询实践中，曾尝试应用过自主开发的景惠 36 因素评分法、分类比较法、排列法等诸多方法，但在实际应用中，医院管理者和参评人员大都反映评价的因素过多，过程烦琐，不便于操作。因此，景惠医院管理咨询顾问在借鉴海氏评分法的基础上，结合医院的实际制定了便于操作应用的医院管理人员岗位价值五要素评分法，并在 300 余家医院的应用中不断优化完善。

　　海氏评分法是美国工资设计专家 Hay 在 1951 年开发出来的。他认为所有职位所包含的付酬因素可以抽象为三种具有普遍适用性的因素，即知识和技能水平、解决问题能力和风险责任，Hay 设计了三套评价量表，最后将所得分值加以综合，算出各个工作职位的相对价值。该评估法认为，一个岗位之所以能够存在的理由是必须承担一定的责任，即该岗位的产出。那么通过投入什么才能有相应的产出呢？即担任该岗位人员的知识和技能。那么具备一定"知能"的员工通过什么方式来取得产出呢？是通过在岗位中解决所面对的问题，即投入"知能"通过"解决问题"这一生产过程，来获得最终的产出"应负责任"。这样，判断一个岗位的价值就归结为知识和技能、解决问题的能力、承担的风险责任三大要素。景惠管理研究院的岗位价值评价五要素主要是指知识技能、决策参与、督导责任、沟通协调和任职资格（表 7.13）。

表 7.13　医院职能科室岗位价值评价因素释义表

因素	因素释义	参考分值
知识技能（20 分）	1. 必须精通本专业领域的知识和技能，具备该领域整体管理方案设计的能力，应是本医院在该领域的权威专家	15～20 分
	2. 熟悉本专业领域的基本知识与技能，能够独立完成本专业领域的相关工作	10～14 分
	3. 熟悉本专业一般的知识与工作流程即可胜任，能够完成基本的汇总、统计、分析等工作	5～9 分
决策参与（20 分）	1. 该岗位经常参与医院全局性决策活动，提供决策参谋支持，必须持续向院领导提交有关管理方案、实施计划、工作标准以及报告、材料等	15～20 分
	2. 该岗位只是参与医院局部性的决策活动，一般只提供决策建议，偶尔向院领导提交有关管理方案、实施计划、工作标准以及报告、材料等	10～14 分
	3. 该岗位主要以执行工作任务为主，很少参与决策性活动，基本不需要向院领导提交有关管理方案、实施计划、工作标准以及报告、材料等	5～9 分
督导责任（20 分）	1. 该岗位承担着重大的监督检查责任，必须持续监督检查业务科室的工作情况	15～20 分
	2. 该岗位承担着一定的监督检查责任，需要阶段性地监督检查业务科室的工作情况	10～14 分
	3. 该岗位只需要完成本岗位的职责即可，不需要监督检查业务科室的工作情况	5～9 分

因素	因素释义	参考分值
沟通 协调 （20分）	1. 该岗位需要进行大量的对外和对内沟通协调工作，其职责的履行和工作任务的完成涉及许多岗位	15～20分
	2. 该岗位需要进行一些对外和对内沟通协调工作，其职责的履行和工作任务的完成涉及其他岗位	10～14分
	3. 该岗位很少需要进行对外和对内沟通协调工作，其职责的履行和工作任务的完成一般不涉及其他岗位	5～9分
任职 资格 （20分）	1. 该岗位有明确的任职资格条件，专业必须对口，否则无法胜任	15～20分
	2. 该岗位的任职资格条件不太明确，基本由本院自己掌握，一般积累半年以上的工作经验或经过短期专业培训后即可胜任	10～14分
	3. 该岗位不需要特别的任职资格条件，经过简单培训或一个月内的工作经验即可胜任	5～9分

为了在岗位价值评价时让参与评价的专家或相关参与人员能够对岗位的实际情况有更多的了解，需要本岗位的人员按照上述五大要素进行事例说明，为避免本评价标准未能兼顾一些特殊岗位或职责，允许有例外说明。具体示例如表 7.14 及表 7.15 所示。

表 7.14　医院职能科室岗位价值评价事例说明

岗位名称	知识技能事例说明	决策参与事例说明	督导责任事例说明	沟通协调事例说明	任职资格事例说明	例外事例说明
人力资源部主任	具备完备的人力资源管理知识体系，熟练掌握和应用人力资源六大体系的知识和技能	参与医院人事和分配政策制定，制定人力资源规划，组织全院绩效管理体系的建立。本年度撰写全院性管理方案 6 份，制定涉及全院性的考核标准 3 份	监督检查全院绩效考核工作的开展。监督检查全院的劳动纪律和工作秩序。本年度共实施全院性考核 4 次	需要与医院领导、全院中层干部沟通协调。需要与人社部门和卫生行政部门沟通协调	需要具备高级经济师任职资格	
医务部主任	需要具备全面的医疗管理知识与技能，能够对全院的医疗工作进行规划	参与医院医疗工作、绩效分配、学科建设与发展等方面的决策。负责制定全院医疗管理方案和医疗考核标准。本年度撰写全院性管理方案 8 份，制定涉及全院性的考核标准 5 份	监督检查全院的医疗质量，并定期进行分析通报。每月对科室医疗运行情况进行现场督导。本年度共实施全院性考核 8 次	需要与医院领导、全院中层干部沟通协调。需要与卫生行政部门、医学学术团体沟通协调	需要具备主任医师任职资格	现任者是省医院评审委员会专家

表 7.15　重庆市铜梁区人民医院职能科室岗位系数示例

岗位名称	系数	岗位名称	系数	岗位名称	系数
医务科科长	2.90	科教科科长	2.70	护理部副主任	2.50
医患关系办公室主任	2.90	办公室主任	2.70	人事科副科长	2.50
护理部主任	2.90	信息科科长	2.70	科教科副科长	2.50
财务科科长	2.90	医学装备科科长	2.70	医务科质控干事	2.20
质控办主任	2.90	人事科科长	2.70	医务科培训干事	2.20

管理人员的岗位价值系数确定后，按照医院为全部管理人员核定的薪酬总额推算出每一价值系数的基础薪酬值，再与具体岗位的价值系数值相乘，即为该岗位应得薪酬数额。

 案例 1　山东省泰安市中心医院

工作量积点标化法绩效工资体系设计模式

山东省泰安市中心医院始建于 1948 年，1993 年被评为三级甲等综合医院，2014 年 5 月被山东省卫生计生委命名为第二周期三级甲等综合医院。医院实际开放床位 2600 张。2016 年全院门急诊患者 120 万人次、出院患者 9 万人次、手术 3 万例。医院现有 58 个一级临床、医技科室，拥有 1 个国家级中医药重点专科，1 个国家级中医药重点专科建设项目单位，2 个省级临床重点专科，1 个省级临床重点专科创建单位，3 个省级重点专业，3 个省级特色专科，13 个市级重点学科，5 个市级特色专科。多年来，医院坚持"质量立院、科技兴院、改革创新、科学发展"的工作方针，大力加强医院管理与改革，推动了医院建设发展，综合竞争力不断提升。先后有 8000 余家医疗卫生单位来院考察学习，为国家卫生改革做出了贡献。随着医院内涵建设的加强和业务的发展，医院原有的管理模式尤其是绩效管理体系越来越难以适应医院的发展和医务人员的期望。进行人事与分配制度改革，特别是绩效工资分配体系的变革显得越来越紧迫。医院于 2015 年与景惠管理研究院合作，通过整合医院内部和外部的管理专家资源，成立了泰安市中心医院绩效管理改革项目小组，在全面研究国家有关医改政策、政府卫生与人力资源管理部门的相关规定以及兄弟医院绩效分配经验的基础上，提出了工作量积点标化法绩效工资体系设计思路，建立和形成了理论依据充分、实际管理过程中可操作性强的"工作量积点标化法绩效工资体系设计方法"。

一、医院绩效工资设计的背景

医院绩效工资的设计首先必须对医疗行业的公益性与经营性并存这一特殊性有明确的认识，即医院不能以营利为目的，但同时必须算投入与产出的账；对医务人员的贡献回报必须以为患者提供的服务数量、质量、技术难度以及风险等为重要依据，但又要避免过度医疗，有效控制医疗费用的增长；在经营中既要有效控制成本，降低消耗，但又必须合理地增加投入以提高技术水平和确保医疗安全。基于这些原因，医院的绩效分配必须统筹考虑医院的长远发展、患者利益、医务人员利益等综合因素，切实平衡好各方面的利益关系。为此，医院的绩效分配体系设计按照"坚持公益性、调动积极性"的原则，通过顶层设计、战略定位、人事制度改革、信息化建设等全方位改革，将医院发展、科室建设与个人发展和薪酬待遇结合起来，以工作量为基础，以质量与安全为根本，以推动技术创新为抓手，建立涵盖医疗服务质量、数量、技术难度、成本控制、群众满意度、医德医风和精神文明建设为内容的绩效分配与综合考核体系。

二、医院绩效工资设计的原则

1. 深化编制人事制度改革。对全院现有岗位和人员配置情况进行全面梳理，按照相应原则与标准实施定岗定编，对人员配置总量进行规划，并根据工作量、技术开展情况和工作任务的变化建立动态调整机制。落实聘用制度和岗位管理制度，人员逐步由固定用人向合同用人转变、由身份管理向岗位管理转变。

2. 做好人工成本总额预算和绩效工资额度预算，将人工成本控制在合理的范围内。明确规定绩效工资的增长幅度不超过医院综合效益的增长速度。综合效益的衡量指标主要是医疗收入、门急诊量、出院患者数、技术劳务性收入情况、收支结余情况等。

3. 根据医务人员培养周期长、职业风险高、技术难度大、责任担当重等特点，着力体现医务人员技术劳务价值，合理确定医务人员收入水平，做到多劳多得、优绩优酬，重点向临床一线、业务骨干、关键岗位和有突出贡献的人员倾斜，合理拉开收入差距，并建立动态调整机制。

4. 强化医院精细化管理。加强医院财务会计管理，强化成本核算与控制。在过去推行全成本核算的基础上，做好医院全面预算管理，严格执行预算制度，做好设备、器械、物资等使用过程的监管，做好本量利分析，定期对医院的资源利用效率和效果进行评估。

5. 强化医务人员绩效考核。突出岗位工作量、服务质量、行为规范、技术能力、医德医风和患者满意度，将考核结果与医务人员的岗位聘用、职称晋升、个人薪酬挂钩。

6. 严格执行政府有关部门关于医疗改革的各项规定。完善医院用药管理，有效控制药品费用的不合理增长。严格控制高值医用耗材的不合理使用。医务人员个人薪酬不得与医院的药品、耗材、医学检验检查收入等直接挂钩。医院的基本导向是降低药品比例、耗材比例和大型检查收入，提高技术劳务性收入，鼓励医务人员开展疑难危重诊疗项目，体现和发挥区域医疗中心的作用。

7. 对于科研、教学、论文等需要年度或半年、季度评价的项目与指标，不进入月度绩效工资考核，按相应的周期进行考核评估或单项奖励。

三、医院工作量积点标化法的主要内容

工作量积点标化法主要是针对相同专业中的不同医疗服务项目，通过工作耗时、参与人员数量与级别、医疗收费、成本支出、技术难度、风险因素、设备投入以及其他资源消耗等关键因素的对比和综合评估，对关键医疗项目进行医疗服务价值的评价，并转化为可衡量和对比的点值，最终按积点值发放绩效工资。

四、医院绩效工资设计的主要内容

1. 广泛动员与学习培训。医院绩效工资制度的改革涉及广大员工的切身利益。尽管医院在过去的改革中积累了许多成功的经验，但由于时间的变迁和形势的变化，一些分配办法不能适应现阶段的要求也是必然的。医院领导本着集思广益、谦虚好学的态度，多次派人参加国家卫计委、清华大学、北京大学等单位组织的公立医院绩效分配改革学习班，并多次派出考察组到兄弟医院进行学习取经。邀请国内在绩效分配方面有一定经验的医院管理专家多次来院讲学与交流。医院领导多次召开专题会议研究绩效分配，在中层管理干部会议上进行号召动员，在全院上下营造良好的改革氛围，为方案的实施和顺利推行创造条件。

2. 在全院开展定岗定编工作，做好人力资源配置规划。要想评价员工的劳动贡

献，必须测定员工的工作负荷。要想让员工完成职责任务，必须明确员工的任职资格。医院在确定绩效分配方案前，对全院各个科室的人员配置情况进行了调研，对每个岗位进行了定岗定编。对临床科室的医师和护士主要依据实际出院患者数、住院床日等指标计算出实际开放床位数，按照每医师管床数量、值守医师数量、手术耗时与参与人员数量、每护士看管患者数量、值守护士数量、其他关键工作量以及满负荷工作时间占排班时间的比例等因素进行定岗定编。对医技科室主要依据患者检查的工作总量、单位时间内检查效率、设备台数、每班医师与技师配置人数等因素进行定岗定编。对职能科室则主要依据完成工作任务所耗费的时间并通过工作分析进行定岗定编。在景惠管理研究院专业顾问先行调研定岗定编的基础上，将初次调研结果反馈给科室，科室修订后再反馈给咨询项目组，咨询项目组综合全院定岗定编标准与办法再进行微调，再反馈给科室确认。全院各个科室定岗定编完成后，从医院层面进行统筹并确定最终方案。定岗定编方案原则上每年调整一次。在定岗定编的基础上，对全院科主任和护士长进行"如何编制岗位说明书"的培训，针对各个岗位进行岗位分析，编制完成全院的岗位说明书，作为招聘、考核、员工履行职责以及职业生涯规划的依据。通过定岗定编得出按照医院实际开放床位人员配置达到床人比 1 :（1.6～1.7）比较合理，因此，总体来看医院床位数与人员总数比较匹配，但部分专业存在超编现象，部分专业尤其是临床一线医师存在缺编现象，需要在人员总量控制的前提下做好各类别人员结构的调整与优化。

3. 在做好人工成本总额和绩效工资额度预算、定岗定编的基础上，全院以定编人数为基础，确定临床科室人均绩效工资 : 医技科室人均绩效工资 : 职能科室人均绩效工资＝1 : 0.8 : 0.6。确定临床人员绩效工资额度占绩效工资总额的比例；医技人员绩效工资额度占绩效工资总额的比例；职能科室人员绩效工资额度占绩效工资总额的比例。医院绩效管理部门可根据各类人员的业绩情况、医院整体的经营情况，在 ±1%～1.5% 幅度内适当调控。

4. 医院绩效工资核定到临床人员（临床人员中再分出医师和护士两个类别）、医技人员、职能科室人员三大类别人员后，临床人员通过对各临床科室的价值贡献进行综合评估，确定各临床科室人均绩效工资的排名，测算出各临床科室的绩效工资额度。医技科室人员按照定编人数并参照临床科室的人均数确定绩效工资额度。职能科室人员按照核定的绩效工资总额度，通过岗位价值评价确定每个岗位的绩效工资数。

5. 绩效工资发放后，绩效管理部门每季度进行发放情况的合理性和公平性检验，对照绩效分配的几个关键原则进行评估。几个关键原则是：绩效工资占医疗收入（不含药品收入）的额度；临床人员、医技人员、职能科室人员分别占绩效工资总额的比例情况，各类人员人均绩效工资比例情况，如出现重大偏差则需要分析原因并进行适度的调控。

五、临床科室绩效工资发放办法

1. 临床科室在获得绩效工资总额度后，先通过科室贡献价值评价核定各个科室的绩效工资额度。通过召开科室主任、护士长座谈会，发放问卷的方式就评价科室贡献价值的因素进行调研，设计了科室贡献价值评价因素与权重调研表，由 85 名科室主任填写调研表，有效调研表 76 份，有效率 89%，共选取人均技术性劳务收入、人均收支结余、人均出院人次、人均占用床日、科室风险系数等指标并赋予不同的权重进行科室贡献价值评估，确定科室的相对贡献，以此来确定科室的绩效工资排序和具体数值。当确定了科室应得绩效工资额度以后，再与门诊量、入院患者数、出院患者数、住院床日、手术量与手术级别、体现技术水平和风险的关键操作项目、药品占比、耗材占比、医疗费用控制、医疗质量的核心指标、医院感染管理、成本控制、精神文明建设、医德医风、患者满意度等指标挂钩，形成了综合体现工作数量、工作质量、技术难度与风险、成本与收益、患者就医体验与满意度的综合绩效考核指标体系。

2. 对于诸如手术等操作性项目，在调研中医务人员普遍反映按照手术收费提取手术风险金作为绩效工资，不能客观地反映手术的风险、人员投入以及技术难度等。为此，医务科向全院 29 个临床科室的医师发放了 400 份调查问卷，收回有效问卷345 份，结果显示医师认为评价手术价值的主要因素为手术费、手术时间、手术医师数量、麻醉方式、手术级别和患者年龄，然后通过专家讨论并结合征求意见的方式确定权重，通过将全院各科室手术项目列出清单，按照六个因素及相应的权重对每一项手术进行评价点值，最后根据拟投入的手术项目绩效工资总额、预算的年度手术总量计算出每例手术的点值及相应的绩效工资。

3. 临床科室除考虑工作量、质量之外，通过风险系数评价来体现科室的风险、技术难度等，这些主要通过下医嘱的频次、危急值报告次数、患者输入液体总量、实施手术与操作的级别与难度等因素进行综合评价。对于感染性疾病科、急诊科等公益性科室则制定相应的扶持政策，让医务人员在不同的岗位都能感受到职业成就感。

4. 为了在分配中体现护理工作负荷、技术难度、承担的责任与风险以及护理人员的择岗意愿，护理部在全院开展了护理人员择岗倾向性调查。护理部对 68 个护理单元的护理人员进行择岗意愿调查，共发放问卷 1318 份，收回 1212 份，收回率为 92%。通过调研发现全院护士最愿意去的科室为体检科、眼科、美容整形科、口腔科、乳腺外科、耳鼻喉科、中医科、医学影像科、甲状腺外科等科室，最不愿意去的科室为急诊科、呼吸重症科、新生儿科、PICU、ICU、小儿内科等。调研结果也反映出护理人员选择什么样的科室取决于个人收入、工作强度大小、风险大小、科室工作氛围、有无夜班、技术难度以及个人发展等因素。基于以上调研，计算得出了每个护理单元的择岗倾向性系数。护理部对全院护士长进行护理单元风险因素及权重调研，共向全院护士长发出 77 份调研表，有效 70 份，有效率 90%，调研结果显示护士长们认为体现护理单元风险的主要因素为特级护理患者占用总床日数与全科患者占用总床日数比、一级护理患者占用总床日数与全科患者占用总床日数比、手术患者占全科出院患者比等。风险系数评价护理单元风险大的科室有 ICU、小儿内科、新生儿科、产科、感染科、急诊科等；风险小的科室有体检科、口腔科、内分泌科、皮肤科、中医科等。通过将入院患者数、出院患者数、实际占用总床日数、特级护理量、一级护理量等与风险系数和择岗倾向性系数挂钩，通过积点的方法核定绩效工资的分配值。通过护理质量、服务质量、满意度、医德医风等综合要素的考核来确定实际的分配值。

六、医技科室绩效工资发放办法

1. 对于如超声检查、CT 检查、MRI 检查等可以用量化指标衡量的科室，通过满负荷工作量核定与定岗定编的方法核定绩效工资额度。针对各类医技检查项目名称不同、所耗费的时间不同、操作难度和人员资质要求不同的特点，对每个检查项目从收费、所需要检查时间、技术难度等几个要素进行价值评估，根据评估结果确定每个项目的点值，按点值确定绩效工资额，然后再与材料消耗、成本控制、医疗质量、服务质量、患者满意度、临床医师满意度以及医德医风等挂钩。

2. 对于检验科和病理科这样性质的科室，其工作量很难用准确的工作量来衡量的医技科室，则综合评估其所开展医技项目的情况、人员配置、材料消耗、成本控制、收支结余、医疗质量、服务质量、患者满意度、临床医师满意度以及医德医风等综合因素，确定绩效工资额度，然后根据业务量的变化情况、综合绩效考核结果调控实际所得绩效工资。

3. 对于药学部则重点考核临床药学工作开展情况、住院患者占用床日、处方量等关键指标，通过与服务质量、患者满意度、临床医师满意度以及医德医风等综合因素结合确定绩效工资的发放额度。

七、职能科室绩效工资发放办法

职能科室通过工作分析、工作耗时测量的方法进行定岗定编，理清和确认岗位的规范化名称，明确任职资格和岗位职责。在此基础上通过岗位参与决策的程度、岗位所承担的责任、岗位的工作负荷、岗位的风险、岗位的任职资格要求等因素进行岗位价值评价，确定岗位系数。按照医院给职能科室投入的绩效工资总额和所有职能科室岗位系数总和，求出系数为1的岗位的绩效工资额，再推算出相应岗位的绩效工资额，然后与工作职责履行情况、任务目标完成情况、关键指标考核结果等挂钩，确定每个岗位实际所得的绩效工资额。

八、科室绩效工资二级分配办法

医院院级层面所设计的绩效工资分配方案解决的是科室之间的平衡，各岗位类别人员之间的平衡。如果要想让医务人员切实地感受到付出与回报之间的对等，还必须做好二级分配。医院在二级分配的过程中，本着"科室自主、医院引导、方案报备、过程监控"的原则，通过专家的培训与指导，让科室结合本科室的实际上报二级分配方案。科室发放绩效工资后，绩效管理部门再对照方案进行核实，确保各科室按照预先制定的二级分配方案发放绩效工资。

科室二级分配的普遍原则是：以各项工作量考核为核心指标，结合技术难度、风险、夜班、带教等情况进行综合考核后发放。

九、经验与体会

医院绩效分配的核心目的是为了调动医务人员的积极性，更好地为患者提供安全优质的医疗服务，同时也让医务人员自身得到成长和进步。在推动绩效分配过程中的经验与体会如下：

1. 统一思想，形成共识很关键。绩效分配的改革可以说牵一发而动全身，除了涉及员工的切身利益外，还会涉及核算方案的调整，工作流程的优化与改进，质量考核的跟进等方方面面的工作，如果没有领导班子的共识，没有各个部门的高效执行，改革就很难推进。因此，在实施改革前，必须统一领导班子和全院员工的思想，加强绩效分配政策与相关技能方法的培训，创造推动改革的良好氛围。

2. 一定要结合医院实际。现在有各种各样的绩效分配办法，也有很多经验，但真正应用时必须结合医院实际情况。医院在不同的发展阶段，其发展理念、员工心态、不同科室的学科特色、服务水平、员工的能力与期望都是不同的，医院在确定采用何种绩效分配方法前，一定要做好充分的调研，做到既要符合员工的预期，又要不违反有关的分配政策，同时能确保医院的可持续发展。

3. 分配与考核必须同步进行。绩效分配侧重于员工收入数额的计量，考核侧重于质量及综合指标的完成情况。在平衡科室、专业、岗位之间分配差距的同时，必须注重医疗质量、成本消耗、医疗风险及财务风险控制、节能降耗等因素，让医院始终处于一种良性的运行状态。

4. 做好分析评价，适时纠偏。医院绩效分配是一个动态运行的过程，医院绩效管理部门至少一个季度要做一次绩效分配与考核的合理性与公正性的检验与评价，对分配与考核结果进行横向比较和纵向变化分析。对关键性的核心量化指标结果，采取多因素分析，先进行标化后再对比分析，发现不合理的地方，按既定原则进行纠偏和调控。

5. 医院绩效管理与分配是一项系统化的综合工程。医院在绩效管理与分配体系设计中充分考虑了医疗行业的特点，从医院层面进行统筹规划，分配重点向责任大、难度大、贡献大；技术高、风险高、效率高的科室和个人倾斜，以充分体现医疗行业知识和技术密集、核心人才稀缺的特点。在绩效管理工具的应用上糅合了目标管理、360°考核、关键绩效指标（KPI）、平衡计分卡、以资源耗用为基础的相对价值表（RBRVS）等理念和操作办法，体现出了医院组织内不同系统、不同专业、不同岗位、不同层级人员的贡献价值，比较好地平衡了医院发展、个人回报、医疗有效、患者满意之间的关系。

（案例来源：景惠管理研究院咨询案例）

 案例 2　重庆市大足区人民医院的绩效分配体系

重庆市大足区人民医院成立于 1941 年，是大足区的医疗、教学、科研中心。是国家三级甲等综合医院，是重庆医科大学附属（非直属）大足医院，成都中医药大学附属（非直属）大足医院，重庆市全科医师规范化培训基地，华佗工程大足示范基地，国家级胸痛中心和高级卒中中心。医院占地面积285亩，建筑面积190 000m²，设置床位1500张。2019年全年完成门诊76万人次，出院6.46万人次，手术2.27万台次。全院现有市区域医学重点学科4个、市级临床重点专科8个、市级医疗特色专科4个、区级重点专科26个。医院先后荣获全国文明单位、全国卫生计生系统先进集体、重庆市卫生健康系统先进集体、重庆首批美丽医院示范单位等国家及市级荣誉62项。

按照建立现代医院管理制度和适应新医改的需要，医院于2018年与专业的医院管理咨询机构景惠管理研究院合作，系统开展了医院人力资源管理中组织架构体系设计、定岗定编、任职资格体系梳理、岗位说明书编制、科室经营绩效评价、综合绩效考核体系设计以及绩效工资体系设计等工作。在绩效工资体系设计方面，积极探索建立适应医疗行业特点的公立医院薪酬制度，通过完善考核评价机制，健全激励约束机制，以增加知识价值为导向进行分配，着力体现医务人员技术劳务价值，规范收入分配秩序，逐步实现了公立医院收入分配的规范化，增强了公立医院公益性，调动了医务人员积极性、主动性、创造性，进一步提高了医疗服务质量和技术水平。

一、医院绩效工资体系设计的总思路

1. 坚持公立医院的公益性　适应公立医院综合改革要求，建立以价值取向、社会效益、患者满意度、职工满意度等为导向的考核制度，规范医务人员收入分配秩序，强化公立医院公益性。

2. 深化编制人事制度改革　对全院现有岗位和人员配置情况进行全面梳理，按照相应原则与标准实施定岗定编，对人员配置总量进行规划，并根据工作量、技术开展情况和工作任务的变化建立动态调整机制。

3. 做好人工成本总额预算和各岗位类别人员绩效工资额度预算　明确规定绩效工资的增长幅度不超过医院综合效益的增长速度。在确保医院良性运行、基本医保支出可承受、群众整体负担不增加、提高医疗服务水平的基础上，动态调整公立医院薪酬水平，与国民经济发展相协调、与社会进步相适应。妥善处理不同岗位类别、不同学科、不同资历人员之间收入分配关系。

4. 抓住重点，考虑全面，效率与公平兼顾　按照医务人员培养周期、职业风险、技术难度、工作负荷、服务质量、行为规范、技术能力、成本支出、医疗效率、

医德医风和患者满意度等综合因素，合理确定医务人员收入水平，做到多劳多得、优绩优酬，重点向临床一线、业务骨干、关键岗位和有突出贡献的人员倾斜，合理拉开收入差距，并建立动态调整机制。

5. 医院整个绩效分配过程注重发扬民主，绩效分配办法由医院领导班子集体研究后在本院公开，采取职工代表大会讨论等形式广泛征求职工意见，方案经职工代表大会讨论通过后执行。

二、薪酬结构与绩效工资的组成

1. 医院薪酬分三个部分。

项目类别	项目内容
基本工资	岗位工资、薪级工资等
津贴补贴	国家规定的医疗卫生津贴、护龄津贴等各项津补贴，严格按照国家规定执行
绩效工资	基础绩效（包括固定部分、奖励部分）：具体按当地事业单位工资收入水平（不含超额绩效）大体持平的原则核定。实际操作中，与当地其他事业单位各岗位等级基础绩效水平保持一致，并以此为基数，确定基础绩效总量。测算时各类别人员的工作量绩效部分相当于基础绩效额度
	超额绩效：业务科室的超额绩效主要为运营绩效中的固定资产收益绩效、人工成本收益绩效、变动成本控制绩效等，同时包括目标绩效、履职绩效、专项奖励绩效等

2. 医院按医疗收入的 5‰ 提取"人才队伍建设费用"专项资金（不纳入绩效工资总额），主要用于高层次人才的引进和培养，以及向做出突出贡献的高层次人才发放的激励性报酬，同时用于人才梯队建设和技术创新奖励，以有利于医院引进、留住、培养人才，推动医院人才引进和人才培养等工作的持续发展。

3. 医院绩效工资方案的组成包括一个"绩效总体方案"和四个"具体绩效实施方案"。四个具体绩效实施方案分别为《运营绩效方案》《履职绩效方案》《目标绩效方案》《专项奖励绩效方案》；重点考核科室或个人的运营效率、医疗安全与质量、工作目标任务、个人德能勤绩廉、创优争先效果的情况；分别占绩效预算总额的 90%、4%、3%、3%，各项目类别所占份额可根据国家政策、主管部门规定以及医院运营当中的具体情况作适当调整。

4. 医院主要负责人绩效工资。医院主要负责人实行年薪制，每月绩效工资按本院在编在职人员绩效工资人均水平的 3 倍以内发放，根据主管部门对医院的绩效考核结果实行年度汇算。

医院主要负责人绩效考核内容由单位考核指标与个人考核指标组成。医院主要负责人绩效考核实行百分制，单位考核指标得分占分值的 60%，个人考核指标占分值的 40%。

绩效考核评价结果为优秀的，按在编在职人员绩效工资人均水平的 3 倍发放绩效工资，如果医院主要负责人绩效考核评价结果为良好的，按在编在职人员绩效工资人均水平的 2.7 倍发放绩效工资，如果医院主要负责人绩效考核评价结果为合格的，按在编在职人员绩效工资人均水平的 2.4 倍发放绩效工资。

三、绩效分配与综合绩效考核具体实施的内容及办法

1. 运营绩效　运营绩效在绩效总额预算、人员编制规划的基础上确定各类别人员绩效额度，从医院层面将医、护、技、药、管、工勤人员分类别进行考核与分配。

绩效工资测算出来后，要与综合绩效考核挂钩，综合绩效考核的重点是考核行风与医德医风建设指标，医疗质量安全指标、医疗事故发生率、院内感染发生率和报告率、抗菌药物使用率、平均住院天数、发展指标（包括事业基金提取比例、国有净资产保值增值、学科发展、人才队伍建设），社会效益指标（包括惠民措施、落实分级诊疗制度、药品收入占医疗收入比例、门诊患者人均医疗费用增幅、出院患者人均医疗费用增幅、患者满意度、职工满意度）等。

各类别人员分配与考核指标体系如下：

岗位类别	绩效工资分配主要构成指标
临床医师类	个人工作量绩效：门急诊诊次绩效、会诊绩效、手术绩效等。 团队工作量绩效：入院患者绩效、床日绩效、固定资产收益绩效、人工成本收益绩效、变动成本控制绩效、值班绩效等
临床护士类	入院患者绩效、床日绩效、手术绩效、固定资产收益绩效、人工成本收益绩效、变动成本控制绩效、值班绩效等
医技类	操作项目工作量绩效、固定资产收益绩效、人工成本收益绩效、变动成本控制绩效、值班绩效等
药剂类	处方发药审核绩效、处方点评绩效、静配工作量绩效、成本控制绩效、值班绩效等
管理类	岗位系数绩效、值班绩效等
工勤类	岗位系数绩效、定额绩效、值班绩效等

2. 目标绩效

2.1　月度、季度单项考核目标绩效

月度、季度目标单项考核绩效即指各分管职能部门对临床医技医辅行后等科室的医疗质量、科研教学、运营管理、医德医风、廉政建设等情况的单项考核绩效。

2.2　通过月度季度目标考核的实施同时更加注重年目标考核的全面落实，建立全过程的目标考核体系，重点考核科室的重点指标、风险管控指标的落实。

2.3　年度目标绩效包括《风险工资暨年度目标考核绩效工资》和《年度单项绩效考核奖》即各类年度评优创先奖励等。

2.4　通过年度目标考核，促进"国家三级公立医院绩效考核"等各级政府行政主管部门任务的全面落实，强化对科室各项管理工作的要求，促进医院可持续健康发展。

3．履职绩效

3.1　履职绩效工资主要考核中层及以上管理人员（专职管理干部）履职尽责情况，以及党团、纪委干部、工会委员、学科建设、教学、质控等（兼职管理人员）履职情况等。

3.2　由考核办月度、季度综合考核分值结合相应标准核算。

3.3　考核发放周期。分别为月度和季度考核发放。

4．专项奖励绩效

4.1　专项奖励绩效主要用于医院业务发展、社会公益活动、公共卫生服务等项目的单项考核奖励以及单位配套奖励。

4.2　奖励绩效分为综合奖励绩效、业务奖励绩效、协会奖励绩效、竞赛奖励绩效、其他专项奖励绩效 5 个类别。

4.2.1　综合奖励绩效：指由医院组织、推荐或同意，在国家、省（直辖市）、市（区）及县（局）各类活动评比中受到表彰、奖励者。

4.2.2　业务奖励绩效：取得各级各类科研成果者，获得优秀论文、优秀著作奖励者，评审为国家级、省级、区级特色专科和重点学科的科室。

4.2.3　群团协会奖励绩效：各级工会、共青团、妇委会等颁发的荣誉，正规机构颁发的荣誉及各协会（学会）下设的各专业指导委员会所授荣誉。

4.2.4　竞赛奖励绩效：经医院同意选送参加的各种业务或单项竞赛，院内基本理论、基本知识、基本技能等的竞赛活动。

4.2.5　其他专项奖励绩效：分重大事项奖励、行业作风奖励、党务工作奖励、医德医风奖励。

4.3　任何新增的专项奖励绩效均需医院讨论批准并严格控制在预算范围内，所有专项奖励绩效总额不得超过医院年度专项奖励绩效的预算份额。

重庆市大足区人民医院绩效分配的改革实践证明，一项改革能否顺利实施，领导层决策、决心以及重视程度是关键，职工全员参与是基础，为此，要不断加强与职工的沟通协调，还要注重学科间、岗位类别间的协调和平衡，注意及时有效地消除新的绩效分配体系对医院发展和管理可能带来的影响。绩效不是考核出来的，而是管理出来的，考核是结果，抓好绩效管理的过程是保证目标实现的关键。

（案例来源：景惠管理研究院咨询案例）

参 考 文 献

［1］ 赵曙明，周路路，罗伯特·马希斯，约翰·杰克逊. 人力资源管理［M］. 13 版. 北京：电子工业出版社，2012.

［2］ 徐迅，黄玲萍. 台湾医院绩效管理模式的借鉴与思考［J］. 现代医院，2015，15（9）：7-8.

［3］ Dubois C A, McKee M, Nolet E. 欧洲卫生人力资源［M］. 卫生部人才交流服务中心，译. 北京：人民卫生出版社，2007.

［4］ 张锦文. 台湾医师的薪酬演绎［J］. 中国医院院长，2007，23：27-28.

［5］ 杨长青，王克霞. 再造医酬：PF 医师费制度实战全解析［M］. 北京：化学工业出版社，2015.

［6］ 冯皓，陈培元. 以资源为基础的相对价值比率：一种合理支付医师服务酬金的新方法［J］. 国外医学（医院管理分册），1992，10：20-28.

［7］ 彭望清，朱胤. 绩效革命——大型医院绩效改革实战全案［M］. 北京：光明日报出版社，2013.

［8］ 苗丽琼. DRGS 评价指标在医疗绩效管理体系中的应用［J］. 中华医院管理杂志，2015，9：693-696.

［9］ 王兴玲，张英. 医院工作量积点标化法绩效工资体系设计模式［M］. 广州：广东人民出版社，2017.

［10］ 姜浩然，等. 基于岗位评价建立护士绩效分配体系［J］. 中国医院院长，2016，11：70-72.

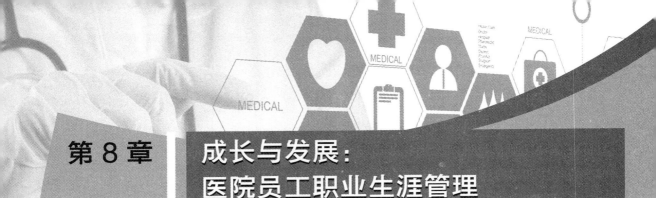

第8章 成长与发展：医院员工职业生涯管理

医院管理研究与咨询机构景惠管理研究院的研究表明：当今医务人员对于职业的忠诚度远大于对医院的忠诚度，在职业发展中个人的驱动力量远大于医院的驱动力量。作为医院的人力资源管理者，在关注医院发展目标的同时，还必须持续地关注员工个人的职业发展目标。当员工普遍把医院作为个人发展的平台时，管理者就必须把管理员工的职业发展作为人力资源管理的重点。

罗伯特·C.里尔登和珍妮特·G.伦兹在《职业生涯发展与规划》一书中这样定义职业、职位、工作、生涯的基本概念[1]：

职业（occupation）是指不同行业和组织中存在的一组类似的职位。

职位（position）是指组织中个人所从事的一组任务；它是由重复发生或持续进行的任务构成的一个工作单元。

工作（job）是指由具备某些相似特征的人从事的带薪职位。

生涯（career）是指个人通过从事工作所创造出的一种有目的的、延续不断的生活模式。生涯这一定义是由美国国家生涯发展协会（National Career Development Association）提出，是职业生涯领域中最为广泛的一个定义。该定义中包含了一些重要的观念，对于从事生涯规划的工作者来说具有重要的实践意义。从历史角度，"生涯"的概念还很年轻，因为在20世纪以前，个人职业生涯生来就是注定的，许多人自动继承父母所从事的职业。倘若你是个男孩，你的父亲是木匠、农民抑或商人，那么你将子承父业。倘若你是个女孩，那你将会在农村或城镇里与母亲做一样的事情。个人只需要沿着家庭环境为你铺好的路一直走下去。

"延续不断的"是指生涯不是作为某个事件或选择的结果而发生的事情，也不是局限或束缚于某一特定的工作或职业。更确切地说，生涯在本质上是一个持续一生的过程，它受到个人内在和外在力量的影响。该领域的一些专家甚至使用"人生／生涯"这一术语作为联结生命过程与生涯观念的桥梁。

"创造出"是指生涯是人们在愿望与可能性之间、现实与理想之间妥协和权衡的产物。生涯发展是人们一系列接连不断的选择的结果，当人们作出选择时，需要权衡这些选择的收益及其代价与风险。对人们来说，没有"十全十美"的生涯道路，但也许存在最适宜的道路。

"有目的的"是指生涯对个人来说是有意义和有价值的。生涯不是偶然发生或应运而生的，它是规划、慎重考虑、制定和执行的结果。生涯因个人的动机、抱负和目标而形成、发展，它反映了个人的价值观和信念。

"生活模式"意味着生涯不仅仅是一个人的职业或工作。生涯包含所有的成人生活角色：父母、配偶、持家者、学生，以及人们整合与安排这些角色的方式。

8.1 职业生涯管理的基本概念

职业生涯管理（career management）定义为一种程序，此程序可以让员工更好地理解和开发他们的职业技能和兴趣，并很有效地在公司内和离开公司后运用这些技能和兴趣[2]。

根据此定义，我们认为做好职业生涯管理需要医院员工个人和医院管理者双方的努力与配合，从员工个人的角度我们可以称为职业生涯规划，从管理者的角度我们可理解为职业生涯管理。

职业生涯规划，又叫职业生涯设计，是指个人与组织相结合，在对一个人职业生涯的主客观条件进行测定、分析、总结的基础上，对自己的兴趣、爱好、能力、特点进行综合分析与权衡，结合时代特点，根据自己的职业倾向，确定其最佳的职业奋斗目标，并为实现这一目标做出行之有效的安排。

职业生涯管理是指医院将员工个人发展与医院发展相结合，对员工职业生涯规划的主客观条件进行分析、总结的基础上，协助制定相应的教育、培训计划，并对每一步作出科学合理地安排，保证员工个人目标的实现。医院职业生涯管理是医院协助员工进行职业发展的设计，并为员工的成长与发展条件支持的一个动态管理过程。职业生涯管理做得好的医院，一般都会早期对员工的职业生涯规划进行干预，将员工与医院的需求统一起来，最大限度地调动员工的积极性从而实现双赢。

8.2　职业生涯管理的意义

8.2.1　职业生涯规划对个人的意义

员工可以根据个人综合情况确定职业理想和人生奋斗目标。对在医院工作的员工来说，可以确定是从事业务工作还是管理工作。在业务工作中，又可以确定是内科还是外科更适合本人。经过评估员工个人各方面的特点与素质或者根据个人意愿，认为不适合在医疗行业工作的，可以更早地改变自己的职业目标，以便使自己的兴趣、爱好、特长和个人的职业发展目标相符合。

能够让员工进行一次全面的自我审视，认识到自己与本岗位要求的差距，从而可以进行比较准确的自我定位，弥补不足，提升自己的人力资本价值，增强职业竞争能力。职业生涯规划可以帮助员工突破职业高原现象。医院员工职业高原现象具体表现为满足性停滞与结构性停滞。满足性停滞主要体现在卫生技术人员身上，医院医师、护士掌握了与工作相关的知识与技能后，在本科室已成为技术骨干，但由于所从事工作内容的重复性，缺乏挑战而引起个人职业生涯的停滞。结构性停滞是指由于医院规模限制、组织层级结构造成的职位晋升停滞。职业生涯规划可以让员工把个人的职业发展目标与医院的规模、层级结合起来，在每个人每一个发展阶段都能在医院的组织体系中找到合适的位置，一旦没有合适的位置，也可以通过离职的方法或双方相互妥协的方法解决。

由于职业生涯规划对员工而言是一项全方位的工作，因此，它可以将员工的个人生活、家庭生活和事业发展联系起来，并达到协调与平衡，这样就可以让员工生活、工作在一种轻松和谐的气氛中，真正实现员工个人的生理健康、心理健康和对社会的良好适应。

8.2.2　职业生涯管理对医院的意义

医院可以更深入地了解员工的性格特点、兴趣爱好、愿望与理想以及在工作方面的优势与劣势等，能够让医院的人力资源部门将合适的人放在合适的岗位，从而使员工更好地发挥出他们的聪明才智。员工在职业发展道路上，既有自己感兴趣并能胜任的工作岗位，也有不感兴趣且不能胜任的岗位，如何让员工在自己感兴趣的工作岗位上发挥作用，尽量回避不感兴趣且不能胜任的岗位，这就需要医院为员工进行职业规划并设计相应的职业通道，以发挥员工最大的价值。

由于在职业生涯规划的过程中，将员工的个人奋斗目标与医院的发展目标做到了有机的结合，这将大大提高员工个人和医院整体的工作绩效，从而为医院创造良好的社会效益和经济效益。彼得·德鲁克指出："只有一个清晰、集中和共同的使命能够把组织凝聚起来，并使其产生结果。"当医院有一个清晰的目标，且医院的员工都能确切地知道自己在实现这个大目标中的地位时，医院才能持续健康地发展。

医院比较全面地掌握了员工个人的优缺点和职业发展目标，这样就可以有针对性地进行职业培训，增强培训效果。这样，在职业生涯规划的过程中，员工对自己的优势与劣势也有了比较客观的认识，同时所确定的职业目标也比较符合个人实际，这样就可以降低员工在事业发展过程中的失落感和挫折感，从而提升医院整个组织的士气。

8.3 职业生涯规划的步骤

美国学者弗兰克·帕森斯在其著作《选择职业》（1909 年）一书中界定了进行明智的生涯选择所包含的三个步骤：

（1）对自身的兴趣、技能、价值观、目标、背景和资源进行细致的自我评估。

（2）考察所有学校学习、业余培训、就业机会和各种职业的可供选择的机会。

（3）基于前两个阶段所发掘的信息，仔细推断何为最佳选择。

帕森斯的三阶模型为大众解决生涯问题和进行决策提供了非常有逻辑的理性方法。

唐纳德·舒伯（Donald Super，1990）是最为重要的"过程取向"理论家之一。他于 20 世纪 50 年代初开始提出关于生涯发展的新思路。例如，他指出职业选择部分基于个人的自我概念。也就是说，个人通过职业选择来寻求自我概念的实现。这一观点与人格、职业这两个概念紧密结合，形成他对生涯的看法。唐纳德·舒伯提出了生活 / 生涯彩虹理论，他认为九种生活角色是我们理解生涯概念的良好途径。每个人在其一生中的不同时间里承担着一个或多个角色。此外，对于每个人来说，每个生活角色的强度随时间而变化。各种生活角色的结合及其强度构成了每个人的生涯基础。有些角色是从生物和遗传角度来定义的，有些则是个人的选择。这九种角色是：①孩子（儿子或女儿）；②学生；③休闲者；④公民；⑤工作者；⑥退休者；⑦配偶或伴侣；⑧持家者；⑨父母或祖父母。你预期在你的生活 / 生涯中将扮演哪种角色？各种角色的强度、力度如何？你是如何决定参与到这些角色里的？有哪些内部、外部的力量？[1]

在有关职业价值观的研究方面，20 世纪 60 年代末，心理学家凯茨（Katz，1993）对 250 种职业进行了详尽的研究，提炼出了现在使用的 8 种职业价值观以及凯茨给出的定义。如表 8.1 所示[1]。

表 8.1　凯茨的 8 种职业价值观

价值观	定　义
高收入	最低收入（足以生存）对于每个人来说都是最重要的。人们对于什么是"高"收入有不同看法。所以，这里把"高收入"定义为某一特定的数额，在支付基本的生活费用后还有可随意支配的钱，可以买奢侈品、坐头等舱旅行。
社会声望	如果人们尊重你，在社会事务上寻求你的帮助、听取你的意见，那么你就是拥有社会声望的人。当然，"社会声望"可以通过不同方式获得。然而，在当今社会，职业往往对于"社会声望"至关重要。无论对错，与其他职业相比，我们的确更为尊重某些职业。
独立性	与其他职业相比，某些职业给予你更多自由来自己作出决策，而无须在他人的监管或指导下工作。一个极端是有能力的自由艺术家、作家，他们可以在完全没有监管的情况下工作；另一个极端则是军队或有诸多控制的巨型商业机构，他们对个人决策有严格的限制。
帮助他人	许多人都乐于帮助他人，通过工作以外的日常生活来体现。他们不辞辛苦提供帮助、赠送礼物、捐款到慈善机构，诸如此类。这些都不包括在我们所谈的概念里。我们要说的是，你是否想把"帮助他人"作为你职业的主要内容？在何种程度上，你愿意投入到帮助人们改善健康、提高教育、增加福祉的工作中？
稳定性	在最"稳定"的职业中，你无须担心失业以及收入。你的工作有一定的任期——你不会轻易被解雇。即使遇到经济衰退，就业率仍然很高，没有季节的高低起伏。你的收入总体来说非常稳定且可以预知，不会因为经济低潮而消失。你的职业不会被自动化或其他技术改革所淘汰。
多样性	最大限度拥有"多样性"的职业会包含许多不同类型的活动，要解决各种不同问题，工作地点常常变化，常常遇到新面孔。与"多样性"相对的是常规性、可预测性或者重复性。如果你非常看重"多样性"，那么你可能喜欢新鲜和惊喜，享受面对新问题、新事件、新地方和新的人。
领导	你喜欢领导他人、告诉他们怎样做并且为他们表现负责吗？看重"领导"这一价值观的人通常希望拥有控制事件的权力。他们希望影响他人，让大家有效地一起工作。如果他们成熟，就会知道"责任"与"领导"相伴。当事情的发展不顺利时，他们要为此承担责任，即使他们本身并无过错。
休闲	你的职业所允许的业余时间之数量的多少有多重要？"休闲"包括工作时间短、假期长，或是有机会选择下班时间。看重"休闲"就相当于这么一句话："我下班后得到的满足感对我来说如此重要，因而绝不可以被工作所干扰。"

医院员工职业生涯规划是一项系统性比较强的工作，需要遵循一定规律，并按照一定的步骤实施。一般来说，员工职业生涯规划的实施步骤包括个人评估与诊断、确立职业生涯发展目标、制定职业生涯发展策略和进行职业生涯规划管理四个步骤。

8.3.1　个人评估与诊断

任何一个人要想取得事业上的成功，必须将理想目标与个人实际情况相结合，职业生涯规划中的个人评估与诊断，就是要通过对个人综合素质与能力的评价、外部环境的分析，达到了解自己，认识自我的目的。这样，才能把自我高度融合在社会中，在职业发展中做到趋利避害，使自己的才能发挥得"淋漓尽致"。

1. 对自身条件进行分析

对自身条件的分析主要包括个人的身体健康状况、个人成长背景与教育情况、个人主要的社会关系、个人已有的财富情况和可能的收入前景、对现在职业的认识等各方面的情况。对自身价值观、兴趣和技能的了解，在职业生涯决策中具有重要意义。我们对在价值观、兴趣和技能方面的自我知识越清楚、越准确、越丰富，我们解决生涯问题及制定生涯决策的可能性就越大。

2. 对社会环境的分析

有人将职业生涯比作一条在海上航行的船，而社会环境就像潮汐、风、洋流和气候，当你驾驶"生涯之船"穿越地平线时，这些宏观层面的力量会要求你调整方向，会直接影响你，让你做出改变。对社会环境的分析主要包括对整个社会大环境的分析，比如当前社会、政治、经济发展趋势，社会热点职业门类分布及需求情况，自己所选择职业在目前与未来社会中的地位，社会发展对自身可能产生的影响等。对整个医疗卫生行业的分析，比如医疗卫生行业的发展前景如何，本人对医疗行业的认可程度如何等。还包括对所在医院的分析，比如医院的等级、规模、文化氛围等是否与自己的性格与特长、职业兴趣相匹配，是否能够实现自己的职业理想和所要达到的生活、工作与学习目标，本医院在未来行业发展变化中可能发生的变化、市场占有及发展趋势等。

3．进行个人评估与诊断应把握的关键因素

一名员工所处的环境应该说是错综复杂的，在进行职业生涯规划时也不可能把方方面面的因素都考虑周全，因此，在进行个人情况评估与诊断时应把握影响职业发展的关键因素，比如有学者认为一个人成功的三个主要因素是人脉（包括家族关系、姻亲关系、同事同学关系以及社会关系等）、金脉（包括薪资所得、有价证券、基金以及各种动产和不动产等）、知脉（包括知识力、技术力、企划力、洞察力以及敏锐力等）。这些都值得我们在进行自我评估时借鉴。但最核心的问题还是要明白："我自己能做什么？这个社会需要我做什么？我应该做什么？我应该怎么做？"这个过程事实上也是自己在社会中的自我定位过程。

个体评估过程是对分析阶段产生的选择进行评级和排序，能够最好地消除现实与理想状态之间差距的那个选择被排在第一位。然后，个人也必须确保一旦第一选择由于某些原因无法实现时，排在后面的那些选择也是适合的后备选项。

8.3.2　确立职业生涯发展目标

1．员工职业生涯分期

人的职业生涯发展伴随着人的生命历程，都要经历几个阶段，个人应该根据职业发展的不同阶段来调整自己的职业心态、知识结构和职业偏好。一般来说，一个人的职业发展可以分为以下几个阶段。

1）职业准备阶段（25 岁前）

这一阶段，是一个人的成长阶段和职业探索阶段。成长阶段又可分为三个期，10岁以前为幻想期，儿童从外界获得各种关于职业的知识，在幻想中扮演自己喜爱的职业角色；11～12 岁为兴趣期，对于自己所理解的职业进行选择与评价；13～14 岁的孩子会更多地考虑自身的条件，并有意识地进行能力培养。职业探索阶段也分为三个时期：15～17 岁人们对自身的兴趣、能力以及对职业的社会价值、就业机会等都有所考虑，开始进行择业尝试；18～21 岁，有的青年已逐步进入劳动力市场，或开始专门的职业培训；22～24 岁，大多数青年已选定了自己的工作领域，开始从事某种职业。

2）职业积淀阶段（25～35 岁）

在职业积淀阶段，一个人主要是对自己已经选择的职业进行全面适应，并对是

否适合这种职业进行评估。在这一阶段，一个人必须树立坚定的职业目标，并朝着这一目标不懈地追求与奋斗。当然，为了找到更适合自己的职业，或者为了进行学习和培训，或者由于其他原因，进行职业变动还是可能的。但一个人要想在事业上真正有所建树，在 35 岁左右，一般应选定终身的职业方向，完成最后的学历教育和必要的培训，同时应具备本职业高级职称的任职资格。这样，在以后的职业发展中才能有雄厚的实力参与各种竞争。

3）职业发展阶段（35～45 岁）

在职业发展阶段，一个人应该成为本职业领域的专家，同时要发展自己特别的知识与技能，其工作能力和水平主要体现在创新能力方面，一般应在这一职业领域有较大的建树，并确立自己的社会地位。

4）职业成就阶段（45～60 岁）

经过职业积淀和职业发展，在这一阶段，一个人已经有了一定的社会地位和成就，他所需要做的工作就是最大限度地维持和巩固自己已有的地位，并尽最大努力作出突出业绩。对于大部分人而言，其一生的价值和职业成就都是在这一阶段显现出来的。

5）职业后期阶段（60 岁以后）

在职业后期阶段，人的健康和工作能力都在逐步衰退，职业生涯接近尾声。许多人不得不接受这样的现实：开始向年轻一代移交权力和责任，开始学习作年轻后辈的指导者和知心朋友角色，最后不可避免地退休。

2. 确立职业生涯目标

约翰·霍兰德的理论最著名，也最有影响。他把职业选择看作一个职业与人匹配的过程。霍兰德的理论指出，人们在选择职业时总会表现出自己的个性，按相似性可以把人的个性分为六类。这些类型包括现实型、研究型、艺术型、社会型、创业型、传统型，见表 8.2。每种个性类型都各有其共同的行为偏好、兴趣和价值观[3]。

表 8.2 霍兰德对个性和职业的分类

1. 现实型
性格特征：害羞、真诚、讲究实际、坚持、稳定
职业例子：机械工程师、钻工、飞机机械师、干洗工、女招待
2. 研究型
性格特征：爱好分析、谨慎、好奇、有独立见解、内向
职业例子：经济学家、物理学家、保险精算师、外科医师、电力工程师

续表

> 3. 艺术型
> 　性格特征：无秩序的、情绪化的、理想主义、有想象力、爱冲动
> 　职业例子：记者、戏剧艺术教师、广告经理、室内设计师、建筑师
> 4. 社会型
> 　性格特征：与人合作、慷慨、乐于助人、好交际、善解人意
> 　职业例子：记者、历史教师、顾问、社会工作者、神职人员
> 5. 创业型
> 　性格特征：敢作敢为、雄心勃勃、精力充沛、专横、自信
> 　职业例子：购买代理人、房地产推销员、市场分析师、律师、人事经理
> 6. 传统型
> 　性格特征：能干、服从、讲究实际、冷静、诚实尽责
> 　职业例子：文员、会计师、打字员、出纳员

8.3.3　制定职业生涯发展策略

了解你自己是知己，了解职业是知彼。职业认知包含职业因素（职业地图、职业分类、职业描述）和环节因素（行业认知、企业认知、职位认知）。

1. 职业生涯的发展途径

职业生涯的发展途径可以分为两个方面：医院内部发展和医院外部发展。

（1）医院内部发展：内部发展有三个方向，一是纵向发展，即员工的职务等级由低级向高级的提升，比如主治医师晋升到副主任医师，人力资源主管晋升到人力资源主任。二是横向发展，指在同一层次不同职务之间的调动，如后勤主任调动为办公室主任。横向发展可以发挥员工的最佳优势，同时又可使员工积累多方面的工作经验，为今后进一步的发展创造更加有利的条件。三是向核心方向发展，虽然职务没有晋升，但却担负了更多的责任，有了更多的机会参加医院的各种决策活动。

（2）医院外部发展：医院外部发展就是当自己现今所在的医院不能发挥本人的特长，或者自己的目标受阻，或者由于自己取得了较大的成功，个人价值显著提升时经过权衡利弊得失可以选择离开现在的医院到别的医院发展，或者干脆离开医疗行业进入其他行业发展。

2．职业生涯的发展策略

职业生涯规划首先是要对自我有一个清醒的认识，评估好自己的实力，但同时也要从社会发展的需要出发，正确认识自身的条件与相关环境，从专业、特长、兴趣、机遇等方面确立自己的职业发展方向。在制定职业生涯的发展策略时，要把握以下几点。

（1）所选定的职业发展方向要符合自己的兴趣、爱好："爱好比什么都重要"这句话在选择职业时同样适用。一个人选择了自己喜欢和爱好的职业，他就有了追求的原动力，就会让职业变得更有趣和更有意义，从而把工作当成生命的重要组成部分。

（2）要做到扬长避短，充分发挥自己的优势：由于一个人天生的性格特点、气质等有很大的不同，因此，会形成一种"天然"的优势和劣势，在进行职业生涯规划时，一定要避开自己的劣势，发挥自己的优势，这样才能发挥出自己最大的能力。

（3）要充分考虑社会所需和自己的切身利益：随着社会的发展，职业的内涵也在发生不断的变化，许多旧的职业在不断消失，许多新的职业也在不断地产生，在进行职业生涯规划时，仅仅考虑自身的特点和发挥自己的优势是远远不够的，还要考虑社会所需，只有选择了社会所需要的职业，个人才能有发展和进步的可能性。

（4）在工作的过程中要注重自身素质的提高：在职业生涯的发展过程中，每一次质的飞跃都是以学习新知识、建立新观念为前提条件的，因此，员工要注重自己在各方面素质的提高，这些素质包括职业道德素质、心理素质和社会适应能力、知识与技能等，特别是要构建合理的知识智能结构，将自己培养成为一名复合型的人才。比如，对医师来说，现在仅仅有医学方面的知识和技能已经远远不能适应患者的需求，同时还要具备心理学、社会学、法学、文艺学等多学科的知识以及沟通、表演等多方面的技能。现在对一名医师的要求已经从过去简单的会看病、会做手术提升到技术精湛、医德高尚和服务艺术的层次，一名医师应该让患者看病的经历成为一次很难忘的体验和回忆，这样才能称得上是良医，才能真正为自己树立形象，为医院作出业绩。

（5）职业生涯规划不能一劳永逸，要随时应对环境的变化：现代社会发展的一个显著特点是变化快，这种快表现在社会的运作机制在变，知识在不断地更新、技术在不断地发展、自己所在的组织也在不断地进行变革，因此，作为医院的一名员工，要想实现自己的职业目标，就必须要树立终身学习的观念，不断学习新知识，掌握新技术，并根据时代的发展调整自己的职业发展目标和策略，这样才能适应瞬息万变的形势，跟上时代发展的潮流。

8.3.4　进行职业生涯规划管理

职业生涯的目标和发展策略确定以后，实施具体的行动计划就成为关键，只有对职业生涯计划进行考核，才能确保预期目的的实现，而这一过程就是职业生涯规划的管理。它包括确定职业发展目标、建立职业生涯规划档案、实施关键活动和评估修正职业生涯规划。

1. 确定职业发展目标

医院的人力资源管理部门和员工的直接主任、主管以及员工自己对个人的实力、志趣有了了解后，就要确定员工现时的目标，将来的目标以及最终要达到的人生奋斗目标。同时，还要明确如果要达到这些目标，在相应的阶段应具备什么样的能力、技术及其他条件，以及达到这些条件应该采取的措施等。

2. 建立职业生涯规划档案

医院人力资源管理部门为了便于对所有实施职业生涯规划的员工进行管理，应该设计规范的表格，建立统一的员工职业生涯规划档案，内容包括个人基本情况，教育与培训经历、工作经历、工作业绩状况、现任工作岗位与履行职责情况、人事测评资料、个人特长、职业发展目标、实现职业发展目标个人需要努力达到的条件、实现职业发展目标医院需要提供或创造的条件以及职业发展的行动计划表等。员工本人应该按照规范化的表格规划和记录自己的成长历程和关键职业生涯活动。

3. 实施关键活动

在职业生涯的发展过程中，有些关键活动是需要医院对员工实施帮助的，比如现在专业技术人员晋升职务，需要开展医疗技术新项目或科研课题，这只靠员工个人的力量是难以实现的，需要医院给予技术和资金上的支持。还有些员工，为了达到自己的职业目标，可能在一定的阶段内需要进修学习或进行更高一层次的学历教育，这也需要医院创造条件。作为医院的人力资源管理部门，对员工在什么时候需要实施职业生涯规划中的关键活动，一定要做到心中有数，如果能够想在员工自己想到之前，那么将会大大增加员工对医院的归属感。

4．评估修正职业生涯规划

在人的生命长河中，存在着许多变数，人的职业发展历程也不可能会是一帆风顺的。由于种种条件的变化，事先确定的职业发展目标也许会不能如人心愿，这有员工个人的问题，也有客观环境的问题。如果在职业发展过程中发现预定的目标确实难以实现，就应该进行一番认真细致的评估，对职业发展目标进行修正，这样既可以减少员工的挫折感，又可以增加员工的成就感。

8.4　员工职业生涯发展通道设计

职业生涯发展从员工的角度来说是职业生涯规划，从医院的角度来说则是员工职业生涯管理，具体的落脚点则是职业发展通道的设计与管理。员工职业生涯发展通道设计一般包括以下几个方面：

8.4.1　职业生涯发展通道设计调研

员工和医院在员工的职业生涯发展中应该各自承担起应该承担的责任。作为员工个人来说，应该利用职业生涯规划的相关知识和技能恰当地评价自己的价值观、兴趣、技能和其他可利用的优势资源，以此来建立自己的人生目标和职业规划。作为医院来说，则应从组织层面建立相应的员工职业生涯管理政策、制度和程序，按照员工的职业发展路径和医院的组织需要提供培训和开发计划，尽可能提供多样化的职业选择。为了更好地配合员工的职业生涯规划，医院在制定相关政策时，可以先进行一些必要的调研，了解员工在职业生涯发展方面的基本需求和想法，对于核心人才则需要医院高层领导进行专门的访谈和交流，对于一线的医务人员和工作人员，也应由他们的直接上级科室主任或护士长进行访谈与交流。下表列出了对员工职业生涯规划进行调研的一些基本问题。

医院员工职业生涯规划基本问题调研表

第一部分　个人基本情况

（针对中层管理干部问卷）

1. 您的年龄：

　　A. 35 岁以下　　　　　　　B. 35～50 岁　　　　　　　C. 50 岁以上

2. 您的职称：　A. 高级　　　B. 中级　　　C. 初级　　　D. 无职称

3. 您的岗位类别：　A. 临床科室主任　B. 护士长　C. 医技（药剂）科室主任

　　D. 职能科室主任　E. 其他

第二部分　个人职业生涯规划的基本情况

1. 您对目前个人职业发展的满意程度：

　　A. 非常满意□　　　　B. 比较满意□　　　　C. 一般□

　　D. 不满意□　　　　　E. 非常不满意□

2. 您感觉现在的工作是否符合自己的个人兴趣：

　　A. 非常符合□　　　　B. 比较符合□　　　　C. 一般□

　　D. 不符合□　　　　　E. 非常不符合□

3. 您感觉现在的工作是否充分发挥了个人的才能：

　　A. 非常充分□　　　　B. 比较充分□　　　　C. 一般□

　　D. 不充分□　　　　　E. 非常不充分□

4. 您认为现在的工作是否能够实现个人的理想与抱负：

　　A. 非常能够□　　　　B. 比较能够□　　　　C. 一般□

　　D. 不能够□　　　　　E. 非常不能够□

5. 您认为自己现有的素质与能力是否能够胜任现在的岗位：

　　A. 非常能够□　　　　B. 比较能够□　　　　C. 一般□

　　D. 不能够□　　　　　E. 非常不能够□

6. 您认为个人行政职务的升迁对自己的职业发展来说是否重要：

　　A. 非常重要□　　　　B. 比较重要□　　　　C. 一般□

D. 不重要□　　　　E. 非常不重要□

第三部分　有关职业生涯规划的基本问题

1. 您认为业务人员（专指医、药、护、技人员）从事医院管理工作比专门学习管理的人员从事医院管理工作更有优势吗？

   A. 非常有优势□　　B. 比较有优势□　　C. 一般□

   D. 没有优势□　　　E. 非常没有优势□

2. 您认为业务人员如果要转换到管理岗位，最适宜的时候是哪个阶段：

   A. 初级岗位□　　　B. 中级岗位□

   C. 副高级岗位□　　D. 正高级岗位□

3. 您认为业务人员到了哪个岗位阶段就不适宜转换岗位：

   A. 初级岗位□　　　B. 中级岗位□

   C. 副高级岗位□　　D. 正高级岗位□

4. 您认为哪个类别的业务人员最适合转换到管理岗位：

   A. 医疗□　　　　　B. 护理□

   C. 药剂□　　　　　D. 医技□

5. 您认为从医院层面来说，应该最关注哪个级别人员的职业发展：

   A. 初级岗位□　　　B. 中级岗位□

   C. 副高级岗位□　　D. 正高级岗位□

6. 您对开展职业生涯规划工作的建议：

8.4.2　职业生涯发展通道体系设计

职业生涯通道体系设计是医院为了满足员工的职业发展需求，协助员工实现个人职业发展目标，同时，也为满足医院对各类人才的需求而进行的职业生涯制度体系设计。职业生涯通道设计的基本目的基于两个方面：一是为医院员工的自我认知、成长和晋升提供制度上的支持与帮助；二是医院通过帮助员工胜任本职工作，确立医院内部晋升的不同条件和程序对员工职业生涯发展施加影响，使员工的职业生涯发展目标和规划有利于满足医院的发展需要。归结到一点就是希望追求这样一种境界：通过职业生涯发展通道体系设计，使医院与员工的目标和步调能够始终保持一致。

　　医院是知识密集型组织，以专业技术人员为主体，在职业发展通道上，主要还是以专家发展通道为主。但对于一少部分人来说，当专业技术发展到一定程度时，可能会发现自己并不完全适合走专家型的发展道路，此时可经过职业兴趣评估进行职业发展通道的转换或职业发展策略的调整。

　　根据景惠管理研究院的调研，如医疗、护理、医技岗位人员要发生职业发展通道的调整或转换，在担任初级职务 4～5 年或担任中级职务 2 年以内进行时机为最佳，此时既具备了基本的医学知识和技能，同时也完全熟悉和掌握了医疗管理的基本流程，如转换到管理发展通道，则经过相应的职业化管理技能培训，就能够在比较短的时间内胜任管理工作。

　　职业生涯发展通道体系设计主要包括通道的设置、通道内部层级的划分、各层级职数或比例控制、各层级的任职资格标准确定、职业生涯发展通道路径管理等方面。

　　通道的设置是指医院内部设置多少岗位序列，各岗位序列之间的转换规则与要求等。如一家大型医学院附属医院一般会设置临床序列岗位、护理序列岗位、科研序列岗位、教学序列岗位、实验人员序列岗位、药学序列岗位、技师序列岗位、管理序列岗位、工勤序列岗位等，各序列之间可制定相应的转岗轮岗制度，最终实现员工的职业预期。

　　通道内部的层级划分是指一个岗位序列设置多少个层级是比较合理的，如医院管理岗位层级一般可分为医院领导层、中层管理层、主管管理层和普通管理层等。

　　各层级职数与比例是指每一层级设置多少岗位，占全部岗位的比例多少为宜。

　　各层级的任职资格标准是指按照岗位胜任要求明确具体的任职条件和能力要求，作为选聘人员的重要依据，同时也是拟晋升到该岗位人员发展目标的指引。

　　职业生涯发展通道路径管理的核心是对员工职业或岗位转换的原则、程序、办法等的制度规定。

8.4.3　职业生涯发展的政策支持

　　医院作为实现员工职业生涯发展目标的平台，必须为员工个人目标的实现提供相应的政策支持，如培训制度、岗位晋升和轮换制度、绩效评估制度等。医院应该有一套完整的制度体系来支持并尽可能保证员工的兴趣与所在岗位的工作、医院的组织目标保持一致。

医疗工作作为一门实践性很强的工作，员工要想完全胜任本职工作是需要持续不断地学习的，医院应针对各级各类员工制定相应的培训制度，并明确经费的投入额度，以此确保员工的能力能够适应社会的进步和医院的发展。

晋升有能力的员工是确保员工个人职业竞争力提升的重要举措，医院应通过公开招聘、竞聘上岗、双向选择、短期试岗等形式不拘一格选拔人才，让有理想、有抱负的人能够在岗位上实现人生的价值，这也是留住人才、用好人才的必要前提。

一个人的潜力和特长如果没有在特定条件下进行尝试，可能连自己也很难准确判断哪些岗位适合自己，因此，在医院应建立相应的岗位轮换制度，让员工有机会尝试不同的岗位，从而在工作中发现自己的优势和特长，最终通过合理的人岗匹配实现工作业绩的最大化。

绩效评估对职业生涯发展来说可以起到激励与纠偏的作用，如果绩效评估业绩突出，说明员工适合此岗位，这对员工继续胜任该岗位和未来的职业发展方向就是一种引导和激励。如果业绩平平甚至完不成工作任务，则需要对该员工是否适合该岗位进行反思，通过管理者与员工的沟通和交流确定职业的调整方向，直至将员工安排在最能发挥他能力和特长的岗位上。

案例　湖南航天医院员工成长通道设计及管理办法

医院人力资源管理的最终目的不仅是为医院开展医疗、科研、教学、保健工作提供符合岗位胜任要求的优秀人力资源，同时还要确保所有员工能够在湖南航天医院这个平台上得到成长，通过将个人的职业兴趣、特长与技能以及社会需求的有机融合来实现个人价值的最大化。为此，以员工个人为主导的职业生涯规划和以医院为主导的成长通道管理是提升个人价值、实现医院组织目标的重要管理举措。

职业生涯规划，又叫职业生涯设计，是指个人与组织相结合，在对一个人职业生涯的主客观条件进行测定、分析、总结的基础上，对自己的兴趣、爱好、能力、特点进行综合分析与权衡，结合时代特点，根据自己的职业倾向，确定其最佳的职业奋斗目标，并为实现这一目标做出行之有效的安排。

员工成长通道管理是指医院从组织层面结合员工个人职业生涯规划，在组织结构设计、岗位设置、胜任力模型构建、岗位轮换、竞争机制建立以及绩效考核等方面为员工的成长提供全面的支持，通过相应的制度与机制来确保规划的实施，并能够达到预期目标。

《湖南航天医院员工成长通道及管理办法》从当前医院的实际出发，充分考虑了医院、员工、患者以及社会等诸方面的利益，以确保医院和员工的共赢，并承担应尽的社会责任与义务。

第一章　医院岗位设置系列

第一条　湖南航天医院岗位设置

共包括医疗岗位系列、护理岗位系列、技术岗位系列、药师岗位系列、管理岗位系列、工勤岗位系列，共6个岗位系列。

第二条　湖南航天医院各岗位系列层级设置

1. 医疗岗位设置　助理医师、住院医师、责任医师、主诊医师、副主任、学科带头人、科主任、大科主任。

2. 护理岗位设置　助理护士、护士、责任护士、高级护士、护士长、护理专科带头人、科护士长。

3. 技术岗位设置　助理技师、技师、责任技师、高级技师、副主任、学科带头人、科主任。

4. 药师岗位设置　助理药师、药师、责任药师、高级药师、副主任、学科带头人、科主任。

5. 管理岗位系列　干事、主管、高级主管、三级专务、部门副职、二级专务、部门正职、一级专务、院长助理。

6. 工勤岗位系列　普工、初级技工、中级技工、高级技工、技师、副主任。

第二章　员工晋升与交流通道

第一条　医疗岗位晋升与交流通道

1. 医疗人员成长通道

如图1所示。

2. 医疗岗位晋升条件

如表1所示。

3. 第一条路线为按专业发展方向直线晋升，如在职业发展过程中，发现个人职业兴趣发生变化，经考核评估在某一方面具备潜能，或个人有意向某一方向发展

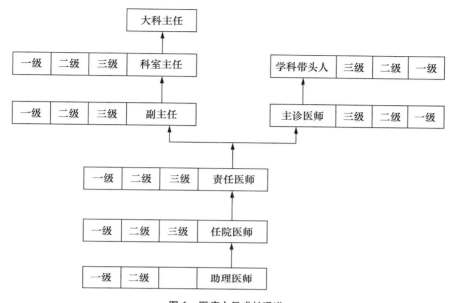

图1 医疗人员成长通道

表1 医疗岗位晋升条件

岗位分档	级别	任职基本条件
大科主任		作为科主任主持科室工作期间专科发展较快，专业组及人才梯队建设良好，区域影响力较大，开设两个及以上病区，有较好的社会效益和经济效益（两个及以上病区科室设置大科主任）
科主任	一级	二级科主任满两年，年度考核合格及以上
	二级	三级科主任满两年，年度考核合格及以上
	三级	在副主任岗位或学科带头人岗位工作3年及以上，或主诊医师岗位工作6年及以上，经考核符合晋升条件
学科带头人	一级	二级学科带头人满两年，年度考核合格及以上
	二级	三级学科带头人满两年，年度考核合格及以上
	三级	本科及以上学历者，主任医师职称，本专业工作15年及以上，三甲医院专科工作或进修1年以上，经考核符合晋升条件
副主任	一级	二级副主任满两年，年度考核合格及以上
	二级	三级副主任满两年，年度考核合格及以上
	三级	本科及以上学历，副主任医师及以上职称，本专业工作10年及以上，三甲医院专科工作或进修1年及以上，经考核符合晋升条件
主诊医师	一级	二级主诊医师满两年，年度考核合格及以上
	二级	三级主诊医师满两年，年度考核合格及以上
	三级	取得主任医师职称，或取得副主任医师职称满两年，或在责任医师岗位上工作满10年，经考核符合晋升条件

岗位分档	级别	任职基本条件
责任医师	一级	二级责任医师满两年，年度考核合格及以上
	二级	三级责任医师满两年，年度考核合格及以上
	三级	取得主治医师职称满两年，或在住院医师岗位上工作满10年，经考核符合晋升条件
住院医师	一级	二级住院医师满1年，年度考核合格及以上；取得执业医师证书，博士毕业第一年，经考核符合晋升条件
	二级	三级住院医师满1年，年度考核合格及以上
	三级	取得执业医师证书，本科满1年或硕士毕业第一年，经考核符合晋升条件
助理医师	一级	大学本科及以上学历人员，未取得执业医师证书；二级助理医师满一年且取得执业助理医师资格，经考核符合晋升条件
	二级	大学专科毕业，任职第一年

并且医院能够提供相应的岗位资源，则可进行员工职业发展通道转换。具体转换原则为：

住院医师可转换通道——医务、质管、人力资源、医学装备管理等部门的干事或主管。

责任医师可转换通道——医务、质管、人力资源、医学装备管理等部门的高级主管、部门正副职。

主诊医师（副主任）、主任（学科带头人）可转换通道——医务、质管等部门的部门正副职。

主诊医师（副主任）、主任（学科带头人）同时可通过扩大工作内容和延伸工作范围的方法，参加医院相关的专业委员会，参加相关学术团体担任学术职务等，增加工作的成就感。

第二条 护理岗位晋升与交流通道

1. 护理人员成长通道

如图2所示。

2. 护理岗位晋升条件

如表2所示。

3. 第一条路线为护理人员按专业发展方向直线晋升，如在职业发展过程中，发现个人职业兴趣发生变化，经考核评估在某一方面具备潜能，或个人有意向某一方向发展并且医院能够提供相应的岗位资源，则可进行员工职业发展通道转换。具体

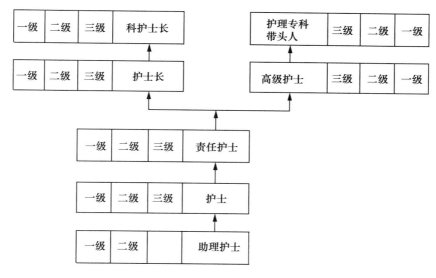

图2　护理人员成长通道

表2　护理岗位晋升条件

岗位分档	级别	任职基本条件
科护士长	一级	二级科护士长满两年，年度考核合格及以上
	二级	三级科护士长满两年，年度考核合格及以上
	三级	护士长工作10年以上，经考核符合岗位任职基本条件
护理专科带头人	一级	二级护理专科带头人满两年，年度考核合格及以上
	二级	三级护理专科带头人满两年，年度考核合格及以上
	三级	专科及以上学历，副主任护师及以上职称，临床护理岗位工作15年及以上，三甲医院工作经历或进修6个月以上，经考核符合晋升条件
护士长	一级	二级护士长满两年，年度考核合格及以上
	二级	三级护士长满两年，年度考核合格及以上
	三级	专科及以上学历，主管护师及以上职称，护理岗位工作10年及以上（硕士学历5年），三甲医院工作经历或进修3个月及以上，经考核符合晋升条件
高级护士	一级	二级高级护士满两年，年度考核合格及以上
	二级	三级高级护士满两年，年度考核合格及以上
	三级	取得主管护师职称满两年，有专科护士证，经考核符合晋升条件
责任护士	一级	二级责任护士满两年，年度考核合格及以上
	二级	三级责任护士满两年，年度考核合格及以上
	三级	取得护师职称满两年，经考核符合晋升条件

岗位分档	级别	任职基本条件
护士	一级	二级护士满 1 年，硕士毕业第一年，年度考核合格及以上
	二级	三级护士满 1 年，年度考核合格及以上
	三级	一级助理护士满 1 年且取得执业护士证书，经考核符合晋升条件；或本科毕业第一年且取得执业护士证书
助理护士	一级	二级助理护士满 1 年，经考核符合晋升条件；或大学专科毕业且取得执业护士证书；或本科毕业第一年（未取得执业护士证书）
	二级	大学专科毕业，任职第一年（未取得执业护士证书）

转换原则为：

护士可转换通道——护理、质管、人力资源、医学装备管理等部门的干事或主管。

责任护士可转换通道——护理、质管、人力资源、医学装备管理等部门的高级主管或部门正副职。

科护士长、高级护士（护士长）可转换通道——护理、质管、人力资源、医学装备管理等部门正副职。

科护士长、高级护士（护士长）同时可通过扩大工作内容和延伸工作范围的方法，参加医院相关的专业委员会，参加相关学术团体担任学术职务等，增加工作的成就感。

第三条 技术岗位系列晋升与交流通道

1. 技术人员成长通道

如图 3 所示。

2. 技术岗位系列晋升条件

如表 3 所示。

3. 第一条路线为按专业发展方向直线晋升，如在职业发展过程中，发现个人职业兴趣发生变化，经考核评估在某一方面具备潜能，或个人有意向某一方向发展并且医院能够提供相应的岗位资源，则可进行员工职业发展通道转换。具体转换原则为：

技师可转换通道——医务、质管、人力资源、医学装备管理等部门的干事或主管。

责任技师可转换通道——医务、质管、人力资源、医学装备管理等部门的部门正副职。

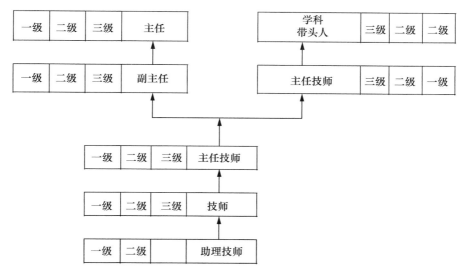

图 3 技术人员成长通道

表 3 技术岗位系列晋升

岗位分档	级别	任职基本条件
科主任	一级	二级科主任满两年，经考核符合晋升条件
	二级	三级科主任满两年，经考核符合晋升条件
	三级	在副主任岗位或学科带头人岗位工作 3 年以上，或高级技师岗位工作 6 年及以上，经考核符合晋升条件
学科带头人	一级	二级学科带头人满两年，年度考核合格及以上
	二级	三级学科带头人满两年，年度考核合格及以上
	三级	专科及以上学历，副主任技师及以上职称，技师岗位工作 15 年及以上，三甲医院工作经历或进修 6 个月以上，经考核符合晋升条件
副主任	一级	二级副主任满两年，年度考核合格及以上
	二级	三级副主任满两年，年度考核合格及以上
	三级	本科及以上学历，主管技师及以上职称，本岗位工作 10 年以上，三甲医院工作或进修半年以上，经考核符合晋升条件
高级技师	一级	二级高级技师满两年，年度考核合格及以上
	二级	三级高级技师满两年，年度考核合格及以上
	三级	取得主管技师职称满两年，或在责任技师岗位上连续工作满 10 年，经考核符合晋升条件
责任技师	一级	二级责任技师满两年，年度考核合格及以上
	二级	三级责任技师满两年，年度考核合格及以上
	三级	取得技师职称满两年，经考核符合晋升条件

岗位分档	级别	任职基本条件
技师	一级	二级技师满 1 年，年度考核合格及以上；硕士士毕业第一年，经考核符合晋升条件
	二级	三级技师满 1 年，经考核符合晋升条件
	三级	一级助理技师满 1 年，经考核符合晋升条件
助理技师	一级	本科第一年；二级助理技师满 1 年，经考核符合晋升条件
	二级	大学专科毕业，任职第一年

主任（学科带头人）和高级技师（副主任）可转换通道——人力资源、医学装备管理等部门的部门正副职。

主任（学科带头人）和高级技师（副主任）同时可通过扩大工作内容和延伸工作范围的方法，参加医院相关的专业委员会，参加相关学术团体担任学术职务等，增加工作的成就感。

第四条　药师岗位系列晋升与交流通道

1. 药剂人员成长通道

如图 4 所示。

2. 药师岗位系列晋升条件

如表 4 所示。

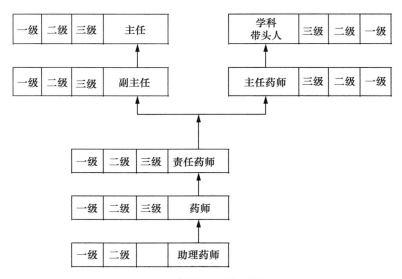

图 4　药剂人员成长通道

表4 药师岗位系列晋升条件

岗位分档	级别	任职基本条件
科主任	一级	二级科主任满两年，年度考核合格及以上
	二级	三级科主任满两年，年度考核合格及以上
	三级	在副主任岗位或学科带头人岗位工作3年以上，或高级药师岗位工作6年及以上，经考核符合晋升条件
学科带头人	一级	二级学科带头人满两年，年度考核合格及以上
	二级	三级学科带头人满两年，年度考核合格及以上
	三级	专科及以上学历，副主任药师及以上职称，药师岗位工作15年及以上，三甲医院工作经历或进修6个月以上，经考核符合晋升条件
副主任	一级	二级副主任满两年，年度考核合格及以上
	二级	三级副主任满两年，年度考核合格及以上
	三级	本科及以上学历，主管药师及以上职称，本岗位工作10年以上，三甲医院工作或进修半年以上，经考核符合晋升条件
高级药师	一级	二级高级药师满两年，年度考核合格及以上
	二级	三级高级药师满两年，年度考核合格及以上
	三级	取得主管药师职称满两年，或在责任药师岗位上连续工作满10年，经考核符合晋升条件
责任药师	一级	二级责任药师满两年，年度考核合格及以上
	二级	三级责任药师满两年，年度考核合格及以上
	三级	取得药师职称满两年，经考核符合晋升条件
药师	一级	二级药师满1年，年度考核合格及以上；硕士毕业第一年，经考核符合晋升条件
	二级	三级药师满1年，经考核符合晋升条件
	三级	一级助理药师满1年，经考核符合晋升条件
助理药师	一级	本科第一年；二级助理药师满1年，经考核符合晋升条件
	二级	大学专科毕业，任职第一年

3. 第一条路线为按专业发展方向直线晋升，如在职业发展过程中，发现个人职业兴趣发生变化，经考核评估在某一方面具备潜能，或个人有意向某一方向发展并且医院能够提供相应的岗位资源，则可进行员工职业发展通道转换。具体转换原则为：

药师可转换通道——医务、质管、人力资源等部门的干事或主管。

责任药师可转换通道——医务、质管等部门的高级主管或部门正副职。

主任（学科带头人）、高级药师（副主任）可转换通道——质管、人力资源等部门的正副职。

主任（学科带头人）、高级药师（副主任）同时可通过扩大工作内容和延伸工作范围的方法，参加医院相关的专业委员会，参加相关学术团体担任学术职务等，增加工作的成就感。

第五条　管理岗位系列晋升与交流通道

1. 管理人员成长通道

如图 5 所示。

2. 管理岗位晋升条件（对聘任专务管理职务者，具体文件另行制定）

如表 5 所示。

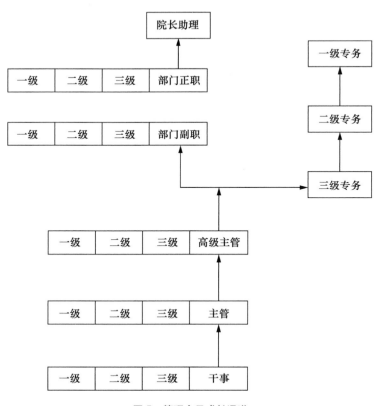

图 5　管理人员成长通道

表5 管理岗位晋升条件

岗位分档	级别	任职基本条件
院长助理		担任部门正职满3年，或一级专务满3年，有岗位空缺且经考核符合晋升条件
部门正职	一级	二级部门正职满两年，经考核符合晋升条件
	二级	三级部门正职满两年，经考核符合晋升条件
	三级	本科及以上学历，部门副职岗位工作3年及以上或高级主管岗位工作6年及以上，经考核符合晋升条件
部门副职	一级	二级部门副职满两年，经考核符合晋升条件
	二级	三级部门副职满两年，经考核符合晋升条件
	三级	本科及以上学历，行政管理或专业技术工作10年及以上，能运用管理工具较好地开展工作，经考核符合晋升条件
高级主管	一级	二级高级主管满两年，经考核符合晋升条件
	二级	三级高级主管满两年，经考核符合晋升条件
	三级	一级主管满两年，管理岗位或专业技术岗位工作10年及以上，精通本岗位相关的法律、政策、管理知识，熟悉管理制度、工作流程，能领导下级岗位人员开展相应的管理工作，经考核符合晋升条件
主管	一级	二级主管满两年，经考核符合晋升条件，或博士毕业第一年
	二级	三级主管满两年，经考核符合晋升条件
	三级	一级干事满两年，熟悉本岗位相关的法律、政策、制度及工作流程，能独立完成本岗位工作，经考核符合晋升条件
干事	一级	三级干事满1年，年度考核合格，或硕士毕业第一年
	二级	三级干事满1年，年度考核合格，或本科毕业第一年
	三级	大学专科毕业，任职第一年

3. 管理人员如为业务科室交流转岗人员，重新回到业务科室，在有岗位编制的情况下，按相应的任职基本条件安排岗位。离开专业技术岗位超过3年（含3年）的需要重新考核定级。

第六条 工勤岗位系列晋升与交流通道

1. 工勤人员成长通道

如图6所示。

2. 工勤岗位晋升条件

如表6所示。

3. 工勤人员原则上只在本岗位系列进行晋升与流动，如取得了管理人员的相关学历要求与资质，且表现优秀者，可流动到管理人员序列。

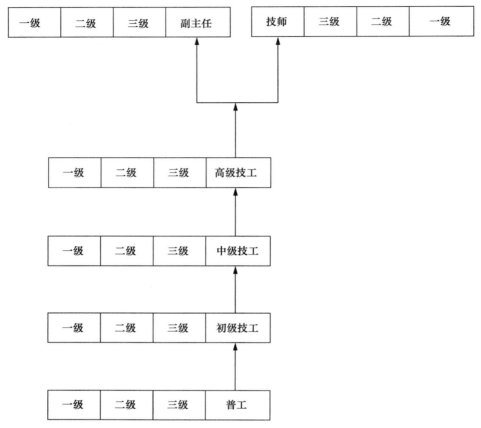

图 6　工勤人员成长通道

表 6　工勤岗位晋升条件

岗位分档	级别	任职基本条件
副主任	一级	二级副主任满两年，经考核符合晋升条件
	二级	三级副主任满两年，经考核符合晋升条件
	三级	在工勤专业岗位工作 15 年及以上，本科以上学历，具有较强的综合协调管理能力，经考核符合晋升条件
技师	一级	二级技师岗满两年，经考核符合晋升条件
	二级	三级技师岗满两年，经考核符合晋升条件
	三级	在工勤专业岗位工作满 15 年及以上，取得技师证书，能够解决本专业疑难复杂问题，经考核符合晋升条件
高级技工	一级	二级高级技工岗满两年，经考核符合晋升条件
	二级	三级高级技工岗满两年，经考核符合晋升条件
	三级	一级中级技工岗满两年，取得高级技工证书，经考核符合晋升条件

续表

岗位分档	级别	任职基本条件
中级技工	一级	二级中级技工岗满两年，经考核符合晋升条件
	二级	三级中级技工岗满两年，经考核符合晋升条件
	三级	一级初级技工岗满两年，取得中级技工证书，经考核符合晋升条件
初级技工	一级	二级初级技工岗满两年，经考核符合晋升条件
	二级	三级初级技工岗满两年，经考核符合晋升条件
	三级	一级普工岗满两年，取得初级技工证书，经考核符合晋升条件
普工	一级	二级普工岗满 1 年，经考核符合晋升条件
	二级	三级普工岗满 1 年，经考核符合晋升条件
	三级	任职 1 年内

第三章　岗位的下降与退出机制

第一条　医院各岗位的下降机制

1. 经年度或任职期满考核为不合格或基本合格者；

2. 没有按照预期目标完成工作任务目标，且经考核为本人胜任力原因者；

3. 违反法律法规或医院相关制度不适宜继续在现任岗位工作者；

4. 上级部门或医院规定的其他情形不适宜继续在现任岗位工作者。

第二条　医院各岗位的退出机制

1. 达到国家法定的退休年龄者；

2. 严重违反法律法规和医院制度被解除劳动合同者；

3. 上级部门或医院规定的其他情形需要退出者。

第四章　岗位晋升与职业通道转换的程序及相关政策

第一条　岗位晋升的程序

1. 各岗位系列的晋升按照《湖南航天医院岗位聘任管理办法》执行，专务聘任按《湖南航天医院专务管理办法》执行。

2. 对聘任主任、副主任管理职务者，按干部管理相关规定执行。

3. 医院各科室护士长由护理部主任提名，报院领导班子会议讨论通过，由院长聘任。

第二条　职业通道转换程序

1. 考虑医院需要、员工个人实际情况及职业兴趣，员工在不同通道之间有转换机会，但必须符合各职系相应职务任职基本条件。

2. 职业通道的转换原则上由本人提出，并详细说明职业通道转换的理由和发展方向与职业规划路径，经医院人力资源部审查提出意见后按管理权限上报批准。

3. 职业通道发生转换的员工在转换职业后需要进行严格的追踪考核，发现不能胜任转换后的岗位者，应在一年内调整回原岗位。

第五章　员工个人职业生涯发展计划

第一条　医院员工是自己职业生涯规划的主体。医院在新员工入职岗前培训时就安排与职业生涯规划相关的课程，引导员工结合医院的岗位设置进行职业通道设计与规划。

第二条　各岗位员工按照个人自我分析评价、职业目标设定、职业行动计划三步骤进行职业生涯规划。

1. 自我分析评价包括个人价值观、性格特点、能力与特长等方面，通过分析评价确定个人的职业方向。

2. 职业目标设定是在自我分析的基础上，确定个人职业发展的通道路径，明确具体目标、实现时限以及相关衡量指标等。

3. 按照个人目标，制定具体的行动计划，需要明确所需要的资源、阶段性成果的衡量标志以及达成目标的成果等。

第六章　医院层面的组织保障与政策支持

第一条　医院成立员工职业生涯规划管理委员会，负责全院员工职业生涯管理的原则、制度的制定，直接指导医院关键人才和业务骨干的职业生涯规划管理，职业生涯规划管理委员会成员由医院领导、人力资源部主任以及相关职能部门主任、业务科室主任和护士长代表及员工代表组成。

第二条　医院要按照员工个人的职业生涯计划，提供专人辅导、学历提升、外出进修、参观交流、协助组建团队等举措，促进个人目标的实现。

第三条　医院为全体中层干部和中级职称以上人员建立职业生涯管理（员工成长通道）档案，科室为其他人员建立职业生涯规划管理（员工成长通道）档案，并为每一名员工确定职业发展指导师。每年填写《湖南航天医院员工职业生涯规划表》（表7）和业绩考评结果进入个人职业生涯规划管理档案。

第四条　人力资源部每年应同员工职业发展指导师一起对员工的职业发展情况评估一次，了解员工个人在过去一年中是否按计划落实了自己的职业发展目标，医院是否按约定提供了相应的资源与条件如学习培训、晋升等机会，并为员工下阶段发展提出意见与建议，指导员工对职业发展规划做出修正。

第七章　附　　则

第一条　本管理办法的拟定和修改由医院人力资源部负责，分管副院长根据分管系列进行审核，经相关会议研讨论证后由院长批准执行。

第二条　本管理办法原则上每年应该修订完善一次，自公布之日起开始执行。

第三条　本管理办法由人力资源部负责解释。

表7　湖南航天医院员工职业生涯规划表

姓名		性别		民族		出生日期	
所学专业		学历（学位）		颁发院校与时间			
职称		获得时间 / 颁发机构					
参加工作时间		入职本院 时间					
电子邮箱					手机号码		
学习经历		起止时间		学习单位		所学专业	
工作经历		起止时间		工作单位		担任职务	
家庭主要成员基本情况（已婚者填写配偶与子女 / 未婚者填写父母与兄弟姐妹）							

续表

职业生涯规划计划表	
个人人生 理想描述	
个人职业目标 概括性描述	
个人价值观 概括性描述	
与职业相关的 特长与能力	
个人职业生涯目标规划	
远期	
中期（5 年）	
近期（2 年）	
个人职业生涯行动计划（包括成长通道的转换）	
个人需要提升的能力概述	
需要医院提供的条件与资源支持	
其他有关职业生涯规划的事项	

职业指导师意见	人力资源部意见

续表

医院意见
本人签字
填表时间： 年 月 日

（案例来源：景惠管理研究院咨询案例）

参 考 文 献

［1］罗伯特·C. 里尔登，珍妮特·G. 伦兹. 职业生涯发展与规划［M］. 3 版. 侯志瑾，译. 北京：中国人民大学出版社，2010.

［2］加里·德斯勒，曾湘泉. 人力资源管理（中国版）［M］. 10 版. 北京：中国人民大学出版社，2007.

［3］格林豪斯，等. 职业生涯管理［M］. 王伟，译. 北京：清华大学出版社，2014.

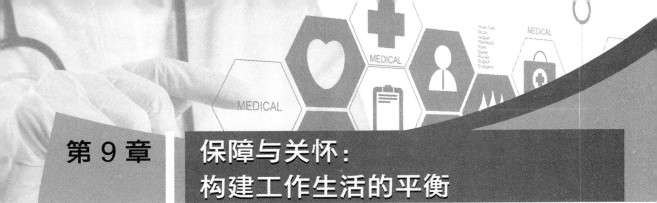

第 9 章　保障与关怀：
构建工作生活的平衡

人力资源是医院最宝贵的财富和资源。员工作为知识、技能、态度、行为以及文化等多要素的承载者，是创造医疗服务价值和推动医院发展的力量之源、动力之泉。医院管理者只有做到关心、尊重、凝聚、激励员工，员工才能有工作的动力和激情；员工个人只有平衡好工作、生活、学习、家庭以及健康等方方面面的关系，才能全身心地投入本职工作中，并在工作中体会到干事业的乐趣和人生的幸福。因此，医院必须注重对员工各项权利的保障，并全方位的关怀员工的身心健康，营造出一种积极、健康、向上，充满激情与活力的文化氛围，从而达到实现医院目标和员工个人目标的双赢目的。

9.1　员工保障与关怀的主要内容

医院的人力资源政策、制度、管理方式、培训与职业发展等因素都会影响到医务人员的工作效率、医疗服务质量和患者的满意度。在英国对 61 个医院进行的一项大型研究表明，人力资源管理水平和患者的死亡率之间是紧密相关的。具体而言，足够的内部培训、详细而广泛的职工评估和协同工作的程度都是影响患者健康的因素。一项国际研究强调了职业护士操作的主要内容包括护士配备、医护关系和护士的自主权对患者预后转归的影响。在美国，许多研究发现了这样一批广受欢迎的医院：这些医院很吸引护士因为他们实施了先进的雇佣政策而且能够为护士提供组织上的帮助。这样的医院有着出众的患者预后、更好的患者满意度、高安全性工作环境和护士工作满意度[1]。这些研究充分说明，医院管理者必须重视与员工的关系，通过保障员工的各项权益和心身关怀来提升员工的职业成就感和满意度，进而提升患者的获得感和满意度。医院员工保障与关怀的主要内容包括：保障员工合法权益、畅通民主管理渠道、健全劳动关系协调机制以及营造良好的医院文化氛围等。

9.1.1 保障员工合法权益

员工到医院工作必须签订正式的劳动合同，且必须保障员工的合法权益，这是做好人力资源管理工作最基础的环节和最基本的要求。保障员工的合法权益主要体现在以下几方面。

1. 保障员工能够同工同酬

公立医院由于体制造成的原因，员工"身份"差异很大，比如有所谓的事业编制、长期固定编制、流动编制、合同编制、派遣制员工等，"身份"不同就意味着干同样一份工作薪酬福利待遇会差异很大，同时，职务聘任、职称晋升、外出学习、职业发展通道等方面也有较大的不同，这就导致了"非事业编制"员工越干积极性越受影响，甚至是随意离职的现象。《中华人民共和国劳动法》第四十六条明确规定：工资分配应当遵循按劳分配原则，实行"同工同酬"。同工同酬是指用人单位对于技术和劳动熟练程度相同的劳动者在从事同种工作时，不分性别、年龄、民族、区域等差别，只要提供相同的劳动量，就获得相同的劳动报酬。具体来说，同工同酬必须具备三个条件：①劳动者的工作岗位、工作内容相同；②在相同的工作岗位上付出了与别人同样的劳动工作量；③同样的工作量取得了相同的工作业绩。医院之所以没有或不愿意实行同工同酬，主要是出于控制人工成本的考虑，随着医院领导者观念的转变和员工维权意识的增强，真正做到同工同酬也是一种必然趋势。

2. 保障员工的休假权利

根据景惠管理研究院咨询案例提供的数据显示，目前医院尤其是大型三甲医院普遍缺编在20%～25%，医务人员超负荷工作已经是司空见惯的现象，长期不休公休假的医务人员也是大有人在，甚至在法定节假日值班不按国家规定发放加班费的现象也屡见不鲜。节假日制度是中华民族传统文化中的一个重要组成部分，沿袭已久。在唐朝，每工作9天休息1天，一年中共有120天以上的节假日。如春节假日7天，冬至假日7天，中秋假日4天，清明假日4天，且父母、祖父母的生日、忌日都有1天的假。父母住在3000里外，每隔3年有30天的定省假（不包括旅程）。父母在500里外，每隔5年有15日的定省假。父母亲去世，强迫解官3年，如果是军职，则为 100 天。儿女行婚礼时，有 9 天假期（不包括旅程）。其他近亲结婚则分别为 5 天、3 天、1 天的假期。宋朝法定节假日也在 100 天以上，由于宋朝过于宽松的休假制度造成了吏政涣散，元朝为防止重蹈覆辙，假日大幅减少。到了明清，法定节假日保持在 50 天以上，周末假日每月 3 天[2]。医院应开展定岗定编工作，加强劳动定额定员标准化工作，逐步探索制定出合理的劳动定额定员标准，保障职工的休息权利。

3. 保障员工的职业健康和职业安全

医院应提供符合国家规定的劳动安全卫生条件和劳动保护用品，对从事有职业危害作业的职工按照国家规定进行上岗前、在岗期间和离岗时的职业健康检查，加强女职工和未成年工的特殊劳动保护，最大限度地减少安全事故和职业病危害。

（1）职业健康：依据 1950 年国际劳工组织和世界卫生组织的联合职业委员会对职业健康的定义，职业健康应以促进并维持各行业职工的生理、心理及社交处在最好状态为目的，并防止职工的健康受工作环境影响，保护职工不受健康危害因素的伤害，并将职工安排在适合他们生理和心理的工作环境中。

（2）职业安全：职业安全是防止职工在职业活动中发生各种伤亡事故为目的的工作及在法律、技术、设备、组织制度和教育等方面所采取的相应措施。

（3）职业伤害：职业伤害是伤害的一种，是指劳动者从事职业活动或者与职业责任有关的活动时所遭受到的事故和职业病伤害。我国又将职业伤害称之为工作伤害，简称工伤。主要包括在劳动过程中，由于外部因素直接作用，而引起机体组织突发性意外损伤或由于火灾爆炸事故导致的伤亡及毒物中毒。

医务人员职业伤害是指在进行相关医疗活动过程中，遭受职业性有害因素作用，经过自主和被动修复机体仍不能自主代偿，表现出功能性或器质性病理损害，出现临床相应症状，并伴随个体职业时间损伤、生产力损失及经济损耗的最终结局[3]。

医院内常见的工作相关性损伤有针刺伤、切割伤、口腔溃疡、月经异常、过敏性皮炎等，其防护原则是转变观念、服务医务人员职业健康；减少工作相关性伤害危险因素；建立伤害上报机制；加强管理，建立专业防护培训制度。常见的工作相关性疾病有颈腰椎疾病、神经衰弱、慢性咽炎、下肢静脉曲张、职业倦怠等，其防护原则是加强职业健康管理；建立职业风险评估制度；人性化管理，减少压力；促进职业防护设施和设备的应用开发[3]。

　　除相关的职业危害外，医院工作场所暴力频发的现象也不容忽视。世界卫生组织关于暴力的定义：蓄意地运用躯体的力量或权力，对自身、他人、群体或社会进行威胁或伤害，造成或极有可能造成损伤、死亡、精神伤害、发育障碍或权益的剥夺。对医院工作场所暴力定义为：医院工作场所暴力是指卫生从业人员在其工作场所受到辱骂、威胁或攻击，从而造成对其安全、幸福和健康的明确或含蓄的挑战[3]。医院工作场所暴力的成因比较复杂，医院除建立完善的防暴力管理体系外，还应动员社会力量营造良好的尊医、敬医氛围。

4. 保障员工的职业技能提升

　　医院是知识、技术、管理等要素含量非常高的知识型组织，工作其中的员工必然面临着知识和技术的不断更新。医院有责任按照岗位胜任力的要求，规范地开展员工职业技能提升工作，为员工职业技能提升支付必要的费用，确保各级各类员工能在未来的医疗行业中保持职业竞争力。

9.1.2　畅通民主管理渠道

　　医院应健全职工代表大会制度、专家委员会议事制度、民主小组管理制度等医院民主管理制度。丰富职工民主参与形式，畅通职工民主参与渠道，依法保障职工的知情权、参与权、表达权和监督权。医院要推进院务公开制度化、规范化，确保医院的重大信息能够让员工知悉了解，增加他们的主人翁责任感。

　　医院可探索建立医师委员会、护士委员会等专门的委员会，建立重大决策征询机制，把一线医务人员的意见和建议第一时间融入决策过程，这样既可保证决策的可行性，也可提高决策后的执行力。

9.1.3　营造良好的医院文化氛围

　　当今社会不仅职场竞争压力大，生活压力也很大，医院应加强对员工的人文关怀。培育富有行业特色的医院核心价值理念和健康向上的医院文化，为员工构建共同的精神家园。要注重员工的精神需求和心理健康，及时了解掌握员工思想动态，有针对性地做好思想引导和心理疏导工作，建立心理危机干预预警机制。要加强医院文体娱乐设施建设，积极组织员工开展喜闻乐见、丰富多彩的文化体育活动，丰富员工文化生活。

9.2 医务人员职业倦怠预防与压力管理

WHO 相关数据显示，心理健康问题已经成为工作失能前三位的原因之一（WHO，2008）。据估计，到 2020 年，心理健康问题尤其是抑郁（depression），将成为工作失能的最主要原因（WHO，2005）。2014 年《广东省医护人员精神状况调查报告》显示，广东省医护人员的总体精神压力较大，39.1% 的医护人员压力达到重度程度，45.5% 的医护人员有中等程度及偏上的压力，合计达到 84.6%。医师认为工作强度大的最主要原因是：管理体制不完善，管理方法不科学（52.8%）；患者太多，周转要求快（51.8%）；医务人员太少（50%）。医务人员如果长期在高负荷高压力的状态下工作，就会产生职业倦怠甚至心理疾病，这必然会影响到医务人员的身心健康，影响到医疗质量和患者安全。

9.2.1 职业倦怠的概念与症状表现

倦怠（burnout）的早期定义产生于 19 世纪 70 年代，它源于精神病学概念，用于描述那些躯体、情绪、精神、人际关系、行为严重耗竭的患者。1974 年，美国临床心理学家费登伯格（Freudenberger）首先将其确定为专业术语，特指从事助人行业的工作者由于工作所要求的持续情感付出等，情绪、情感、行为等方面的耗竭的状态。职业倦怠研究的另一位开创者马斯拉奇（Maslach）认为职业倦怠是由三个维度构成的一种心理状态，即情绪衰竭、去个性化和成就感的降低。其中，情绪衰竭是职业倦怠的核心成分，指感到情绪情感处于极度疲劳状态。如果这种疲劳的情绪状态长期持续下去，个体就会感受到一些负面的情绪，并对工作对象表现出消极、冷漠的行为，就是去个性化。成就感降低是指在工作中效能感的降低以及对自己消极评价倾向的增长。简而言之，职业倦怠就是指对自己的工作已经不感兴趣，对职业充满了厌倦情绪，工作绩效明显降低，自身感觉身心俱疲[4]（表 9.1）。

马斯拉奇后来又持续完善和优化了有关职业倦怠的概念，认为职业倦怠包括耗竭（exhaustion）、消极怠慢（cynicism）与无效能感（inefficacy）。

表 9.1 职业倦怠三个层面的症状

层　　面	情感症状	认知症状	躯体症状	行为症状	动机症状
个体层面	情感衰竭	无助感、无望感、失去意义	慢性疲劳	活动过多、冲动	热情丧失、理想丧失
	抑郁心境，心境变化	无能为力，陷入困境	头晕、头痛	吃得过多或过少	顺从
	想哭	注意力无法集中、健忘、难以完成复杂的工作	恶心、食欲缺乏	咖啡因、烟草、酒精、非法药物使用增加	失望
	紧张和焦虑感	失败感	呼吸短促	放弃休闲活动	厌倦
	情绪控制力下降	低自尊	体重突然减轻或增加	强迫性的抱怨、否认	
	莫名的害怕	内疚	肌肉痛		
		孤独	睡眠障碍		
		害怕发狂，自杀意念	溃疡、肠胃疾病		
人际层面	易怒	对服务对象/患者持玩世不恭和非人性化的态度		引发暴力	兴趣丧失
	过于敏感	对服务对象/患者持消极、悲观的态度		暴力和攻击行为倾向	冷漠对待服务对象/患者
	对服务对象/患者的同情心降低	以贬损的方式称呼对方		对服务对象/患者进行攻击	
	愤怒			人际、婚姻和家庭冲突	
				社会隔离与退缩	
				机械地回应服务对象/患者	
组织层面	工作不满意	对工作角色持玩世不恭的态度		效率下降、工作绩效差、生产力下降	工作动机丧失
		不信任管理制度、同事和上级		离职 病假、缺勤率增加 过度依赖上级 事故增加	拒绝上班 士气低落

9.2.2 职业倦怠的测量

目前比较通用的职业倦怠测量量表是以马斯拉奇等原创的职业倦怠系列量表

（MBI）为"黄金准则"，并在此基础上结合行业特点进行适度调整修改。如萧费利（Schaufeli）（1996）在原有 MBI 的基础上，经过条目的增减与修改编制了 MBI-GS，并适合所有职业领域（表 9.2）。MBI-GS 包括情感耗竭、消极怠慢和职业效能感三个维度，共 16 个条目。其中，消极怠慢与缺乏人情味类似，但主要反映的是个体对待工作而不是工作中人际关系的一种冷淡和疏远的态度，效能感也比个人成就感的含义宽泛，它包括个体在工作中所取得的社会性和非社会性的成就。很多研究证实，MBI-GS 在不同职业中均具有较好的结构效度。MBI 系列量表面世之后得到了广泛的应用和检验，大量研究证实 MBI 具有良好的内部一致性、再测信度、结构效度、构想效度、区分效度等（马斯拉奇等，2001）[4]。

表 9.2　工作倦怠量表 MBI-GS

请您根据自己的感受和体会，判断它们在您身上发生的频率，并在合适的数字上画"√"

项目	从不	极少一年几次或更少	偶尔一个月一次或者更少	经常一个月几次	频繁每星期一次	非常频繁一星期几次	每天
情感耗竭		（该维度的得分＝所有题目的得分相加 /5）					
1　工作让我感觉身心俱惫	0	1	2	3	4	5	6
2　下班的时候我感觉精疲力竭	0	1	2	3	4	5	6
3　早晨起床不得不去面对一天的工作时，我感觉非常累	0	1	2	3	4	5	6
4　整天工作对我来说确实压力很大	0	1	2	3	4	5	6
5　工作让我有快要崩溃的感觉	0	1	2	3	4	5	6
消极怠慢		（该维度的得分＝所有题目的得分相加 /4）					
1　自从开始干这份工作，我对工作越来越不感兴趣	0	1	2	3	4	5	6
2　我对工作不像以前那样热心了	0	1	2	3	4	5	6
3　我怀疑自己所做工作的意义	0	1	2	3	4	5	6
4　我对自己所做工作是否有贡献越来越不关心	0	1	2	3	4	5	6
职业效能感		（该维度的得分＝反向计分后，所有题目的得分相加 /6）					
1　我能有效地解决工作中出现的问题（反向计分）	0	1	2	3	4	5	6
2　我觉得我在为组织作有用的贡献（反向计分）	0	1	2	3	4	5	6
3　在我看来，我擅长于自己的工作（反向计分）	0	1	2	3	4	5	6

续表

项　目	从不	极少一年几次或更少	偶尔一个月一次或者更少	经常一个月几次	频繁每星期一次	非常频繁一星期几次	每天
5　我完成了很多有价值的工作（反向计分）	0	1	2	3	4	5	6
6　我自信自己能有效地完成各项工作（反向计分）	0	1	2	3	4	5	6

　　得分在 50 分以下，工作状态良好；得分在 50～75 分，存在一定程度的职业倦怠，需进行自我心理调节；得分在 75～100 分，建议休假，离开工作岗位一段时间进行调整；得分在 100 分以上，建议咨询心理医师或辞职，不工作，或换个工作也许对人生更积极。

　　斯帕尼奥尔（Spaniol）和卡普托（Caputo）（1979）根据倦怠症状的严重程度，将倦怠分为以下三个阶段。

　　第一阶段：只有轻微、短时的焦虑、疲劳、忧虑和沮丧，经过反思或者一些休闲娱乐，身心都可以得到恢复。

　　第二阶段：持续时间更长，症状更严重，并伴随着心境的变化，对工作、上级、同事和下属的态度更加愤世嫉俗，睡眠不好，持续烦躁。

　　第三阶段：症状持续出现，身心疲惫、抑郁、自尊低下，负面情绪强烈，在工作和社会交往中退缩行为明显。

9.2.3　职业倦怠的预防

　　职业倦怠是一种不佳的心理健康状态，可以从经典的三级预防模型来看如何进行有效的干预。

　　初级预防是指通过控制病源、切断传播途径、保护易感人群等方式对倦怠高危人群进行早期干预以预防倦怠发生率。

　　次级预防是指针对倦怠高危人群进行早发现、早诊断、早治疗，以减少倦怠的持续时间和恶化程度，降低危害性。

　　三级预防是指为了缓解倦怠造成的伤害和不良后果而开展的积极康复活动，以最大限度减少倦怠的消极影响。三级预防能有效缓解倦怠症状，防止其继发和并发，但无法降低倦怠新增发病率，这类预防旨在帮助罹患者恢复健康、防止复发[4]。

表 9.3 列出了如何在个人、个人与组织以及组织层面开展三级预防。

表 9.3　职业倦怠三级预防策略

预防类别	预防层面		
	个　人	个人与组织	组　织
初级预防	自我观察、监测、照顾和评估 培养自身对健康问题的感知力 社会网络的维持与增强 提高情商 反思目标，激发动力 提高自尊、自我效能感 健康生活休闲方式，锻炼/休闲活动	个体筛查，识别倦怠的早期征兆 时间管理、压力管理、人际技能培训 通过现实工作预览（realisticjob preview, RJP）和期望降低计划（expecatation-lowering procedure,ELP），调整新员工的期望值 平衡工作和家庭的生活	欣赏员工和工作者 创造好的组织文化 重视工作压力的心理社会因素 改善工作内容和工作环境 时间安排 管理开发 持续的预防性干预 预防欺辱行为 工作任务和责任清晰明确 员工参与决策、决策选择权 改善部门合作与沟通 组织健身和健康项目
次级预防	应对 认知 - 行为技术 放松	建立同事支持的团队 个体能获得同事的支持 辅导和咨询 职业规划 沟通培训，提高人际交往技能和冲突解决能力 增强女性应对技能，增强男性问题解决技能 压力管理	预期的社会化过程 冲突管理、沟通和决策 组织开发 管理者支持，特别是在组织变革事务中给予员工支持 职场辅导 增加工作资源，如知识、自主性，并减少工作要求
三级预防（治疗）	咨询、治疗	再培训 专门的治疗 心理治疗 转诊	管理支持制度化 职业卫生和安全服务的制度化 员工援助计划（employee assistance program, EAP） 短期干预

医疗卫生工作者，特别是那些长时间工作或者倒班的人员面临心理健康差、身体不健康、工作不满意等诸多风险。高工作负荷和不恰当的人员编制成为导致这些负面情况和重回率的增加。有证据显示，压力过大的护士对于患者的安全会带来很大威胁。在一个不良心理环境中工作，其特点是高工作要求和低自我控制权限，这将会导致持续压力和长期危害健康的后果。相反，高水平的自治和控制、管理者和同事合理的需求以及社会支持将会带来工作满足感和健康。因此，工作环境应该确保员工享有工作满足感、工作负荷在可控制的范围内，避免工作倦怠风险，并保证不轻易进行人员更换。表 9.4 是支持医务人员积极品质的一些主要因素[1]。

表 9.4　支持医务人员积极品质的因素

方　面	支持因素	方　面	支持因素
工作满足感	来自上级的支持		上级管理严格
	与同事的交流		团队工作
	自主权		对工作的控制
避免工作倦怠	来自同事的支持		资源获取
	充分的要求	可管理的工作压力	工作中需求与控制平衡
	自主权		工作中的社会支持
	对工作的控制		弹性的工作时间
减少辞职意向	工作责任		自己工作计划的影响
	工作中的支持氛围		

员工援助计划也是避免职业倦怠的一种有效方法。员工援助计划（EAP）是指组织为了更好地解决员工的健康问题，采用了员工援助计划（employee assistance program，EAP），该计划对存在情感、身体或其他个人问题的员工提供咨询服务或其他帮助。调查显示，EAP 咨询顾问最常处理的雇员问题是：抑郁和焦虑，婚姻和关系，法律难题，家庭和孩子[5]。

9.2.4　医务人员压力管理

压力用专业术语表述就是指应激。应激是指当刺激事件打破了有机体的平衡和负荷能力，或者超出个体能力的范围时所产生的一种反应。压力是由人与环境的相互作用产生的，但它使人疲于奔命而不堪承受，无力应付。从更一般的意义上说，当人们面对机会、约束或要求时就产生压力。"机会"是指某人所处的一种能使他的利益或欲望得到额外满足的情境，例如被委派新的工作或者得到提升。另外，"约束"则是妨碍他获得额外满足的一种威胁，例如工作升迁被否决限制。"要求"则威胁某人离开当前令人满意的情境，例如某人被解雇而失去工作。图 9.1 表示了工作压力过程的概况，这种方法把环境的压力因素与人们对压迫感、紧张状态和压力结果一一区别开来[6]。

1. 医务人员压力源分析

医务人员作为特殊职业群体，既要承受高负荷的临床工作，又要面对强烈的心理压力，长期的压力源刺激会对医务人员造成心身损害，继而可能造成医疗差错，而不经意的伤害可能造成患者的功能损害[7]。有研究者通过对北京市 3 所三级甲等

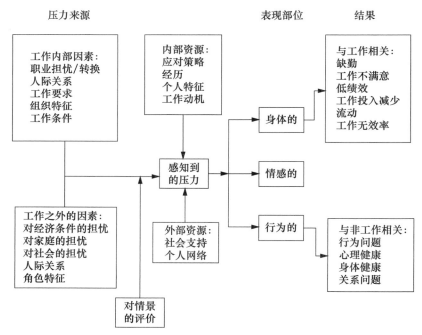

图 9.1　工作压力过程

综合医院、2 所三级合格综合医院医务人员的调查，包括医师、护士、医技人员、医疗管理干部等，通过对压力源 25 个因子得分情况进行排序，排序越靠前说明该条目所反映的问题上感到职业压力越大[8]，具体见表 9.5。

表 9.5　三级综合医院医务人员职业压力源因子排序

排　序	压力因子	排　序	压力因子
1	工作责任重、风险大	14	应对突发卫生事件
2	工作量大	15	生活压力大
3	工资待遇低	16	住房压力
4	医疗管理体制问题	17	市场竞争激烈
5	人员配备数量不足	18	科研压力
6	各类检查考核频繁	19	易造成职业损伤
7	医患关系紧张	20	个人自身期望值
8	物价上涨因素	21	教学压力
9	经常加班超时工作	22	医务人员关系欠融洽
10	继续学习压力	23	个人身体健康状况欠佳
11	医疗指标完成压力	24	子女上学压力
12	社会舆论负面影响	25	家庭成员支持不足
13	职称晋升机会有限		

该排序说明造成医务人员压力大的主要原因是承担的责任与风险大，工作量超负荷且回报未能达到医务人员的期望。当然，其他原因的持续叠加也同样会给医务人员带来巨大的压力。造成这些压力的原因可概括为以下几类。

（1）长期超负荷工作带来的压力。由于医师配备不足，许多医院的医师值完夜班第二天继续查房、手术，每周累计工作 60 小时以上已不是个别现象。大部分医院的护理人员也未能按国家规定标准配备，加上年轻护士进入生育高峰造成的护士休假，一名护士护理 15 名以上的患者在二级以上医院已不足为奇。长期超负荷的工作让医务人员几乎失去了生活的乐趣，也难有陪伴家人的时光。加大对医学生的培养力度，避免现有医务人员的流失，合理核定医务人员的工作负荷这些都是必须引起医院管理者高度重视的。

（2）患者或家属给医务人员造成的情感压力。患者生了病以后，不仅是躯体有了疾病，慢慢地心理也会发生变化，特别是患了慢性病的患者和一些恶性疾病患者，患病几乎成了他们生活的全部。正如一位肿瘤患者所言："我要么在医院，要么就在去医院的路上。"患病的人大都心情不好，容易发脾气，渴望有渠道能够发泄。如果医师的服务稍有欠缺，那么就会成为患者的"出气筒"。如果医务人员长期情绪积压得不到释放不仅影响工作质量和效率，而且影响他们的身心健康。长期为躯体和心理有疾患的患者服务，医师的心理也会倾向于不健康。我们要求医师要理解患者，体谅患者，但一名医师如果长期处于"移情"状态，把自己当作不良情感的回收站，那么时间久了，对医师的情感也是一种伤害。过去我们要求医师要视患者如亲人，但事实上根本不可能做到，在要求医师同情患者的时候，同样也要要求他们保持更多的理性。医患之间只有保持恰当的距离，才能避免情感的压力。正如日本著名管理专家大前研一在他的《专业主义》一书中讲道："专家要控制感情，并靠理性而行动。他们不仅要具备较强的专业知识和技能以及伦理观念，而且无一例外地以顾客为第一位，具有永不厌倦的好奇心和进取心，严格遵守纪律。以上条件全部具备的人才，我们才把他们称为专家。"

（3）竞争机制给医务人员造成的压力。许多医院为了提高医疗技术水平和提升服务质量，都引入了内部竞争机制，比如职称晋升要和自己的业务技术水平、医疗服务质量、医德医风、门诊量、管患者数、手术量、发表论文数、科研项目等诸多指标挂钩，医务人员除了要完成临床工作外，还要完成大量的科研和教学工作，同时还要应付各种考试，一年下来，可以说忙得不可开交，让他们倍感压力。

（4）社会舆论的压力。医疗行业是涉及人类生老病死的行业，与人们的获得感和幸福感息息相关，社会的关注度自然也非常高。医务人员在工作中稍有疏忽，就会引起患者和家属的不满，甚至引发媒体的关注进而成为社会事件，这些都会给医务人员内心造成一种无形且巨大的压力。

（5）价值观冲突。医疗卫生事业是社会公益事业几乎是社会各方面的共识，但政府真正给医院投入的资金又很少，医院要生存还得靠自己的经营所得，所以医务人员一方面受的是要降低医疗费用、体现公益性的教育，但另一方面个人收入又要和工作量、医务收入等挂钩，这种情况常常让医务人员显得无所适从，处于两难选择之中，时间长了必然是一种内心的煎熬。

2. 降低医务人员职业压力的主要措施

针对医务人员的压力问题，就降低医务人员职业压力的主要措施可以从以下方面入手：

首先，要改变产生职业压力的应激源。目前医务人员普遍得不到应有的尊重，工作压力大，待遇低，可以说医务人员是在多重压力下从事着自己的职业。一种职业只有让从业的人产生职业自豪感他才能信心百倍地投入到工作中去，但现在医务人员职业形象在公众的评价中并不是很高，医务人员在人们心目中"圣洁的天使形象"也大打折扣，造成这种现象的原因，既有体制的原因，也有医务人员本身的原因，但关键还是体制的原因。因此，要想从根本上解决问题，还得从体制入手，让医务人员的工资待遇和个人的收入彻底脱钩。另外，要对医务人员的工作量进行评估，让他们承担符合身心健康的适度工作量。医院必须进行合理的定岗定编，通过核定工作量和工作时间来平衡医务人员的工作、生活与学习，同时要给予他们合理的回报，让他们感觉到付出就有回报，而且是在"等价交换"，这样，医务人员工作起来才会有积极性。

其次，医院在管理中要真正做到"以人为本"。不论是在目标管理、绩效管理还是其他管理当中，都是注重引导，而不是一味地施压，尽可能营造宽松和谐、积极向上的工作氛围，让大家在竞争中有合作，合作中有竞争，创造条件为员工提供人际交往机会，使他们的郁闷和烦恼得到及时的排解，努力满足医务人员的工作成就感和职业自豪感。

再次，作为医务人员本身要摆正自己的位置。广大医务人员要认识到在现代社会有作为才会有地位，要经常思考当我们评价不高时是不是自己做得不好。只有以一个良好的心态，我们才能正确看待自己的职业和社会的评价。如何才能有一个好的心态呢？就是要认清自我的价值，掌握自己的优势与不足，预测职业压力产生的征兆，了解自己的主观情绪是否影响了自己的生理和心理变化，有无做好应激的积极准备？有了积极的自我认识，才能正视应激情境的客观存在，才能勇于面对各种现象、准确地对待周围环境中的一切人和事，有针对性地对自己进行心理控制并尽量与周围环境保持积极的平衡，成为自身行动的主人，从而避免遭受应激给自己带来的生理和心理上的损伤。诸多要素得到平衡之后，医务人员自然也会感受到职业所带来的获得感和幸福感。

9.3 医院员工满意度测评

只有满意的员工才能创造满意的顾客。医疗服务有一个最大的特点就是"生产与消费"的同时性，医疗服务过程中医务人员的"在场性"很强，他们的一举手一投足都是医疗服务的重要组成部分，医务人员在医疗服务过程中只有保持愉悦的心情才能为患者提供满意的服务，因此，作为医院管理者必须重视员工满意度的提升与管理。哈佛大学一项课题组的研究表明：员工满意度是一个承接组织内部管理和外部经营的关键因素，它既能反映内部服务质量和影响员工的忠诚度、工作效率，也会对顾客满意度、组织号召力产生影响[9]。医院管理者现在已经普遍意识到提升员工满意度对改善医疗服务和促进医院发展的重要价值，通过第三方专业的调研和评价获得员工满意度方面的数据也已经被大多数医院所接受。

9.3.1 医院员工满意度测评的维度

员工满意度是人们对工作环境的主观反应，所以也是一种态度衡量的方法。从哪些维度进行测量可以真实地了解员工对工作的满意程度，不同的调研目的都会有所不同，但总体来说应该围绕影响员工工作积极性的因素进行。目前在国内比较有名也被广泛应用的为"明尼苏达满意度调查量表"。"明尼苏达满意度调查量表"（Minnesota Satisfaction Questionnaire，MSQ）是由 Weiss、Dawis、England 和 Lofquist（1967）编制而成（表9.6）。量表分为短式（short-form）及长式（long-form）两种。短式包括20个题目，可测量工作者的内在满意度、外在满意度及一般满意度；长式问卷则有120个题目，可测量工作者对20个工作构面的满意度及一般满意度。20个大项中每个项下有5个小项。这20个大项是：个人能力的发挥；成就感；能动性；公司培训和自我发展；权力；公司政策及实施；报酬；部门和同事的团队精神；创造力；独立性；道德标准；公司对员工的奖惩；本人责任；员工工作安全；员工所享受的社会服务；员工社会地位；员工关系管理和沟通交流；公司技术发展；公司的多样化发展；公司工作条件和环境。"明尼苏达工作满意度调查量表"也有简单形式，即以上 20 个大项可以直接填写每项的满意等级，总的满意度可以通过加权 20 项全部得分而获得。

表 9.6　明尼苏达工作满意度问卷

问您自己：我对自己工作的这些方面满意程度如何？ 非常满意：指我对工作中的这些方面非常满意。 满意：指我对工作中的某一方面满意。 不确定：表示我不能决定满意还是不满意。 不满意：表示我对工作中的某一方面不满意。 非常不满意：指我对工作中的这些方面非常不满意。					
对您现在的工作感觉如何？	非常满意	满意	不确定	不满意	非常不满意
1. 能够使自己始终很忙					
2. 独立工作的机会					
3. 时常有做不同事情的机会					
4. 成为团体中一员的机会					
5. 上级对待职员的方式					
6. 管理者的决策胜任力					
7. 能够做不违背自己良心的事					
8. 工作所提供的稳定的就业方式					
9. 为别人做事的机会					
10. 叫别人做事的机会					
11. 发挥自己能力的工作机会					
12. 公司政策付之实践的方式					
13. 我的报酬与我所做的工作的量					
14. 该工作的提升机会					
15. 使用自己判断的机会					
16. 按自己的方式做工作的机会					
17. 工作条件与环境（声音 / 装修 / 空间）					
18. 同事间相处的方式					
19. 做好工作所得的赞扬					
20. 从工作中所得的成就感					

除明尼苏达满意度调查量表外，被应用或借鉴应用的调研量表还有：

"工作诊断调查表"（job diagnostic survey, JDS）：本量表是由 Hackman 和 Oldham（1975）编制而成的，测量的维度包括一般满意度、内在工作动机和特殊满意度（包括工作安全感、待遇、社会关系、督导及成长等构面）；此外，可同时测量工作者的特性及个人成长需求强度。

"工作满足量表"（job satisfaction inventory, JSJ）：本量表是由 Hackman 和 Lawler 编制而成的，可测量受测者对自尊自重、成长与发展、受重视程度、主管态度、独立思考与行动、工作保障、工作待遇、工作贡献、制定工作目标与方式、友谊关系、升迁机会、顾客态度及工作权力等 13 项衡量满意度的因素。

其他如工作说明量表、SRA 员工调查表、彼得需求满意调查表等测评表也分别从不同的维度调研员工对工作的满意度，均可结合医院的实际进行修订应用。

国内有研究者对医师的组织管理满意度划分为制度建设和领导行为两个维度。其中，制度建设包括医院的管理制度、用人机制、职称评聘等 11 个条目，主要是对医院的制度建设及实施情况进行评价。领导行为包括愿提建议、上下沟通、领导素质等 10 个条目，该维度涵盖了领导者行为、医院发展前景及医师对医院的组织承诺三方面的内容。医院领导科学与否，关系着医院的发展，也关系着医师的行为。领导整体素质较高，必然会吸引医师对组织产生较强的向心力和凝聚力，从而产生较高的组织承诺度[10]。具体包含的维度见图 9.2。

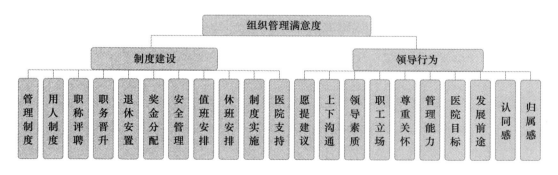

图 9.2　组织管理满意度的具体维度

有研究人员通过对工作满意度表进行文献检索，并对上海市 4 家大型三级甲等综合性医院和 4 家大型三级甲等专科医院（8 家医院均为承担大量的医、教、研工作的医学院附属医院）的管理人员访谈，设计形成了由六个构面因素共 40 个项目组成的医院管理人员工作满意度调研因素[16]。具体因素见表 9.7。

表 9.7   工作满意度构面因素和描述

构面因素	描述
工作本身	工作量，工作的发展前景，工作成就感，工作挑战性，知识和技能在工作中的应用
工作回报	薪酬福利的公平性，作息和休假制度，培训，晋升，社会舆论的评价
同事关系	同事间人际关系、协作和生活上的关照，同事业务素质，同事间传授知识和经验的氛围
领导行为	领导的素质和能力，处理问题的公正和公平性，听取下属意见和反馈情况，对下级的指导、关心和尊重以及给予的表扬和鼓励
工作环境	部门人手充足的情况，办公条件和设施设备条件，相关部门的配合和支持，家人和社会的支持
工作与兴趣的匹配	兴趣与工作的匹配，性格特点与工作的匹配，需要得到满足的程度，能力的发挥

　　景惠管理研究院在长期的第三方员工满意度调研与评价实践中，通过对医院领导、各层次员工的访谈，就影响员工满意度的因素进行沟通交流，通过数十次修订完善和问卷测评检验，制定了通过薪酬福利（回报程度/激励程度/公平性）、个人成长（安全感/与个人兴趣符合程度/医院认可程度/上级指导/学习机会/关注身心健康）、职业前景（个人价值体现/个人成就感/社会地位）、人际关系（领导认可/同事认可/患者认可）、医院管理（领导者/医院管理/医院发展潜力）和对医院的整体认识（社会声誉/自豪感）6个维度共20个子问题调研员工满意度的问卷。

医院员工满意度调研问卷

一、基本情况（请在相应的选项上打"√"）

1. 您的性别：（1）男　（2）女

2. 您的年龄：（1）30岁以下　（2）31～40岁　（3）41～50岁　（4）51岁以上

3. 您的学历状况：（1）大专或以下　（2）本科　（3）硕士　（4）博士

4. 您的职称：（1）无职称　（2）初级　（3）中级　（4）副高级　（5）正高级

5. 您在医院的工作年限：（1）1～10年　（2）11～20年　（3）21～30年　（4）31～40年　（5）41年以上

6. 您所在的岗位类别：（1）医疗　（2）护理　（3）科研　（4）医（药）技　（5）行政　（6）后勤

7. 您如果是中层管理干部，那么属于：

（1）医疗科室主任　（2）护士长　（3）科研部门主任　（4）医（药）技主任

（5）行政部门主任　（6）后勤部门主任

二、问题调研（请在相应的选项上打"✓"）

1. 您对目前个人付出与回报的满意程度：

    A. 非常满意□　B. 比较满意□　C. 一般□　D. 不满意□　E. 非常不满意□

2. 您对现行薪酬制度激励作用的满意程度：

    A. 非常满意□　B. 比较满意□　C. 一般□　D. 不满意□　E. 非常不满意□

3. 您对现行薪酬制度公平性的满意程度：

    A. 非常满意□　B. 比较满意□　C. 一般□　D. 不满意□　E. 非常不满意□

4. 您对个人职业安全感的满意程度：

    A. 非常满意□　B. 比较满意□　C. 一般□　D. 不满意□　E. 非常不满意□

5. 您对个人兴趣与现任岗位匹配程度的满意程度：

    A. 非常满意□　B. 比较满意□　C. 一般□　D. 不满意□　E. 非常不满意□

6. 您所在的组织（医院）或上级对您认可方面的满意程度：

    A. 非常满意□　B. 比较满意□　C. 一般□　D. 不满意□　E. 非常不满意□

7. 您对上级给您个人成长指导方面的满意程度：

    A. 非常满意□　B. 比较满意□　C. 一般□　D. 不满意□　E. 非常不满意□

8. 您对医院提供学习机会方面的满意程度：

    A. 非常满意□　B. 比较满意□　C. 一般□　D. 不满意□　E. 非常不满意□

9. 您对医院关注您个人身心健康方面的满意程度：

    A. 非常满意□　B. 比较满意□　C. 一般□　D. 不满意□　E. 非常不满意□

10. 您对个人价值实现程度的满意程度：

    A. 非常满意□　B. 比较满意□　C. 一般□　D. 不满意□　E. 非常不满意□

11. 您对个人成就感的满意程度：

    A. 非常满意□　B. 比较满意□　C. 一般□　D. 不满意□　E. 非常不满意□

12. 您对个人社会地位的满意程度：

    A. 非常满意□　B. 比较满意□　C. 一般□　D. 不满意□　E. 非常不满意□

13. 您对领导认可的满意程度：

    A. 非常满意□　B. 比较满意□　C. 一般□　D. 不满意□　E. 非常不满意□

14. 您对同事认可的满意程度：

    A. 非常满意□　B. 比较满意□　C. 一般□　D. 不满意□　E. 非常不满意□

15. 您对患者认可的满意程度：

    A. 非常满意□　B. 比较满意□　C. 一般□　D. 不满意□　E. 非常不满意□

16. 您对医院领导者的满意程度：

    A. 非常满意□　B. 比较满意□　C. 一般□　D. 不满意□　E. 非常不满意□

17. 您对医院管理的满意程度：

    A. 非常满意□　B. 比较满意□　C. 一般□　D. 不满意□　E. 非常不满意□

18. 您对医院发展潜力的满意程度：

    A. 非常满意□　B. 比较满意□　C. 一般□　D. 不满意□　E. 非常不满意□

19. 您对医院目前的社会声誉的满意程度：

    A. 非常满意□　B. 比较满意□　C. 一般□　D. 不满意□　E. 非常不满意□

20. 您对医院工作自豪感的满意程度：

    A. 非常满意□　B. 比较满意□　C. 一般□　D. 不满意□　E. 非常不满意□

您对医院采取相关措施提升员工满意度的建议（请写出）：

9.3.2　医院员工满意度测评的方法

医院员工满意度测评常用的方法有以下几种。

1. 问卷调查法

问卷调查法是医院员工满意度测评最常用的方法，问卷调查法一般来说简便易行，数据统计和分析可以用软件处理。问卷调查法可以根据医院领导的调查意愿和员工最关心的问题设计问卷，对想调查了解的问题基本能够做到客观、全面地了解，并根据相关因素做出全面的分析，是省时省力且效果良好的一种满意度调研方法。

2. 访谈法

访谈法是指通过面对面地交谈来了解受访人对工作满意程度的一种方法。访谈有正式的，也有非正式的；有逐一采访询问，即个别访谈，也可以开小型座谈会，进行团体访谈。访谈法可分为结构型访谈和非结构型访谈，前者的特点是按定向的标准程序进行，通常是采用访谈提纲按问题排序进行访谈；后者指没有定向标准化程序的自由交谈。根据访谈人员掌握主导性的程度，可分为指导性访谈和非指导性访谈。根据访谈内容的作用方向，可分为导出访谈（即从受访人那里引导出情况或意见）、注入访谈（即访谈人把情况和意见告知受访人）以及既有导出又有注入的商讨访谈。具体采用哪种访谈方法，访谈人要看访谈的目的和对象，最终以了解到员工的真实想法和意见为目的。

9.3.3 提升员工满意度的主要措施

提升员工满意度是一项系统工程，同时也是医院的中心任务和关键目标之一，医院管理者只有综合运用多种措施和手段，才能全面提升员工的满意度。

1. 要制定和实施公平、合理的薪酬制度

薪酬不仅是推动人们行为的动因，也是满足人们需要的物质基础。员工的薪酬一般分为两类，一类为经济性薪酬，另一类为非经济性薪酬。前者如各种工资、奖金、福利等，后者包括工作内容（如工作的趣味性、挑战性等）和工作环境（如工作环境的布置、文化氛围、人际关系）等方面。所以，医院管理者应当从各个不同的角度和层面来满足员工的需求。

2. 应当对员工工作实施再设计

工作内容本身也是提高员工满意度的重要因素，而现实的工作对员工来说往往是单调乏味的，干某一项工作时间久了就会引起对工作的厌恶感，工作积极性和工作效率也会随之下降，所以有必要对员工工作实施再设计。工作再设计是指重新设计员工的工作职责、内容、方法，以此提高其对工作本身的兴趣和工作绩效，实现员工满意。其主要方法有以下几种。

（1）工作轮换：工作轮换是让员工从执行一项任务转向执行另一项任务，从而克服工作的单调感，同时也可提升员工的综合素质与能力。

（2）工作扩展：工作扩展是指员工工作的扩大化和丰富化，它又分为纵向扩展和横向扩展。横向工作扩展要求员工完成更多种类的工作任务，它改变了员工的工作内容和职责。纵向工作扩展要求员工参与计划、组织和监控自己的工作，它改变了员工完成任务的方式，从本质上来说，此种工作扩展是一种分权。

（3）弹性工时：它是一种允许员工自由选择工作时间的工作日程安排。除了每天的核心工作任务必须完成以外，员工可以通过与管理者协商确定工作时间的安排。

3. 指导员工实现工作与生活的平衡

医院里的每一名员工都在追求工作、生活、家庭的完美，都在追求工作时间与个人休闲时间的平衡，只有平衡了各个方面的关系，生活才能保证应有的品质，工作也才能寻找到激情与动力。医院管理者应该把指导员工实现工作生活的平衡这一问题提到议事日程，可定期开展诸如个人管理、时间管理、家庭管理、亲子关系等课程，同时，也要注重引导员工如何进行情绪和心态的自我调节，以提高员工个体对社会的适应能力。

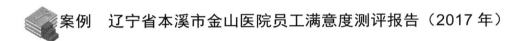 **案例　辽宁省本溪市金山医院员工满意度测评报告（2017 年）**

辽宁省本溪市金山医院始建于 1956 年，至今已有 60 余年的历史，经过半个多世纪的岁月历练与洗礼，医院已经从一所以本溪煤炭工业为依托、创造了骄人业绩的本溪矿务局职工总医院转型发展成为集医疗、教学、科研、保健为一体的市属国家三级综合性医院。厚重的历史，特殊的背景，执着的创新，使本溪市金山医院在"专、精、特、新"发展的道路上不断取得新突破。医院现开放病床 700 多张，员工 1100 名。设置有 18 个一级临床科室，9 个医技科室和 22 个行政后勤部门。医院转制后坚持走适合自己生存和发展的道路，努力建设医德高尚、技术精湛，管理科学，富有特色的群众满意、百姓认可的医院是金山人永远不变的追求。半个多世纪的风雨兼程和艰辛创业，本溪市金山医院始终坚持以民为本，服务大众的公益性质，恪守"精诚奉献、患者至上"的办院理念，以制度为保障，认真贯彻落实医疗核心制度，加强医疗质控组织机构建设，提升医疗质量、确保医疗安全，打造院前、院中、院后全方位的服务体系，构建医患沟通信息平台和专家预约门诊等富有人文关爱医疗服务模式，努力使医院成为患者的健康家园。2017 年，医院委托第三方评价机构景惠管理研究院对全院员工进行了满意度测评，现将测评情况报告如下。

一、2017 年度员工满意度调研实施说明

（一）测评范围和内容

本次员工满意度测评范围覆盖本溪市金山医院全体在职员工，全员问卷调研的

内容涉及激励保障、职业发展、价值实现、社会认可、发展期望等五个维度的指标体系；分层级座谈调研的内容涉及员工对医院最满意与最不满意的方面，以及员工提出的持续改进的意见和建议。

（二）测评方法

1. 结构化问卷调研

向全院所有在职员工发放《辽宁省本溪市金山医院员工满意度调研问卷》。

2. 分层级深度座谈

通过条件抽样和自愿报名两种方式确认座谈员工名单，分别根据职务、工龄等将医院中层管理干部及普通员工划分10个小组进行深度座谈，了解员工对医院环境、管理、后勤保障、文化等各方面的感受，重点了解提升员工满意度的意见和建议，座谈提纲如表1所示。

表1　员工满意度深度座谈提纲

序　号	问题提纲
1	你觉得医院的工作场所环境如何？
2	你是否对职业安全保障措施感到满意，包括领导重视程度、职能协调、后勤保障力度等？
3	医院管理和后勤保障服务上最让你满意或不满意的是哪方面？
4	对医院提供的食堂、停车、后勤支持等服务评价如何？
5	你希望医院为员工提供哪些工作或生活上的支持？
6	在工作制度和流程上是否存在需要改进的地方，以便提高工作效率或舒适度？
7	医院平时会举办一些什么文化活动？员工是否愿意参加？
8	你认为医院薪酬水平在本地区是否有竞争性？你是否了解医院内部薪酬分配管理办法？薪酬分配模式对你是否有激励性？
9	你认为医院的员工职业成长通道是否顺畅？医院是否提供足够的培训机会？
10	什么原因最可能导致你会产生离开本院的想法？
11	……

3. 二手资料查阅

通过查阅本溪市金山医院员工手册、医院管理制度汇编、文化活动策划总结资料等侧面了解医院的管理、文化建设、员工服务情况等现状。

4. 在具体实施调研测评的过程中，秉承第三方客观公正的原则，问卷调研面对全院所有员工，深度座谈时院领导回避，且对员工提出的意见或建议采取无记名反馈，尽可能排除主观人为的干扰因素，使得与员工的沟通交流更直接顺畅。

（三）测评数据资料采集情况

1. 问卷调研数据采集情况

本溪市金山医院在岗职工 1100 人（扣除长假、产假及外出规培进修等人员），本次问卷下发 1000 份，回收 731 份，通过问卷填写完整性和矛盾问题回答有效性筛选，剔除无效问卷 7 份，最后实际有效样本量为 724 份，问卷回收有效率为 99%。

2. 分层深度座谈信息采集情况

现场座谈时间从 2017 年 3 月 28—30 日共 3 天，组织 10 场分段座谈会，分别为职能科室中层座谈会 2 场，临床科室主任座谈会 2 场，医技科室主任座谈会 1 场，护士长座谈会 2 场，20 年以上老职工座谈会 1 场，10~20 年骨干职工座谈会 1 场，10 年以下年轻职工座谈会 1 场，合计参与座谈会员工 110 人。现场座谈期间记录员工反馈意见建议共计 133 条，根据共性问题提炼汇总后提取 60 余条作为本报告重点分析的员工意见建议。

（四）测评数据统计分析方法

1. 员工满意度调研问卷分析方法

对于回收的问卷，经整理后，使用 Excel 录入数据，使用 SPSS 2.0 进行统计学分析，根据得到的统计结果，使用数据透视表进行图表制作。

对员工满意度调研的五级选项题采用 Likert 五级评分法对调查结果进行评分，如按"很满意""比较满意""一般""不太满意""很不满意"分别赋予 5 分、4 分、3 分、2 分、1 分，然后利用模糊数学综合评判法计算满意度（百分制，满分 100 分）。

（1）各指标满意度计算方法

设指标为 X，X 指标满意度为 T，Z 指标的评分为 1~5，对应频数为 a、b、c、d、e。

$$T_x = \frac{1 \times a_z + 2 \times b_z + 3 \times c_z + 4 \times d_z + 5 \times e_z}{5 \times (a_z + b_z + c_z + d_z + e_z)} \times 100\%$$

（2）各维度满意度计算方法

设维度为 D，D 指标满意度为 T，若维度 D 对应指标为 Z_i、Z_j、Z_k，指标 Z_i、Z_j、Z_k 的满意度评分为 T_i、T_j、T_k。

$$T_D = \frac{T_i + T_j + T_k}{3} \times 100\%$$

（3）总体满意度计算方法

设总体满意度为 T_a，总体满意度分值对应总体满意度指标问题的统计结果，该指标的评分 1~5 分的频数一次为 a、b、c、d、e。

$$T_a = \frac{1 \times a + 2 \times b + 3 \times c + 4 \times d + 5 \times e}{5 \times (a+b+c+d+e)} \times 100\%$$

二、2017 年度员工满意度调查问卷数据分析

（一）问卷样本基本情况（列举部分情况）

1. 受访员工性别比例

男性占 82.7%，女性占 17.3%。

2. 受访员工年龄结构

年 龄	30 岁以下	31~40 岁	41~50 岁	50 岁以上
占 比	42.2%	28.4%	14.8%	14.6%

3. 受访员工本单位工作年限

年 限	10 年以下	11~20 年	21~30 年	31~40 年	41 年以上
占 比	61.7%	11.7%	13.6%	12.4%	0.6%

4. 受访员工岗位类别分布

岗位类别	医疗	护理	医（药）技	管理	工勤
占 比	20.1%	50.4%	5.1%	12.2%	12.2%

5. 受访员工中层干部类别分布

中层类别	临床科室主任	医（药）技科室主任	护士长	职能科室主任
占 比	18.4%	6.6%	39.7%	35.5%

（二）问卷样本数据整体情况

员工满意度调研问卷设置 20 题，具体包括激励保障、职业发展、个人价值实现、对医院管理评价和社会认可等五个方面。每题答案依次为非常满意、比较满意、一般、不满意和非常不满意，依次设置分数为 5 分、4 分、3 分、2 分、1 分，得分越高，满意度越高。具体得分如表 2 所示。

表 2 员工满意度调查问卷

维 度	问 题	平均得分	综合得分
激励保障	1. 目前个人付出与回报的满意度	3.47	3.64
	2. 现行薪酬制度激励作用的满意度	3.46	
	3. 现行薪酬制度公平性的满意度	3.53	
	4. 个人职业安全的满意度	3.67	
	5. 个人身心健康的满意度	4.05	

续表

维　度	问　题	平均得分	综合得分
职业发展	6. 个人兴趣与现任岗位匹配程度的满意度	3.92	4.00
	7. 组织（医院）或上级认可的满意度	4.06	
	8. 上级对个人成长指导方面的满意程度	4.13	
	9. 医院提供学习机会方面的满意程度	3.92	
个人价值实现	10. 个人价值实现程度的满意程度	3.93	3.91
	11. 对个人成就感的满意程度	3.88	
	12. 对个人社会地位的满意程度	3.78	
	13. 对个人在本溪市金山医院工作自豪感的满意程度	4.03	
医院管理评价	14. 对医院领导者的满意程度	4.18	4.10
	15. 对医院管理的满意程度	4.03	
	16. 对医院发展潜力的满意程度	4.08	
社会认可	17. 对领导认可的满意程度	4.20	4.11
	18. 对同事认可的满意程度	4.25	
	19. 对患者认可的满意程度	3.95	
	20. 对本溪市金山医院目前的社会声誉的满意程度	3.99	
总计		3.93（78.6）	

根据 60～70 分为合格、70～80 分为良好、80 分以上为优秀的评分标准，综合以上统计，本溪市金山医院员工满意度问卷调研整体得分为 78.6 分，属于良好等级；综合得分最高的维度为员工得到的外部社会认可，得分最低的为个人激励保障。

员工满意度问卷调研问题按得分由高到低排序如表 3 所示。

从员工满意度问卷得分可知，满意度最高的三项分别为：同事间相互认可的满意度（4.25 分）、领导对本人认可的满意度（4.20 分）和本人对医院领导的满意度（4.18 分）。结果表明，员工对于医院同事之间的相处，以及上下级之间的沟通交流满意度是最高的。

表 3　员工满意度调查问卷调研问题排序

问　题	平均得分
1. 对同事认可的满意程度	4.25
2. 对领导认可的满意程度	4.20
3. 对医院领导者的满意程度	4.18
4. 上级对个人成长指导方面的满意程度	4.13

续表

问 题	平均得分
5. 对医院发展潜力的满意程度	4.08
6. 组织（医院）或上级认可的满意度	4.06
7. 个人身心健康的满意度	4.05
8. 对个人在本溪市金山医院工作自豪感的满意程度	4.03
9. 对医院管理的满意程度	4.03
10. 对本溪市金山医院目前的社会声誉的满意程度	3.99
11. 对患者认可的满意程度	3.95
12. 个人价值实现程度的满意程度	3.93
13. 个人兴趣与现任岗位匹配程度的满意度	3.92
14. 医院提供学习机会方面的满意程度	3.92
15. 对个人成就感的满意程度	3.88
16. 对个人社会地位的满意程度	3.78
17. 个人职业安全的满意度	3.67
18. 现行薪酬制度公平性的满意度	3.53
19. 目前个人付出与回报的满意度	3.47
20. 现行薪酬制度激励作用的满意度	3.46

满意度最低的三项分别为：对薪酬制度激励作用的满意度（3.46分）、个人付出与回报的满意度（3.47分）、薪酬制度公平性的满意度（3.53分）。结果表明，员工集中对目前薪酬制度表示不满，主要体现在激励作用不明显、个人付出与回报不对等以及分配不公平。

（三）问卷样本数据分析

1. 个人付出与回报的满意度分析——岗位类别

如图3所示。

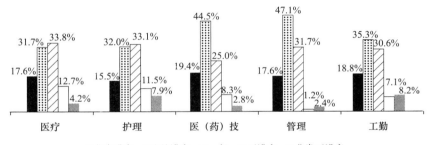

图3 个人付出与回报的满意度分析——岗位类别

从图3可见，在各类别人员中，护理人员对于付出与回报的满意度最低，19.4%的受访护理人员表示不满意或非常不满意。在座谈过程中，急诊护士提出目前急诊救治的收费低、绩效低，但是承担的风险和压力很大，付出和回报没有对等。行政管理类人员的满意度最高，64.7%行政管理人员表示非常满意或比较满意。

2. 个人付出与回报的满意度分析——工龄

如图4所示。

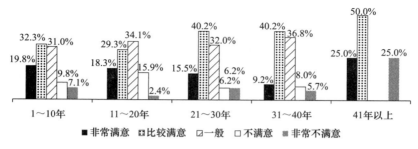

图4　个人付出与回报的满意度分析——工龄

从图4可见，在各个工龄段11～20年员工对付出与回报的满意度最低，41年以上受访职工对付出与回报的满意度最高。

3. 个人付出与回报的满意度分析——中层干部

如图5所示。

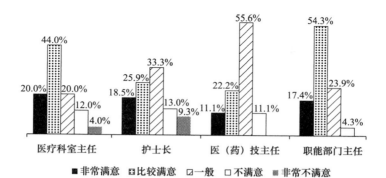

图5　个人付出与回报的满意度分析——中层干部

由图5可知，中层干部中护士长对于个人付出与回报的满意度最低，22.3%的受访护士长表示不满意。职能科室主任对个人付出与回报的满意度最高，71.7%受访职能科室主任表示非常满意或比较满意。

4. 对现行薪酬制度（绩效分配）激励作用的满意程度——岗位类别

如表 4 所示。

表4　对现行薪酬制度激励作用的满意程度——岗位类别

岗位类别	薪酬制度					
	非常满意（%）	比较满意（%）	一般（%）	不满意（%）	非常不满意（%）	合计（%）
医疗	18	32	36	9	5	100
护理	15	34	36	8	7	100
医（药）技	22	42	22	11	3	100
管理	16	48	28	6	2	100
工勤	16	30	30	13	11	100

由表 4 可知，各岗位类别中，15% 的护理人员对于现行薪酬制度的激励作用不满意，在座谈会中，护理人员代表提到对目前绩效分配的制度不了解，同时，对工资的核定也不清楚，因为现在没有发工资条，导致不清楚工资的组成部分及核定标准。另外，对薪酬制度最不满意的是工勤人员，不满意比例达 24%，工勤人员主要表示目前后勤岗位存在同岗不同酬的现象。

5. 对现行薪酬制度（绩效分配）激励作用的满意程度——中层干部

如图 6 所示。

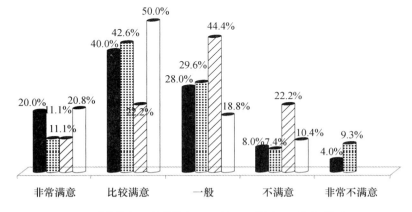

图6　对现行薪酬制度（绩效分配）激励作用的满意程度——中层干部

由图 6 可知，在受访中层干部中，医药技科室主任对于现行薪酬制度（绩效分配）最不满意，职能科室主任的满意度最高。

6. 对个人职业安全感的满意程度——岗位类别

如图7所示。

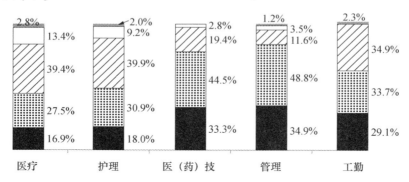

图7　对个人职业安全感的满意程度——岗位类别

由图7可知，临床医师和护理人员对于职业安全感的满意度最低，分别有16.2%和11.3%的受访员工表示不满意，表示一般的也接近40%。在座谈过程中有医师和护士提出，临床一线人员面对较大的医疗和护理风险，在发生医闹事件时，保安人员没有发挥维持秩序的作用，因此感到职业安全感低。

7. 对个人兴趣与现任岗位匹配程度的满意度——岗位类别

如图8所示。

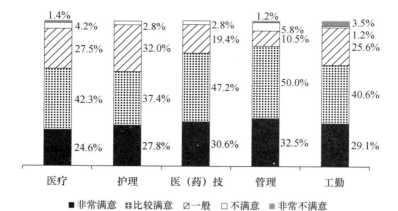

图8　对个人兴趣与现任岗位匹配程度的满意度——岗位类别

由图8可知，各类别人员对于目前各自岗位与个人兴趣的匹配程度满意度较高。

8. 对个人兴趣与现任岗位匹配程度的满意度——工龄

如图9所示。

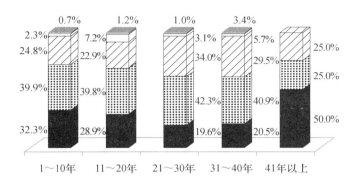

图9　对个人兴趣与现任岗位匹配程度的满意度——工龄

由图9可知，各年龄段对于目前各自岗位与个人兴趣的匹配程度满意度较高。

9. 上级对您认可的满意程度——年龄

如图10所示。

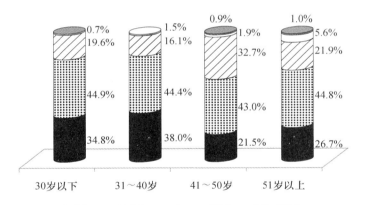

图10　上级对您认可的满意程度——年龄

由图10可知，各年龄段对于上级认可程度的满意度较高。

10. 上级对您认可的满意程度——岗位类别

如图11所示。

由图11可知，各岗位类别对于上级认可程度的满意度较高。

11. 对上级给予个人成长指导方面的满意度——岗位类别

如图12所示。

由图12可知，临床医师对于上级给予个人成长指导方面的满意度相对较低，受访医疗人员中73.2%表示满意，在所有人员类别中比例相对较低。

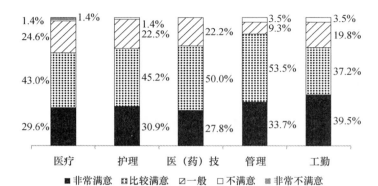

图 11　上级对您认可的满意程度——岗位类别

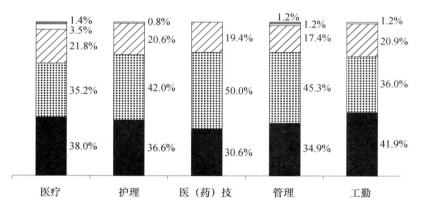

图 12　对上级给予个人成长指导方面的满意度——岗位类别

12. 对医院提供学习机会方面的满意程度——岗位类别

如图 13 所示。

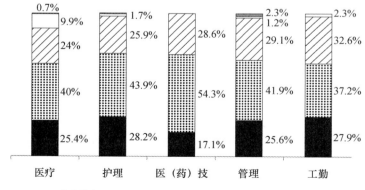

图 13　对医院提供学习机会方面的满意程度——岗位类别

由图 13 可知：受访医疗人员对于医院提供学习机会的满意度比较低。在座谈中，医疗业务人员提出医院应更多地提供外出学习培训的机会。

13. 对医院提供学习机会方面的满意程度——工龄

如图 14 所示。

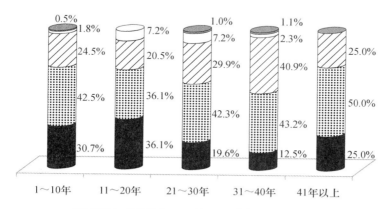

图 14 对医院提供学习机会方面的满意程度——工龄

由图 14 可知，工龄 11～30 年受访职工对于医院提供学习机会的满意度相对较低，反映青年和中年职工对学习机会是渴望和珍惜的。

14. 对个人价值实现程度的满意度——岗位类别

如图 15 所示。

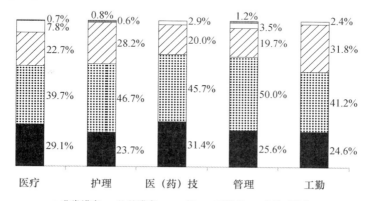

图 15 对个人价值实现的满意程度——岗位类别

由图 15 可知，对于个人价值实现程度医疗受访员工的满意度相对较低。

15. 对个人成就感的满意程度——岗位类别

如图 16 所示。

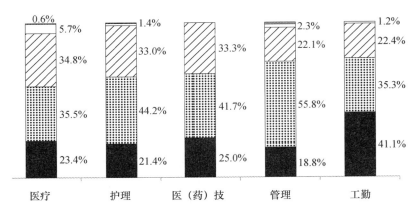

图 16　对个人成就感的满意度——岗位类别

由图 16 可知，在个人成就感满意度方面，医疗人员的满意度相对较低，行政管理人员和工勤人员满意度较高。

16. 对个人社会地位的满意程度——中层干部

如图 17 所示。

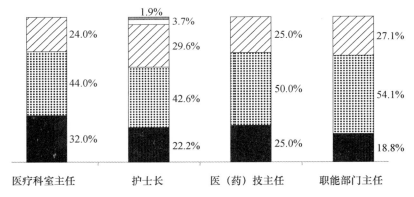

图 17　对个人社会地位的满意度——中层干部

由图 17 可知，受访人群中护士长对于个人社会地位的满意度较低，5.6% 的护士长表示不满意，其他受访中层干部没有不满意的。

17. 对个人社会地位的满意程度——岗位类别

如图 18 所示。

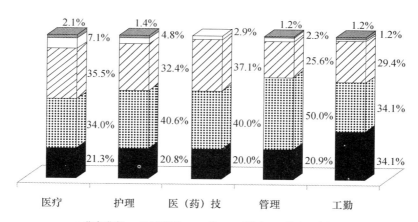

图18　对个人社会地位的满意度——岗位类别

由图18可知，受访医疗人员和护理人员对个人社会地位的满意度相对较低，行政管理人员则高于医护人员。

18. 对领导认可的满意度——中层干部

如图19所示。

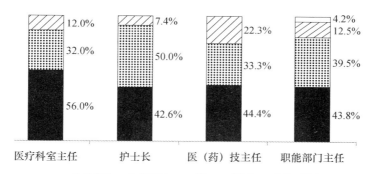

图19　对领导认可的满意度——中层干部

由图19可知，受访中层干部中，护士长对于领导的认可程度最高，92.6%的受访护士长认为得到领导的认可。

19. 对同事认可的满意度——岗位类别

如图20所示。

由图20可知，对同事认可的满意度，各类别人员满意度都比较高。

20. 对患者认可的满意度——岗位类别

如图21所示。

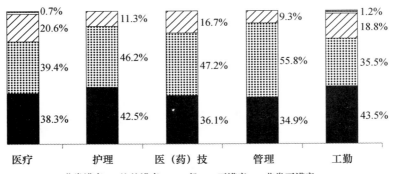

图20 对同事认可的满意度——岗位类别

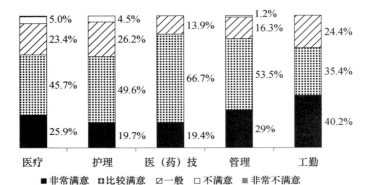

图21 对患者认可的满意度——岗位类别

由图21可知，临床医师和护士对于患者认可的满意度低于医技人员。

21. 对医院领导者的满意度——岗位类别

如图22所示。

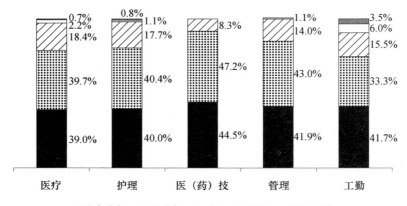

图22 对医院领导者的满意度——岗位类别

由图 22 可知，对医院领导者的满意度各类别人员均较高。

22．对医院管理的满意度——岗位类别

如图 23 所示。

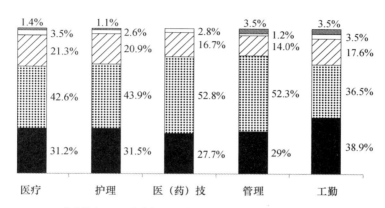

图 23　对医院管理的满意度——岗位类别

由图 23 可知，各岗位类别人员对医院管理满意度均较高。

23．对医院发展潜力的满意度——岗位类别

如图 24 所示。

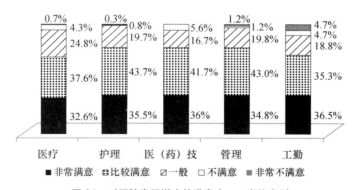

图 24　对医院发展潜力的满意度——岗位类别

由图 24 可知，各岗位类别人员对医院发展潜力的满意度均较高。

24．对医院发展潜力的满意度——年龄

如图 25 所示。

由图 25 可知，受访员工中，40 岁以下职工对于医院发展潜力的满意程度最高，30 岁以下职工 83.2% 表示满意，31~40 岁职工 79% 表示满意。

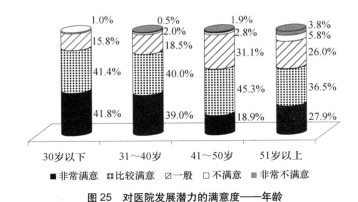

图 25　对医院发展潜力的满意度——年龄

25. 对医院目前的社会声誉的满意度——岗位类别

如图 26 所示。

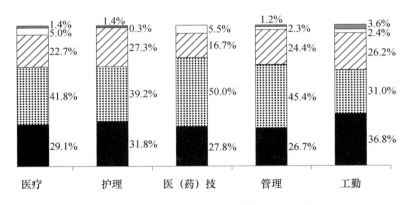

图 26　对医院目前社会声誉的满意度——岗位类别

由图 26 可知，医技科室人员对于本溪市金山医院目前的社会声誉的满意度最高。

26. 对个人在医院工作自豪感的满意度——岗位类别

如图 27 所示。

由图 27 可知，在对个人工作自豪感的满意度评价当中，受访人员的满意度均较高。

五、深度访谈关键意见描述

为了进一步了解员工的满意度情况，景惠管理研究院顾问根据职务、工龄分类抽取 110 名员工组织了 10 场深度访谈，访谈意见汇总如表 5 所示。

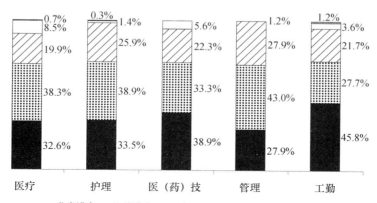

图27　对个人在医院工作自豪感的满意度——岗位类别

表5　员工访谈意见汇总

关键意见	评　价	具体描述
工作环境	满意	**硬件设施**：医院整体环境明显改善，新大楼投入使用，旧病房升级改造，医院对新技术设备投入重视，临床诊疗环境舒适
	不满意	**行政值班室**：行政值班室装修配置比较简陋，被褥枕头换洗不及时。值班室内没有配套卫生间且离可用卫生间距离较远，不方便使用 **急诊抢救室**：急诊抢救室的布局设置不符合规范化要求
服务保障	满意	**食堂**：医院食堂为员工提供的餐饮服务很到位，就餐环境干净、卫生，菜品丰富且分量足，性价比非常高
	不满意	**就餐**：新院区的患者要订餐办卡必须到老院区食堂，非常不方便，经常找不到地方，患者有意见 **停车场**：医院停车场管理比较混乱，对职工停车收费没有统一的标准，且外包的停车场安保人员服务态度不太好，尤其是医务人员非工作时间来院急会诊手术要收停车费不合理。团体体检客户包车过来参加体检，没有位置停车，在路边被抄牌，客户表示不满，影响整体体检业务服务质量。建议医院领导重新思考停车场的管理模式 **保洁**：医院保洁服务时间不合理，在患者晚餐时间结束前就下班，致使餐后垃圾堆积在病区，影响病区环境 **采购／库管配送**：采购中心与库管中心工作协调不同步，常用物资／药品库管没有备货，出现科室需要使用时发现缺货才报采购，影响临床正常工作。物资领用计划报送时间应该有一定灵活性，有些非常用物资科室临时需要领用时不方便 物流配送中心服务要优化流程，确保服务临床医用物品的配送，办公用品等非急用物资每周或每月定期配送一次就可以 **休息活动**：医院组织员工日常活动缺乏场地和设施，如饭后不午休的员工缺少能聚在一起做瑜伽、打乒乓球等活动的地方，员工可以通过这种活动多聚在一起交流沟通，能强化工作中的配合 **维修**：后勤维修组对常用的维修配件没有库存，且配件与病区的设备不配套不适用，维修时经常因为缺乏配件无法进行

续表

关键意见	评　价	具体描述
服务保障	不满意	后勤维修人员分工太细，窗户内外就由不同的人维修，有些在维保期内的又需要联系外部公司，经常出现科室灯坏了联系物业检查后却可能是线路坏了，让科室联系电工，电工检查后可能需要维修配件，但库存没有，让科室联系采购中心申请采购，采购流程下来可能十天半个月都没有到货，其结果就是科室报修一个灯不亮的问题需要辗转联系四五个科室，等待半个月还没有解决问题
		内部通信网络：医院成立儿童医院院区后，老院区的内线电话没有和儿童医院联通，有些科室重新整合调整后电话也没有及时公布更新
协作配合	满意	**整体协作**：对同事之间的协作性比较满意，大家相处和谐，工作热情高，快退休的老同志也不懈怠，刚毕业的同事也认真负责，发现问题都能通过沟通交流解决
	不满意	**医护协作**：病区内部医护协作需要强化，有时候医师变更、调整医嘱或更换药物没有及时通知护士，有时候护士也没有及时查对电脑医嘱变化，影响工作效率和质量安全
		物业与水电工协作：物业人员的职责与水电工的职责划分界定模糊，科室报修时存在相互推诿情况
		医技协作：外送检验检查结果出具时效性差，只有 9 点前的标本当天检验，否则只能到第二天，影响患者治疗和预约
		临床医师手工开具的医技检查项目单没有录入电脑，字迹潦草无法辨识，需要医技科室反复打电话沟通确认，增加了不必要的工作量
		科室协作：医院对科室协作缺乏明确流程，很多需要配合完成的工作要医师自己靠私人关系去联系请求配合解决，且没有规范定例，下次出现类似的问题又需要重复沟通处理，制度流程有欠缺，没有成熟的规章规范
		不同科室医师的诊疗专业范围不一样，有些医师不清楚胃肠镜检查等的适应证，随意给患者开单，结果到内镜室发现不适合做检查，需要患者退费，容易引发纠纷
		电话沟通：有部分员工不注意接电话的语气态度，需要电话咨询沟通时表现得不耐烦，不利于解决问题
		药品供应：医院用药短药情况比较明显，而且有些药品经常更换品种，胰岛素种类不齐全，影响医师医嘱
职业安全	满意	**职工体检**：医院定期组织员工进行体检，非常好
	不满意	**防护津贴**：对特殊岗位的医护人员需要强化职业防护，包括接触辐射源、感染源等岗位的津贴补助太低。特殊工种的人员招聘难，在待遇上应予以特殊体现。后勤部分岗位也属于生产安全高危关键岗位，如洗衣房直接接触患者血液黏液，祛血迹洗衣粉有毒性伤害大，医院对劳保用品的防护提供需要更为重视
		心理健康：医护人员工作压力太大容易引发心理问题，有的员工没有找到合理的疏解压力的途径可能会转移给家人或朋友，医院缺乏对医护人员心理健康的定期评估咨询
		安全保卫：医院发生医患冲突时安保人员起到的安全保卫作用不明显，安保人员责任心不足，还是医护人员挡在前面，缺乏安全感。挂号收费窗口等服务单元，有些患者不敢对医护人员提意见，都对挂号收费等窗口人员撒火甚至动手打人，需要医院予以重视
		孕期安全：医院女职工孕期能否有明确的照顾政策，特别是怀孕后期的安全

续表

关键意见	评　价	具体描述
职业发展	满意	**培训进修**：医院对儿科等新发展科室培训扶持力度大，业务科室需要开展新技术新项目也能得到医院支持，安排到上级医院进修 **职称晋升**：医院非常支持医师晋升职称，基本考上的都予以编制待遇，在细节上也体现对人才的重视，如食堂有专家就餐区域等
	不满意	**人才梯队**：员工的工作热情很高，但是临床一线骨干医师人员严重缺乏，新招的员工需要参与规培，医院人才出现断层容易影响医疗安全，应该想办法引进成熟的医疗技术人员，最好是中级职称的骨干 医院要积极向上级部门争取人才政策扶持和一定自主招聘名额，引进妇科和儿科的专家，让人才真正能引进来，直接补充中坚力量，不能仅限于招收新毕业的学生，招进来马上出去规培，不能缓解临床用人压力 对工作量较低的小科室也需要保障人才梯队的配备，不能只有1个人，否则有事情无法在岗时严重影响科室业务；而且引进人员时应注意年龄段分布，不能一下子大批量招聘 **职业发展渠道**：晋升到中层员工基本就触摸到职业发展的天花板了，获得职务的员工一般不会轻易离开医院但是也缺乏提升的动力，职业发展渠道相对单一 护理人员在专业技术职称晋升上相对受限，且护理部的行政管理人员名额是有限的，医院缺乏明确的职业规划，对因年龄无法完成临床业务工作的护理人员如何管理安置不清晰 **岗位分工**：职能部门之间的不同岗位的工作负荷不均衡，存在人浮于事的现象，有些部门人多活少，但奖金水平区分不大 **社会地位**：患者疾病的焦虑发泄到护士身上，特别是儿科的家属情绪容易激动，院内外社会环境对护理的重视程度不够，护士希望获得尊重的需求得不到满足，心理压力大 **人员素质评估**：辅助科室和行后科室承担的工作有其对任职人员的资格要求和素质要求，不应该随意摊派人员，身体健康是最基本的要求，否则无法保障工作质量和工作效率，人员素质胜任比人员数量配备更重要，有的科室人多但真正能干活的没几个，而且工作协作是有连贯性的。如果配置的人员经常性缺岗，将导致科室内部的工作无法分工完成 **培训进修**：外出培训进修人员的覆盖面应该加大，不能仅限于表现优秀的人员，表现不足的人员也应该有机会到外面看看别人是怎么做的，有利于提高认识，改进不足 业务技术人员需要更新知识，行政后勤人员也同样需要学习外面医院的先进管理理念，而且培训进修应该有计划性周期性，不是一两次就可以解决所有问题的，非医疗类的人员培训太少 社区服务与医院服务有比较大的区别，社区人员缺少外出进修学习的机会，有些新政策下来但是不知道如何实施，需要更多地借鉴学习，如上级下达的家庭签约服务如何去实施落实，不清楚流程无法开展业务
绩效激励	满意	**绩效工资**：近几年员工绩效工资有明显增长，各方面福利待遇提高了不少，比较满意，医院在持续变好
	不满意	**工资**：员工的工资信息下发到科室护士长，员工个人没有个人工资条，需要到护士长处查询，且工资信息结构明目和发放标准不清楚，员工无法得知因为什么原因导致每月工资数据的变化

关键意见	评　价	具体描述
绩效激励	不满意	**绩效工资水平**：临床人员的薪酬水平在本地区同行相对比较低，缺乏外部竞争性，不利于吸引技术成熟的人才，院内有技术能力的医师也容易流失，临床一线医护人员的绩效工资水平尤其需要提高，不同类别人员的绩效工资应该拉开适当差距
		新学科的建设发展需要周期，如新生儿科、儿外科等对医护人员技术水平要求高，否则不能抢救重症疑难病例，容易与患者家属引起纠纷，目前工作量不大，但是配备的人员很多缺乏经验，只有主任等少数几人出去进修过，且科室需要配置的设备多，前期投入大，无法在短期内取得快速突破发展，需要医院3～5年内持续扶持，在分配上应该予以倾斜
		对急诊科等工作量不稳定且公益性质的科室，绩效工资分配应该有所倾斜，相对清闲时保底，忙的时候与工作量挂钩，否则没有积极性
		绩效风险体现：目前绩效工资分配方案中对临床科室风险差别体现不明显，对一些高工作负荷压力、高技术操作风险的科室倾斜力度不够
		绩效指标：绩效工资分配不够细化，护理工作量应统计到个人，护理内部考核都是扣分，没有对表现优秀的进行加分奖励。手术室急诊手术加班没有额外绩效体现
		同工同酬：对临床医护人员转岗到总务后勤岗位的人员，其绩效工资系数比同岗位的后勤做了十几年的老员工系数还高，不合理，既然已经到后勤岗位，应该根据其在后勤岗位上的工作能力和资质情况评估其绩效工资系数，而不是根据其临床业务职称或临床资质
职能管理	满意	**医院规划**：医院整体在转型、变好，近几年通过挖掘本院的专科特色重点建设并取得一定成效和突破，院领导的管理规划方向明确
		医院文化：医院重视文化建设，员工精神面貌有较大的改善
	不满意	**医院运营信息披露**：员工没有途径获知医院整体运营情况，如新建大楼贷款负债情况需要多久能偿还完毕，是否会影响到员工福利待遇等，员工如果能获得更多医院管理的参与权和知情权，会更有目标去工作
		考核频率：护理考试考核、质量检查等比较频繁，下夜班后还要花大量时间背书，压力非常大，且经常组织抽调护理人员参与上级各项评比活动等，占用临床业务时间和护理人员大量精力，不利于业务水平的提高
		信息化建设：医院信息化建设不能满足临床需求，例如HIS系统对医师电子医嘱显示会出现显示不完整或者有延迟性，有时医师医嘱的部分内容会在后面几天时间里陆续出现，导致护士执行不完全或不及时，影响临床医疗安全性，且容易引起医患冲突
		信息系统自动提取统计数据的功能不足，无法满足质控的需求，导致每次需要迎接检查上报数据就让临床科室手工统计填表，效率低数据准确性差，也影响临床正常工作。有些数据提供应该由行政职能人员日常备案统计直接上报，很多表格数据是重复出现的，填报任务不应摊派给临床科室
		信息系统应该予以升级，实现更多科室间的数据实时传输共享，如影像、心电图等检查结果资料
		新院宣传：对新建成的儿童医院宣传力度不够，附近的居民不了解业务开展的情况，有患者家属反映最近听朋友提起才知道儿童医院已经开始运营接诊。另外，在电梯外墙及走道等地方悬挂的电视屏幕里面循环播放的都是与医院不相关的外来广告，应该有效利用起来作为医院核心技术或新项目宣传的媒介
		技术提升：医院技术强才能吸引患者，妇科微创、儿外科等技术力量相对薄弱，医院缺乏拔尖人才，设备配备齐全但是缺乏应用操作人才

六、2017 年度员工满意度综合诊断建议

景惠管理研究院项目组成员通过问卷调研、深度访谈、二手资料查阅等方法对员工满意度进行综合分析，对本溪市金山医院员工反馈的情况和意见做出以下诊断分析和总结建议。

（一）员工满意度整体评价诊断

1. 本溪市金山医院员工满意度良好，医院人文环境得到员工高度认可

员工满意度问卷调研换算标准得分为 78.6 分，达到良好标准。其中，最满意的前三项为同事间相互认可的满意度（4.25 分）、领导对本人认可的满意度（4.20 分）和本人对医院领导的满意度（4.18 分），换算标准得分都超过了 80 分，达到优秀。而满意度最高的这三项恰好都是员工平级、上下级之间的相互评价认可项目，反映出本溪市金山医院内部整体人文氛围和谐宽松，员工之间相处融洽。在深度座谈过程中，不少员工也反映同事之间配合比较默契，而领导班子带领医院发展取得的成绩也有目共睹。

本溪市金山医院注重精神文明建设，组织多样化的文体活动，通过参加歌唱比赛、篮球比赛、运动会等，让员工能展现自我风采，舒缓身心压力。医院开展护士长等中层干部职务公开竞聘，营造公平良性的内部竞争环境，提供成长发展的平台。关注民生，医院把关爱职工作为大事来抓，每年都组织职工体检，建立个人健康档案；积极参与市总工会开展的职工互助保险，享受更优厚的医疗保险报销服务；构建帮困救助体系，为困难职工送温暖并进行对点帮扶等。

2. 医院硬件设施配套完善，工作环境舒适度得到大幅提升

员工普遍反映近几年医院注重环境改造升级，特别是儿童医院建设规划非常人性化，员工工作环境的舒适度得到很大的提升，也为服务患者提供了更好的条件；新技术项目的设备配置也比较到位，很多新设备都是属于技术领先水平的，提供更优质全面的诊疗服务满足群众诊疗需求。职工食堂、职工体检等服务升级为员工提供了更好的基础保障服务，让全体员工享受到了医院发展带来的实惠。

3. 医院业务骨干人才缺口明显，缺乏梯队建设，严重影响医院可持续发展

医院缺少中坚力量，特别是中高级职称的卫技人员严重缺乏，招聘的新毕业人员需要参加规培考取执业资格证，2～3 年内无法独立承担科室业务工作，虽然人员在增加，但没有减轻临床一线人员的实际工作压力，临床医疗风险也没有减轻，而

且新进人员增加了医院的人工成本支出，却没有相应的工作量产出，增加了医院的运营压力。员工反映医院设备配套先进了却缺乏操作成熟的专业技术人员，把资源转化为生产力的效率比较低。医院需要配套政府的人才激励政策，争取指标目标式引进，以点带面。目前业务科室人员配置相对紧张，长期外出进修增加临床压力，最好能把专家请到院内指导重点带教。

4. 卫生专业技术人员对薪酬水平的满意度较低，保障激励作用需要进一步增强

在深度座谈过程中，不少员工反映出对医院分配制度的关注，以及表达对提高薪酬收入的期望，特别是临床一线人员，在分类、分年龄员工满意度问卷调研分析中，一方面数据显示19.4%的护理人员、18.3%的11～20年工龄的员工对目前的薪酬水平表示不满意，接近1/5，需要引起医院重视；但是另一方面通过访谈老员工和分析20年以上的员工薪酬满意度数据，表明医院薪酬水平对比以前有明显的提升且在持续改善中。医院处于改革转型关键期，各项支出成本高，如何在保障持续发展的基础上平衡员工的利益尤为重要，需要争取政府支持。

5. 医院员工工作热情比较高，同事间配合比较默契，但工作协调流程需要进一步提炼并制度化，提高协作效率降低沟通成本

本溪市金山医院员工对同事之间、科室之间相互配合的认可满意度还是比较高的，但是希望医院能够进一步提高协调流程的制度化程度，特别是针对一些经常发生的具体工作配合，能够有明确的指引制度规范，减少沟通成本和重复无效劳动的消耗。明确核定环节责任人，减少沟通环节，确认流程环节效果，可以提高整体协调工作效率。在对患者沟通协调的服务流程医院已经有明确的规范和指引，且执行效果良好，患者满意度提高，但是对内部员工和科室之间的协调服务流程还有欠缺，需要进一步提炼固化。

6. 医院良性高速发展离不开信息化建设支持，临床服务和职能服务信息模块的开发需要形成完善体系，目前信息数据获取和应用能力满足不了业务和管理的需求

现代化医院管理和医疗服务效率提升离不开信息化建设，更准确、有效、易获取的信息数据为决策和诊疗提供依据。临床一线员工反映质控数据、医疗服务数据、人员信息等可以直接通过信息系统统计获取的信息目前需要员工自己手工登记填报，且经常重复性填报，占用患者的医疗服务时间；而职能管理很多需要分析的数据无法获取，影响决策的效率和准确性。科室之间的信息共享传输系统有待开发强化，手工书写登记传递信息容易失真且不容易核查其有效性，或者打印传递增加了耗材

成本等，类似的非信息化沟通方式大大降低了时效性。

（二）针对具体问题提出改进建议

员工反映的问题涉及方方面面，有些问题不是短期或者医院内部可以解决的，需要上级政府支持及医院自身发展强大，以下针对员工提出的同时也是医院内部可操作改进的事项提出建议，供医院领导决策时参考（表6）。

表6　针对员工建议医院所做出的改进

改进环节	措施建议
工作环境	**行政值班室**：对行政值班室内部重新调整装修，门窗维修更换，每天换洗枕头和被褥的布套，确保干净整洁。如果医院房屋空间调整条件允许，可以将值班室位置设置离卫生间近一点
服务保障	**食堂**：每天到儿童医院院区送餐后，建议临时设点为有需要的病区患者开办新卡或提供订餐登记（每天约1小时即可），病区护士可在患者办理入院手续时提醒有需要的患者在固定时间和地点前去办理 **停车场**：医院明确职工停车管理规范，包括长期停车收费标准、办卡流程、临时停放收费标准、出示证明流程，另外相应的业务停车管理办法（体检）、特殊情况停车管理办法（相关主管／协作单位）等需要制定标准 **保洁**：建议协商调整医院保洁服务时间，中午可延长休息时间，下午延后下班时间，及时清理患者餐后垃圾 **后勤服务流程**：后勤采购配送可集中业务科室讨论确定合理的配送时间和周期，对需要临时性加急配送的情况和申请流程予以明确；提高库管和采购管理的协作性和服务主动性，明确罗列常备物资清单和最低库存要求，低于最低库存线时库管人员主动申报及时采购补充 **维修**：强化培训物业及后勤维修人员的技术能力水平和维修配件配置条件等，对同类型配置的设施、设备统一一型号和配件，提高维修效率。建议落实首次检修负责制，业务科室提出维修需求后，由物业后勤人员自行调配统筹人员完成维修或外请维修（可指定专人负责接收维修需求申报，并负责流程协调，监督维修质量和维修时效性，对延误维修的予以扣罚，维修及时的予以奖励），减少占用业务人员的时间和精力 **休息活动**：医院可以提供平台由员工自发组织兴趣活动小组利用休息时间交流活动，开放部分会议室等可利用空间作为活动场所 **内部通信网络**：搭建新老院区间的内线电话网络，并及时公布调整后的科室电话号码，明确责任部门
协作配合	**协作流程制度**：全面梳理制定医院内部管理和部门间工作协作流程，可由员工提出需要规范的流程需求，编制流程图形成相应的制度化文件。并强化制度流程落实结果的反馈监督，对无效制度流程及时改进或废除 **服务培训**：除了对患者的服务规范培训外，员工内部沟通服务培训同样重要，可制定内部管理服务规范手册，通过多种形式予以培训，并通过常规化的满意度调研监督服务效果 **药品供应**：医院药品供应需要满足临床用药需求，利用信息系统对药物库存实行实时监控，库存量低于用药警戒线时及时补充。药品更改时做好对临床的信息传递，如果引进新药需要及时向临床医师培训适应证
职业安全	**防护津贴**：按国家政策标准，盘查属于需要特殊职业防护的岗位，提供相应的防护用品和津贴，并定期体检确保员工健康安全 **心理健康**：定期组织员工心理健康评估，并对高危岗位（容易发生纠纷冲突）和高危人群（心理承受能力薄弱）重点关注，建立员工心理健康档案

续表

改进环节	措施建议
职业安全	**安全保卫**：明确医患冲突发生时的业务科室、安保及相关职能部门处理流程和职责范围，强化职业安全保障措施 **特殊时期岗位匹配**：梳理全院岗位负荷、职责范围、任职要求等，将相对轻松的岗位设置为机动岗，可以安排孕期员工或特殊情况员工任职
职业发展	**职业发展渠道**：医院为各类人员设计多样化的职业发展渠道，每年定期与员工进行职业发展面谈，制定针对性的职业规划 **岗位分工**：医院每年组织部门职责梳理和人员配备定编，动态调整管理 **社会地位**：医院可组织多样化的工作表彰活动，营造平凡的岗位努力工作也能得到认可和赞赏的人文氛围 **培训进修**：制定持续滚动的培训进修计划，结合员工职业规划等为不同岗位不同层级的员工提供适宜的培训，扩大培训覆盖面和丰富培训内容
绩效激励	**工资**：每月打印下发员工个人工资条或者通过内部信息系统提供员工自主查询个人工资信息的服务。工资结构出现调整时，及时将变化情况告知员工 **绩效分配**：调整完善医院绩效工资分配办法，重点向临床一线倾斜，向高风险、关键岗位倾斜，体现多劳多得。每年结合医院发展情况，做好人工成本预算，保障员工收入水平与医院发展水平同步
职能管理	**考核频率**：提炼质量管理考核指标，抓关键、重整改，在保障医疗质量安全的基础上减轻临床负担 **信息化建设**：每年制定医院信息化建设工作目标2～3项，实际调研了解各科室的管理和业务信息应用需求模块，切实落实信息改进建设目标 **宣传**：整合利用各种宣传渠道，及时传递医院新业务、新技术信息，并关注评估宣传效果，确保宣传有效性

（案例来源：景惠管理研究院咨询案例）

参 考 文 献

［1］DUBOIS CA, MCKEE M, ELLEN N E. 欧洲卫生人力资源［M］. 卫生部人才交流服务中心，译. 北京：人民卫生出版社，2007.

［2］郭利鸽. 古人休假那些事儿［N］. 东方今报，2013-12-12.

［3］蔡文智. 医务人员职业安全与健康管理［M］. 北京：人民卫生出版社，2015.

［4］陈晶. 医务人员职业倦怠——追源、评估与应对［M］. 北京：科学出版社，2003.

［5］沃尔特·J. 弗林，罗伯特·L. 马西斯，等. 医疗机构人力资源管理［M］. 李林贵，杨金侠，译. 北京：北京大学医学出版社，2006.

［6］格林豪斯. 职业生涯管理［M］. 王伟，译. 北京：清华大学出版社，2014.

［7］于勇，张震巍等. 工作倦怠对医疗安全的危害及其对策［J］. 中华医院管理杂志，2006，22（3）：187-189.

［8］王香平. 三级综合医院医务人员职业压力源特征分析［J］. 中华医院管理杂志，2010，26（4）：257-262.

［9］杨万洪，姜卫. 医院员工满意度模型的实证研究［J］. 中国医院统计，2007，14（1）：36-39.

［10］顾松涛，徐卫国. 医院管理人员工作满意度的调查与分析［J］. 中华医院管理杂志，2010，17（4）：150-152.